TRATAMIENTO NATURAL DE LAS ENFERMEDADES
Cuarta edición

TRATAMIENTO NATURAL DE LAS ENFERMEDADES

La terapia debe ayudar a la fuerza regeneradora de la naturaleza. (Hipócrates)

Resistente al paso de los tiempos y teniendo como principal obstáculo la hegemonía de las terapias químicas, la medicina natural ha conseguido permanecer como un valor seguro en el tratamiento de los enfermos. Aunque manejada frecuentemente de manera artesanal y empírica por gentes sencillas dotadas de un agudo y certero criterio sobre las enfermedades, con el paso de los años ha sido objeto de estudio por parte de personas bien formadas culturalmente. Poco a poco, lo que en un principio era un esbozo en el arte de curar, una inspiración más que un aprendizaje, se ha convertido en una de las pocas ciencias al servicio del ser humano cuyos principios y postulados permanecen siglo tras siglo.

La ciencia, y sus representantes los científicos, no ha querido todavía reconocer plenamente su gran valor para la Humanidad, enfrascados en las experiencias de sus laboratorios, tratando de demostrar que todo aquello que no esté avalado por "la ciencia", no es digno de tener en cuenta. Su razonamiento poco objetivo se resume así: Para que algo –una planta, por ejemplo- pueda tener efectos positivos demostrables, estos deben poderse reproducir tantas veces como se quiera en los enfermos. Pero olvidan un detalle que hace inviable esta posibilidad, y es que estamos tratando con seres orgánicos, dotados de información, desarrollo y capacidad de adaptación. No hay regla que no se pueda evitar, ni principio inmutable. Los seres humanos, además, poseen características únicas con respecto al resto de las especies, como son una mente lógica y un alma, la conexión con lo externo.Al contrario que un motor o un experimento químico, los seres humanos somos tan complejos que aquello que funciona en uno puede perjudicar a otro; aquello que cura a tres enfermos seguramente será un fracaso en un cuarto. Por eso es imposible dotar

3

a la Medicina Natural, ni a ninguna otra, de una evaluación "científica".

Sin embargo, el método empírico es tan sencillo como concluyente: Lo importante es que funcione, no importa el porqué, y aquí radica precisamente el valor de la Medicina Natural. Como ciencia de la salud ha conseguido curar a millones de personas de todas las épocas, edades, sexos y condiciones sociales, de cualquier país del mundo, y en la mayoría de las ocasiones sin generar efectos iatrogénicos, es decir, aquellos males originados por el mismo remedio que se aplica para curar. Curar sin dañar –que sentenció Hipócrates.

Durante más de 5.000 años los mejores investigadores y médicos del mundo han tratado a las gentes con los remedios que la Naturaleza ponía a su alcance, lo que ha generado el mejor y más amplio banco de datos experimental conocido en la historia. Estas experiencias se han transmitido de generación en generación, pero también a través de cientos de libros escritos en todos los idiomas, tan comprensibles y certeros que cualquier persona podía aprovecharse de estas enseñanzas. No hay nada, pues, de improvisado o de espontáneo en los remedios naturales que se aplican hoy en día, pues la misma planta medicinal que usted pueda emplear es similar a aquella que Hipócrates utilizaba. Sus efectos y posibles contraindicaciones están mucho mejor definidos que cualquiera de los medicamentos que ahora se utilizan, cuyas posibles virtudes apenas tienen unos pocos años y, lo más grave, quizá dentro de poco sean retirados del mercado por sus efectos secundarios. Piensen por un momento en los medicamentos que se empleaban hace tan sólo cincuenta años, y se dará cuenta que docenas de ellos han sido retirados discretamente del mercado farmacéutico.

Afortunadamente, la Humanidad sigue teniendo a su disposición los miles de sustancias curativas que la naturaleza pone a su alcance, con las cuales no hay sorpresas desagradables, y por eso no es extraño que hasta la Organización Mundial de la Salud exija el reconocimiento urgente de las Terapias Alternativas por parte de todos los gobiernos, recomendación que se estrella una y otra vez por la prepotencia y el poder de los representantes de la Medicina Química. Ellos siguen teniendo el control en los departamentos estatales de salud. Sin embargo, y según unas encuestas, si los ciudadanos pudieran elegir libremente qué tipo de medicina quieren que se emplee en primer lugar (debidamente financiada por el Estado y contando con los adecuados centros sanitarios), más del 90% elegirían la Medicina Natural. Al impedir la libre libertad de los individuos para elegir el tipo de medicina, se está conculcando uno de los derechos más importantes, como es el de poder elegir con quién y cómo quieren curarse de sus enfermedades.

Paralelo a ello surge otra fuente de conflictos, referida a quién tiene el derecho de curar a los enfermos. Si nos atenemos al diccionario, médico es aquel que cura a los enfermos, y en base a ello esta palabra goza ya de un monopolio para ser utilizada solamente por aquellos que han conseguido terminar sus estudios en las facultades de medicina avaladas por el Estado. Pero ya lo advirtió Albert Einstein cuando dijo aquello de: "Si delegamos la sabiduría en los libros de texto y las leyes en los jueces, estaremos perdiéndonos el mensaje del universo", y nada puede explicarse con tanta precisión con tan pocas palabras. Una facultad de medicina es un recinto cerrado, dentro del cual se explica a todos los estudiantes un único modo de curar, debiendo emplear cuando se licencien los mismos sistemas para el diagnóstico y tratamiento de las enfermedades. Cualquier desviación será duramente reprimida por el Colegio de Médicos, quien nunca duda en quitar la licencia para ejercer a aquellos que intenten aplicar métodos menos ortodoxos o personales.

Sin embargo, si repasamos la historia de esa medicina tan sólidamente protegida por el Estado, veremos que sus postulados y protocolos no resisten el paso de los tiempos, modificándose continuamente los procedimientos para curar, lo que indica que lo que antes parecía cierto ahora es un error; el medicamento antes eficaz, ahora está obsoleto o se ha demostrado su peligrosidad. Por ello, cada generación de alumnos aprende teorías nuevas y se les indica que deben emplear los últimos medicamentos y maquinaria, hasta tal punto que cuando salen licenciados y pasan sus consultas, no quieren efectuar un diagnóstico sin la analítica correspondiente. Tan unidas están ya las pruebas de laboratorio con la práctica de la medicina, que los tratamientos se retrasan en espera de los resultados de esas pruebas, incluso en las urgencias hospitalarias. El llamado "ojo clínico", ya no existe. No obstante, reconozcamos en justicia su mérito, especialmente en cuanto a la cirugía y las urgencias sanitarias, así como en la disminución de la mortandad de recién nacidos. La lucha contra las enfermedades infecciosas, es otro logro muy loable.

Pero a pesar de la solidez de la Medicina Natural y de su gran eficacia, los profesionales que la ejercen se encuentran en una encrucijada involuntaria, pues aunque el Estado les tolera que ejerzan, basta una denuncia interpuesta incluso por una persona que nunca ha acudido a su consulta, para que acaben con una multa o incluso en prisión. Tal postura inquisidora, en defensa siempre de un único modo de curar, no tiene cabida en un mundo libre. En la actualidad, y puesto que no existen facultades que impartan las medicinas alternativas, los conocimientos deben ser adquiridos mediante academias privadas y libros, también de generación en generación, aunque esto sigue sin ser válido para la medicina oficial, convertida en garante de todas las formas de curar. Aunque esta rama de la medicina no sabe nada, o muy poco, de medicina natural, se ha convertido merced a una ley no existente en los regidores del complejo mundo de la medicina natural. Así es que a los médicos naturistas nos dejan estudiar (somos libres, dicen), pero apenas ejercer, con lo que el enfermo que ha acudido con entusiasmo a una consulta de medicina natural se pregunta con demasiada frecuencia si no estará cometiendo un error.

Lo razonable sería que existieran universidades de Medicina Natural debidamente financiadas por el Estado, en las cuales las personas con vocación médica pudieran elegir el modo con el cual quieren curar a los enfermos. Pero aunque esto se ha pedido reiteradamente a todos los partidos políticos, algunos representantes influyentes de la medicina química han impedido que esto se lleve a cabo porque consideran que la Medicina Natural no es "científica". Esto es como pedir a la Iglesia Católica que financie una mezquita árabe.

En estos momentos hay reconocidos en España al menos 120.000 expertos en terapias naturales (incluidos los acupuntores, reflexólogos, quiromasajistas, etc.), amparados por el Real Decreto 1175/1990 y encuadrados bajo la denominación "Profesionales Parasanitarios". Posteriormente se ha definido la profesión de "Técnico en Medicina natural", (31290032) en 1997, y si bien Hacienda les cobra impuestos por ejercer su profesión, siguen sin ser legales (realmente son "alegales") para el Ministerio de Sanidad. Curiosa incongruencia, como aquella que se establece cuando un médico acusa a un naturópata de intrusismo. ¿Cómo se puede ser intruso en algo que se rechaza? ¿Puede ser intrusista un monje budista por dar pláticas de su religión en un país católico?

Introducción

Acerca de los tratamientos naturales en las enfermedades

Contra cada padecimiento hay una planta. (Paracelso. Siglo XVI)

Es razonable que pensemos que es mejor ponernos en manos de un profesional competente de la salud para el diagnóstico y tratamiento de nuestro cuerpo enfermo. Sin embargo, la época en la cual las personas seguían fielmente y sin discutir el consejo del doctor ya no existe, tanto si el doctor es alópata, alternativo, chino, sanador, acupuntor, quiropráctico, nutricionista, herborista, o cualquier otro profesional de la salud.

La omnipotencia del médico está en declive, como lo prueban las miles de denuncias y demandas que se efectúan cada año contra ellos, y esto se debe esencialmente a que hemos empezado a valorar solamente los resultados y no los títulos académicos del médico. También pudiera deberse a que todos estamos ahora asumiendo la responsabilidad sobre nuestra salud, tomando nuestras propias decisiones y administrando los tratamientos recomendados según nuestro instinto o conocimientos. Esto significa que cada día estamos mejor informados sobre los temas de salud y aunque en las escuelas todavía no exista la imprescindible materia sobre cuidados del cuerpo, algo que llegará muy pronto, los ciudadanos procuramos leer e instruirnos particularmente.

Por este motivo, la finalidad de este libro no puede ser solamente indicarle una serie de normas o modos para mejorar la salud, sino darle la información necesaria para que sea usted quien tome sus propias decisiones. Lo sensato es que consulte a uno o más profesionales de la salud, mejor si ejercen diferentes terapias, y que se deje guiar por quien manifiesta no solamente conocimientos científicos, sino por aquel que considere que nuestro espíritu o psiquismo también es vital para restablecer la salud. Desconfíe, especialmente, de quienes no hablan con usted en la consulta, de quienes no le explican con todo detalle en qué consiste su enfermedad, y de quienes se limitan a pedirle que tome la medicina sin hacer nada más por restablecer su enfermedad.

Usted, y esto lo leerá ampliamente en este libro, no puede comportarse pasivamente ante la enfermedad, esperando que el medicamento o la planta medicinal realicen el milagro de la curación. Esa actitud solamente le conducirá a una atenuación de los síntomas y a engañarse por ello creyendo que la curación ha llegado. Si quiere ciertamente curarse y no recaer, deberá evitar las causas que generaron su enfermedad y modificar sus hábitos de vida erróneos.

También queremos advertirle que la curación de su enfermedad no depende de lo costoso que sea el tratamiento, ni de los aparatos con tecnología sofisticada que se empleen para el diagnóstico o curación, y ni siquiera de la categoría social que tenga su médico. En ocasiones, bastaría con dejar de comer o beber determinada sustancia para que su salud se restableciera, o quizá sería suficiente con tener alguien a su lado que le quiera, o disfrutar de unas vacaciones en la alta montaña. Todos estos remedios tan simples, posiblemente puedan restablecerle la salud mejor que un medicamento que cueste mucho dinero.

Lógicamente, la terapia a aplicar depende del diagnóstico, pero con frecuencia no se llega a realizar en profundidad y se tienen en cuenta los síntomas, confiando en que la experiencia sea suficiente para evaluar, rápidamente, el origen, las causas y el tratamiento de esa enfermedad a la que se le pone nombre con demasiada rapidez. Por supuesto, a veces un médico muy experimentado puede llegar a una conclusión rápida, pero esto conduce no pocas veces a un retorno del paciente a la consulta, pues la causa primaria de la enfermedad no ha quedado establecida y el mal se reproduce.

En otro aspecto tenemos a aquellos médicos que declaran frecuentemente en los medios de comunicación que los tratamientos naturales podría causar daño, no tanto por su toxicidad, sino porque los pacientes dejarán de tomar sus medicamentos. Esta recomendación es razonable cuando pensamos que están defendiendo sus intereses profesionales, pero no lo es cuando trata de coaccionar al enfermo para que siga fielmente un tratamiento médico, en lugar de dejarle que tome sus propias decisiones sobre su salud. Si a través de los medios de comunicación se advierte de los peligros que puede ocasionar ponerse en manos de un especialista en medicinas alternativas, mostrando a esas medicinas como falsas y equivocadas, indudablemente el ciudadano dudará de su propio criterio y volverá al redil de la medicina convencional.

Nunca se ofrece la misma oportunidad para expresarse en los medios de comunicación a los profesionales de esas medicinas alternativas, con lo cual los acusados ni siquiera pueden defenderse y solamente escuchamos, reiteradamente, a una de las partes. Que el Estado proteja y subvencione solamente a un tipo de medicina no quiere decir que sea la mejor para los ciudadanos, ni la única válida. De ser así, y parece ser que aún lo es, nos encontraríamos con una inquisición médico-científica en la cual todo aquel que no esté dentro de esta idea es un delincuente y un equivocado.

Pero si yo mismo defendiera solamente la medicina natural y criticara la convencional, estaría cometiendo el mismo error. El problema es que no hay ninguna respuesta simple, universal. La vida es muy compleja, multi-dimensional, y marcada por tantas circunstancias (ambientales, sociales, económicas, espirituales), que es casi imposible asegurar qué tipo de medicina es la más idónea para la Humanidad.

Un medicamento puede funcionar en usted y fracasar en otra persona, lo mismo que una terapia natural. Y ese mismo medicamento que funcionó el año pasado y le resolvió su enfermedad, puede fracasar en ese momento. Los métodos naturales pretenden evitar esto, pues no curan la enfermedad sino al individuo en su conjunto y, además, no suelen tener efectos secundarios, ni mucho menos ser tóxicos. Creo que solamente por estas últimas consideraciones deberían ser tenidos en cuenta para el tratamiento en primera instancia de los enfermos.

Se menciona frecuentemente en los ambientes médicos una frase que pretende evitar que un enfermo incurable acuda a la consulta de un naturópata o curandero, advirtiéndole que no es bueno albergar "falsas esperanzas" de curación. Pero en su contra podríamos responder que peor aún es "quitar toda esperanza" de curación.

CAPÍTULO UNO

EN BUSCA DE LA SALUD

La sabiduría se encuentra en la naturaleza, no en los laboratorios. (Manuel Lezaeta).

Vivimos en un mundo lleno de problemas para mantener nuestros cuerpos saludables y libres de enfermedades. El aire que respiramos, el agua que bebemos, la comida que comemos, los materiales con los cuales construimos, amueblamos y limpiamos nuestras casas, e incluso algunas de las medicaciones que tomamos, contienen sustancias que han demostrado ser dañinas para nosotros. Cotidianamente nos exponemos a la radiación de fuentes de alta energía, microondas, antenas de telefonía, teléfonos móviles y monitores de ordenador. También nos enfrentamos al riesgo de contagiarnos enfermedades virales de otras personas o actuamos recíprocamente generando accidentes con nuestros vehículos. Igualmente, hay que mencionar las tensiones emocionales y psicológicas que experimentamos y que juegan su papel causando o agravando las enfermedades. Por si fuera poco, desde que nacemos nos inoculan cientos de millones de gérmenes y virus mediante ese sistema denominado "vacunas", incluso mucho antes de que nuestro sistema defensivo sea eficaz para asimilar tal cantidad de organismos potencialmente dañinos. Y eso bajo el beneplácito de médicos, políticos y educadores, quienes están convencidos de que eso es prevenir las enfermedades.

Por ello la frase "Medicina preventiva" es una palabra errónea y mal empleada, pues se debería hablar de hábitos preventivos.

No basta con someterse a chequeos rutinarios, ponerse vacunas o acudir al médico al menor síntoma, pues el secreto para la salud va por caminos diferentes. En la mayoría de las personas bastaría para prevenir la enfermedad con hacer algo de ejercicio, comer alimentos saludables sin refinar, y efectuar actividades placenteras que den la oposición al trabajo rutinario.

El tratamiento médico, pues, ya no puede estar basado solamente en una metodología, porque es obvio que no hay una metodología que ofrezca una solución eficaz en todas las condiciones, bajo todas las circunstancias, y para todas las personas. El tratamiento médico mejor es aquel que emplea todos los conocimientos disponibles sobre medicina, incluidos los naturales.

La misión de los profesionales de las medicinas alternativas es proporcionar a los enfermos el acceso a una información amplia de opciones para su enfermedad, sin excluir ninguna modalidad o sistema. Presentando esta información, no se está tratando de prescribir ninguna sustancia específica o tratamiento, ni tampoco se pretende asegurar que un tipo de acción o tratamiento específico curará todas las enfermedades o individuos sin distinción. Si un naturópata excluyera por sistema a la medicina química, estaría cometiendo el mismo error que éstos, pues es obvio que también contribuyen mucho a la salud de las personas.

Muchas de las metodologías alternativas existentes no entran dentro de los cánones de la medicina convencional, esencialmente porque no existe evidencia de investigación clínica detrás de ellas. Pero mientras los resultados de los estudios clínicos nos proporcionan la información necesaria sobre los efectos de las sustancias y los tratamientos, la falta de evidencia científica no es (en mi opinión), suficiente razón para invalidar la eficacia de un tratamiento natural potencialmente valioso o eficaz, especialmente si se lleva empleando hace cientos de años. Por desgracia, esta falta de datos científicos actualizados parece ser el suficiente argumento de la ciencia médica oficial para no reconocer la posible validez de un tratamiento que da buenos resultados en las familias, incluso empleado por personas poco académicas. Esta facilidad de manejo no hace menos eficaz y seria a la medicina natural, sino todo lo contrario, puesto que si un remedio puede ser aplicado incluso por personas profanas y además curar, estamos ante el mejor de los tratamientos. ¿No es cierto que los medicamentos, a causa de su potencial tóxico, deban ser recetados exclusivamente por los médicos? ¿No es esta la mejor prueba de su peligrosidad? El control sobre estos productos químicos es tan alto, que las llamadas a la población para que no se automedique son frecuentes. Del mismo modo, y así como no hay un sistema terapéutico que tenga todas las respuestas, ninguno convierte a cualquier practicante de medicina en un experto en curar enfermos, incluso aunque haya dedicado largos años en estudiar. La recurrencia de las enfermedades crónicas y el aumento de las enfermedades autoinmunes, suponen un gran fracaso para la medicina oficial, empeñados en obtener un tratamiento que sirva para todas las personas. Han olvidado el principio elemental de que "No hay enfermedades, sino enfermos". Cada uno de nosotros somos únicos, seres complejos con multitud de combinaciones aparentemente ilimitadas, dotados de múltiples niveles que no solamente incluyen lo físico, pues son igualmente importantes, quizá más aún, los factores mentales, emocionales y espirituales, todos los cuales condicionan nuestra salud.

COMUNICADO DE LA ORGANIZACIÓN MUNDIAL DE LA SALUD REFERENTE A LA MEDICINA NATURAL

111ª reunión 12 de diciembre de 2002

Situación mundial

1. En el último decenio ha renacido en todo el mundo el interés por el uso de la medicina tradicional o natural, y la atención que se le presta. En China, la medicina natural representa cerca del 40% de toda la atención de salud prestada. En Chile la ha utilizado el 71% de la población, y en Colombia el 40%. En la India el 65% de la población rural la utiliza para ayudar a atender sus necesidades de atención primaria de salud. En los países desarrollados se están popularizando los medicamentos tradicionales, complementarios y alternativos.
Por ejemplo, el porcentaje de la población que ha utilizado dichos medicamentos al menos una vez es del 48% en Australia, el 31% en Bélgica, el 70% en el Canadá, el 42% en los Estados Unidos de América y el 49% en Francia.

2. Las medicinas tradicionales, naturales y alternativas (denominadas en adelante "medicina tradicional") suelen utilizarse para tratar o prevenir dolencias y enfermedades crónicas, y para mejorar la calidad de vida.

Algunos datos auguran resultados prometedores, pues ha quedado demostrado, por ejemplo, de manera concluyente, que la acupuntura alivia eficazmente el dolor y las náuseas, y así se reconoce ya en todo el mundo.

Un cuadro nacional de expertos del Instituto Nacional de Salud de los Estados Unidos concluyó en 1998 que hay pruebas claras de que el tratamiento de determinados síntomas mediante agujas de acupuntura es más eficaz y provoca menos efectos secundarios que los tratamientos convencionales. En Alemania y en el Reino Unido de Gran Bretaña e Irlanda del Norte, el 70% y el 90%, respectivamente, de las clínicas del dolor utilizan la acupuntura.

3. La medicina tradicional también se ha utilizado para tratar y cuidar a pacientes con enfermedades potencialmente mortales tales como el paludismo y el SIDA.

En Ghana, Malí, Nigeria y Zambia, las medicinas herbarias son el tratamiento de primera línea de más del 60% de los niños con fiebre alta. Algunos estudios realizados en África y América del Norte han mostrado que hasta el 75% de las personas con VIH/SIDA utilizan la medicina natural, sola o combinada con otras medicinas, para diversos síntomas o afecciones.

4. En algunos países donde la medicina natural no ha sido incorporada en el sistema nacional de salud, suele denominarse "complementaria", "alternativa" o "no convencional", tal y como vemos en Europa, término que sus representantes no asumen, pues su ancestral origen las debería hacer ocupar el primer lugar en el tratamiento.

Desafíos

5. En 2000, sólo declararon tener una política nacional sobre medicina natural 25 países, mientras unos cuantos gobiernos, entre ellos los de

Argentina y España, se han declarado reiteradamente opositores a incluir ninguna terapia que no sea la química. Sin embargo, existen normas o procedimientos para registrar productos herbarios en cerca de 70 países, pero la mayoría tan restrictivos que hacen inviable el registro de nuevos productos naturales.

6. Aunque hace mucho tiempo que se utiliza la medicina natural, hay pocas pruebas sistemáticas de su seguridad y eficacia. La evolución de la medicina tradicional ha tenido influencias culturales e históricas, lo que dificulta esta evaluación sistemática, ya que se deben tener en cuenta factores como la filosofía y la teoría que fundamentan su utilización.
La falta de evaluaciones, a su vez, ha frenado el proceso de reglamentación y legislación. Además, los países no cooperan ni intercambian información sobre la reglamentación del comercio de productos herbarios.

7. La medicina natural es muy accesible y asequible en los países de ingresos bajos, pero con el desarrollo de la mundialización y la apertura de las fronteras, sus conocedores de las terapias alternativas están preocupados por la pérdida de la tradición, a favor de las medicinas químicas. Otros motivos de preocupación son la apropiación indebida de los recursos naturales, la preservación de la biodiversidad y la protección de las reservas de plantas medicinales para el desarrollo sostenible de la medicina tradicional.

8. Dos obstáculos principales impiden el uso racional de la medicina tradicional: la ausencia de expertos con estudios reconocidos por los gobiernos, y la falta de planes adecuados de calificación y autorización para ejercer; esto hace difícil que a las autoridades nacionales y a los consumidores les sea difícil reconocer a los profesionales cualificados.
También faltan redes organizadas de expertos en medicina natural que intercambien conocimientos, aunque hay iniciativas privadas loables.

Estrategia para la medicina tradicional

9. Para responder a la creciente demanda, la OMS publicó en 2002 un proyecto de estrategia sobre medicina natural. Varios Estados Miembros y asociados de la OMS en materia de medicina tradicional (organizaciones del sistema de las Naciones Unidas, organizaciones internacionales, organizaciones no gubernamentales y asociaciones profesionales mundiales y nacionales), contribuyeron a preparar la estrategia y han expresado su voluntad de participar en su aplicación.

10. El papel de la OMS consiste en lograr un mayor reconocimiento de la medicina natural; respaldar su integración en los sistemas nacionales de salud en función de las circunstancias de su utilización en los países; facilitar orientación técnica e información para que se utilice de manera segura y eficaz; y conservar y proteger las reservas de plantas medicinales y el conocimiento de la medicina tradicional con el fin de que se utilicen de manera sostenible.

11. En los últimos años los comités regionales para África, Asia Sudoriental, el Mediterráneo Oriental y el Pacífico Occidental trataron el tema de la medicina tradicional, y tres de ellos adoptaron resoluciones sobre su utilización.

Objetivos

12. La estrategia comprende cuatro objetivos principales, acordes con la estrategia farmacéutica de la OMS:

• Integrar los aspectos pertinentes de la medicina natural en los sistemas nacionales de atención de salud formulando **políticas** nacionales sobre medicina tradicional y programas de aplicación.
• Fomentar la **seguridad,** la **eficacia** y la **calidad** de la práctica de la medicina tradicional facilitando orientación sobre los patrones de reglamentación y de garantía de calidad.
• Incrementar el **acceso** y la asequibilidad de la medicina tradicional.
• Promover el **uso racional** de la medicina tradicional.

Aplicación

13. **Política.** Los países donde la medicina tradicional se usa popularmente en la atención primaria de salud necesitan urgentemente una política nacional, y los gobiernos cada vez son más conscientes de ello. Por ejemplo, en la Región del Pacífico Occidental, en 1994 sólo tenían una política nacional de medicina tradicional cuatro países; para 2001 la cifra había aumentado a 14. En general, la política debe incluir la definición del papel del gobierno en el desarrollo de la medicina tradicional dentro del sistema de atención de salud e indicar una misión, con metas y objetivos. La integración de la medicina tradicional en el sistema nacional de salud hará que ambos sistemas puedan funcionar conjuntamente de manera eficaz, en beneficio del gobierno, de los pacientes y de los consumidores.

14. **Seguridad, eficacia y calidad.** Los gobiernos tienen que emprender una serie de actividades para velar por la seguridad y la eficacia de la medicina tradicional, por ejemplo, establecer un comité nacional de expertos (definir quiénes puede ser complejo), formular reglamentaciones nacionales de las medicinas herbarias y su registro, dispensar autorizaciones para ejercer la medicina tradicional a quienes hasta ahora están en activo y facilitar ayuda a la investigación.

15. Los Estados Miembros cada vez son más conscientes de la importancia de la seguridad y la eficacia de la medicina natural. El número de países con reglamentaciones sobre las medicinas herbarias aumentó de 50 en 1994 a 70 en 2001. También se crearon institutos nacionales de investigación de la medicina tradicional y aumentó la financiación de la investigación. Por ejemplo, en África, 21 de los 46 países tienen institutos que realizan investigaciones sobre medicina tradicional. En la Región del Pacífico Occidental, el número de institutos pasó de cuatro en 1990 a 11 en 2001. En los Estados Unidos, el presupuesto del Centro Nacional de Medicina Complementaria y Alternativa aumentó de 2 millones en 1992 a 113,2 millones de dólares en 2003.

16. **Acceso.** Los países de ingresos bajos necesitan tratamientos baratos y eficaces para las enfermedades comunes. Dado que los prácticos de medicina tradicional viven y trabajan en las comunidades, gozando de suficiente prestigio, el tratamiento está disponible y es asequible para la mayor parte de la población. Se debe reconocer la función de los prácticos de medicina tradicional y reforzar la cooperación entre éstos y los agentes de salud comunitarios. Por ejemplo, en África hay órganos nacionales de administración o coordinación de las actividades de la medicina tradicional en 17 países.

17. Un estudio reciente sobre la eficacia de la medicina complementaria y alternativa realizado por el Gobierno del Perú y respaldado por la Oficina Regional de la OMS para América concluyó que, en las nueve patologías leves y crónicas seleccionadas, los costos directos del uso de esa medicina eran inferiores a los de la terapia convencional, y que su eficacia era superior, con menos efectos secundarios. Es necesario realizar estudios más amplios para entender las diferencias a mayor escala.

18. Una condición esencial para asegurar el acceso a la medicina tradicional es proteger los conocimientos y la utilización sostenible de las reservas de plantas medicinales. La OMS ayuda a los Estados Miembros a recopilar y conservar los conocimientos de medicina tradicional y a compilar un inventario nacional de plantas medicinales a fin de que los conocimientos se utilicen de manera correcta y continua a lo largo de generaciones. Por ejemplo, el Ministerio de Salud de Côte d'Ivoire hizo una encuesta entre los curanderos tradicionales y registró más de 2000 plantas de uso tradicional. En la India ya es de dominio público una base de datos de conocimientos documentados sobre medicina tradicional. El Gobierno de la República Islámica del Irán ha registrado 2500 plantas medicinales de las 8000 utilizadas con fines médicos. La información que ofrecen estos inventarios debe transmitirse a las oficinas nacionales de patentes para que se tenga debidamente en cuenta al tramitar las solicitudes de patentes.

19. **Uso racional.** No sólo dispensan la medicina natural sus prácticos tradicionales (naturópatas, curanderos...) sino también los médicos. En el Canadá, el 57% de las terapias herbarias, el 31% de los tratamientos quiroprácticos y el 24% de los tratamientos de acupuntura, son dispensados por médicos generalistas. En los Países Bajos, el 50% de los médicos generalistas prescriben medicinas herbarias y dispensan terapias manuales y acupuntura. Se debe fortalecer la comunicación entre los médicos y los prácticos de la medicina tradicional y se deben crear programas de formación adecuados. Además, dado que la medicina tradicional se usa principalmente como autotratamiento, las autoridades sanitarias deben preparar programas de educación y formación de los consumidores sobre su utilización correcta. En este sentido, la incorporación de prospectos informativos detallados en los envases se contempla como una necesidad urgente.

Intervención del consejo ejecutivo

20. Se invita al Consejo Ejecutivo a que considere la adopción del proyecto de resolución siguiente:

Observando que los términos de medicina «complementaria», «alternativa» o «no convencional» se utilizan para referirse a muchos tipos de servicios de salud no normalizados que entrañan distintos grados de formación y eficacia;
Observando que la denominación «medicina natural» abarca una serie de terapias y prácticas que difieren mucho de un país a otro y de una región a otra;
Consciente de que la medicina natural, complementaria o alternativa presenta muchos aspectos positivos y quienes la practican desempeñan un papel importante en el tratamiento de enfermedades crónicas y en la mejora de la calidad de vida de quienes sufren enfermedades leves o determinadas enfermedades incurables;

Reconociendo que los conocimientos de la medicina tradicional son propiedad de las comunidades y las naciones donde se originaron y que deben respetarse en consecuencia;

Tomando nota de que los principales problemas del uso de la medicina tradicional son la falta de redes organizadas de prácticos tradicionales y de datos válidos sobre la seguridad, la eficacia y la calidad de la medicina tradicional, y la necesidad de medidas para asegurar el buen uso de la medicina tradicional y para proteger y conservar los conocimientos tradicionales y los recursos naturales necesarios para aplicarla de manera sostenible, y de que los prácticos de medicina natural cuenten con la formación y la autorización para ejercerla;

Observando además que muchos Estados Miembros han decidido apoyar el buen uso de la medicina tradicional en sus sistemas de salud,

1. APRUEBA la estrategia de la OMS sobre medicina tradicional y sus cuatro objetivos principales de formular políticas, fomentar la seguridad, la eficacia y la calidad, garantizar el acceso y promover el uso racional;

2. INSTA a los Estados Miembros:

1) a que adapten, adopten y apliquen, cuanto antes, la estrategia de la OMS sobre medicina natural como fundamento de los programas nacionales o programas de trabajo sobre medicina tradicional;

2) a que preparen y apliquen políticas y reglamentaciones nacionales sobre medicina tradicional, complementaria y alternativa para respaldar el buen uso de la medicina tradicional y su integración en los sistemas nacionales de atención de salud, en función de las circunstancias de sus países;

3) a que reconozcan el papel de los prácticos de la medicina natural como un recurso importante de los servicios de atención primaria de salud, particularmente en los países de bajos ingresos;

4) a que establezcan sistemas de vigilancia sobre el uso de las medicinas herbarias, ampliando y fortaleciendo los sistemas existentes;

5) a que presten la ayuda necesaria para la investigación sistemática de los remedios tradicionales, en particular en relación con las enfermedades crónicas, cáncer, el paludismo y el cuidado de las personas que viven con VIH/SIDA;

6) a que tomen medidas para proteger y conservar los conocimientos de la medicina tradicional y las reservas de plantas medicinales con el fin de promover el desarrollo sostenible de la medicina tradicional;

7) a que promuevan la utilización sensata de la medicina tradicional, complementaria y alternativa por los consumidores y proveedores;

3. PIDE al Director General:

1) que facilite la labor de los Estados Miembros que deseen redactar políticas y reglamentaciones nacionales de la medicina tradicional, complementaria y alternativa;

2) que preste asistencia técnica, incluso para elaborar metodología, preparar directrices y promover el intercambio de información;

3) que colabore con otras organizaciones del sistema de las Naciones Unidas y las organizaciones no gubernamentales en diversas áreas relacionadas con la medicina tradicional, como la investigación, la protección de los conocimientos médicos tradicionales y la conservación de las reservas de plantas medicinales.

CAPÍTULO DOS

LA NECESIDAD DE INCORPORAR LAS MEDICINAS ALTERNATIVAS

Es increíble como el hombre deposita su fe ciega más en los médicos que en la Sabiduría de Dios en la Naturaleza. (A.Vogel).

Una de las razones por las cuales escribo libros de Medicina Natural es para que el lector tenga una suficiente información sobre ellas, puesto que el Estado no la proporciona. A causa de ello hay mucha confusión sobre estas medicinas y frecuentemente la medicina académica las describe como "cualquier tratamiento fuera de las terapias médicas normalmente aceptadas". Cuando alguien como yo lee esta definición, no entiende el significado de 'fuera de', 'terapias médicas', y 'normalmente', especialmente cuando todos sabemos que la medicina natural lleva practicándose hace más de 5.000 años y ha sido, y es, empleada por más de una cuarta parte de la población del mundo. Incluso, tal y como hemos leído en el anterior comunicado de la OMS, ha sido seleccionada por este organismo para que sea empleada y divulgada en todo el mundo para satisfacer las necesidades sobre la salud en el siglo XXI. ¿Seguimos, entonces, considerándolas como "fuera de?"

La medicina natural sabemos que ha servido para curar a millones de personas, mejorar su sistema defensivo orgánico y ello sin apenas efectos secundarios. ¿Estos datos no son suficientes para considerar a esta medicina como un tratamiento médico válido? ¿Cuánto tiempo seguirá siendo considerada como "alternativa?". Si tenemos en cuenta que la medicina convencional apenas lleva codificada 100 años, ¿quién o quiénes fueron los responsables de apartar una y llevar a los altares a la otra?
Existe mucha ignorancia en quienes ostentan el nombre de científicos cuando hablan de otras medicinas que nunca estudiaron.

Indudablemente, no hay nada malo en hablar sobre "el método científico" de una manera general, como una crítica para juzgar el dogmatismo de algunas creencias o terapias. Pero junto a ello la ciencia se mueve con prejuicios insostenibles, pues alaban con razonamientos cuidadosos y sistemáticos todo lo que sean evidencias físicas ocasionadas por ellos mismos. Desgraciadamente, sin embargo, la frase "es científico" se usa también normalmente como algo elitista, clasista, lo que origina unas conclusiones engañosas que implican que todo aquello que no esté controlado por los científicos es erróneo. Si hacemos caso de sus advertencias, cualquier sustancia o elemento que no ha sido probada en un laboratorio farmacéutico es potencialmente peligrosa, justo lo contrario a lo que la mayoría presentimos. Para la población, el medicamento es algo con efectos secundarios, en ocasiones graves, mientras que los productos naturales llevan asociados a ellos el término de inocuos.

Aún más peligroso, es que esta conclusión inquisitorial de los científicos se enseñe a los estudiantes universitarios y se les obligue a que abdiquen de sus creencias "naturistas", bajo pena de ser objeto de burla y de expulsión de sus facultades. "El método científico", como sistema para evaluar el mundo de la medicina, solamente es una forma más de establecer la Inquisición Médica en la que estamos inmersos. Si los investigadores científicos quieren comenzar a evaluar seriamente las medicinas alternativas, deben ser ellos, primeramente, quienes se libren de sus ataduras mentales, y las aprendan, por supuesto.

Multitud de artículos publicados en la prensa nos indican que entre un 10% a un 50% de los pacientes con cáncer usan alguna terapia alternativa, con gastos particulares que suman billones de euros. Además, en cuanto el nivel económico de las personas aumenta, mayor consumo de estas terapias existe, lo que indica que cuando los enfermos tienen libertad para escoger saben elegir. Si aún quieren más datos, les diré que una última encuesta demostró que el 85% de las personas elegirían ser tratados por la medicina natural si el Estado pusiera a su disposición centros médicos adecuados.

Los médicos oficiales dicen que no se deben dar falsas esperanzas a un enfermo aparentemente incurable, pero creo que es mucho peor quitar toda esperanza. Además, y esto es todavía más grave, nadie puede estar seguro que un enfermo grave acabe muerto a las pocas horas o curado "milagrosamente". La mente, el efecto placebo o la eficacia de una simple planta medicinal, pueden curar en ocasiones a enfermos desahuciados, tal y como todos sabemos o hemos visto.

La primera cuestión es seguir denominándolas como Terapias Alternativas, término que curiosamente es empleado por la medicina convencional para explicar que se deben emplear cuando su medicina fracase, pero nunca como primera opción. Mi opinión es que debería ser todo lo contrario o, al menos, emplearse ambas medicinas conjuntamente.

Cualquier medicina debería ser holística, esto es, que trate a la persona en su conjunto, cuerpo, alma, emociones, ambiente, etc. Esta medicina nunca debería tratar de anular el síntoma (salvo el dolor insoportable), sino dejar que se manifestase, pues ello indica que el organismo está tratando de curarse. Tampoco debería demorarse un tratamiento en espera de los resultados de unos análisis, ni emplear especialistas que fraccionan el cuerpo en mil pedazos. La especialidad médica, ya lo sabemos, es incompatible con la medicina natural.

Crear un clima adecuado para su salud es responsabilidad del paciente que debe eliminar los factores conocidos que están dañando los sistemas del cuerpo. Esto incluye dejar de fumar, eliminar el alcohol o las drogas, y comer alimentos sin procesar procedentes del campo. Otros pasos positivos incluyen hacer el amor regularmente, dormir más y hacer ejercicio suave, así como aprender a disminuir la tensión emocional.

Los médicos convencionales también tienen en cuenta estos factores pero tienden a dar más énfasis a su tratamiento químico, advirtiendo al enfermo que no lo abandone sin consultarle antes. Para un médico, la forma de vida es importante, pero nunca tanto como el tratamiento medicamentoso.

La complejidad de las Terapias Alternativas

Se han identificado más de 300 tratamientos alternativos diferentes y que han sido organizados bajo categorías mayores:

Dieta, Nutrición y estilos de vida:
Incluye macrobiótica, nutrición ortomolecular, dietas y suplementos nutritivos, y otras cosas como ejercicio y técnicas respiratorias.

Tradicional:
Incluye Acupuntura, Medicina china Tradicional, Homeopatía, Productos Naturales, Ayurveda, Medicina del Tíbet, Fitoterapia, Regresión a vidas pasadas y Chamanismo.

Aplicaciones Bioelectromagnéticas:
Incluye Campos Electromagnéticos, Electroestimulación, Par biomagnético, tratamientos con luz artificial polarizada y natural, y otros.

Control cuerpo/mente:
Incluye sistemas de Relajación, alimentación biológica, terapia con sonidos y música, Biodescodificación, visualización de la curación, Hipnoterapia, Yoga y Meditación, Chakras, Risoterapia.

Terapias estructurales y energéticas:
Incluye Quiropráctica, Rolfing, Estiramientos, Masajes, Reflexología, Manos que curan, Reiki, Auriculoterapia, Feldelkrais.

Tratamientos farmacológicos y biológicos:
Incluye Anti-oxidantes, Antienvejecimiento, Tratamientos celulares, Naturopatía, Terapia Metabólica, Talasoterapia, Terapia con Quelatos, Oligoterapia, Sales de Schussler, Aromaterapia, Flores de Bach.

Echemos una mirada superficial a la lista anterior:

Las técnicas de **relajación** abarcan varios métodos incluidos la meditación, relajación profunda, retroalimentación biológica, el **yoga** y los ejercicios de la **respiración** profunda, consiguiendo que el paciente enfoque su mente en el momento actual. Los estudios han demostrado que estas técnicas pueden ayudar a las personas a disminuir las enfermedades del corazón y la insuficiencia respiratoria, creando una gran relajación en la mente.

Las técnicas **quiroprácticas** enfocan la manipulación en los ajustes de la espina dorsal y las vértebras dolorosas y en mejorar la salud general. Cada año, 12 millones de personas visitan a quiroprácticos para los tratamientos contra el dolor de espalda, los traumatismos, las lesiones deportivas y algunos desórdenes interiores. Hasta ahora, los estudios han mostrado que esos ajustes quiroprácticos pueden tener éxito en el tratamiento de los problemas de columna, por supuesto mucho mejor que los antiinflamatorios. Otra terapia del cuerpo de gran eficacia son los **Estiramientos** (Stretching), pues con ellos se restituyen los músculos y ligamentos a su posición natural, permitiendo una mejor circulación, movilidad articular y eliminación del dolor. También la **kinesiología,** que estudia los cambios en el tono muscular, es bien aceptada.

La Medicina herbaria, la **Fitoterapia**, ha sido usada por millones de personas durante miles de años y para tratar todo tipo de dolencias. Se dice que una gran parte de los medicamentos de farmacia están elaborados a base de plantas medicinales, pero de las cuales se extraen sus principios activos. Esto, como ya sabemos, desequilibra el conjunto de la planta y genera no pocos efectos secundarios. La ventaja de las hierbas es que al ser productos orgánicos el cuerpo humano los reconoce como tal y aprovecha de ellos todo su potencial curativo. Cuando un elemento orgánico con información, entra dentro de un ser orgánico igualmente dotado de información, se establece una concordancia cuántica.

La **homeopatía** es un sistema de medicina basado en el principio que la misma sustancia que en dosis altas produce una enfermedad, curará esos síntomas en dosis ínfimas convenientemente diluidas. Cuando estos remedios se diluyen en agua aumenta su potencia, aunque ello no quiere decir su eficacia, pues cada enfermedad es única en cada individuo. La mayoría de las sustancias se diluyen hasta que no se encuentra ninguna molécula de la sustancia original (generalmente a partir de la 4CH). Los expertos homeópatas aseguran que ese líquido aparentemente estéril contiene ya una frecuencia electromagnética procedente de la sustancia original y esta carga o memoria es la responsable de su poder curativo. Se cree que esta frecuencia electromagnética estimula la respuesta curativa natural del cuerpo y puede ser eficaz contra cualquier enfermedad.

La **acupuntura** se desarrolló hace miles de años por los chinos y está basada en la creencia que el cuerpo tiene un sistema llamado meridianos que encauza la energía del cuerpo. Cuando es estimulado por agujas puestas en puntos estratégicos, el sistema puede controlar el dolor e inducir la curación. La **moxibustión**, sería un complemento.

Elija un profesional responsable

Estas son algunas recomendaciones para conseguir encontrar un buen profesional en medicina alternativa:

1. Escoja a expertos que usen una gama amplia de métodos, especialmente aquellos médicos que combinen las medicinas alternativas con las terapias convencionales.
2. Encuentre a uno con el cual pueda hablar cómodamente, pues el éxito depende de ese diálogo entre ambos, siendo menos importante la exploración que efectúen de su cuerpo.
3. Exija que el profesional sea sensible con sus necesidades. Usted no solamente es un enfermo; es una persona con problemas personales a quien la enfermedad está erosionando su vida social y profesional.
4. Tenga cuidado con los profesionales que prescriben tratamientos fijos a todos los pacientes, en lugar de personalizar los remedios dependiendo de las circunstancias.

5. Los métodos alternativos mejores son aquellos que le ayudan también a mejorar su estado emocional.

6. Busque a los profesionales del mismo modo que usted busca un abogado u otro experto, pidiendo consejo a quienes han sido sus pacientes. Recuerde que la apariencia de la consulta, las largas listas de espera para ser visto o la popularidad de un médico, no le convierten automáticamente en un sabio.

Las últimas estadísticas demuestran que casi el 90% de los pacientes buscan métodos alternativos sin la ayuda de su médico habitual, aunque menos del 30% se lo cuentan a su médico. Esa misma estadística demostró que casi ningún médico convencional recomendaba a sus pacientes acudir a un experto en medicina natural, aunque permitían que se empleasen plantas como la Tila, la Manzanilla o la Menta.

¿Por qué los pacientes no comunican que desean un tratamiento natural o que acuden también a otras consultas? Este estudio mostró que algunos médicos amenazan a sus pacientes con los peligros de los remedios naturales y se enfadan seriamente si toman alguna planta medicinal. También parecen tener miedo a discutir los métodos alternativos porque no los dominan y temen que sus pacientes se den cuenta que descalifican algo que desconocen. El miedo de un paciente hacia su médico proviene de la prepotencia en que se mueven algunos profesionales y está en contra del principio elemental de la profesión, pues el médico debe ser exclusivamente un consejero de la salud, no un policía del comportamiento o las libertades.

Parece lógico admitir que un médico quiera saber sobre todos los tratamientos que sus pacientes están recibiendo, pero para lograrlo deben inspirar confianza, nunca miedo, y respetar el derecho del paciente a buscar la mejor solución a su problema. Los pacientes también deben comprender que si ese doctor no está interesado en escuchar su interés por conocer otras terapias, especialmente en las enfermedades graves o crónicas, quizá deberían buscar otro doctor con más ansias de conocimientos nuevos. Obviamente, una relación doctor-paciente en la cual falta una buena comunicación no es lo mejor para lograr la curación.

Esto nos lleva de nuevo al concepto de ciencia, la cual se mueve en dos aspectos plenamente diferenciados. Uno de ellos sostiene que hay una base científica importante que apoya la idea de una mente espiritual o despertar místico de la conciencia, mientras que otra, desde al menos los últimos trescientos años, justo desde que la ciencia se separó de la religión, considera que semejante despertar de la conciencia es algo falso, sin base científica. Y es que cuando la ciencia se pone a elucubrar sobre el alma cae en el más espantoso de los ridículos, aunque tiene muchos seguidores.

La conciencia es una palabra que usamos frecuentemente pero, sin embargo, su significado sigue siendo esquivo. Todo el mundo cree poder explicar este término, aunque cada cual tiene su propia forma de hacerlo. ¿Pero existe una manera clara y exacta para definirla? Conciencia es la propiedad del espíritu humano de reconocerse en sus atributos esenciales y en todas las modificaciones que en sí mismo experimenta. También, y en un sentido filosófico, es el conjunto o suma de representaciones que contribuyen a darnos la imagen de nuestra personalidad, en términos del bien y del mal; y, además, en un sentido psicológico, significa una capacidad para la reflexión.

Con estas definiciones, algo confusas, todo debería parecer más claro, pero a propósito de ellas nos surgen algunas preguntas: ¿Se relaciona la conciencia sólo con los pensamientos, o existe también en los niveles más anchos, más profundos, incluso a nivel celular? ¿Es un derivado de la materia, una evolución o un accidente? ¿Quién tiene la conciencia más elaborada: un niño o un anciano? Y finalmente, ¿podemos analizarla científicamente?

El lector quizá se preguntará las razones por las cuales hablamos de la conciencia con tanto interés, pero la causa está en que para la Medicina Natural la conciencia debe ser analizada con tanta intensidad como se hace con la parte física, pues ambas materias son totalmente inseparables. Quien no sepa comprender al ser humano durante un chequeo a su salud, nunca podrá ser un buen terapeuta. Por eso, un profesional de la medicina malhumorado, desagradable y déspota, nunca podrá curar realmente a sus enfermos. Con frecuencia, un médico afable suele comenzar su curación desde el momento en que coge la mano al paciente y le pregunta con dulzura qué le pasa.

CAPÍTULO TRES

TRATAMIENTO GLOBAL DEL ENFERMO

El cáncer desaparecerá cuando ya no sea negocio.
(Anónimo)

Alimentación

Es importante saber los alimentos que come habitualmente, incluidos aquellos que se toman compulsivamente entre las comidas o en los actos sociales. También es importante averiguar qué alimentos no come habitualmente, el número de comidas que efectúa al día y las posibles alergias e intolerancias a alguno de ellos.

Complementos nutritivos

En este aspecto hay que valorar si es mejor aportar cuanto antes los nutrientes que suponemos carece el enfermo o dejarle que los ingiera con la alimentación. Un aporte excesivo quizá sea menos perjudicial que una carencia prolongada.

La nutrición ortomolecular emplea los nutrientes en dosis altas, farmacológicamente activas, y no para cubrir carencias.

Hierbas

No deben constituir el único tratamiento del enfermo, sino solamente una parte de ello. El problema es que hay tantas hierbas a nuestra disposición, incluidas las orientales y latinas, que en ocasiones se hace difícil seleccionar la más idónea, motivo por el cual muchos profesionales prefieren mezclarlas.

Son el remedio medicinal básico para cualquier curación definitiva.

Homeopatía

Un sistema polémico que puede ser muy eficaz. Funciona muy bien en niños y en personas con las defensas orgánicas fuertes, así como en las enfermedades agudas. Es mejor trabajar estrechamente con un doctor homeópata experimentado, aunque también es conveniente tener conocimientos de este tratamiento antes de acudir a la consulta. Ya sabe, la ignorancia del paciente nunca ayuda a su curación.

Medicamentos
A veces, un tratamiento médico químico funciona muy bien, especialmente en los casos en los cuales no dispongamos de mucho tiempo para restablecer la salud. La inmediatez en la respuesta a los medicamentos químicos, es su mejor virtud. No caiga en fanatismos hacia ninguna medicina y acuda a cualquier profesional que le pueda ayudar.

Energía y vibraciones
Esto puede incluir tanto la energía natural del cuerpo como la mano de una persona querida o un sanador. Entre ellas nos encontramos con la Biorresonancia, Par Biomagnético, Cromoterapia, Digitopuntura, EMF Balancing, Acupuntura, Auriculoterapia, Moxibustión, Magnetoterapia, Gemoterapia, Reflexología, Reiki, Sonoterapia y otras.

Conducta
Esto incluye las cosas que usted debe hacer, y quizá no haga, lo mismo que aquellas que deberá abandonar cuanto antes. Es importante recordar que la curación depende esencialmente del propio enfermo, no solamente del tratamiento o del médico. Un enfermo pasivo, que delega todos los aspectos de su salud en el profesional, es un mal enfermo y no se curará de modo definitivo.

Conciencia
A la larga, el propio poder individual de nuestra conciencia tiene mayor potencial curativo que el tratamiento. La salud debe restablecerse primeramente a nivel del espíritu, de la conciencia, pues parece ser que mediante ello conseguimos efectuar multitud de complejas vibraciones en el cuerpo en todos los átomos y moléculas que lo componen. La conciencia tiene la habilidad de causar modelos

vibratorios en el cuerpo para restablecer la salud, no importa la enfermedad ni lo avanzada que esté.

La conciencia, sin embargo, ha sido considerada despreciativamente por los médicos como el efecto placebo, curiosamente la manera más inocua de curar una enfermedad. ¿A quién no le gustaría restablecer la salud solamente mediante su mente? Y si esto es una utopía alcanzable, ¿por qué se habla de ello tan burlonamente?

Ahora sabemos que el deseo de curarse puede activarse conscientemente de varias maneras, especialmente con la presencia a la cabecera del enfermo de los seres queridos, y que este sencillo sistema potencia extraordinariamente el resto del tratamiento médico.

La afectividad hacia el enfermo, mostrada por los profesionales de Reiki, es un valor extraordinario para la curación.

Sobre los hospitales

Estamos tan acostumbrados a ver esas inmensas moles de cemento llamadas hospitales, cuadriculadas y sin ninguna belleza interna o externa, que hemos creído que deben ser así. Pero si pensamos un poco más objetivamente sobre la enfermedad y cómo afecta a todo el conjunto orgánico de las personas, llegaremos pronto a la conclusión de que los hospitales actuales son el peor lugar para curarse. Allí todo es blanco inmaculado, sin concesiones a cualquier color, mientras que el único olor permitido es a cloro y desinfectante, contando para ello con unos potentes sistemas de aire acondicionado que aseguran filtrar cualquier olor procedente del exterior. Los edifican en las grandes urbes, cerca de las aglomeraciones de casas, pues dicen que así se puede llegar a ellos con rapidez. Pero como contrapartida, eliminan los árboles, los jardines, y los enfermos solamente disponen de largos pasillos para "distraerse", mientras que los mejores lugares de esparcimiento están reservados a los médicos.

Las risas están prohibidas, y nos reprenden contra ella alegando que "allí hay enfermos", como indicándonos que las únicas manifestaciones externas pueden ser el quejido y los llantos. Los familiares y amigos (en los pocos minutos que les dejan entrar) no pueden bromear con los enfermos, contarles chistes, ni tratarles de levantarles el ánimo llevándoles a pasear lejos, volviendo después para dormir. Las salidas al exterior están tan prohibidas como en cualquier prisión, ejerciendo los médicos y enfermeras como eficaces guardianes. Tampoco está permitido a las parejas hacer el amor, pues por razones extrañas consideran que el sexo perjudica la salud de todos los enfermos, sin distinción; quizá se deba a que muchos hospitales están dirigidos por eclesiásticos. Sin embargo, no hay ni un solo médico que se precie que no reconozca que un estado de optimismo y felicidad ayuda a curar las enfermedades. Pero eso que recomiendan tan frecuentemente, está prohibido cuando el enfermo llega al dominio particular del médico: el hospital. Allí, además, se aplica un único método de medicina, por lo que no insista si piensa que hay remedios más inofensivos que también le podrían ayudar; cualquier insinuación para que los utilicen será duramente criticada. "Con la salud no se juega" –insistirán- y en eso estamos de acuerdo. Por eso nos gustan tanto las terapias naturales.

CAPÍTULO CUATRO

MITOS INSOSTENIBLES

La investigación de las enfermedades ha avanzado tanto que cada vez es más difícil encontrar a alguien que esté completamente sano. (Aldous Huxley)

La vacunación infantil

Desde que en 1885 Louis Pasteur confirmara los efectos beneficiosos de la vacuna contra la rabia que había descubierto, millones de personas de todo el mundo parecen haberse beneficiado de este asombroso descubrimiento. Los mecanismos de acción nos parecen ahora simples, pues nos inoculan gérmenes atenuados o muertos (antígenos), los cuales deben movilizar las defensas orgánicas de nuestro cuerpo para que elaboren anticuerpos específicos contra las mismas bacterias que hemos recibido. Bien, también nos inoculan los coadyuvantes, sustancias químicas la mayoría de ellas potencialmente tóxicas por separado. La explicación que nos dan es que contribuyen a que el sistema inmunitario reaccione con anticuerpos más precisos. O sea, le engañan.

Gracias a este sistema, la Humanidad ha visto disminuida la incidencia de epidemias que antaño han sembrado las ciudades de cadáveres. Sin embargo, después de más de un siglo de aplicación masiva a millones de personas, no existe ni un solo estudio científico a nivel mundial que investigue los posibles efectos secundarios a medio o largo plazo. Por razones que se nos antojan puramente comerciales, solamente se nos relatan algunos pequeños efectos secundarios inmediatos, como fiebre, malestar y alguna pequeña molestia local. Esta bula que tienen las vacunas no la poseen el resto de los medicamentos, pues cualquiera de ellos está sujeto a cientos de controles médicos, con los cuales se trata de investigar cualquier efecto adverso a largo plazo, incluso a nivel genético. Y si en un adulto un medicamento puede ocasionar problemas serios, piensen ahora en un bebé de apenas seis meses, a quien se le ha inyectado en ese pequeño espacio de tiempo 8 vacunas diferentes, cada una de ellas con dos dosis más de recuerdo en un intervalo de dos meses cada una. Nada menos que 15 pinchazos en total, para un organismo que ni siquiera saber hablar. Con el paso del tiempo, un chico de apenas 16 años habrá recibido nada menos que un total de 13 vacunas distintas y un total de 26 pinchazos (30 en algunos países), cada uno de los cuales contiene miles de gérmenes, cualquiera de ellos sumamente peligroso por separado.

Y si hablamos de los recién nacidos, el asunto es hiriente. Se les inyectan en algunos casos dos vacunas en el mismo hospital, antes de que los padres se hagan cargo de él, y sin consultarles. Se lo explicamos mejor: se les inyecta un medicamento sin el permiso paterno.

Ejemplo del calendario de vacunación infantil. Enero de 2015

EDAD	VACUNA
Recién Nacido	Hepatitis B*
2 meses	Hepatitis B Difteria - Tétanos- Tos ferina acelular Haemophilus Influenzae b Polio inactivada Meningococo C Neumococo 13V
4 meses	Difteria - Tétanos- Tos ferina acelular Haemophilus Influenzae b Polio inactivada Meningococo C Neumococo 13V

6 meses	Hepatitis B Difteria - Tétanos- Tos ferina acelular Haemophilus Influenzae b Polio inactivada
12 meses	Rubéola-Parotiditis-Sarampión Meningococo C Neumococo 13V
18 meses	Difteria-Tétanos-Tos ferina acelular Haemophilus Influenzae b Polio inactivada
4 años	Sarampión-Rubéola-Parotiditis
6 años	Difteria-Tétanos-Tos ferina [b]
12 años	Varicela ** Meningococo C Virus Papiloma Humano***
14 años	Difteria-Tétanos-Tos ferina [b] Virus Papiloma Humano ****

Aunque tal cantidad de bacterias y virus inyectados a un niño nos debieran hacer reflexionar, no parece haber apenas opiniones en contra sobre la conveniencia o no de la vacunación a los niños, o si las hay son silenciadas rápidamente. Es más, la psicosis de la población en caso de epidemias es intensa, reclamando con energía y hasta violencia que les vacunen a ellos y sus hijos, pues están convencidos de que morirán a los pocos días infectados si no es así.

Pero alguien ha comenzado a perder el miedo a decir lo que sabe y numerosos médicos de todo el mundo dan la voz de alarma: No se puede vacunar masivamente a niños menores de siete años, pues su sistema defensivo es tan inmaduro como ellos, e incapaz de generar esos anticuerpos que las vacunas les demandan. Además, y esto es más grave, nadie sabe el destino de esos miles de gérmenes inoculados (con sus toxinas incorporadas), siendo improbable que desaparezcan sin dejar rastro.

La respuesta inmunológica (las defensas específicas que debe provocar la vacunación), es proporcional a la edad y el peso del recién nacido, estimándose que en los prematuros o de bajo peso esta respuesta es insuficiente para generar anticuerpos adecuados, y si lo consigue no poseen la suficiente memoria inmunológica como para que el efecto perdure. Con esto estamos evaluando su eficacia, pero nos queda el segundo interrogante: ¿Qué ha ocurrido con el precario sistema linfático y hepático de ese recién nacido? ¿Habrá podido resistir sin problemas los miles de microorganismos y coadyuvantes que han invadido su pequeño organismo? Pues si tenemos en cuenta que solamente en EEUU cada año se denuncian 14.000 casos por sus efectos secundarios, multipliquemos esa cifra por el resto de la población mundial y quizá comencemos a preocuparnos. Aún más, esas denuncias solamente son por los problemas de salud que se producen durante los días posteriores a la vacunación, pues todavía no hay un seguimiento de los efectos secundarios a largo plazo.

Algunos informes acusan a las vacunas de estar detrás de las muertes prematuras de sus hijos; otros sospechan que existe una relación entre los pinchazos y el espectacular aumento de enfermedades como el autismo, el asma, las enfermedades autoinmunes, las intolerancias alimentarias, las alergias o la diabetes.

¿Estamos en contra globalmente contra las vacunas? De ningún modo, aunque sí contra las vacunaciones sistemáticas a los niños.

La leche

El ser humano es uno de los pocos mamíferos que es capaz de seguir bebiendo leche después de ser amamantado por su madre, e incluso podríamos decir que es la excepción a la regla. Sin embargo, la apetencia por este líquido blanco disminuye con la edad, siendo pocos los adultos que son capaces de tomarse un vaso de leche recién ordeñada. Una vez concluida la lactancia, la mayoría de los niños la beben debidamente mezclada, sea con cacao soluble, café, cereales o con sabor a fresa o vainilla. También son de su agrado los productos lácteos como el queso, el yogur y, por supuesto, los helados y flanes.

La razón para que sea bien admitida cuando se enmascara el sabor, se debe a que en estado natural la leche posee dos elementos que han de ser descompuestos por las enzimas del cuerpo: la lactosa y la caseína. A la lactosa la descompone la enzima lactasa, mientras que la encargada de descomponer la caseína es la renina. Esta última enzima de origen renal desaparece del aparato digestivo cuando apenas se han cumplido los cuatro años de edad, y lo mismo sucede con la lactasa, salvo en un número muy pequeño de personas que son precisamente las que siguen tomando leche cruda.

El término intolerancia a la lactosa parece referirse siempre a un grupo reducido de personas, pero lo cierto es que más del 98 % de la población tiene intolerancia a la lactosa, porque carecen ya de lactasa, manifestándose su intolerancia en forma de pesadez gástrica y posteriormente generando insuficiencia biliar y aumento del colesterol. La industria alimentaria, consciente del bajo consumo de leche por parte de los adultos hace diez años, encontró la solución perfecta: la desnataron y aseguraron que era adecuada para adelgazar. Desde ese mágico momento, quienes hasta entonces habían dejado de beberla la incorporaron de nuevo a su dieta diaria, incluso con mayor interés y frecuencia, pues un alimento que se anunciaba como adelgazante era algo a ingerir sin problemas.

Pero no solamente es la carencia de lactasa y renina lo que ocasiona la necesidad de no tomar leche, sino que su principal proteína, la caseína, provoca un moco espeso en la mucosa intestinal que se pega tenazmente y atasca los delicados poros y vellosidades. Aunque el bebé posee la adecuada constitución para que no le haga daño, el adulto está totalmente indefenso, salvo que siga disponiendo de lactasa y renina. Tan importante es la caseína, que posiblemente el bocio y otros trastornos de la glándula tiroides son el resultado directo de la caseína procedente de la leche de vaca, complicándose aún más cuando pasteuriza.

Desde 1985, el Comité de Médicos por una Medicina Responsable, una organización estadounidense sin ánimo de lucro apoyada por cerca de 5.000 médicos y 100.000 seguidores, intenta alertar a la población contra la abundancia de productos lácteos en la dieta, indicando que deben eliminarlos tajantemente en caso de osteoporosis, enfermedades cardiovasculares, cáncer (ovario, mama, próstata), diabetes infantil, intolerancia a la lactosa, toxicidad de la vitamina D, presencia de contaminantes, obesidad, placas ateroscleróticas, deficiencia de hierro, cólicos, alergias o estreñimiento.

Un estudio que duró un año y medio efectuado en 15.914 pacientes, efectuado en la Universidad de Bergen, en Noruega, observó que las personas que consumían 2 vasos de leche presentaban un riesgo 3 ó 4 veces mayor de padecer linfomas que los que beben menos de eso. También se detectó que es un elemento desencadenante de la diabetes infantil, o al menos que la perjudica. Sorprendentemente, el consumo de la leche desnatada estuvo asociado con un incremento mayor del cáncer de la próstata que los que consumían la leche entera, así como en el aumento de cáncer mamario femenino.

Otros investigadores, en este caso italianos, han descubierto que los síntomas neurológicos de los pacientes autistas empeoraban cuando consumían leche y trigo. Se cree que los péptidos de la leche pudieran tener un efecto tóxico en el sistema nervioso central al interferir con los neurotransmisores, notándose una mejoría después de un periodo de 8 semanas sin consumir lácteos.

Pero no solamente se han detectado estos casos de intolerancia a la leche en adultos, pues es posible que la colitis ulcerosa, una forma precursora del cáncer de colon, pueda estar inducida por el consumo excesivo de productos lácteos, del mismo modo que parece existir un aumento de los casos de cáncer de próstata en los bebedores de leche. La lactosa también parece influir desmineralización del esmalte dentario y la subsecuente producción de caries, y aunque la presencia de fosfatos y calcio ayudan a remineralizar el esmalte, se puede concluir que produce caries, aunque algo menos que los azúcares.

Finalmente, el síndrome de la muerte infantil súbita (SMIS), la enfermedad de Lo Gehrig y la esclerosis múltiple, son otras de las enfermedades que se ven perjudicadas por el consumo de productos lácteos.

El flúor

Desde que en los años 40 se descubrió la importancia del flúor en la dureza del esmalte dental, su uso ha sido ampliamente aceptado y practicado, y paralelamente criticado. Pero mientras hace algunas décadas solamente se recomendaba el uso cotidiano de pastas de dientes conteniendo flúor, ahora se le añade un gel tópico en la visita al odontólogo, colutorios semanales o diarios, leche enriquecida con flúor, sal de cocina igualmente enriquecida con flúor, y dosis quincenales de flúor ingerido. Por si fuera poco, numerosos países han fluorado las aguas potables de la población, con lo cual nadie se puede escapar a este uso y abuso del flúor. Intenten buscar alguna pasta de dientes que no contenga el cartel de "contiene flúor" y verán de qué les estoy hablando.

Por eso se debería advertir a la población de que el flúor es un elemento gaseoso venenoso y corrosivo (lo encontramos en la naturaleza como fluorita), y que la dosis tóxica es de 2,5 mg en una sola toma, mientras que la intoxicación crónica se logra con apenas 2 mg/día. Además, se da la paradoja de que un exceso de flúor aumenta la incidencia de caries, al mismo tiempo que acrecienta su toxicidad, especialmente a nivel renal. Las primeras manifestaciones de intoxicación las encontramos en el propio diente que queremos proteger, con la presencia de manchas dentarias que inducen a pensar en falta de higiene, lo que hace que la persona afectada aumente la frecuencia de sus lavados…con pasta de dientes rica en flúor. Después aparecerá esclerosis ósea, alteraciones tiroideas, retraso del crecimiento y, finalmente, lesiones renales irreversibles.

El problema en la dosificación del flúor, como preventivo de la caries dental, es que la dosis útil está demasiado cerca de la dosis tóxica, y en esto influye mucho la edad. Un anciano, por ejemplo, es mucho más sensible a una dosis moderada de flúor que un niño, y éste que un joven.

Sumemos dosis de flúor:

Agua del grifo fluorada: 0,4-1 mg/l.

Agua mineral: *Font Vella* 0,2 mg/l., *Solán de cabras* 0,4 mg/l.
Una raya de pasta de dientes: 1 mg.
Elixires: 5 gotas 0,25 mg.
Comprimidos: 1 mg/uno.
Sal de cocina fluorada: 2,2 mg/k.
Una taza de té: 0,3 mg/l.

Como vemos, estamos ingiriendo dosis demasiado altas de este corrosivo y venenoso mineral, sin que nadie parezca mostrar interés en realizar una evaluación a nivel mundial, quizá porque de confirmarse su toxicidad en los seres humanos se vendría abajo un imperio económico montado a su alrededor.
¿De dónde vino la creencia de que el flúor es indispensable para la dureza del esmalte dental? Analicemos la composición de esa capa protectora del diente:

        Colágeno
        Glicoproteínas y Proteoglicanos
        Citrato y Lactato
        Hidroxiapatito
        Fosfatos, carbonatos, sulfatos.
        Magnesio, flúor, hierro, cobre, potasio.
        Agua

Bien, parece ser que el flúor no es el único elemento, y ni siquiera el más importante en cuanto a cantidad se refiere. Además, y puesto que el organismo humano no dispone de mecanismos para la regulación del flúor, parece improbable que un aumento en la ingesta, y mucho menos en la aplicación tópica, pueda lograr algún beneficio en la composición del diente.
A nivel hospitalario se han declarado intoxicaciones por flúor en ancianos, personas sometidas a diálisis renal crónica, y se le ha relacionado con numerosos casos de muertes por fibrilación verticular. También hay declaraciones de alerta en cuanto a su efecto lesivo en la membrana de las células epiteliales, en la mucosa gástrica, en este caso por la alta concentración de flúor en la aplicación tópica.

CAPÍTULO CINCO

Una parte importante de la curación consiste en querer ser curado. (Lucio Anneo Séneca)

SINTOMATOLOGÍA Y DIAGNÓSTICO

VALORACIÓN DE LA ENFERMEDAD

Antes de poner un remedio para curar una enfermedad hay que valorar los **síntomas**, entendiendo como tales aquellas manifestaciones que percibe el enfermo, ya que el médico solamente puede evaluar los **signos** externos. En esta primera apreciación reside parte del éxito en el proceso curativo, mientras que otra depende de lo acertado del tratamiento y una tercera de la predisposición positiva del enfermo. Existen tres tipos básicos de problemas:

1. El enfermo tiene diferentes síntomas que nos indican que algo no va bien.
2. Ha tenido un accidente traumático bien definido.
3. Posee un diagnóstico elaborado anteriormente por otro médico.

Síntomas

Este concepto, el síntoma, no es la enfermedad misma sino la forma de manifestarse. En función de lo que veamos sabremos si se hace necesario un tratamiento urgente o podemos esperar a tener más datos. Los síntomas pueden ser físicos y psíquicos, aunque con gran frecuencia confluyen los dos juntos.

Entre los físicos tenemos principalmente:

· Dolorosos
· Hemorrágicos
· Respiratorios

· Febriles
· Gástricos
· Arteriales

EL DOLOR

Detrás de todo dolor existe una alteración de la salud, más o menos grave, temporal o crónica. El primer problema que nos encontramos es que cada persona tiene una sensibilidad al dolor diferente a los demás y, por tanto, no siempre somos conscientes de que nos duele algo, mucho menos cuando tenemos que percibir el dolor ajeno. Un niño pequeño o un anciano, por ejemplo, son totalmente opuestos en su respuesta al dolor. Mientras que un bebé manifestará su malestar con lloros, el anciano es posible que ni siquiera perciba que tiene un hueso roto, salvo por unas ligeras molestias que no tendrá en cuenta.

En caso de accidente de automóvil, tendrán más dolor los pasajeros con heridas leves que los que están al borde de la muerte, de la misma manera que causa más dolor un alfiler clavado voluntariamente en el brazo que la cuchillada de un delincuente. Por ello, no debemos valorar el dolor por su intensidad sino por otras causas que vamos a analizar.

¿Qué es el dolor?
El dolor es la mejor manifestación de que algo no funciona bien en nuestro cuerpo, pues aparece como consecuencia de la estimulación de las terminaciones nerviosas sensitivas, quizá como una consecuencia a la distorsión de la membrana que las recubre. Esta deformación puede estar ocasionada por el frío, el calor, la electricidad, por presión, golpe, o por espasmos musculares o arteriales, entre otras causas.

Además, el dolor es frecuentemente reflejo y no necesariamente la parte dolorida ha tenido que sufrir una agresión. Una lesión cardiaca producirá un dolor agudo en el antebrazo, mientras que si el origen está en el diafragma lo acusaremos en el hombro o en la fosa ilíaca.

Diferentes tipos de dolor

Este apartado es de sumo interés a la hora de realizar un diagnóstico rápido y, por tanto, deberemos preguntar, tanto al enfermo como a los familiares, cómo es el tipo de dolor que manifiesta, con qué periodicidad, y en qué circunstancias se agudiza o disminuye.

Por su localización:

Cutáneo
La sensación puede ser **punzante**, como si nos clavaran algo, de quemazón o de picor.
Lo podemos sentir en la piel superficial, en las mucosas, en la vagina o en los conductos anales y de la uretra, aunque puede ser algo más profundo o que abarque a tejidos musculares.

Nervioso
El malestar se percibe en el recorrido de un nervio, como ocurre en las neuralgias o ciáticas, mientras que aquellos más graves que afectan a la médula espinal suelen ser indoloros, aunque con fuerte sintomatología. Los dolores causados por presión en los nervios o irritación de su raíz suelen ser muy frecuentes. Además, cualquier parte enferma de nuestro organismo puede afectar a los nervios aferentes.

Membranas serosas
Están constituidas por: la *dura* que está inervada por los nervios cervical y craneal, la *pleura* por los intercostales, así como el *diafragma,* el *pericardio,* el *corazón y* el *peritoneo.* Puede producirse tensión en estas zonas, irritación o inflamación al contacto con una víscera enferma, la cual traspasa su dolor a la zona cutánea más próxima.
En el caso del abdomen el dolor se produce porque la víscera enferma establece contacto con el peritoneo y le irrita, al mismo tiempo que se produce una rigidez de la musculatura adyacente a causa del edema. Como consecuencia, el dolor se percibe en una zona que no es la parte

enferma.

Dolor visceral

Se trata de aquellas partes que recubren el cerebro, los pulmones, la pleura, el corazón o el pericardio. En el cráneo solamente son sensibles las estructuras vasculares, pero no lo son los ventrículos ni el cerebro. Igualmente sensibles al dolor son el tórax y la pleura en casos de pericarditis con tos o cuando tragamos, síntoma que puede ser confundido con un infarto de miocardio si aparece en el esternón, al nivel de las mandíbulas o los hombros. El dolor de esófago también puede dar lugar a confusiones, ya que comparte algunas ramas nerviosas con el corazón.

En cuanto al abdomen, solamente percibimos dolor cuando existe una mucosa gástrica inflamada o congestiva. Esto se puede deber a una enfermedad vascular coronaria, úlcera péptica o acidez, esofagitis por reflujo, causas psicológicas (irritabilidad o frustración), por enfermedades del hígado, vesícula biliar o apéndice, y también por causas procedentes de los riñones y los uréteres.

La diferenciación del dolor abdominal no puede hacerse por zonas (suele dividirse en nueve partes), ya que el aparato digestivo no es estanco y todas se comunican entre sí, y el dolor puede proceder de una anomalía situada en otro lugar distinto. Lo que suele ocurrir es que el paciente localiza su dolor de una manera muy sencilla: alrededor, encima o por debajo de su ombligo, y esta diferenciación puede ser suficiente si se tienen en cuenta las siguientes características:

Carácter del dolor

1.- Hay que distinguir si le impide o no realizar sus labores cotidianas.
2.- Si es continuo o una ligera molestia alterna.
3.- También hay que valorar cuándo apareció por primera vez, su duración total y cómo se distribuye durante el día.
4.- Si aparece en forma de brotes, con intervalos cortos o largos, o de manera permanente. La aparición brusca de un dolor en una persona sana puede indicar hemorragias internas, perforación visceral,

pancreatitis aguda o cálculos renales y vesicales. El dolor **diurno** que se repite todos los días suele producirse por motivos digestivos y puede alternarse con periodos de tranquilidad, como ocurre en la úlcera péptica.

5.- Es punzante, opresivo o tan intenso que obliga a retorcerse.

6.- Si se localiza en el estómago o en los intestinos.

EL DOLOR ZONA A ZONA

Cabeza

Se calcula que casi un 70 por 100 de la población ha sufrido en alguna ocasión un dolor de cabeza y que normalmente se repiten de manera esporádica o continuada. Los nervios más afectados son el trigémino, que inerva la cara, el cuero cabelludo y parte del cerebelo, así como los que inervan la parte posterior del cuero cabelludo.

El dolor *extracraneal* puede deberse a inflamaciones o dilataciones arteriales, espasmos de los músculos del cuello, por origen emocional o como reflejo de alteraciones en las vértebras cervicales. Puede ocurrir en casos de traumatismos, problemas en la vista, herpes zoster, tics nerviosos, neuralgias, afecciones reumáticas o jaquecas.

El dolor del *cráneo* no existe por ser insensible a ello, pero se localiza en él en casos de alteraciones que afecten al periostio, como ocurre en las enfermedades dentales, la otitis, la sinusitis y las enfermedades óseas de la cabeza.

El dolor *intracraneal* puede ocurrir por dilatación de las arterias, por tracción de los senos venosos o de las venas, o por lesiones. El dolor de cabeza común puede deberse a causas locales o generales, como ocurre en casos de fiebre, hipertensión o efectos secundarios de medicamentos, aunque en algunas personas aparece por cambios atmosféricos, estreñimiento o menstruación, sin olvidar las causas psicógenas.

Las causas de un dolor de cabeza pueden ser muy variadas y nunca hay que subestimarlas, especialmente si son continuadas o de aparición brusca e intensa.

Cómo diferenciar un dolor de cabeza

Causas extracraneales
Lo primero que se hace es saber si se debe a motivos generales, como puede ser fiebre o hipertensión, así como a infecciones de oídos, dientes, amigdalitis, problemas oculares o del cuero cabelludo.
Los *traumatismos* normalmente son fáciles de diagnosticar y hay que distinguir entre una contusión violenta, en la cual hay pérdida de conciencia, y el dolor que aparece como consecuencia de un golpe producido días antes. Este tipo de molestia suele ir remitiendo con el paso de los días y está localizado casi exclusivamente donde se recibió el golpe, aunque también pueden irradiarse a los músculos del cuello y la región cervical. Las contusiones en la columna vertebral, como ocurre en los accidentes de coche, suelen generar también dolor de cabeza.
El dolor fuerte de cabeza que aparece horas o días después de un accidente es motivo de consulta inmediata a un médico, ya que puede deberse a hemorragias internas.

Causas cervicales
Las vértebras cervicales pueden estar afectadas por artritis, degeneración del disco o como consecuencia de un accidente anterior, y el dolor puede localizarse en cualquier parte de la cabeza, incluso en los ojos, frente y cuello. Cuando están afectadas las dos primeras vértebras lo más normal es que sea a causa de la edad y que la osteoporosis produzca, además, limitación en los movimientos.
Las anomalías de los discos se producen en las vértebras inferiores y suele ser una degeneración que se da en casi un 80 por 100 de las personas mayores de cincuenta y cinco años. Si está comprimida la raíz nerviosa puede haber disminución de fuerza y entumecimiento muscular, así como irradiarse a los hombros. Es también frecuente que el cuero cabelludo esté muy sensible, que estén limitados los

movimientos del cuello y que se declaren tortícolis frecuentes.

Las alteraciones de las vértebras cervicales pueden aparecer incluso ya al despertar, durar varias horas y tener periodos de calma.

Problemas en los ojos

La vista puede producir dolores de cabeza en personas que trabajan con ordenadores o estudiantes que leen en distancias muy cortas y no descansan frecuentemente la vista mirando a lugares lejanos. Normalmente son los músculos oculares frontales los causantes.

Otra causa puede ser el glaucoma, el cual se nota especialmente al mirar al atardecer señales luminosas, las cuales se perciben con un halo coloreado y visión borrosa. Si ocurre esto es imprescindible acudir al médico. Otras causas de dolores oculares son los producidos por úlceras córneales, iritis que también genera visión borrosa y escleritis que al estar afectado el nervio trigémino produce un fuerte dolor en la conjuntiva.

La carencia de vitamina A suele ocasionar fotofobia y mala adaptación al claroscuro.

Problemas en los nervios

El herpes zoster es una infección vírica que afecta al trigémino, mientras que las neuralgias del trigémino son una afección rara que suele afectar a personas mayores. Esta afección produce dolor en la mejilla afectada y en la mandíbula, y se confunde con un dolor de cabeza. Su aparición es brusca, violenta, dura unos segundos y puede reaparecer al comer, cepillarse los dientes, hablar o afeitarse. Se acompaña de lagrimeo, mocos y abundancia de saliva.

Jaqueca

Es la forma más habitual del dolor de cabeza y al menos la padecen un 8 por 100 de la población. Empieza en la juventud, en los dos sexos por igual, y se conocen antecedentes familiares. Suele darse de forma cíclica, especialmente en estados de tensión emocional, aunque también son frecuentes antes del periodo, o por comer queso o chocolate.

El dolor puede aparecer nada más despertarse, hay **fotofobia** (horror a la luz intensa), vértigo, hormigueo en las manos y suele localizarse normalmente en un solo lado de la cabeza. El malestar puede ser leve o intenso, durar unos minutos o incluso horas, suele terminar con vómitos y agudizarse todo por los estados de ansiedad. En ocasiones puede ser debida a focos infecciosos en las amígdalas, dientes o sinusitis.

Problemas en los dientes
El dolor facial se transmite a través del nervio trigémino y puede darse aunque no existan caries visibles. Los abscesos en el maxilar superior suelen producir cefaleas frontales.

Problemas en los oídos
En los niños pequeños son causa frecuente de dolores de cabeza y suelen estar afectados el oído externo o el tímpano.

Problemas en la nariz
Todos los conductos de la nariz se comunican entre sí y se pueden infectar con facilidad; pudiendo declararse también abscesos radiculares. También generan dolores las alergias, las emociones intensas y la supuración.

Otras causas del dolor de cabeza
(Si se sospecha alguna de ellas, hay que acudir urgentemente a un centro hospitalario.)

Meningitis
Hay fiebre, frecuentemente rigidez en la nuca (aunque no siempre), infección y aumento de la presión craneal. Puede ser consecuencia de una otitis media o de una fractura de cráneo. La forma meningocócica aparece antes de los cinco años de edad y cursa con exantema; la gripal también se da antes de los cinco años; la neumocócica a cualquier edad; la estreptocócica por otitis o sinusitis; la estafilocócica por lesiones en huesos o piel que se infectan, y la tuberculosa se da en la primera infancia. Existe también una forma **vírica**, muy abundante, que se inicia bruscamente con vómitos, fiebre, somnolencia, síntomas

respiratorios y digestivos, así como con fuerte dolor de cabeza.

Encefalitis
Es una alteración grave que comienza bruscamente en niños y adolescentes con dolor de cabeza, vómitos, intranquilidad y, si es grave, con estupor, delirio, convulsiones y coma. Puede originarse como consecuencia de un sarampión, varicela, rubéola o parotiditis, o como reacción posterior a la vacunación. Se declara entre 5 a 20 días después de la infección.

Poliomielitis
Casi extinguida en el mundo occidental, los síntomas pueden ser leves o graves. En este caso hay fuerte dolor de cabeza, dolor en torso y extremidades, y signos similares a la meningitis vírica.

Traumatismos
Nunca hay que quitar importancia a un golpe en la cabeza, especialmente si ha existido pérdida de la conciencia o dolores de cabeza persistentes, incluso aquellos que se declaran meses después del accidente. Hay que tener en cuenta que pueden existir hematomas internos como consecuencia de la rotura de arterias y que esto puede ocurrir horas después del accidente. Si existe irritabilidad, somnolencia o confusión hay que acudir al médico con rapidez.

Ocasionales
Hay personas que tienen dolor de cabeza por causas atmosféricas, habitaciones mal ventiladas, fatiga, ansiedad, hambre o trastornos intestinales. Su sensibilidad al dolor es muy alta y requieren atención. También se dan como consecuencia del alcoholismo, como efecto posterior a una anestesia, por ingerir queso o habas en personas que toman psicofármacos, o por el tratamiento con anticonceptivos orales. Finalmente, puede existir dolor de cabeza en la hipertensión, la glomerulonefritis, la pielonefritis, problemas arteriales, enfermedades del colágeno y causas psicógenas.

DOLOR EN EL TÓRAX

Esta zona corporal recibe señales sensitivas de la cabeza que se extienden desde los hombros, el cuello, hasta la axilas y por detrás hacia las escápulas. Son insensibles al dolor la pleura visceral y el pulmón, considerándose que la parte sensitiva es la pleura parietal.

El esófago también está inervado por los mismos nervios del corazón y por eso se suelen confundir a veces los dolores, aunque el esófago suele doler en el tercio inferior del esternón. El corazón y el pericardio están inervados por fibras que pueden transmitir dolor en los dedos anular y meñique, capas profundas del antebrazo y brazo, y en regiones del esternón, epigastrio y escápula. No obstante, estas molestias se pueden sentir igualmente en la espondilitis, hernia de hiato y esofagitis, del mismo modo que la anemia produce síntomas similares a la angina de pecho.

Como en cualquier manifestación de dolor hay que evaluar la situación, irradiación, la levedad o gravedad, la duración y los factores que influyen en la mejoría o agravación de los síntomas.

Dolor muscular

Se produce como consecuencia de un **ejercicio nuevo** o intenso, por tos prolongada o a causa de vómitos intensos. Si es brusco, como un pinchazo, se debe a contracciones de fibras intercostales, abdominales o del diafragma.

Un esfuerzo muscular intenso puede generar un esguince o una rotura de fibras, especialmente en los costados, el cual se reproduce cuando contraemos ese músculo afectado. Otras causas pueden deberse a **traumatismos** en las costillas como consecuencia de tos intensa, niños y ancianos, o simplemente por apoyarse cierto tiempo sobre uno de los brazos de la silla. Los golpes en la espalda generan también dolores costales varios días después del accidente, lo mismo que los puñetazos o pelotazos. Si hay fractura de costillas, el dolor aparecerá con la tos y la inspiración profunda.

El herpes zoster está producido por un virus similar al de la varicela y produce dolor en forma de quemazón y a los tres días aparece ya el eritema característico, junto con el dolor.

Los tumores son raros y cuando se dan son de naturaleza indolora, salvo los extramedulares que son muy intensos, mientras que la tuberculosis de la columna vertebral produce dolores imprecisos y rigidez de columna.

Osteoartritis

Afecta al 60 por 100 de la población mayor de sesenta y cinco años, aunque suele cursar sin dolor, por lo cual a veces no se establece el diagnóstico hasta que la enfermedad es irreversible. Se dan molestias ocasionales entre las vértebras que puede inducir a error y creer que es una cardiopatía.

La *osteoporosis* consiste en una pérdida del grosor y la atrofia del hueso, encontrándose con más frecuencia en las mujeres que en los varones. Cuando se declara en la columna vertebral, la persona adopta una posición encorvada y disminuye su estatura, lo que hace que cualquier pequeño traumatismo produzca una rotura de las vértebras y con ello el dolor.

La osteomalacia es el equivalente al raquitismo de los niños y se debe a la escasez de calcio y vitamina D, bien sea por aporte insuficiente, mala absorción, excesiva eliminación por orina o por tomar medicamentos contra la epilepsia.

Dolor en la tráquea

Ocurre como consecuencia a una infección de las vías respiratorias superiores y genera inflamación con tos dolorosa y dolor en la parte superior del esternón. Ocurre en la gripe y cuando comienza a mejorar se expulsa abundante mucosidad.

Dolor pleural

La pleura se ve afectada en la patología pulmonar como la neumonía, embolia o tuberculosis, así como cuando existen adherencias. El dolor en la pleura es punzante y aparece debajo del pezón cuando se tose o en los movimientos profundos del tórax, salvo en sus comienzos, que es casi indoloro.

Embolia pulmonar

Suele ser causa frecuente de fallecimiento en personas mayores de cuarenta años muy obesas. Puede producirse después de una operación quirúrgica, en la insuficiencia cardiaca, durante un infarto de miocardio o por una tromboflebitis. Esta enfermedad se suele producir por permanecer en cama muchos días, aunque también por congestión pulmonar, traumatismos y aumento de la coagulación sanguínea.

La sintomatología moderada consiste en opresión torácica con disnea, pulso y temperatura aumentada, tos con esputos y sensación de infarto. Como quiera que el ataque puede repetirse al cabo de una o dos semanas, es casi obligado el ingreso en un centro hospitalario, teniendo en cuenta, además, que un nuevo ataque puede ser muy silencioso y solamente cursar con tos leve, aumento de las pulsaciones, algo de asma y una ligera fiebre.

Neumotórax

Hay dolor intenso en el lado afectado cuando se inspira, especialmente en el hombro. Es una afección grave que implica ingreso hospitalario inmediato y en ocasiones se declara realizando un esfuerzo deportivo intenso.

Causas cardiacas

Pericarditis

Se trata de una afección en la porción diafragmática del miocardio y puede ocasionar dolor que aumenta con la inspiración y en la parte superior del hombro izquierdo. También se puede localizar en el epigastrio y la región escapular, siendo confundido con una congestión hepática, insuficiencia cardiaca o un nuevo infarto de miocardio.

Isquemia cardiaca

La isquemia (aporte insuficiente de sangre) se debe a anemias, arteriosclerosis o alteraciones de la aorta, pero progresan durante años sin dar síntomas aparentes. La mayor incidencia se produce a partir de los cincuenta años, en ambos sexos, estando relacionada con el consumo de grasas animales, tabaco, alcohol y vida sedentaria, siendo los síntomas muy similares al infarto de miocardio, aunque no deja secuelas.

Angina de pecho
Suele aparecer de manera inmediata, como consecuencia de un esfuerzo habitual o por emociones, discusiones, comidas copiosas, consumo de cigarrillos o tiempo frío. El dolor oscila entre una simple opresión en el pecho, hasta más intenso, siendo confundido frecuentemente con una indigestión, más que nada por la abundancia de gases intestinales. Las molestias se pueden irradiar a las cervicales, mandíbulas, encías, rostro, ambas extremidades y dedos. Mejora con el reposo, es de corta duración y se alivia con pastillas de cafinitrina. No causa lesiones en el corazón, se repiten durante años y normalmente no acaban en infarto.

Como recomendación, ante cualquier síntoma gástrico en un anciano se impone la visita a un centro hospitalario, aunque la mayoría de las veces el ataque ha pasado, no lo registra el electrocardiograma, y el paciente se marcha creyendo que efectivamente era una indigestión.

Infarto de miocardio
Suele comenzar de una manera similar a la angina de pecho, aunque es más intenso y con sensación de muerte inmediata. Aparece normalmente en reposo, no se alivia con la cafinitrina, dura varias horas o incluso días, y puede pasar sin diagnosticarse. Son frecuentes las palpitaciones, la disnea, los vómitos y la postración, así como el sudor, la palidez y las extremidades frías. Puede existir también temperatura alta, taquicardias con tensión alta al principio y baja después.

Causas en el esófago

Espasmo
Los espasmos del esófago causan dolor y dificultad para tragar, notándose el dolor debajo del esternón, en las escápulas, en el cuello, el brazo y el codo.

Rotura

La rotura casi siempre es por traumatismos, por exploración incorrecta o a veces por vómitos intensos. Hay estado de shock, cianosis y rigidez epigástrica.

Esofagitis

Es una inflamación bastante frecuente en caso de gripe, infecciones o por ingestión de líquidos calientes o corrosivos. Existe dolor constante en el esternón, que se agudiza con la ingestión, aumento de la saliva, aliviándose con la toma de bicarbonato o baños calientes.

Hernia de hiato

Se puede declarar en todas las edades, aunque en la infancia desaparece a los seis meses de edad. Suele haber vómitos en los niños cuando están en posición horizontal, hemorragias internas, dolor crónico en los adultos e intenso cuando están en la cama o inclinados, náuseas, eructos y dolores que se asemejan a un infarto.

Causas en el estómago

Aerofagia

Cuando ingerimos un alimento normalmente va acompañado de saliva y en caso contrario lo que tragamos es aire, el cual se acumula en el estómago, lo dilata y desplaza al diafragma hacia arriba. Este cambio produce molestias similares a la crisis cardiaca, con palpitaciones y dificultad respiratoria, lo que induce al enfermo a creer que su muerte está próxima. Al quedar el retorno de la sangre obstaculizado aparecen vértigos e incluso pérdida del conocimiento.

Colon irritable

En este caso la acumulación de gas se realiza en la zona del hígado y ocasiona dolor en las últimas costillas.

Hepatopatías

El dolor se localiza en el cuadrante inferior derecho y puede llegar a la axila cuando el diafragma está inflamado, e incluso al hombro. Existe fiebre, debilidad, pérdida de peso y al quinto día se suele declarar la ictericia con la orina coloreada, que confirma el diagnóstico.

Estados de ansiedad

Cuando el motivo es por alteraciones emocionales el dolor se localiza permanentemente en el pectoral izquierdo, existiendo palpitaciones y taquicardias que llegan a las extremidades superiores.

Gastritis

Suele aparecer el malestar una hora después de las comidas y el dolor, constante y de intensidad variable, manteniéndose durante horas. Las náuseas y vómitos alivian el dolor, existe falta de apetito y remite en unos pocos días.

Ulcera péptica

Suele ser habitual entre los varones de veinticinco a treinta y cinco años, cuando las presiones sociales y laborales son más intensas. El dolor se percibe en la parte media del estómago, se irradia entre las dos escápulas, dura varias semanas y reaparece después de unos meses. Se relaciona con la toma de alimentos, preferentemente durante el día; se alivia con la ingestión de comida, se agudiza con el hambre y pueden existir vómitos, debilidad y pérdida de peso.

Cuando se declara una perforación el dolor comienza bruscamente, hay shock, el paciente no se mueve, hay rigidez en la zona dolorida con sensibilidad al rebote y distensión abdominal. Los síntomas suelen remitir en pocas horas, pero el mal se repite después con mayor intensidad y gravedad.

Cualquier persona que padezca úlcera péptica y note una agudización brusca del dolor, debe acudir inmediatamente a un centro de urgencia.

Otras enfermedades del sistema digestivo que causan dolor

Apendicitis

Aunque el dolor suele centrarse en la fosa iliaca derecha, también se percibe en la región umbilical y el epigastrio, aunque poco a poco se va concentrando en la primera zona. Se manifiesta con increíble rapidez, se intensifica con la tos y los estornudos, hay anorexia, náuseas, vómitos y diarreas, por lo que en ocasiones se le confunde con una gastroenteritis. La lengua está sucia, hay mal aliento y la zona afectada está tensa y sumamente sensible. Puede no haber fiebre, el pulso está acelerado y de no ceder en veinticuatro horas se puede declarar peritonitis.

Un diagnóstico precipitado puede confundirlo con pielonefritis o neumonía pero, ante la duda, ingreso hospitalario.

Hernia estrangulada
El dolor es intenso y con vómitos, localizado en el lugar de la hernia. Requiere ingreso hospitalario urgente.

Cólicos biliares
Aparece en el epigastrio y en ocasiones en el hipocondrio derecho. Afecta especialmente a mujeres obesas, y cuando el cálculo se desplaza el dolor es brusco e intenso, insoportable, que dura varias horas. En los casos más leves hay fiebre, malestar, dolor que se irradia al hombro derecho y la escápula, náuseas y vómitos, cuadro que cede espontáneamente cuando el cálculo vuelve a la vesícula o se expulsa.

Pancreatitis
Suele darse como consecuencia de una parotiditis y por eso se sospechará su presencia si aparece dolor epigástrico durante esta enfermedad. En los adultos va acompañada de trastornos biliares, se desencadena con el consumo de alcohol y el dolor puede ser tan intenso como en la perforación de una úlcera duodenal, pero con el paso de los minutos puede aumentar, irradiándose a la espalda. Se alivia inclinando el cuerpo hacia delante, pero los ataques suelen repetirse. En los casos graves hay shock, colapso y cianosis.

Obstrucción intestinal
El dolor es de tipo cólico, persistente, y se localiza en la región del ombligo; más tarde se centrará en el lugar exacto de la obstrucción. Hay vómitos cuando la enfermedad persiste, estreñimiento,

deshidratación, shock, frialdad, palidez, taquicardia e hipotensión. Cuando existe una obstrucción crónica se pueden dar diarreas líquidas irritativas.

Pueden darse obstrucciones por invaginación intestinal en los niños, hernia estrangulada, adherencias postoperatorias o cáncer. Implica ingreso hospitalario urgente.

Dificultad para tragar

Se denomina disfagia a la dificultad en la deglución, con la sensación clara de que aquello que se ha tragado no ha descendido de manera adecuada. Esta dificultad puede cursar con dolor o sin él. Se percibe como una tirantez en la garganta, con la creencia de que existe una interrupción interna o que se forma una masa alrededor del cuello. Puede ocurrir con los sólidos y con los líquidos, y con frecuencia hay regurgitación, eructos y abundancia de saliva.

Estomatitis

Puede ser de origen catarral, de origen vírico, bacteriano o por hongos, y siempre hay molestias para tragar y fiebre. También puede estar provocada por intoxicaciones de plomo, mercurio o bismuto, así como por el uso prolongado de penicilina y otros antibióticos, siendo habituales las carencias de vitaminas del grupo B y de hierro.

Faringitis

Hay también dolor al tragar, fiebre, ruidos roncos al hablar y toser.

Cuerpos extraños

Es la forma más seria de disfagia y la que requiere atención médica inmediata. Suele ser frecuente en niños pequeños, quienes se pueden tragar espinas de pescado, alfileres, huesos de pollo o juguetes pequeños, los cuales se clavan en una amígdala o en la faringe. El dolor se acentúa al intentar tragar y, si el objeto es una moneda o comida, la gravedad se acentúa al estar obstruida con frecuencia la unión faringo-esofágica.

Otras enfermedades que afectan a la deglución

Es frecuente en ancianos por una pérdida de la coordinación entre el paladar, la lengua y los músculos de la faringe, así como en la trombosis.

En los niños es la difteria la enfermedad más frecuente y el tétanos. Por ello la dificultad al tragar que aparece de improviso requiere atención médica inmediata.

Causas crónicas lo constituyen la tuberculosis de laringe, el cáncer, la anemia ferropénica, el espasmo del esófago que se da después de los cincuenta y cinco años de edad, la esclerodermia, el bocio, la tiroiditis y causas quirúrgicas o exploratorias.

Por último, existen las causas psicógenas en casos de angustia o ansiedad, comer demasiado deprisa o la histeria.

VÓMITOS

Aunque puede coincidir con la disfagia, el vómito propiamente dicho es la expulsión a través de la boca del contenido gástrico. En el caso de que coincida con dolor al tragar, dolor abdominal, presencia de fiebre o dolor intenso de cabeza, se requiere la hospitalización inmediata.

Las causas del vómito pueden ser de origen psicógeno, por infecciones, estados tóxicos, ingestión de medicamentos o por estímulos directos sobre la boca.

Si el alimento ingerido vuelve a la boca sin haber llegado al estómago no se puede hablar de vómito, sino de regurgitación, y no presenta las características de los procesos de la digestión.

Es preciso evaluar las circunstancias en que aparece, la comida ingerida, el momento del día, la frecuencia, si existen náuseas, fiebre y si coincide con algún dolor gástrico, jaquecas, vértigos o erupciones.

Gastritis

Es una causa habitual de vómitos y se acompaña de dolor gástrico y en ocasiones de diarrea. Suele ser habitual en las intoxicaciones por alcohol.

Úlceras pépticas
Son también frecuentes, ya que cuando hay inflamación de la mucosa se desarrolla un cuadro obstructivo.

Dilatación del estómago
Se da en la cetosis diabética y en los primeros días consecutivos a una operación quirúrgica. Suele ser de comienzo brusco, con vómitos muy copiosos y de color oscuro. El abdomen está distendido, hay pérdida de líquidos que conduce con rapidez al shock y si no se actúa con rapidez puede ser mortal.

Obstrucción del píloro
Suele ser más frecuente en varones y cuando ocurre en los adultos se debe a la cicatrización de una úlcera duodenal. Los vómitos se declaran después de tomar alimentos, hay estreñimiento y pérdida de peso por desnutrición, a pesar de que el enfermo tiene mucha hambre y sed.

Trastornos renales
En la pielonefritis hay dolor, fiebre y vómitos, mientras que cuando se trata de un cálculo lo más importante es el dolor situado entre la región lumbar y la ingle. La pielonefritis implica ingreso hospitalario, y los dolores del cálculo se alivian con inmersión en agua caliente.

Embarazo
Los vómitos se inician poco después de la primera falta y cesan en el tercer mes, salvo en la toxemia, en que aparecen en los dos últimos meses y se unen a dolor de cabeza y fiebre alta. En este caso hay que acudir urgentemente al médico.

Diabetes
Suele declararse cuando hay cetosis por estímulo del centro respiratorio. También existe disnea, somnolencia, anorexia y náuseas.

Ingestión de medicamentos
Cualquier medicamento puede dar lugar al vómito, bien sea por

intolerancia gástrica, efecto secundario o mal sabor. Los más frecuentes se dan con la aspirina, la indometacina, la fenilbutazona, los corticoides, los antidiabéticos, las tetraciclinas, la metadona y los estrógenos. Es necesario suspenderlos al menos durante 24 horas.

Venenos
La ingestión puede ser accidental, inconsciente o provocada, por lo que muchas veces requiere asistencia policial y médica conjuntamente. Suele ser habitual el envenenamiento por benzol, monóxido de carbono, gas doméstico, arsénico, mercurio, plomo, aspirina o barbitúricos.

Infecciones
Cuando hay fiebre alta el vómito es muy frecuente, especialmente en la escarlatina, hepatitis, meningitis, encefalitis, poliomielitis y tos ferina.

Sistema nervioso
El vómito por afección cerebral no cursa con náuseas, se presenta de improviso sin relación con la ingestión de alimentos y está acompañado por dolor de cabeza y vértigos. También hay vómitos en los estados de shock, en las inflamaciones del sistema nervioso, como la meningitis, y en las lesiones cerebrales causadas por tumores.

Jaquecas
El dolor está acompañado de náuseas y vómitos.

Viajes
Se producen por alteración en los conductos auditivos y son más frecuentes en niños. Mirar al exterior del vehículo ayudará bastante.

Emociones
No hay persona que no vomite involuntariamente ante una situación emocional impactante. El miedo, las malas noticias, los accidentes espectaculares y los estados de ansiedad, hacen claudicar al más fuerte. Parece ser que son una manera que tiene el organismo de

liberar la fuerte tensión interna, por lo que suponen un alivio inmediato para el cuerpo.

DIARREAS

Una diarrea consiste en la emisión frecuente de heces muy líquidas producida por un aumento en la movilidad intestinal. Si el contenido que llega al estómago es lesivo, normalmente es rechazado mediante el vómito, pero si atraviesa el píloro se produce irritación o inflamación del intestino delgado y la aceleración del tránsito genera la diarrea que puede incluir sangre y moco.

Para evaluar la gravedad del mal hay que tener en cuenta los siguientes datos:

1. Si les ocurre a más personas que hayan estado juntas.
2. Día, hora y comienzo del mal.
3. Comidas ingeridas ese día y medicamentos.
4. Tiempo transcurrido entre la comida sospechosa.
5. Quiénes tomaron la misma comida y si acusan los mismos síntomas.
6. Si ocurren los mismos casos en el barrio, colegio o lugar de trabajo.
7. Si se acompaña de fiebre, náuseas, dolores, urticaria o malestar.
8. Si ha ocurrido al regresar de un viaje.
9. Número de deposiciones.
10. Aspecto de las deposiciones.

Diarrea infecciosa

Suele producirse por ingestión de alimentos o bebidas infectadas por bacterias e incluso virus. Las enterotoxinas que se encuentran habitualmente en la carne y pastelería han sido contaminadas mediante excreciones nasales, faríngeas o llagas de los manipuladores. Abarca a grupos de personas que han comido el mismo alimento y se inician los síntomas bruscos al cabo de una a seis horas de la ingestión. El germen causante suele ser el *estafilococo.*

Las producidas por *salmonellas* son el resultado de la contaminación por presencia de ratas, ratones, patos o moscas, los cuales contaminan la carne, productos de charcutería, incluso los enlatados, mariscos, mejillones, productos lácteos, pasteles y huevos.

El organismo causante se multiplica, produce una toxina en el intestino y genera los síntomas en un plazo aproximado de veinticuatro horas, con fiebre incluida. En la fiebre tifoidea puede haber primero un estreñimiento, y en la paratifoidea aparecen los síntomas a los dos días.

Cuando la infección está producida por *shigellas* se produce la *disentería,* la cual está producida por humanos infectados, por lo que se dan en los colegios, guarderías y residencias de ancianos. La diarrea no es muy abundante, no tiene mal olor, aunque puede contener sangre y moco.

Las relativas a E. coli afectan principalmente a los niños que se encuentran hospitalizados, aunque también a los viajeros.

El *cólera* es habitual en los países orientales, aunque son populares las epidemias europeas que causaron estragos entre la población. Se declara a los dos días de la incubación con vómitos y diarreas que generan profunda postración y deshidratación.

Las infecciones *víricas* son también habituales y se debe sospechar de ellas cuando no se encuentra otro agente causante lógico. Se piensa que son consecuencia de infecciones de vías respiratorias que llegan al aparato digestivo.

Como recomendaciones generales, cualquier diarrea debe comunicarse al médico aunque sea leve, ya que puede existir la posibilidad de que esté provocada por alimentos contaminados presentes en supermercados o restaurantes que hay que aislar para que no sigan causando el mal. Es necesario observar lo devuelto y excretado, aunque no nos agrade, y si es posible recogerlo para su análisis, especialmente en guarderías, escuelas y hospitales.

Otras causas de diarreas

Personales
Suelen ocurrir en personas con antecedentes de urticarias, eccemas y alergias. El trastorno se inicia inmediatamente después de la toma del alimento, primero con vómitos, dolores gástricos, calambres, y puede durar incluso varios días. Las heces suelen ser de apariencia normal, pero líquidas.

Medicamentos
Es algo frecuente tras la toma de antibióticos como la tetraciclina y su curso puede ser muy grave. Cualquier antibiótico puede afectar a la flora intestinal útil y generar diarreas.

Contaminación
Los alimentos se contaminan con frecuencia a causa de la disolución de los metales presentes en la capa externa de los utensilios de cocina, especialmente si son muy viejos. Los helados son especialmente sensibles a los recipientes en mal estado.

Alimentos
El envenenamiento por setas sigue siendo frecuente a pesar de las recomendaciones para no recogerlas directamente del campo. Suele ir unido a dolores abdominales intensos y vómitos.

Emocionales
Un susto, una agresión o la espera ante un problema, producen diarreas fáciles de solucionar.

Enfermedades
La uremia, tirotoxicosis, carencia de proteínas, síndrome de mala absorción, operaciones quirúrgicas, divertículos, alergias al gluten, enteritis, parásitos intestinales, tuberculosis, intolerancia a la lactasa o cáncer, son causas frecuentes de diarreas.

ANEMIA

Aunque la anemia no es una enfermedad ni un síntoma que una persona pueda diagnosticar sin los datos de laboratorio necesarios, se ha incluido en este apartado de síntomas para que podamos saber las causas que la han generado. En la medida en que conozcamos el modo de vivir del enfermo y su influencia en la anemia, podremos conseguir datos de gran valor y lograr así que se pueda poner un tratamiento eficaz cuanto antes.

La anemia está producida por una presencia de hematíes maduros inferior a la necesaria. Estos hematíes se forman en la médula ósea, tienen una vida media de ciento veinte días y son destruidos posteriormente por el sistema reticuloendotelial. Para su madurez son necesarios el hierro, las vitaminas B-12 y C, el ácido fólico y la tiroxina.

Los pacientes anémicos tienen una acentuada palidez en la conjuntiva y mucosas, así como en la piel; se fatigan con facilidad, sudan al menor esfuerzo, tienen la tensión baja y en los casos más avanzados existe disnea, palpitaciones, depresiones, hinchazón de las piernas, celulitis, dolores de cabeza, zumbidos de oídos, molestias en la lengua, caída del pelo y alteraciones en las uñas.

Éstas son las causas más habituales:

Escasa producción de sangre
Esta patología puede ser causada por aporte insuficiente de los factores esenciales, mala absorción o alteración del metabolismo celular. Entre los nutrientes esenciales está el hierro, el cual se encuentra habitualmente en la carne, hígado, yema de huevo, legumbres, remolacha, espinacas y algunas frutas. Las mujeres pierden durante el periodo menstrual un miligramo diario, y los niños y adolescentes tienen unos requerimientos de hierro similares a las mujeres.

La vitamina B-12 se encuentra en los músculos de los animales, el hígado, la leche, los huevos y algas del tipo espirulina. Su absorción precisa del llamado factor intrínseco secretado por el estómago.

El ácido fólico está presente en los vegetales de hoja verde, las levaduras, las nueces y el hígado.

La vitamina C existe en abundancia en los cítricos y los vegetales, y también interviene en la eritropoyesis, quizá por su acción sobre el ácido fólico.

Pérdida de sangre

Suele ser debida a hemorragias continuadas en las encías, menstruaciones abundantes o pérdidas por el aparato digestivo o hemorroides,

También son frecuentes las pérdidas de sangre por traumatismos, que suele ser evidente cuando se realiza al exterior y siempre requiere una atención médica, o interna, en la cual nadie, ni siquiera el enfermo, percibe lo que le ocurre. Por ello, ante un accidente siempre es necesario acudir a un médico que evalúe la gravedad del traumatismo, ya que son frecuentes las hemorragias por rotura en los riñones, en los pulmones o el peritoneo. También pueden darse hemorragias internas por rotura de un aneurisma o durante un embarazo complicado.

Los ancianos también acusan con frecuencia pérdidas de sangre internas a causa de la toma prolongada de aspirinas, en la hernia de hiato, las úlceras duodenales, las hemorroides o el cáncer de estómago.

Como datos de laboratorio a recordar están:

La pérdida de la hemoglobina nunca es brusca, sino gradual.

El número de glóbulos rojos puede ser normal a pesar de la carencia de hierro.

En la hemorragia hay leucocitosis, salvo en las formas espontáneas.

Los reticulocitos aumentan al producirse una hemorragia espontánea, lo mismo que las plaquetas.

El hierro también está disminuido, así como el VCM.

Otras causas importantes de anemia

Tienen un riesgo elevado los citotóxicos y el cloramfenicol.

Riesgo moderado: la fenilbutazona, clorpromacina, furosemida, indometacina y paracetamol.

Riesgo alto: los disolventes a base de benceno, el cual se emplea en pinturas, detergentes y tintes para el pelo.

Riesgo a largo plazo con las radiaciones ionizantes, rayos X, líneas de alta tensión o tratamientos médicos con radio o isótopos radiactivos.

Infecciones prolongadas o hepatopatías.

Artritis reumatoide, lupus eritematoso, cáncer, leucemia.

HEMORRAGIAS

La pérdida de sangre siempre constituye un motivo de alarma y pánico, tanto en quien la padece como en quienes la presencian, por lo que la mayoría de las veces no debe existir demora en acudir a un médico. Las hemorragias más leves son las producidas por epistaxis, o las que se generan en heridas superficiales, y la mayoría de las veces bastan unos pequeños conocimientos en primeros auxilios para solucionar el problema.

Epistaxis

No suele revestir gravedad en los niños pequeños, aunque no por ello hay que dejar de tenerla en cuenta, ya que puede ser el indicio de una enfermedad grave. Normalmente es unilateral y suele estar afectado un vaso del tabique nasal, bien sea por manipulación para extraer mucosidades o por una causa general. Hay que tener en cuenta la presencia de fiebre, ya que es bastante habitual en los procesos infecciosos, así como la posible hipertensión o presencia de objetos hirientes en el interior del tabique.

En los niños es muy importante evitar que duerman boca arriba, con el fin de impedir que la sangre pueda llegar a los pulmones o al estómago y no sea percibida por los padres. Si ha conseguido pasar al estómago, lo más probable es que se vomite a las pocas horas o que solamente se note en las heces.

Los adolescentes suelen tener brotes espontáneos de epistaxis tras realizar un esfuerzo, y en las personas mayores ocurre en las bronquitis y afecciones cardiovasculares. También se dan en la leucemia y la púrpura.

Otras causas de hemorragias nasales son las vegetaciones, los pólipos, la difteria, tuberculosis y sífilis, así como la fiebre por infección, especialmente la fiebre tifoidea. Las enfermedades hepáticas graves, como la cirrosis o la icteria obstructiva, son otro motivo de hemorragias nasales.

Otras hemorragias

No siempre un cuadro hemorrágico es detectable por el enfermo o los familiares, pero dada la gravedad de esta patología se hace imprescindible conocer los síntomas en enfermos predispuestos, con el fin de no demorar acudir a un centro sanitario.

Hemorragias bucales
Suelen ser habituales en la gingivitis, carencias de vitamina C o por abrasión al cepillarse enérgicamente los dientes. No suelen ser graves, pero puede existir una pérdida continuada durante días o semanas que provocaría una anemia.

Quirúrgicas
Se dan con frecuencia después de operaciones de amígdalas o dentales.

Pulmonar
Cuando hay sangre en el aparato respiratorio puede ser expulsada mediante la tos o incluso sin esfuerzo alguno y fluir espontáneamente. Suele ser sangre no coagulada y estar mezclada con esputos.

Las causas son muy diversas y entre ellas encontramos las pérdidas falsas, ocasionadas por mordeduras voluntarias o involuntarias de la lengua o carrillos y que no van acompañadas por tos; las ocasionadas por enfermedades de la laringe y la tráquea (especialmente después de una gripe mal curada); en el cáncer bronquial o pulmonar; en las bronquitis agudas que cursan con tos intensa y que irritan la mucosa hasta el punto de lesionarla; en la enfermedad fibroquística; en los esputos de la neumonía, en la tuberculosis, y en las infecciones por hongos.

Digestiva

Cuando procede del estómago es normalmente muy oscura, tiene aspecto de posos de café y puede contener restos de alimentos. En ocasiones da lugar a pérdida del conocimiento y shock. Las enfermedades que producen hemorragias digestivas suelen ser preferentemente las úlceras pépticas.

Esófago

Las varices esofágicas, habituales en la cirrosis o la hipertensión, suelen romperse y dar lugar a hemorragias graves e incluso en ocasiones ocurre como consecuencia de una fibroendoscopia efectuada con poca prudencia.

Urinaria

En los niños varones suele deberse a la estenosis de la uretra, y en ambos sexos como consecuencia de cistitis, pielonefritis y glomerulonefritis.

En los adultos ocurre por presencia de cálculos renales, papilomas vesicales, nefritis, pielonefritis, y en edades más avanzadas por afecciones prostáticas.

En la mayoría de los casos la hemorragia va acompañada de fiebre, micción dolorosa, dolores renales, lumbares o en la ingle, y puede ser súbita e intensa, o tan microscópica que pase inadvertida por el enfermo. Normalmente la orina está turbia y puede contener elementos extraños.

Las generadas por traumatismos suelen darse después de dos o tres días del accidente, siendo también frecuentes las que ocurren después de una fractura de cadera y complicarse con una obstrucción en la emisión de orina.

Como ya hemos apuntado, la hipertrofia prostática es habitual en el 50 por 100 de los varones mayores de cincuenta años y al orinar suele evacuarse una pequeña gota de sangre.

También existen medicamentos que producen hematuria, como son los anticoagulantes, la fenilbutazona, los tranquilizantes y algunos antibióticos.

Defectos en la coagulación

Los problemas de la coagulación sanguínea pueden ser hereditarios o adquiridos, siendo estos últimos los más frecuentes. Suele estar afectado alguno de los pasos necesarios para efectuar la coagulación, ya sea por defecto en las plaquetas, en la conversión de la protrombina en trombina, carencia de calcio o vitamina K, o problemas en la formación de la fibrina.

Estas hemorragias pueden darse en el interior de articulaciones, músculos o cavidades serosas, o después de intervenciones quirúrgicas menores, como las extracciones dentarias.

Los análisis de sangre revelarán un número de plaquetas incorrecto (debe oscilar entre las 150.000 a las 400.000/mm³), no declarándose enfermedad hemorrágica en números superiores a las 80.000. Si es así, también está prolongado el tiempo de hemorragia. El tiempo de coagulación normal debe oscilar entre los 5 y los 11 minutos, el de protrombina entre los 10 y los 14 segundos, y el de tromboplastina parcial entre los 35 y los 45 segundos.

Los defectos de la coagulación se dan en los problemas vasculares como las púrpuras, las infecciones como la meningitis menigocócica, la endocarditis bacteriana, los exantemas, y durante el tratamiento con corticoides.

Las alergias afectan a la integridad de los capilares, especialmente en los niños, y pueden aparecer púrpuras y urticarias. Suelen ir unidas a fiebre pequeña, dolores gástricos, pólipos rectales o poliartritis.

Las carencias de vitamina C y calcio también producen defectos en la coagulación, y por supuesto la hemofilia. Los recién nacidos son muy sensibles a la insuficiente absorción de vitamina K, aunque se piensa que en esa etapa de la vida también influyen la A y la D.

TOS

La tos es un reflejo cuya finalidad es mantener las vías respiratorias limpias y sin cuerpos extraños. Este reflejo está situado en el bulbo raquídeo y se pone en acción cuando las fibras aferentes de los nervios faríngeos están irritadas. En ese momento se cierra la glotis, aumenta la presión en las vías respiratorias, se tensan los músculos respiratorios, y bruscamente se abre la glotis y se expulsa el aire comprimido acompañado del objeto causante de la tos. No obstante, no siempre se logra expulsar el objeto, ni siempre existe una causa física para la tos, ya que en numerosas ocasiones es por motivos nerviosos o por estímulos más sencillos.

La tos puede adoptar las siguientes variantes:

· Seca, sin expulsión.
· Productiva, con expulsión.
· Por alteraciones en el sistema respiratorio.
· Por causas extratorácicas.

Y, además:

· Los esputos pueden ser de color claro, verdes, amarillos, viscosos, e incluso con presencia de sangre.
· Puede declararse como consecuencia a la aspiración de un objeto extraño.
· Aparecer por la noche solamente o durante el día.
· Crónica o circunstancial.
· Ir acompañada de otra enfermedad.
· Cursar con dolor.
· Estar unida a otros síntomas, como la fiebre, la disnea, ronquera o la sudoración.

Causas frecuentes de tos:

Afecciones de *garganta*
Las causas más comunes son las amigdalitis y adenoides, las cuales se comportan como un cuerpo extraño que produce tos seca improductiva en los niños. En el caso de que cursen con infecciones se acompaña de ronquera y afonía, y la tos puede ser dolorosa.

Las alergias primaverales también irritan la garganta, lo mismo que el polvo del hogar o el pelo de los animales. La tos está entonces acompañada de estornudos e incluso asma.

Los fumadores o aquellos que inhalan drogas, del mismo modo que los cantantes o profesionales de la voz, especialmente si tienen que trabajar en ambientes polucionados, acusan los mismos síntomas.

Por último, la tos constituye una señal de alarma en personas mayores, ya que puede ser el síntoma de una patología grave como el cáncer o la tuberculosis. Siempre que una ronquera o tos se prolongue más de tres semanas hay que hacer las pruebas exploratorias adecuadas.

Afecciones respiratorias

Las infecciones de vías respiratorias pueden limitarse a la garganta y la tráquea o descender hasta los bronquios, causa habitual en la gripe o el catarro común. En estos casos la presencia de virus favorece el desarrollo de bacterias como el estreptococo.

La tos que en un principio era seca e improductiva, especialmente molesta, se transforma en purulenta y viscosa, señal de que la infección está cediendo, aunque el tratamiento debe continuar hasta su total desaparición. Los casos más graves se dan en el sarampión, la tos ferina, la neumonía vírica, la tuberculosis o las neoplasias.

La bronquitis crónica se mantiene al menos durante tres meses al año y dura hasta tres inviernos, existiendo abundante mucosidad purulenta, estrechamiento del árbol bronquial y espasmos con disnea. Suele ser habitual en fumadores crónicos, por contaminación atmosférica o laboral, así como por vivir o trabajar en lugares muy pequeños y poblados como son las escuelas, lugares de diversión o transportes públicos, especialmente en climas húmedos. La tos es sibilante con expectoración purulenta.

Tos ferina

Poco habitual en la actualidad, la enfermedad comienza como un resfriado común y la tos aparece al cabo de dos o tres días con accesos de tos frecuentes. A los siete días la tos es en forma de alarido que finaliza con tos explosiva sin apenas expectoración, frecuentemente acompañada de inspiración aguda. Puede continuar durante meses y acompañarse de debilidad y pérdida de peso.

Neumonía

La tos es escasa, dolorosa y seca, aumentando la expectoración y la viscosidad con el paso de los días, siendo frecuentes los mocos con sangre y la fiebre. Si dura más de dos semanas, es preciso realizar pruebas radiológicas.

Tuberculosis

Se debe descartar esta enfermedad en aquellas personas jóvenes que tienen tos durante más de un mes.

Cuerpos extraños

Pueden ser inhalados, coágulos o mocos. Si es de pequeño tamaño, solamente causará tos; pero si es grande y está en la tráquea, la tos es irritante, se acentúa con los cambios de posición y puede requerir ayuda quirúrgica urgente. Si llega hasta un bronquio, la tos y la disnea son muy intensas y puede degenerar en colapso pulmonar.

Ante una tos intensa, con sensación de ahogo, no demore en acudir a un centro de urgencia.

Cáncer

El 95 por 100 de los casos de cáncer de pulmón están relacionados con el consumo de tabaco y se declara entre los cuarenta y los setenta años de edad. La enfermedad puede centrarse solamente en el pulmón o llegar al hígado, cerebro y huesos.

Los síntomas son la tos rebelde al tratamiento, ronquera, expulsión de esputos con sangre al levantarse, dolor en el tórax, disnea y en ocasiones fiebre. En los casos más crónicos hay sibilancias, agrandamiento del hígado, flebitis, dedos en forma de palillo de tambor y derrames pleurales. Inversamente, el cáncer de pulmón puede provenir como consecuencia de una metástasis de mama, riñón, ovarios, próstata, testículos y huesos.

Otras causas de tos

Los accesos de *asma* pueden dar tos al principio de la crisis.

En la embolia pulmonar el dolor en el pecho es brusco, hay disnea y suele existir tos durante veinticuatro horas con esputos manchados de sangre.

Las afecciones cardiacas, como la estenosis mitral, el asma cardiaca o la insuficiencia cardiaca, pueden cursar con tos nocturna.

En la gripe la tos es seca e irritativa, lo mismo que en el sarampión.

DISNEA

La disnea consiste en un aumento de la relación o la profundidad respiratoria, lo que produce un incremento molesto de la respiración. Puede ser fisiológica, como consecuencia de un esfuerzo físico o un estímulo emocional, o normal, como la que se da en las últimas semanas de la gestación.

En las disneas patológicas hay que valorar los siguientes síntomas:

· Si hay fiebre.
· La mayor o menor dificultad respiratoria.
· Si es más rápida de lo normal.
· Si existe dificultad en la inspiración profunda.
· Si va unida a otra enfermedad.
· Si el grado de dificultad aumenta cuando se hace algún esfuerzo físico o simplemente al caminar.
· Si la dificultad respiratoria va en aumento.
· Cuánto duran los accesos.
· Cuándo ocurrió el primero.
· Si es de aparición brusca.
· Si es constante y de frecuencia diaria.
· Si va unido a otros síntomas como palpitaciones, sed, dolor de cabeza, temblores o sudores.

Causas más frecuentes:

Vías respiratorias

Derrame pleural
Se desarrolla en la neumonía, insuficiencia cardiaca, tuberculosis o cáncer. La disnea era ya existente con anterioridad al derrame.

Neumotórax
Se debe a la rotura de un quiste o de una ampolla, o como consecuencia de una herida en el tórax o las costillas. Se observa en jóvenes sanos y a veces se desarrolla silenciosamente, aunque es habitual que el dolor y la disnea sean bruscos y se localicen en el lugar de la rotura. Otras veces el malestar se localiza en el hombro, el epigastrio o el corazón, dando lugar a un error en el diagnóstico. Si no se actúa con rapidez el colapso puede ser total, la tos puede provocar la entrada de aire en el interior de la cavidad pleural y ello genera una urgencia médica para realizar una descompresión. Una exploración minuciosa revelará la tráquea desplazada, inmóvil, ausencia de vibraciones vocales y desaparición de ruidos respiratorios.

Cuerpos extraños
La presencia de un alimento o mezcla de ellos, así como una prótesis dental desprendida, puede producir una disnea inmediata o grave, la cual debe expulsarse con rapidez en un tiempo máximo de tres minutos. La obstrucción suele localizarse en la laringe o faringe, y el mayor peligro reside en la inhalación del cuerpo extraño, lo que suele darse en objetos pequeños. Aunque no hay tiempo que perder, puede intentarse poner boca abajo al afectado y golpearle la espalda o comprimir enérgicamente el abdomen, todo ello mientras le llevamos a un centro de urgencia.

Edema de laringe
Se produce por inhalar vapores irritantes o beber líquidos muy calientes, especialmente en niños si tienen, además, amigdalitis o laringitis. También son frecuentes por picadura de avispas si el insecto

ha caído en el agua, por reacción a un medicamento que contenga penicilina o yoduros, y quizá en la nefritis crónica.

Espasmo de laringe
La disnea que aparece como consecuencia del tétanos requiere atención médica de urgencia. En la poliomielitis y la difteria suele darse parálisis laríngea.

Asma
Es la causa más habitual de disnea, la cual se manifiesta también con silbidos a consecuencia del espasmo bronquial. La abundancia de mucosidad también puede inducir a disnea en casos de bronquitis aguda.
Son frecuentes los ataques de asma en personas sanas por reacción individual al polen, al pelo de animales, medicamentos y parásitos domésticos que habitan entre las sábanas.
El asma súbita suele comenzar de noche, con opresión torácica, dificultad respiratoria, tos seca sin expectoración, y puede durar una hora. El afectado se encuentra cansado, deshidratado y con cianosis, siendo frecuente que se deba a un problema emocional intenso. Cuando el asma es crónica la tos es más intensa pero productiva, y cualquier esfuerzo supone una intensa fatiga.

Bronquitis
El estrechamiento de las vías respiratorias por aumento de la mucosidad provoca disnea, especialmente cuando, además, existe polución ambiental o humo de cigarrillos.

Enfisema
Suele ir unido a bronquitis o asma en los fumadores, lo cual produce una dilatación de los alvéolos y con el paso de los años su desintegración. Si concurren con una infección respiratoria, se puede declarar una insuficiencia cardiaca. La disnea puede producirse incluso en reposo, hay cianosis, el tórax está voluminoso y los sonidos respiratorios están muy débiles.

Embolia

Puede confundirse con un infarto de miocardio e incluso ser igualmente mortal. Existe otra forma menos grave que se da después de un parto o como consecuencia a una intervención quirúrgica.

Colapso pulmonar

La causa reside en un cuerpo extraño que se impacta en el bronquio o bronquiolo, incluso un alimento deglutido, como puede ser un cacahuete. Siempre que se vea a una persona inconsciente tras un accidente o incluso borracho, hay que analizar la posible presencia de un cuerpo extraño que produciría un colapso pulmonar por inhalación. En los sujetos conscientes hay tos repentina, ahogo, asfixia, la cual puede ceder y repetirse pasados unos minutos.

Neumonía

Puede darse con o sin disnea, pero con aumento de la frecuencia respiratoria y fiebre.

Tuberculosis pulmonar

No siempre la enfermedad se manifiesta con claridad y a veces se percibe con debilidad, pérdida de peso, fiebre, dolor en el pecho y quizá esputos con sangre.

Causas cardiacas

Insuficiencia cardiaca

Puede declararse de forma espontánea en un corazón sano como consecuencia de una difteria, asma, taquicardia o miocarditis reumática y vírica, así como durante una infección respiratoria. La insuficiencia cardiaca izquierda es la causa principal de la disnea y está causada normalmente por alteraciones de la válvula aórtica, insuficiencia mitral, isquemia del miocardio o hipertensión.

Los síntomas de disnea aparecen al principio solamente durante el esfuerzo, después el agotamiento le lleva a permanecer en cama y al final solamente encuentra alivio sentado. Las personas obesas acusan mayor agotamiento por la presión que soporta el diafragma y de noche se despiertan bruscamente en busca de una ventana abierta a causa de la falta de aire. La angustia suele ceder a los veinte minutos o degenerar en un cuadro mortal.

Es importante tener en cuenta ciertos datos que nos pondrán en alerta, como el pulso alternante, débil-fuerte, pulso en galope, doble pulso e hipertensión (aunque en ocasiones puede ser normal en los casos graves.)

Otras causas

Distensión abdominal
Puede ocurrir como consecuencia del embarazo, obesidad, ascitis o aerofagia, y además de la disnea pueden producirse síntomas similares a una afección cardiaca.

Anemia
La disminución de los glóbulos rojos o la hemoglobina produce una importante disnea con el esfuerzo.

Diabetes
La mala utilización de la glucosa produce habitualmente disnea, así como en las crisis de cetosis y uremia por retención del hidrógeno.

Afecciones tiroideas
El bocio comprime la tráquea y dificulta la respiración, y en la tirotoxicosis se produce un aumento del metabolismo con el mismo síntoma.

Alteraciones emocionales
Son muy frecuentes las disneas en los estados de histeria y ansiedad, llegando a aumentar hasta treinta y cinco el número de respiraciones superficiales. Estos síntomas van unidos a vértigos, dolores de cabeza, temblores y desmayos, especialmente en mujeres. Los acontecimientos imprevistos o el miedo ante una prueba o

circunstancia previsible, dan con frecuencia esta patología.

TAQUICARDIA

Taquicardia es el aumento de la frecuencia cardiaca, la cual puede percibirse en forma de palpitaciones o solamente mediante la toma de las pulsaciones. Normalmente una persona que tenga buena salud no percibe sus latidos cardiacos, salvo en casos de excitación o esfuerzo físico, o en anomalías como la estenosis mitral. Por tanto, para que una persona no instruida en medicina acuda al médico por una taquicardia tiene que tener simultáneamente palpitaciones, ya que de no ser así no percibirá su enfermedad aunque el número de pulsaciones sea muy alto.

El número de pulsaciones medio es de setenta al minuto, pero también pueden considerarse normales las que lleguen a ochenta o bajen a sesenta. Los deportistas suelen tener cifras muy bajas en reposo, mientras que los niños es normal que superen las ochenta pulsaciones. Para que un médico juzgue si la cifra del paciente es normal o patológica, debería conocer la frecuencia que esa persona concreta tiene habitualmente y no fiarse de las setenta pulsaciones estándar.

Causas de taquicardia

Shock
Esta patología, que consiste en una insuficiencia circulatoria, falta de oxígeno y excesos de metabolitos tóxicos, es una alteración grave de la salud que requiere atención médica rápida. Los casos más serios ocurren en la insuficiencia circulatoria cerebral, la insuficiencia circulatoria periférica, pérdida de líquidos por vómitos, hemorragias intensas, quemaduras extensas, diarreas o golpe de calor por insolación.

También puede aparecer como consecuencia de una peritonitis, reacciones alérgicas a medicamentos, insectos, alimentos o serpientes, infecciones generalizadas, abortos espontáneos, infecciones quirúrgicas, hipotensión y estados emocionales o de estrés intensos. Además de la taquicardia hay palidez, cianosis, frialdad, sudores, fiebre, hipotensión y debilidad extrema.

Medicamentos

Suelen producir taquicardias como efecto secundario la atropina, la hiosciamina, los broncodilatadores, la adrenalina, la efedrina, las fenotiacidas, las anfetaminas, la tiroxina o el digital.

Bebidas

Por supuesto el café que exceda de tres tazas al día, el té, el chocolate y el alcohol.

Cáncer

Suele ser un síntoma habitual en los tumores malignos y las fases avanzadas de la enfermedad. Puede ir unida a sudores, diarreas, ligera fiebre, anemia y piel enrojecida.

Infecciones

La taquicardia es habitual en los procesos infecciosos, especialmente si hay fiebre, y persistir incluso después de resolverse. Este síntoma hay que tenerlo en cuenta en la tuberculosis, ya que a veces una pequeña fiebre y un aumento de las pulsaciones persistentes son la pauta que indican esta enfermedad.

Tromboflebitis

Una elevación imprevista de las pulsaciones suele ser indicio de una embolia pulmonar en aquellos pacientes que tienen tromboflebitis, ya sea antigua o como consecuencia de una intervención quirúrgica.

Hipertiroidismo

Las pulsaciones pueden estar bastante elevadas en esta patología, incluso cuando es de larga duración, por lo que puede dar lugar a una fibrilación auricular. También se acompaña con palpitaciones, temblores en las manos y trastornos emocionales.

Hiperglucemia

Esta alteración frecuente en los diabéticos produce, además de taquicardia, sed, alteraciones en la vista, somnolencia y respiración forzada.

Hipoglucemia
No solamente los diabéticos suelen tener descensos en los niveles de azúcar, ya que los deportistas y los niños los padecen con frecuencia. Junto a la taquicardia hay sudores, temblores, náuseas y extrema debilidad, acompañada por irritabilidad o confusión mental.

Menopausia
Es uno de los trastornos habituales en las crisis menopáusicas, unido a las palpitaciones, oleadas de calor en el rostro y dolores en el tórax.

Angustia, miedo, ansiedad
Si se acusa al mismo tiempo palpitaciones, puede agravarse el mal en un paciente hipocondríaco e inducirle a pensar que tiene un problema cardíaco si acusa dificultad respiratoria y dolores en el pecho. La crisis de angustia suele ir unida también a los sudores, falta de aire, vértigos y fatiga. Aunque se piensa que es un problema de personas débiles de carácter, la mayoría de las personas han estado sometidas en repetidas ocasiones a crisis de ansiedad, bien sea por exámenes, bodas, miedos a otras personas, guerras, juicios, hacienda o posibles despidos laborales. Nunca hay que menospreciar una crisis de ansiedad, y la taquicardia es un buen síntoma para valorar el posible daño orgánico.

Causas cardiacas
Son muy numerosas y entre ellas tenemos al infarto de miocardio, la insuficiencia cardiaca, la miocarditis o la fibrilación auricular, todas de inmediata atención médica.
Cuando a un enfermo del corazón se le declara una taquicardia hay que acudir urgentemente a un centro sanitario.

DEBILIDAD

Es un síntoma que acompaña a la mayoría de las enfermedades, pero que se hace imprescindible valorar adecuadamente cuando aparece de repente en una persona sana. Es un problema de salud tan frecuente que la mayoría de las veces no lo tenemos en cuenta y lo atribuimos a comer poco, trabajar mucho o no dormir las horas adecuadas. La fatiga es tan variable que mientras hay personas que parecen aguantar sin problemas todos los avatares de la vida, laboral y social, otros caen agotados al menor esfuerzo.

Muchas personas acusadas de vagancia son solamente enfermos que requieren tratamiento médico, y muchos jóvenes son obligados a realizar un deporte cuando no reúnen las condiciones de salud necesarias para efectuarlo.

Ni la comida ni el dormir muchas horas son suficientes para restaurar las energías perdidas de un enfermo, como tampoco guarda relación la fatiga crónica con la edad o el sexo, aunque suele ir unida a pérdida de peso.

Para evaluar la gravedad del estado de debilidad hay que determinar los siguientes datos:

. Duración y si apareció después de una enfermedad
· Cuándo fue la última vez que se encontró fuerte.
· Si ha perdido peso coincidiendo con el cansancio.
· Si considera que ha perdido la memoria o está aturdido.
· Si tiene algún tipo de dolor.
· Si la debilidad va unida también a falta de apetito, dificultad al tragar, vómitos, diarreas, estreñimiento, orina abundante.
· Hay que descartar la presencia de un proceso infeccioso, el cual irá acompañado por fiebre y quizá sudores.
· Cualquier hemorragia hay que tenerla en cuenta, por leve que nos parezca.

Causas más comunes para un estado de debilidad

Fiebre
Especialmente las formas crónicas. Las agudas suelen ir unidas a sed, sudores, dolores de cabeza y anorexia, siendo la debilidad una consecuencia de la fiebre alta, que obliga al enfermo a permanecer en cama.

Anemia

Siempre será una enfermedad a investigar si, además, el paciente está pálido y acusa el cansancio desde hace semanas.

Vómitos

Los vómitos importantes, mucho más en los niños y ancianos, cursan con un estado de debilidad extremo, independientemente de la fortaleza de la persona. En la medida en que la debilidad es más acentuada se hace más urgente acudir a un centro sanitario.

Diarrea

Produce los mismos síntomas que los vómitos y es mucho más grave si ambos trastornos van unidos.

Mala alimentación

Suele ser habitual en personas jóvenes y también en las que se someten a drásticos regímenes de adelgazamiento.

Más que la carencia de vitaminas o minerales, es la falta de hidratos de carbono lo que más produce debilidad, algo muy habitual dada la guerra injustificada que se les hace en la creencia de que son la causa de la obesidad. También acusan carencias los deportistas, las mujeres embarazadas y los niños en la época escolar, así como los ancianos, las personas que viven solas y no encuentran motivación para comer, los que padecen incapacidad física de algún tipo, los deprimidos, y los que tienen problemas para tragar a causa de una dentadura deficiente.

Carencia de vitaminas

Aunque no son elementos que proporcionen directamente energía, son indispensables para la mayoría de los procesos metabólicos y su carencia puede producir debilidad muy específica.

Anorexia nerviosa

Es habitual en chicas jóvenes obsesionadas por mantener una delgadez extrema, la mayoría de las veces a causa de un desengaño amoroso o un concepto equivocado de la belleza. Suelen ser personas malhumoradas, resentidas contra la familia y con deseos de huida del hogar. La menstruación puede faltar hasta que se restablece la salud.

Drogadicción
La mayoría de las drogas producen un síndrome de abstinencia muy alto, el cual cursa especialmente con debilidad extrema.

Otras dependencias
Cualquier medicamento para el psiquismo produce al suprimirlo los mismos síntomas que la carencia de las drogas mayores, y en ocasiones este síndrome se percibe con solamente quince días de consumo del medicamento.
Por otro lado, son bien conocidos los estados de fatiga que producen el tabaco, el alcohol, el café e incluso el azúcar cuando se suprimen bruscamente, lo que obliga a la persona a tomarlos de nuevo.

Mala absorción
No siempre es detectada esta enfermedad, ya que el enfermo suele comer adecuadamente y no tiene diarreas o vómitos que alerten sobre una carencia nutritiva. Las causas más habituales de este síndrome son las afecciones de boca, como la estomatitis, y los trastornos digestivos consistentes en dispepsia.

Otras causas
Por supuesto las diarreas, las anemias por carencia del factor intrínseco que impide la asimilación de la vitamina B-12, las hemorragias, la gingivitis, el raquitismo, las afecciones reumáticas, la artritis reumatoide, la degeneración de la vaina de mielina en los nervios y las neuropatías. También la enfermedad celíaca por intolerancia al gluten, la diverticulitis intestinal, las complicaciones o secuelas de operaciones quirúrgicas, la intolerancia a la lactosa, la carencia de ácido pantoténico, la enteritis regional y los parásitos intestinales perennes. Otras causas son la tuberculosis en cualquiera de sus localizaciones, las patologías del hígado que hacen imposible cualquier esfuerzo muscular, la pancreatitis, la pielonefritis crónica, todas las infecciones, las alteraciones endocrinas y, de manera más

acusada, la insuficiencia suprarrenal y tiroidea, así como el hipertiroidismo y la diabetes. Por último, el cáncer es una forma violenta de alteración del organismo que consume drásticamente al enfermo, generando un estado de debilidad tan intenso que le impide incluso lavarse o comer por sí solo.

FIEBRE

Ya nadie duda que la fiebre es un síntoma y no una enfermedad en sí misma, aunque todavía no todos los científicos le atribuyen las mismas propiedades o beneficios. Pudiera ser que forme parte de los mecanismos del sistema defensivo para dominar al agresor, la bacteria, o como método para elevar el metabolismo y así acelerar los procesos curativos.

Simultáneamente a la elevación de la temperatura, el cuerpo modifica ciertas respuestas y en caso de lesión de los tejidos se produce un aumento de la leucitosis y una velocidad de sedimentación más elevada. La causa de que aún hoy no todos los médicos coincidan en su utilidad, es que también se produce fiebre cuando no hay invasión de gérmenes, como ocurre en los accidentes cerebrales y vasculares, en las alergias a medicamentos, durante los trastornos emocionales y en casos de insolación.

Sea un beneficio o un daño, lo que sabemos casi con certeza es que la liberación de ciertas endotoxinas sobre una variedad de leucocitos provoca una estimulación del centro regulador de la temperatura, situado en el hipotálamo. Esta estimulación produce los denominados "pirógenos', sustancias que generarán el aumento de la temperatura.

Sabemos igualmente que hay bacterias que no pueden vivir a temperaturas superiores a las normales, 36-37°, y la mayoría no sobreviven a los 40°, pero hasta ahora nadie se atreve a producir una hipertermia artificial para combatir una infección severa, siendo lo más habitual que se trate de suprimir toda fiebre que suba de los 38°. Dos hechos muy significativos son que bajar la fiebre de un enfermo siempre le mejora su estado general y que el aumento de temperatura moviliza los gérmenes muertos hacia el hígado y el sistema reticuloendotelial, para ser eliminados.

El aumento de temperatura trae obviamente problemas al enfermo y entre ellos nos encontramos con un aumento en la pérdida de líquidos a través de la piel, acompañado por molestias diversas en forma de dolores, sudores y cansancio. La pregunta que nos viene a la mente es porqué el organismo trata de enfriar al cuerpo y, por tanto, bajar la fiebre, si en verdad le es beneficioso para su salud.

También es importante señalar que se considera fiebre o hipertermia cuando la temperatura comienza a sobrepasar los 37°, aunque esta cifra no es válida para la totalidad de las personas. Hay casos de familias enteras que tienen normalmente temperaturas de menos de 36° sin acusar ningún trastorno y que para ellos alcanzar los 37,5° supone una subida de temperatura ciertamente importante. El médico debe ser informado siempre de estas anomalías y no caer en el error de menospreciar una temperatura que en la mayoría de las personas no constituye peligro alguno.

Otro factor a tener en cuenta es el lugar donde se tome la temperatura, la cual puede oscilar de tomarla en la axila, el recto o la boca, e incluso dentro de la oreja. La temperatura axilar es la más universal, pero el termómetro debe estar totalmente en el centro de la axila y permanecer así al menos cinco minutos. La que se tome en la boca a veces no es fiable, ya que si el paciente ha ingerido líquidos unos minutos antes la boca estará fría. De no ser así, la temperatura suele ser medio grado más alta que en la axila y se puede medir en apenas un minuto, dada la alta conductividad que proporciona la humedad. Ni que decir tiene que en los niños pequeños solamente se debe medir en la axila o la oreja.

Factores que hay que tener en cuenta:

1. Cuánto tiempo lleva el paciente con fiebre.
2. Otros síntomas que la acompañan, como sed, fiebre, dolores o malestares diversos.
3. Si oscila según la hora del día.
4. Cuántos grados baja en caso de quitarle la ropa habitual.

Factores que posiblemente tenga en cuenta el médico

1- La edad y el sexo.
2- La coincidencia de alguna epidemia estacional.
3- La duración no solamente de la fiebre sino de la enfermedad.
4- El entorno del paciente.
5- Otros síntomas que acompañan a la hipertermia, como son el malestar general, los dolores en las extremidades, qué zona del cuerpo tiene más caliente, si existen escalofríos o temblores, y si la lengua está sucia y coexiste con anorexia.
6- También hay que buscar probablemente síntomas de mucosidad en la nariz, garganta o pulmones, así como la posibilidad de otitis, sin olvidar la rigidez de nuca o manchas concretas.

Causas habituales de fiebre

Afecciones por enfriamiento
Hay fiebre moderada en las rinitis y los catarros bronquiales, y más alta en las sinusitis. Las otitis y las amigdalitis cursan con fiebre muy alta, espontánea, pero que puede ceder con un tratamiento adecuado.
La gripe también es una causa habitual, pero la subida de temperatura no suele durar más de cinco días, por lo que de continuar habría que investigar una complicación bacteriana u otra causa.

Enfermedades eruptivas
Además de la fiebre, el médico tendrá en cuenta el tipo de erupción, ya que en la varicela aparece al quinto día, en la escarlatina al segundo, en la viruela al tercero, en la rubéola entre el segundo y el cuarto, y en el sarampión al quinto día.
Estas enfermedades se pueden confundir con los exantemas producidos por medicamentos y, en ocasiones, el mismo antibiótico que se emplea para bajar la fiebre en un proceso infeccioso es el responsable de la fiebre y el exantema.
Todos los casos de fiebre prolongada, aunque sea moderada, deben ser motivo de consulta urgente.

Sinusitis

Suele ser la consecuencia de una amigdalitis, gripe o sarampión, y pasar a una forma crónica, aunque la fiebre solamente se observa en la fase aguda.

Otitis

También puede ser la consecuencia de una amigdalitis (de ahí la importancia de no menospreciar esta enfermedad), aunque también se declara como una complicación de gripe o infecciones respiratorias. La fiebre y el dolor de oídos suelen ir unidos, aunque en la fase primaria quizá solamente se note una disminución auditiva.

Hay que procurar no administrar gotas en los oídos hasta no tener un diagnóstico preciso.

Paperas

Afecta especialmente a los niños escolarizados de forma epidémica, aunque son los adultos los que pueden tener complicaciones graves. Al principio hay fiebre, malestar e hinchazón de las glándulas parótidas, las cuales van aumentando poco a poco de tamaño. En los jóvenes puede declararse inflamación de ovarios o testículos, y en los mayores, prostatitis, y en los casos muy graves, meningoencefalitis.

Es una enfermedad que requiere atención médica inmediata.

Infecciones de vías respiratorias

Están producidas por virus y en menor medida por bacterias y abarcan una serie de síntomas que suelen ir unidos, como faringitis, afonía, resfriado nasal, bronquitis y fiebre ligera. De no tratarse adecuadamente, la infección puede progresar hasta el oído y llegar hasta los bronquios.

Muchas enfermedades serias comienzan con síntomas de gripe, como el sarampión, la rubéola o la meningitis, mientras que otras producen complicaciones a largo plazo, como la fiebre reumática o la glomerulonefritis.

Difteria

La fiebre no es muy elevada, el pulso es rápido y el estado general del niño suele ser grave. Los comienzos son similares a una amigdalitis y se debe explorar siempre con detenimiento, ya que en la mayoría de las ocasiones el niño no siente malestar en esa zona al principio de la enfermedad. En los casos avanzados el velo del paladar está gris, suelen existir ruidos, tos ronca, y los ganglios están inflamados.

Bronquitis

No suele existir fiebre alta y normalmente ocurre como una complicación de la gripe, los resfriados o el sarampión.

Neumonía

Existen diversos tipos de neumonía, ya sea producida por bacterias, virus u otros microorganismos. La más habitual es la neumocócica, que es el resultado de una complicación gripal. Comienza bruscamente con fiebre alta, escalofríos, taquicardia, dolor torácico y tos sin expectoración. Las mejillas están rojas, la respiración muy rápida y hay herpes en los labios.

La producida por el estafilococo se da en los lactantes y niños pequeños, y posteriormente como complicación de una gripe. Puede ser muy grave en pocas horas al formarse abscesos que suelen alcanzar la cavidad pleural.

Otras formas de neumonía, como las que se dan en los alcohólicos, ancianos o tuberculosos, implican igualmente el ingreso inmediato en un centro hospitalario.

Solamente es menos grave la neumonía vírica. Hay fiebre, poca tos con algo de moco, bazo aumentado y suele ceder en poco más de cinco días.

Por último, las neumonías mal tratadas pueden degenerar en pleuresía con dolor torácico y tos seca, empiema que origina pérdida de peso y anemia, o un absceso pulmonar que se declara de forma espontánea con fiebre, sudores y tos intensa con expectoración.

Causas cardiacas

Fiebre reumática

Normalmente se declara como consecuencia de procesos infecciosos de garganta, especialmente amigdalitis. Suelen estar doloridas e hinchadas las rodillas, tobillos y muñecas, pasando el dolor de una articulación a otra, las cuales suelen estar enrojecidas y especialmente sensibles al movimiento. En esta etapa de la enfermedad aparecen ya los signos de insuficiencia cardiaca, hay soplos y un aumento en la velocidad de sedimentación.

Complicaciones después del infarto
Suelen manifestarse al cabo de dos o tres semanas después del ataque y se perciben como fiebre y dolor en el pecho.

Pericarditis
Las infecciones por virus suelen declararse como una neumonía, infección de garganta o incluso como meningitis, y aparece bruscamente con fiebre, dolor en el pecho, taquicardia y disnea. Los síntomas son similares al del infarto de miocardio, pero los antecedentes de infección respiratoria diferenciarán el diagnóstico.

Endocarditis
Se declara entre los cuarenta y cinco y cincuenta años, y se debe a un estreptococo resistente a los antibióticos que suele aparecer como consecuencia de una intervención quirúrgica. Los síntomas incluyen fiebre, dolores de cabeza musculares y articulares, insuficiencia cardiaca y soplos. También aparece palidez, bazo aumentado, hemorragias en el fondo de ojo y dedos engatillados de manos y pies. La orina puede contener sangre.

Causas digestivas

Gastroenteritis
La fiebre puede ser leve, aun cuando los vómitos y la diarrea sean intensos.

Apendicitis
No siempre existe fiebre a pesar de que el mal esté muy avanzado.

Colitis

Los casos leves pueden darse sin fiebre, pero está presente en las patologías graves y será muy alta en la disentería amebiana, en la cual hay diarreas con sangre y dolor. Los síntomas van siendo más intensos en la medida en que progresa la enfermedad.

Hepatitis

Suele coincidir la fiebre con el dolor, desapareciendo ambos cuando se declara la ictericia.

Cálculos biliares

La hipertermia es irregular y prolongada, guardando relación con la presencia de los cálculos en los conductos.

Peritonitis

Se produce como consecuencia de una apendicitis o la perforación de una úlcera, o por otro proceso inflamatorio intestinal.

Otras causas

Salpingitis

Es la consecuencia de una infección en la trompa de Falopio, bien sea después del parto o de un aborto, declarándose a los pocos días con fiebre y dolores lumbares.

Prostatitis

La fiebre suele ser muy alta, con dolor al orinar y emisión muy continuada. Las molestias son mayores al caminar o estar sentado, estando acompañada de escalofríos.

Pielonefritis

El comienzo es brusco con dolor al orinar, fiebre alta, vómitos, escalofríos y dolor lumbar, todo con profunda postración. Los casos crónicos cursan con anorexia y estreñimiento.

Adenitis

La inflamación de los ganglios linfáticos cursa con dolor local y algo de fiebre persistente.

Tromboflebitis

La complicación más grave es la embolia pulmonar y requiere atención médica inmediata. Siempre que una persona con problemas venosos deba permanecer mucho tiempo en cama o someterse a una operación quirúrgica, habrá que vigilar sus venas superficiales, las cuales cuando están especialmente dañadas son dolorosas, hay escalofríos y fiebre.

Artritis

No suele cursar con fiebre salvo que se complique en forma de artritis reumatoide, lupus eritematoso, espondilitis y otras formas infecciosas.

Enfermedades infecciosas de especial interés

Escarlatina

El exantema aparece a los dos o cuatro días y la enfermedad se declara de forma brusca con dolor de cabeza, fiebre, vómitos y amigdalitis, así como con taquicardia y lengua pastosa que tiene aspecto de frambuesa. Puede complicarse con otitis.

Brucelosis

El ser humano se contagia a través del ganado por consumir leche o queso sin pasteurizar. Al principio parece una simple gripe, que va acompañada de fuerte depresión, poca fiebre y muchos sudores.

Gastroenteritis

La causa suele estar en un insuficiente lavado y hervido de los alimentos. No es grave, salvo que exista riesgo de deshidratación.

Fiebres tifoideas

Habitualmente se coge en los viajes a países tropicales y al principio se percibe malestar, dolor de cabeza, algo de fiebre y tos. Cuando la enfermedad progresa hay cansancio, fuerte dolor de cabeza y fiebre incluso de 40°, con abdomen abultado, lengua pastosa y pocas pulsaciones, pudiendo aparecer manchas en el abdomen.

Tuberculosis

Normalmente hay pérdida de peso, fiebre que se declara de noche con sudores, ligera disnea, tos moderada y debilidad.

Varicela

Después de un período de incubación de quince días aparece un exantema en el tronco y posteriormente en la cara y miembros, pasando de pápulas a pústulas y costras. Hay fiebre moderada, malestar, dolor de cabeza y de garganta. Dura entre cinco días y dos semanas.

Sarampión

La incubación es entre siete y catorce días, y hay manchas en la boca, fiebre alta, tos, fuerte conjuntivitis y picores. La erupción comienza alrededor de los oídos, cara y cuello, extendiéndose al tronco y las extremidades. Dura entre cuatro y siete días.

Rubéola

La incubación se realiza entre los catorce y veintiún días. Hay fiebre, dolor de cabeza, rinitis y ganglios aumentados y dolorosos. La erupción comienza en la cara y cuello, extendiéndose al tronco y las extremidades. Dura entre uno a tres días y la erupción es en forma de máculas rosadas que se hacen más visibles al segundo día.

Exantema súbito

Afecta a los lactantes y niños en edad preescolar, y la fiebre elevada desaparece en el momento de la erupción, la cual es en forma de máculas difusas que se forman en el tórax, abdomen y algo en cara y extremidades. Dura uno o dos días.

Mononucleosis infecciosa

Existe malestar, dolor de cabeza, fiebre, dolor de garganta y ganglios aumentados. El exantema se localiza en el tronco a los cinco o quince días después del comienzo de los síntomas y dura de tres a siete días.

Malaria

Suele darse en personas que han viajado a África, en los inmigrantes y soldados que proceden de esas zonas. El contagio es rápido, ya que basta la picadura de un mosquito para infectarse de la enfermedad, la cual se manifiesta a partir de los diez días. Los síntomas incluyen dolor de cabeza, náuseas, malestar, escalofríos, sudores y fiebre alta, los cuales tienen un intervalo de uno a tres días.

Reacciones a medicamentos

Tanto la administración de un determinado medicamento como incluso la supresión brusca pueden producir fiebre, por lo que a veces es muy difícil relacionar el síntoma con la causa.

Cáncer

En la fase terminal de estos enfermos la fiebre suele ser constante a causa de la necrosis celular o infecciones oportunistas.

Artritis reumatoide

La pérdida de peso, los dolores difusos y la debilidad son algunos de los síntomas de esta enfermedad, que en el caso de los jóvenes se conoce como enfermedad de Still.

COMA

Como en cualquiera de los casos de urgencias médicas descritas con anterioridad, cuando una persona entra en coma no siempre se encuentra un médico al lado para actuar correctamente y en muchas ocasiones ni siquiera los familiares son capaces de diferenciar un coma de otra patología menos grave. Por eso es importante conocer la sintomatología de este estado físico para llevar al enfermo rápidamente al centro hospitalario, en lugar de esperar a que el tiempo solucione algo que es imposible sin ayuda médica.

Lo primero que se percibe en un estado de coma es que la persona no está consciente, y por ello nos puede aclarar cómo se encuentra. Su cerebro no está capacitado en ese momento para efectuar órdenes motoras y ni siquiera percibe los estímulos sensoriales de su cuerpo. El déficit circulatorio en su interior le lleva a perder la conciencia en poco menos de un minuto y de perdurar más de cinco las lesiones cerebrales serán ya irreversibles, de ahí la importancia de poner los tratamientos médicos adecuados con rapidez.

El estado de coma puede manifestarse en cinco niveles de gravedad:

1. El paciente responde a nuestras preguntas e incluso es capaz de moverse algo.
2. No responde al interrogatorio, pero acusa dolor cuando le movemos o presionamos.
3. No acusa dolor, pero hay reflejos en la córnea.
4. Las pupilas ya no responden a la luz directa.
5. No percibimos su respiración.

Es importante advertir que una persona que esté en el nivel uno puede pasar rápidamente a los otros niveles más graves, por lo que no debemos confiar en nuestro criterio particular. Mientras analizamos la gravedad o no, incluso con un médico al lado, el paciente debería estar siendo trasladado a un centro sanitario donde al mismo tiempo que le efectúan análisis le instaurarán ventilación pulmonar asistida y quizá un goteo para prevenir el shock.
Mientras llega a un centro de urgencias deberemos analizar todos los datos que podamos para decírselos al médico que le atienda, ya que un diagnóstico rápido de la causa del coma puede suponer la diferencia entre la vida y la muerte.

Éstos son los datos que debemos saber:

. Cómo estaba el paciente cuando se le encontró.
. Si conocemos la causa de su mal, deberemos indicar si fue accidente traumático, intoxicación por medicamentos o drogas, si recibió algún golpe en la cabeza o fue por asfixia en la bañera o piscina. Es muy

importante conocer el tiempo que permaneció expuesto al accidente. Si la intoxicación ha sido por gas, cuánto tiempo creemos que ha permanecido expuesto y de qué tipo es el gas; si ha sido por inmersión, cuánto tiempo creemos que permaneció dentro del agua; si fue por un accidente de coche, caída o por una pelea, el tiempo que transcurrió hasta que logramos rescatarle.

. Una vez que se le auxilió, es importante saber si conservaba aún la conciencia o la fue perdiendo rápidamente.

. Si tiene o tuvo convulsiones.

. Si la causa no ha sido por un accidente, hay que aportar todos los datos relativos a enfermedades que tiene o que haya tenido, así como algún otro episodio que haya padecido con anterioridad.

. Si está tomando medicamentos, especialmente psicofármacos o antidiabéticos.

Si pensamos que el traslado a un centro sanitario se va a demorar, es importante que realicemos nosotros una pequeña exploración para apuntar todos los datos externos que se vean de modo fácil, ya que así ahorraremos al médico que le trate unos minutos que quizá sean decisivos para la vida del afectado.

En un papel apuntaremos estos datos:

. Si hay hemorragias externas o sospechamos de una interna por ser una persona con úlceras o que ya las haya padecido con anterioridad. La palidez brusca es una señal de alarma.

. Si la piel se vuelve cianótica, como por falta de oxígeno.

. Hay que olerle el aliento y diferenciar el alcohol de la acetona diabética.

. Tocarle la piel para ver si está fría.

. Cómo es la respiración, si profunda, superficial, rápida o demasiado lenta. Hay que ponerle siempre de lado.

. Podemos tomarle el pulso con una frecuencia de cinco minutos.

. Le tomaremos también la temperatura a intervalos de quince. minutos, abrigándole si es necesario.

. Si disponemos de un tensiómetro apuntaremos la tensión.

. Podemos explorar la nuca y averiguar si hay rigidez, especialmente cuando se le extienden las piernas.
. Le miraremos el ojo buscando hemorragias.
. Con una luz miraremos también si la pupila se contrae.
. Observaremos la piel para ver heridas, exantemas o cardenales.

Todos estos datos hay que apuntarlos para no olvidar ninguno cuando por fin el paciente pueda ser asistido en un centro de urgencias.

Causas del coma

Traumáticas
No solamente los impactos en la cabeza pueden provocar accidentes cerebrales, sino que una aceleración brusca (montaña rusa o atracciones circulares de feria), así como una gran desaceleración (frenazo brusco), pueden producir una distorsión del líquido intracelular y de las neuronas. Ello produce una pérdida instantánea de la conciencia incluso cuando no haya existido golpe alguno, lo que puede inducir a error en el diagnóstico. Afortunadamente, el paciente sale del coma a los pocos minutos, aunque quizá le quede una desagradable secuela en forma de amnesia.
Solamente en aquellos casos en los cuales el coma se prolonga, y con más motivo si existen convulsiones, habrá que pensar en una hemorragia interna.

Trombosis cerebral
Cuando se produce la oclusión de la arteria basilar, el coma va unido a unas pupilas pequeñas y fijas, así como a la imposibilidad de tragar e incluso de respirar normalmente.
La trombosis *venosa* se origina en mujeres que han tomado durante varios años anticonceptivos hormonales o durante el parto, y puede dar lugar también a convulsiones.

Embolia cerebral
Suele estar causada por un trombo, una burbuja de aire o un trozo minúsculo de gasa procedente de una operación quirúrgica. También

se dan con frecuencia como consecuencia de una endocarditis bacteriana y puede quedar afectada solamente una parte del cerebro.

Hipertensión

Si la subida de tensión se realiza de forma brusca o en pocos minutos, ocasionará primeramente dolor de cabeza con vómitos, y en pocos minutos convulsiones y coma que puede ser mortal.

Hemorragias cerebrales

Suelen darse en pacientes mayores, hipertensos, y cursan con abatimiento profundo, dolor de cabeza, vómitos, pérdida de la conciencia y estado de coma, el cual se puede prolongar varios días.

Eclampsia

Se trata de una complicación grave del último trimestre del embarazo que se da en mujeres mayores de treinta anos que no han tenido con anterioridad otros hijos. Va acompañada de hipertensión, edemas y coma, que se puede declarar incluso después del parto.

Inflamaciones

Una meningitis bacteriana, una encefalitis postvacunal o una reacción alérgica, pueden producir como primer síntoma somnolencia, dolor de cabeza, delirio, edema papilar y coma. El herpes zoster o la púrpura hemorrágica indicarán una reacción adversa a la vacunación reciente. Si la crisis se resuelve, quedarán como secuelas alteraciones del sueño y de la personalidad.

Epilepsia

Si no existen unas causas genéticas y se declara de improviso en una persona aparentemente sana, hay que pensar en trastornos metabólicos, hipoglucemia, hipocalcemia o consumo de drogas. También son frecuentes por otras causas, como tumor cerebral e hipertensión maligna. Tanto en las personas ya enfermas como en los demás, la crisis suele durar unos minutos y puede haber incontinencia de orina, convulsiones, parálisis parciales y estupor.

Bradicardia

Consiste en la caída brusca de la tensión arterial y de la frecuencia cardiaca, lo que origina un desmayo que por sí mismo facilita la recuperación, siempre y cuando no le incorporemos rápidamente. Las personas mayores o las intoxicaciones pueden dar lugar también a caídas bruscas con pérdida de la conciencia. En el caso opuesto, la *taquicardia,* también se puede producir pérdida de la conciencia de manera brusca.

Infarto de miocardio

Si la obstrucción del fluido es muy intensa o afecta a un vaso pulmonar, se entra en un estado de coma que puede degenerar en muerte.

Otras causas frecuentes

Coma diabético

Está producido por una dosis excesiva de insulina. Efecto similar se ocasiona por dosis excesivas de digoxina. En el coma diabético el enfermo está deshidratado, con disnea, tensión baja, olor a acetona y piel sonrosada, pero normalmente puede solicitar ayuda médica por sí mismo en los primeros momentos.

Intoxicación por barbitúricos

Va unido casi siempre a un intento de suicidio y solamente existe la posibilidad de recuperación si se puede efectuar un lavado gástrico que elimine el medicamento antes de que pase a sangre. Existe temperatura baja, bradicardia, hipotensión, pérdida de los reflejos, nula respuesta a la voz o al dolor, así como respiración disminuida. La diferencia de los barbitúricos con otros psicofármacos empleados para modificar el humor es que con éstos antes de caer en coma el paciente se encuentra eufórico y excitado, empezando las convulsiones a los pocos minutos.

Borrachera

Es fácil diagnosticarla por el olor del aliento o por el historial social del enfermo, lo que llevará a considerar su gravedad si va acompañada de cirrosis o cardiopatías.

Gases de automóvil
Son también otra forma habitual para el suicidio indoloro, aunque también se emplea con fines homicidas. El CO_2 desplaza el oxígeno de la hemoglobina y ello ocasiona anoxia y coma.

Aspirina
La gravedad de esta intoxicación es que se unen las hemorragias gástricas, la acidosis, la insuficiencia respiratoria y la cardiaca, lo que ocasiona un cuadro clínico difícil de solucionar rápidamente.

Infecciones
Cualquier infección puede convertirse en un problema grave si se declara una septicemia; entre ellas tenemos a la meningitis, malaria, las tifoideas, y las producidas por estreptococos y estafilococos. El comienzo es muy brusco y puede declararse el coma en pocas horas.

Hipoxia
La carencia de oxígeno a nivel cerebral puede ser producida por muchas causas, entre ellas inmersión en líquidos, gases tóxicos, humo en los incendios, edema de pulmón, anemia, obstrucción de vías respiratorias sin que aparezca la tos, o insuficiencia cardiaca.

Simulado
Un coma fingido en una mujer histérica o un niño puede ser detectado observando simplemente la pupila y los reflejos de la córnea.

INTERPRETACIÓN BÁSICA DE UN ANÁLISIS DE SANGRE

No los remedios, sino la naturaleza es la que cura,
consistiendo la virtud de aquellos en ayudar a ésta.
(Hipócrates)

Aunque la medicina natural suele disponer de sencillos métodos de diagnóstico (reflexología, iridiología...), lo cierto es que los análisis de sangre suponen una gran ayuda para una buena evaluación de la enfermedad. Estos son los parámetros más habituales que hay que tener en cuenta:

Cantidad de sangre: 4,5 y 6 litros
Misión: trasportar el oxígeno y los nutrientes a todas las células del cuerpo, así como eliminar el dióxido de carbono y otras sustancias de deshecho.
Plasma: 78%
Misión: sustancia compleja cuyo su componente principal es el agua. También contiene proteínas plasmáticas, sustancias inorgánicas (como sodio, potasio, cloruro de calcio, carbonato y bicarbonato), azúcares, hormonas, enzimas, lípidos, aminoácidos y productos de degradación como urea y creatinina. Entre las proteínas plasmáticas se encuentran la albúmina, principal agente responsable del mantenimiento de la presión osmótica sanguínea.

HEMATÍES (glóbulos rojos o eritrocitos)
Cantidad normal: varones 4 y 5,5 millones/ml, mujeres 4,2 y 5,2.
Vida media: 120 días y se forman en la médula ósea mediante la hormona eritropoyetina, siendo eliminados por el bazo.
Misión: Transportan el oxígeno desde los pulmones a todo el cuerpo y llevan el dióxido de carbono (C02) desde las células a los pulmones para ser expulsado.
Si son pequeños: falta de hierro.
Si son ovalados y grandes: carencia de vitamina B12

Si tienen forma de hoz: padece drepanocitosis, una enfermedad hereditaria.

Disminución: anemia hemolítica, lupus eritomatoso sistémico o *linfoma.* También pérdida de sangre, *aneurisma* que dificulta su transporte, presión arterial alta, válvula cardiaca artificial, lo que suele ocasionar *anemia hemolítica micorangiopática.* En la *reacción autoinmune* o anemia hemolítica autoinmune, también hay una disminución de glóbulos rojos, lo mismo que en la carencia de vitamina C y la ingestión de fármacos como las sulfamidas y la metildopa.

Si la disminución es brusca por hemólisis (destrucción), hay escalofríos, fiebre, hipotensión y dolores generalizados, apareciendo frecuentemente cálculos biliares pigmentados.

RETICULOCITOS
Glóbulos rojos inmaduros que carecen de RNA. Cuando su porcentaje es menor indica deficiencia nutricional.

ÍNDICE HEMATOCRITO (porcentaje de glóbulos rojos respecto al volumen total de sangre)
Cantidad normal: varones 42 y 50%, mujeres 38 y 47%.

Disminución: embarazo, toxinas, fibrosis, tumores, hemorragia, desnutrición, anemia, artritis reumatoide, hipertiroidismo, leucemia.

Aumento: Deshidratación, eclampsia, alteraciones cardiovasculares o pulmonares.

HEMOGLOBINA
Misión: proteína que transporta el oxígeno dentro de los glóbulos rojos.

Cantidad normal: varones 14 y 16 gr/dl, mujeres 12,5 y 15.

Disminución: anemia que puede ser:

Ferropénica (hierro sérico 50 a 175 mcg/dl) (transferrina, la proteína que liga el hierro a la sangre, 120 a 200 mg/dl) y ferritina (depósitos de hierro entre 10 y 200ng/ml.

Los valores bajos de hierro sérico o ferritina indican *ferropenia* ocasionada por una deficiente absorción.

Megaloblástica en donde aumenta la bilirrubina formada en la destrucción de la hemoglobina, y la enzima LDH por la destrucción celular. Puede estar causada por déficit de ácido fólico (3 a 20 mcg/l) y de vitamina B12 (200 a 850 pg/ml).

Hemolítica con un aumento de la bilirrubina directa en sangre, crecimiento del bazo y aumento de la enzima LDH. Puede ser debida a parásitos, enfermedades autoinmunes, intoxicaciones y genética.

Aplástica con un déficit asociado de plaquetas y glóbulos blancos, así como leucopenia (disminución de los leucocitos) y trombopenia.

VCM (Volumen Corpuscular Medio)
Se refiere al tamaño de los glóbulos rojos.
Disminución: Anemia microcítica (suele ser debida a falta de hierro o un trastorno hereditario llamado talasemia).
Aumento: Anemia macrocítica (básicamente una carencia de ácido fólico y vitamina B12, así como alcoholemia o enfermedad hepática.

HCM (Hemoglobina Corpuscular Media)
La cantidad de hemoglobina presente en los glóbulos rojos.

CHCM (Concentración de Hemoglobina Corpuscular Media)
Concentración de hemoglobina comparada con el hematocrito, o lo que es igual, el porcentaje de hematíes).

VSG (Velocidad de Sedimentación Globular)
Mide la velocidad con la que los hematíes se agregan y sedimentan en un tiempo determinado, si existe tendencia a formar acúmulos, controlándose la concentración plasmática de las globulinas y el fibrinógeno. Suele aumentar con la edad, la menstruación, el embarazo, las infecciones, los anticonceptivos o las anemias.

Se mide para detectar procesos inflamatorios, infecciosos, tumores, y para medir la evolución de las enfermedades crónicas.

Tiempo normal: varones 1-13 mm/hora, mujeres 1-20.
Tiempo inferior: enfermedades hepáticas o renales, cardiopatías, o exceso de glóbulos rojos.

Tiempo superior: infecciones, inflamaciones, enfermedades reumáticas, alteraciones tiroideas o renales, anemia, embarazo, tuberculosis, artritis reumatoide o cáncer.

GLÓBULOS BLANCOS (Leucocitos)

Se valoran para conocer el estado del sistema defensivo del organismo y aportan información sobre las infecciones, enfermedades autoinmunes o tumores. Se originan en las células madre de la médula ósea y no circulan libremente en sangre, sino que se adhieren a la pared de los vasos sanguíneos, llegando a atravesarla para alcanzar otros tejidos. Una vez dispersos liberan sustancias que atraen a otros leucocitos, hasta sumar un número lo suficientemente alto como para combatir al germen agresor.

Cantidad normal: 4.300 a 10.800 por ml^3.
Aumento: *leucocitosis.* Indicativo de infección, heridas, leucemia, alergias, estrés o efectos secundarios de ciertos medicamentos.
Disminución: *leucopenia.* Hay riesgo de infección, además de ser indicativo de tumores, intoxicación, enfermedad autoinmune, hepatopatías o exposición a radiaciones o sustancias tóxicas.

POLIFORMONUCLEARES

Neutrófilos: Constituyen el 70% de los glóbulos blancos..
La disminución denominada *neutropenia,* indica deficiencia de ácido fólico o vitamina B12, aunque también es causa de cáncer, tuberculosis, quimioterapia, alergia, enfermedades autoinmunes, tratamiento con antibióticos o inmunosupresores. En estos casos, las bacterias inofensivas pueden degenerar en patógenas.
El aumento, conocido como *neutrofilia,* suele ser debido a estrés, traumatismos, inflamaciones o infecciones crónicas, leucemia, síndrome de Cushing o tumores. Juegan un papel decisivo en la lucha contra los tumores malignos.
Una forma inmadura conocida como **cayados** será indicio de gran actividad en las defensas.

Eosinófilos: El aumento se debe a infecciones por parásitos, alergias o tumores.

Basófilos: Un aumento se puede deber a leucemias. Combaten eficazmente los parásitos, las células cancerosas y lo alergenos.

MONONUCLEARES

Linfocitos: Se forman en el timo y los ganglios linfáticos, constituyendo el 15 y 30%. Su misión es proteger de las infecciones víricas, bacterianas y micóticas. El aumento se denomina *linfocitosis* y suele ocasionarse en las leucemias, enfermedades víricas y tos ferina. La disminución o *linfopenia*, suele deberse a inmunodeficiencia, radioterapia o quimioterapia.

Linfocitos T: A través del sistema linfático actúan contra las infecciones víricas y las células cancerosas. Las *células T asesinas* actúan contra cualquier alergeno que genere antígenos, produciendo la sustancia citoquinas que regulan a los monolitos.
Las *células T colaboradoras* colaboran contra los procesos infecciosos.
Las *células T supresoras* evitan que se destruyan los tejidos sanos.

Linfocitos B: Producen anticuerpos, especialmente inmunoglobulinas. Las del tipo *G* son las más frecuentes y actúan contra los antígenos, aunque la *M* lo hace en primera instancia. Las del tipo *A* se activan cuando la invasión bacteriana entra por la nariz, los ojos o los intestinos, la *E* puede producir reacciones alérgicas inmediatas y la de tipo *D* es muy poco activa.

Monocitos: Eliminan los tejidos y células dañados, destruyen las células cancerosas y los agentes infecciosos, transformándose posteriormente en los *macrófagos*, células que digieren (fagocitan) a gérmenes de gran tamaño. Se concentran especialmente en los pulmones, el bazo, hígado y tienen gran supervivencia. Un aumento puede indicar cáncer, infecciones o trastornos inmunológicos.

PLAQUETAS (trombocitos)

Estos cuerpos pequeños (1/3 se encuentran en el bazo), ovoideos, sin núcleo, con un diámetro mucho menor que el de los eritrocitos, se adhieren a la superficie interna de la pared de los vasos sanguíneos en el lugar de la lesión y obstruyen el agujero o defecto. A medida en que se destruyen, liberan agentes coagulantes que conducen a la formación local de *trombina* que ayuda a formar un coágulo, compuesto básicamente de eritrocitos encerrados en una red de filamentos constituidos por una sustancia denominada fibrina. La trombina, por tanto, estimula la conversión de una de las proteínas plasmáticas, el *fibrinógeno*, en fibrina. Aunque no está presente habitualmente en la sangre, se forma gracias a la protrombina mediante un proceso complejo que involucra a las plaquetas, el calcio, sustancias producidas por los tejidos lesionados y el contacto con las superficies accidentadas. La carencia de vitamina K, por ejemplo, hace imposible el mantenimiento de cantidades adecuadas de *protrombina* en la sangre.

Cuando el coágulo ha cumplido su misión se autodestruye (fibrinolisis), pues d eno hacerlo provocará embolias, del mismo modo que la sangre con excesiva facilidad para coagularse puede ocasionar un infarto de miocardio o cerebral.

Cantidad normal: 150.000 a 300.000 ml^3.

Tiempo de hemorragia: El que se emplea en coagular una herida.

Tiempo de coagulación: El que tarda una muestra de sangre in vitro (fuera del cuerpo).

Disminución: La *trombocitopenia* o *trombopenia* puede deberse a la disminución del factor VIII que da lugar a la hemofilia A (hemofilia clásica); mientras que el descenso del factor IX ocasiona la hemofilia B, conocida como enfermedad de Christmas.

La *trombopatía* es un aumento de la capacidad coagulante, lo cual puede ocasionar serios problemas en las arterias, necesitándose entonces la administración de anticoagulantes o fibrinolíticos.

El *tiempo de protrombina* es el tiempo que tarda el plasma en coagularse, y suele estar alterado en casos de insuficiencia hepática o carencia de vitamina K. La protrombina es la globulina precursora de la trombina en el proceso de coagulación de la sangre.

GLUCOSA
Se encuentra en el organismo en forma de glucógeno tanto en el hígado como en los músculos, pero si el aporte es superior a las necesidades se acumula en forma de grasas, incrementándose entonces el nivel de triglicéridos. La secreción de insulina, hormona segregada por el páncreas, introduce y regula la glucosa de las células, favoreciendo la utilización de la glucosa en el hígado para la formación del glucógeno y la síntesis de las grasas.

Cantidad normal: 75 a 115 mg/dl.
Aumento: la *hiperglucemia* suele estar ocasionada por deficiencia de insulina, permaneciendo la glucosa en sangre sin poder ser metabolizada. Si es muy elevada también puede detectarse en orina. Se considera signo de diabetes cuando llega hasta 126 mg/dl en ayunas, aunque hacen falta otras pruebas para confirmar la enfermedad.
La diabetes *tipo 1* ocurre cuando el páncreas deja de producir insulina, normalmente en jóvenes, mientras que la *tipo 2* es consecuencia de una resistencia a la acción de la insulina, siendo típica de personas mayores, obesas, procesos inflamatorios o alteraciones del páncreas.
Disminución: la *hipoglucemia* ocasional es frecuente en las personas anoréxicas, considerándose así cuando las cifras de glucosa bajan de 40mg/dl. También se encuentra en diabéticos sometidos a tratamiento poco vigilado con insulina o antidiabéticos orales.

GRASAS
Los compuestos orgánicos que se componen de tres moléculas de ácido graso con glicerina, se conocen con el nombre de triglicéridos, aunque los alimentos contienen también pequeñas cantidades de fosfolípidos. Las grasas son importantes en la dieta como fuente de energía (producen 9 kcal por gramo), además de proporcionar viscosidad a los músculos y conducir las vitaminas liposolubles.

Triglicéridos: se analiza el contenido global de grasas en sangre.
Aumento: La *hipertrigliceridemia* (más de 200 mg/dl) se produce por consumo de alcohol, diabetes, déficit de insulina o exceso de aporte de grasas saturadas en la dieta.

Hiperlipidemia: es el aumento mixto de colesterol y triglicéridos ocasionado habitualmente por un exceso de grasas saturadas en la dieta.

Colesterol: Las cifras normales deben ser inferiores a 200 mg/dl, elevado es entre 200-240 mg/dl, y anormal más de 240 mg/dl.
Colesterol HDL (lipoproteínas de alta densidad): El colesterol bueno debería ser de más de 35 mg/dl, considerándose insuficiente con menos de 25 mg/dl.
Colesterol LDL (lipoproteínas de baja densidad): Denominado colesterol malo debe ser de menos de 130 mg/dl, y se pone tratamiento cuando alcanza más de 160 mg/dl. Suele aumentar por una dieta rica en grasas saturadas, mal funcionamiento hepático-biliar, exceso en la producción o por defecto en la degradación.

ÁCIDO ÚRICO
Se trata del producto final de la degradación de las proteínas, encontrándose normalmente en la orina, salvo patologías especiales en las cuales se deposita en forma de cristales de urato en las partes blandas de las articulaciones. También lo podemos encontrar en los cartílagos de las orejas, tendones, hipodermis y bolsas sinoviales, además de ser decisivos en la formación de cálculos renales.

Cantidad normal: 3 a 7 mg/100 ml.
Aumento: La *hiperuricemia* es frecuente en los varones mayores de 45 años y estar ocasionada por alteraciones en las enzimas del metabolismo del ácido úrico o por la incapacidad del riñón para eliminar el ácido úrico.
Disminución: La *hipouricemia* puede ocasionar litiasis renal al eliminarse más ácido úrico de lo que el riñón puede asimilar.

CREATININA
Es una sustancia derivada de la degradación de los aminoácidos y que debe ser eliminada por el riñón, siendo un indicativo de la función renal.

Cantidad normal: 0,7 a 1,5 mg/100 ml.

Aumento: Indica que el riñón no filtra en su totalidad, pudiendo indicar insuficiencia renal. Puede estar ocasionado por diabetes, hipertensión, infecciones de repetición o prostatitis.

UREA
Producto de la excreción del amoníaco formado a partir de aminoácidos y proteínas, y que es sintetizada en el hígado, pasando a sangre y luego a la orina.

El nitrógeno de la urea, que constituye la mayor parte del nitrógeno de la orina, procede de la descomposición de las células del cuerpo, pero, sobre todo, de las proteínas de los alimentos, siendo esta la causa principal del exceso o carencia. La orina normal contiene un 96% de agua y un 4% de sólidos en solución, de los cuales cerca de la mitad son urea.

Aumento: La cantidad de urea se eleva en los estados febriles, leucemia, gota y en la diabetes.

Disminución: Inflamación del riñón o trastornos del equilibrio ácido-base.

TRANSAMINASAS
Estas enzimas nos indican la integridad o alteración de la función hepática. Las funciones del hígado son múltiples y decisivas para la salud, pues almacena glucógeno, hierro, cobre, vitamina A, muchas de las vitaminas del complejo vitamínico B, y vitamina D. También produce albúmina y otras proteínas (algunas como la protrombina y el fibrinógeno esenciales para la coagulación), y paradójicamente, una sustancia anticoagulante como la heparina. Otras funciones esenciales son la difusión de los aminoácidos, sintetizar proteínas, almacenar lípidos, sintetizar colesterol, fabricar bilis, albergar fagotitos que intervendrán en las defensas, eliminar sustancias extrañas y bacterias,

neutralizar los medicamentos, segregar bilirrubina, y regular la temperatura corporal.

Las pruebas de transaminasas hay que relacionarlas con la bilirrubina, fosfatasa alcalina, tiempo de protrombina y niveles de albúmina.

GOT (transaminasa glutámico-oxalacética) 5-32 mU/ml
GPT (transaminasa glutámico-pirúvica) 7-33 mU/ml
Son enzimas del metabolismo de los aminoácidos presentes en el hígado principalmente y en el músculo, corazón, páncreas y cerebro.

Aumento GPT: puede indicar hepatopatías o infarto de miocardio, aunque con mayor frecuencia su elevación es asintomática para el paciente y no se encuentran las causas de ese aumento. Suelen estar altas en caso de ingesta de alcohol, exposición a virus (drogadicción, tatuajes, transfusiones...), enfermedad biliar, fármacos hepatotóxicos, colelitiasis, tumores de páncreas o hepatopatías. Pueden ser normales en casos de hepatitis crónica.

Aumento GOT: Puesto que la encontramos en las mitocondrias su aumento no siempre se debe a alteración hepática, estando más vinculada a enfermedades cardíacas, renales, pancreáticas o pulmonares.

BILIRRUBINA

Es la sustancia que se forma al destruir la hemoglobina y otras hemoproteínas, siendo captada y transformada por el hígado y eliminada en la bilis.

Cantidad normal: 8-25 mg/100 ml.
Aumento: hepatopatías, especialmente cuando está elevada la *bilirrubina conjugada*, la que pasa por el hígado. También cuando se destruyen demasiados hematíes (anemias hemolíticas) o se produce una obstrucción física al paso de bilis. La *bilirrubina no conjugada,* procedente de los hematíes, suele deberse a anemia de tipo hemolítico. Otras enfermedades que causan cifras altas son las intoxicaciones por hierro o cobre, y los depósitos de lípidos elevados.

FOSFATASA ALCALINA

Esta enzima que hidroliza ésteres fosfóricos, se encuentra en los riñones, intestinos y huesos.

Cantidad normal: 35 a 120 UI/l

Aumento: Alteración hepática o del metabolismo óseo, aunque hay que tener en cuenta que en los niños está casi siempre elevada, como corresponde a un organismo en pleno crecimiento óseo.

ALBÚMINA

Esta proteína simple supone el 50% de las proteínas totales y se valora para analizar el estado nutricional de la persona y la función hepática.

Cantidad normal: 3,5 a 5,5 g/100 ml.

Disminución: Desnutrición o enfermedad hepática.

Proteinograma: Se estudia el número total de proteínas y la albúmina.

GASOMETRÍA

Estudia la cantidad de oxígeno en sangre y la del CO2 o anhídrido carbónico, con objeto de analizar el metabolismo de los ácidos y los álcalis, es decir el equilibrio ácido-básico (conocido como pH).

Cantidad normal: 7,35-7,45.

Aumento: Se trata de un pH alcalino, generando *alcalosis*.

Disminución: Se declara *acidosis*.

HORMONAS

Testosterona: Estudio de los caracteres masculinos.

Estrógenos: Estudio de las características femeninas.

Progesterona: Estudios del embarazo.

Gonadotrofina Coriónica Humana o Beta-HCG: Estudio de ciertas alteraciones ginecológicas, especialmente del embarazo.

Gonadotrofinas (FSH / LH): Función sexual y reproductora.

Cortisona o cortisol: Estudio del metabolismo suprarrenal.

TSH, TRH, T3 y T4: Estudio del tiroides.

PTH (ParatoHormona): Estudio óseo y mineral.

GH (Hormona del Crecimiento): Trastornos del crecimiento.

CAPÍTULO TRES

El naturismo es tan antiguo como la Creación, pero solo ha llegado a tomar beligerancia en nuestros días para defender a la humanidad de la ofensiva diabólica de la Teoría Microbiana que atribuye a los microbios la mayoría de las dolencias del hombre. (Manuel Lezaeta). En lugar de estudiar alimentación y desintoxicación del cuerpo humano, hemos estudiado gérmenes... El mundo está en un camino errado. Libremos al cuerpo de sus toxinas y alimentémoslo correctamente y estará hecho el milagro de la salud. (Dr. Arbuthnot Lan).

PRINCIPALES ENFERMEDADES

ACCIDENTES CEREBROVASCULARES

Los accidentes cerebrovasculares (ACV) constituyen la enfermedad más invalidante y letal de la patología neurológica, y son la consecuencia más grave de la hipertensión arterial y de la arterioesclerosis.
Otros nombres: ACV, Apoplejía, Derrame cerebral, Hemorragia cerebral, Ictus.

Diferencia entre el accidente cerebrovascular hemorrágico y accidente cerebrovascular isquémico:

El accidente cerebrovascular consiste en una interrupción más o menos grave del suministro de sangre a cualquier parte del cerebro. Sus causas pueden estar originadas por un ataque al corazón o una hemorragia que ocurre generalmente con la pérdida de la conciencia. En la mayoría de los casos, la causa principal es la aterosclerosis, pero también puede tener como causa la ruptura de un vaso cerebral o una trombosis, siempre en el nivel cerebral.

La primera afecta a los hombres en la edad adulta, y muy rara vez a una edad temprana si no fuera por malformaciones.

El **accidente cerebrovascular isquémico** representa una disminución o eliminación del flujo de sangre en una parte del cuerpo, dando origen a un dolor en la parte afectada. La causa es por lo general el estrechamiento de una arteria, debido a la contracción de la zona muscular o por un estrechamiento causado por un tumor o cicatriz. Otras causas pueden ser debidas al engrosamiento de las venas debido a la aterosclerosis, procesos inflamatorios u obstrucción de las venas por embolias y trombos.

Una condición similar es el accidente cerebrovascular **isquémico transitorio** (AIT), que se produce cuando el bloqueo del flujo de sangre a una parte del cerebro es sólo de corta duración; pero si se padece, aumenta las posibilidades de tener un accidente cerebrovascular más tarde.

El **accidente cerebrovascular hemorrágico** se clasifica como hemorragia cerebral o parenquimatosa, y ambas se producen dentro del cerebro. Representan más de la mitad de apoplejías hemorrágicas, debidas principalmente a una hipertensión que ejerce presión excesiva en las paredes arteriales dañadas ya por la aterosclerosis. Los pacientes con ataque cardiaco que han recibido fármacos para romper los coágulos o fármacos para diluir la sangre, tienen un riesgo ligeramente elevado de este tipo de apoplejía.

Síntomas de un accidente cerebrovascular

Dificultad para caminar
Mareo
Pérdida del equilibrio y la coordinación.
Dificultad para hablar o entender
Entumecimiento o parálisis en la cara, una pierna o brazo, lo más probable en un solo lado del cuerpo.
Visión borrosa u oscura

Repentino dolor de cabeza, sobre todo cuando se acompaña de náuseas, vómitos o mareos.

Los siguientes síntomas generalmente aparecen de repente, aunque no son muy severos, pero pueden empeorar con el tiempo:

No poder hablar correctamente (no encontrar las palabras o no entender lo que nos dicen). Afasia, disartria.

Perder fuerza en el cuerpo central (media cara, el brazo y la pierna, desde la derecha o desde la izquierda: hemiplejia.

Sensación de hormigueo o perder la sensibilidad en la mitad del cuerpo.

No ver bien en la totalidad del campo visual.

También puede haber otros síntomas como torpeza, falta de equilibrio y mareos (una crisis vertiginosa aislada difícilmente es causada por un derrame cerebral).

La hemorragia más grave, sobre todo la hemorragia subaracnoidea, se anuncia con un repentino dolor de cabeza, mucho más fuerte que el experimentado en el pasado, que se percibe como una puñalada en el cuello.

Tratamiento:

Plantas medicinales:
ESPINO BLANCO
OLIVO
GINKGO
VINCAPERVINCA

Nutrientes:
Los *ácidos grasos omega-3* son beneficiosos para mantener la sangre líquida, y cuando se tienen niveles altos de colesterol hay una mayor tendencia a formar coágulos. El salmón, trucha o caballa son algunos de los pescados que contienen omega-3.

También otros alimentos ayudarán a evitar coágulos en la sangre. El **ajo** y la **cebolla** son buenas opciones anticoagulantes naturales, ya que tienen propiedades antibacterianas naturales que matan a las bacterias del intestino que producen vitamina K.

La **vitamina B6** inhibe la función plaquetaria, dándole un efecto antitrombótico o anticoagulante.

La **vitamina E** es un conocido antagonista de la vitamina K, impidiendo su correcta absorción y por lo tanto bloqueando sus efectos coagulantes. La semilla de uva es alta en tocoferol, un constituyente de la vitamina E.

Polifenoles. La ingesta de alimentos y bebidas que contienen concentraciones relativamente altas de flavonoides, puede desempeñar un papel significativo en la reducción de las enfermedades cardiovasculares –ictus hemorrágico, en especial- a través de una mejora en la función vascular y una modulación de la inflamación.

Té verde.

GABA (aminoácido)

Otros:
Lachesis mutus (Homeopatía)

ACNÉ

Descripción:
Se denomina así a los granos purulentos de naturaleza pilosebácea que aparecen sobre la piel.

El acné puede darse como un trastorno pasajero con apenas alguna espinilla, o formarse un exceso de sebo en el espesor de la piel y desarrollarse pústulas. En los casos más avanzados puede haber destrucción de la piel e incluso afectar a hombros y brazos.

El deseo de hacerlos desaparecer mediante la manipulación o quitarlos a base de exprimirlos, agrava la mayoría de las veces las lesiones, las cuales pueden infectarse y dejar cicatrices perennes. Tampoco son recomendables los lavados frecuentes y mucho menos con productos abrasivos o secantes. Cuanta más grasa tratemos de limpiar, más grasa segregará la piel de nuevo, ya que, a fin de cuentas, la grasa es una necesidad en la piel, por ser nuestra capa protectora.

Causas:
El hecho de que sea una enfermedad que se da principalmente en la adolescencia, hace pensar que se debe a un efecto de las hormonas andrógenas; además, se observa también en las personas que ingieren anabolizantes. Pero si tenemos en cuenta que esta enfermedad se cura por sí sola, con sólo mantener una alimentación vegetariana, es muy probable que sean otros factores los que también influyen para que una persona padezca acné. La menstruación, el clima frío, los factores emocionales, las carencias nutritivas, muchos medicamentos, el yodo, el chocolate, la leche, los dulces, las grasas animales, y todos los derivados de la cola, son algunas de las causas que agudizan el problema del acné.

Tratamiento:
Los tratamientos y las limpiezas naturales suelen dar muy buenos resultados, aunque no inmediatos. Localmente se pondrá una cataplasma de arcilla, a la que se pueden añadir algas. Igualmente eficaces y que se deben utilizar alternadas con las de arcilla, son las cataplasmas de bardana, col, malva, caléndula y salvia. Las lociones y cremas de aloe vera y aquellas que contienen niacina, poseen una sólida reputación para regenerar la piel.
Internamente se tomarán infusiones de alguna de las siguientes plantas o la mezcla de varias: **bardana**, milenrama, abedul, achicoria o diente de león. La hierba de origen tailandés *Pueraria mirifica,* mejora el acné especialmente en mujeres jóvenes.
Ya que la leche de vaca no es aconsejable en estos casos podemos sustituirla por la leche de almendras.
Para que la piel no se reseque en exceso no se utilizarán geles ni jabones, salvo los de arcilla o azufre, pero de forma moderada, siendo muy recomendable quitar la grasa excesiva con zumo de limón diluido.
La carencia de algunos oligoelementos, como son el zinc, el azufre y el manganeso-cobre, tiene aquí un papel importante, por ello hemos de asegurarnos que no existen dichas carencias.

Oligoterapia:
Los casos serios requieren cobre-oro-plata, pero siempre unidos al zinc.

Nutrientes:
También son necesarias las vitaminas B-6, A, niacina y levadura de cerveza. Para eliminar las cicatrices, una vez curada la enfermedad, se aplicará jalea real, de forma interna y externamente.

Homeopatía:
Sulphur CH6, Pulsatilla CH4, Sílice CH6, Rhux toxicodendron CH4, Calcium Sulfuricum DH6.

AEROFAGIA (También, flatulencia, meteorismo)
Exceso de gas en el estómago o el intestino.

Descripción:
La mayoría de los gases que se forman por fermentación en el intestino grueso durante el proceso de la digestión, son eliminados normalmente mediante las heces. El gas formado en el estómago puede ser expulsado mediante eructos, mientras que la flatulencia intestinal se alivia por la expulsión de flatos.

Causas:
En aquellas personas que tragan los alimentos con gran rapidez o son muy nerviosas, pasa una cantidad excesiva de aire al estómago. Por ello, en muchos pacientes neuróticos, la aerofagia es muy frecuente. Comer demasiado deprisa, no masticar suficientemente los alimentos o consumir hidratos de carbono refinados, son algunas de las causas más normales para que se forme gas. De igual modo, la carencia de **sal** en los alimentos produce con frecuencia formación de gases. Este nutriente desarrolla una alta presión osmótica que hace estallar los hidratos de carbono, permitiendo liberar su contenido en agua y favoreciendo la digestión. La carencia de sal en los alimentos, por tanto, solamente ocasiona malas digestiones y formación de gases, especialmente molestos en los niños.

La ingestión de bebidas carbónicas puede causar la distensión del estómago por gas, lo que genera una sensación de presión o plenitud que se intenta aliviar eructando. Si esto se consigue, hay un alivio temporal.

La aerofagia extrema produce disnea, palpitaciones, ahogos, dolor cardíaco y sensaciones similares a la angina de pecho. Suele estar producida por fermentaciones o putrefacción de las comidas ingeridas.

Tratamiento:

Un tratamiento que suele dar muy buenos resultados, en los casos crónicos, consiste en hacer una dieta basada en copos de avena y manzanas cocidas. En los enfermos más leves, bastará con un régimen saludable en el que estén excluidos aquellos alimentos que el mismo enfermo sabe ya que le producen gases. Ponerse una cataplasma caliente en el bajo vientre entre las comidas es también de gran ayuda.

Entre los alimentos desaconsejados están las fresas, la familia de las coles y las legumbres poco cocinadas.

Las infusiones a partir de anís, estragón, mejorana, **orégano** e hinojo son bastante eficaces en el tratamiento de la aerofagia. Otras hierbas a tener en cuenta son: la menta (digestiva), la manzanilla (calmante de los espasmos), la melisa (regulador nervioso), la angélica (digestiva), y el azahar (calmante)   La milenrama y el perejil también son de gran ayuda.

Para la acidez se beberá en ayunas agua de arcilla y si hay carencia de fermentos o enzimas digestivos, la alfalfa en comprimidos y la piña.

Oligoterapia:

Cobalto, ya que frena el sistema simpático, así como zinc y magnesio. La mezcla zinc-níquel-cobalto se dará si hay afecciones pancreáticas.

Homeopatía:

Carbón vegetalis CH4, Lycopodium CH4, Chamomilla CH2, Magnesium Phosphoricum DH6, Natrum Sufuricum DH6, Natrum Phosphoricum DH6.

AFONÍA
(Véase laringitis)

AFTAS

Descripción:
Hongos bucales que se desarrollan por una infección.

Causas:
En muchos casos una faringitis puede hacer que el hongo que en sí es inofensivo desarrolle pústulas bucales. También las alergias gastrointestinales suelen provocar aftas sobre todo en lactantes y casi siempre se deben a una deficiente alimentación, bien sea por mala calidad, preparación culinaria, defecto o exceso.
Los hospitales suelen ser un lugar importante de contagio, lo mismo que intercambiarse barras de labios, o beber en el mismo recipiente.

Tratamiento:
El tratamiento es sencillo y consiste en la ingestión de infusiones de salvia, tomillo, manzanilla, romero, ortiga verde o vara de oro, según la sintomatología y respuesta del paciente. También el agua de arcilla por vía oral es útil como primera medida.
Localmente, los toques de **Própolis** con miel, más una infusión de centaura mayor, y los lavados de boca con una decocción de cola de caballo, son bastante eficaces.

Solución de agua salada y bicarbonato de sodio
Mezcle 1 cucharadita de sal y bicarbonato con una taza de agua tibia. Agite la solución en la boca durante 30 segundos, luego escupir.
Crear una pasta mezclando bicarbonato de sodio con pequeñas gotas de agua hasta conseguir una consistencia gruesa. Utilice esta pasta para cubrir las aftas dolorosas, lo que ayudará a aliviar el dolor. Estos métodos pueden repetirse tantas veces como sea necesario. La sal y el bicarbonato de sodio ayudan a la boca a sanar rápidamente reduciendo suavemente la acidez y las bacterias en la boca.
Peróxido de hidrógeno

Mezcle una parte de peróxido de hidrógeno con una parte de agua. Use un algodón para secar la solución directamente sobre las aftas bucales. No se trague la solución. El peróxido de hidrógeno es un antiséptico que ayudará a reducir la cantidad de bacterias en la boca.

Oligoterapia:
Responden muy bien a los oligoelementos Cobre-oro-plata.

Nutrientes:
Levadura de cerveza y polen.

Homeopatía:
Apis y Arnica 8CH, Mercurius corrosivus CH6, Acidum Sulfuricum CH4, Kalium Chloratum CH4, Kalium Phosphoricum DH6.

AGUJETAS

Descripción:
Dolor muscular producido por el ejercicio.

Causas:
Una fibra muscular débil y que no es capaz de sostener el nivel de ejercicio, o bien porque se realiza un trabajo muscular cuando se está desentrenada, nos envía una señal de alerta horas o días después. El dolor que caracteriza a las agujetas es producido por la rotura celular: los elementos citoplásmicos se vierten al exterior, estos tienen una serie de iones de calcio y de potasio que son elementos irritantes y muy dolorosos, lo que pone en marcha un mecanismo de inflamación, que llega a su punto máximo entre las 24 y las 48 horas.

Tratamiento:
El dolor muscular puede ser tan intenso que la persona no puede volver a mover los músculos afectados hasta después de varios días. Sin embargo, el simple hecho de realizar masajes, **estiramientos** e incluso repetir el mismo ejercicio que produjo el mal, suele ser suficiente para eliminarlas en poco tiempo. No hay que olvidar que

aunque el ácido láctico no sea el responsable del dolor, tal y como antes se creía, debe reabsorberse para volver a formar parte de la cadena energética y la mejor manera es movilizarlo de nuevo. Si esperamos que esta reabsorción se haga por sí sola tardará mucho tiempo.

Aunque es obvio que lo mejor es prevenirlas mediante la moderación en el ejercicio, una vez declaradas, además de las medidas anteriormente citadas, dan buen resultado los baños muy calientes de magnesio y las cataplasmas igualmente calientes de puerros y apio.

Nutrientes:
Las dosis extras de vitamina C, la miel, la fructosa y las mezclas de electrolitos, son de alguna ayuda.

Homeopatía:
Arnica CH4

ALBUMINURIA

Descripción:
Exceso de albúmina en la orina.

Causas:
La presencia excesiva de albúmina en la orina en muchas personas suele ser una alteración transitoria. Se da con frecuencia en el embarazo, la menopausia, tras esfuerzos musculares intensos, al reanudar la marcha después de haber permanecido sentado mucho tiempo o en las personas de mucha edad. Las causas parecen ser debidas a una alteración renal pasajera, aunque también puede deberse al inicio de una enfermedad más grave como pueden ser las nefritis, infecciones del aparato urinario, cardiopatías, etc.

Las tiras de papel que se venden en el mercado constituyen una prueba sencilla y rápida para determinar la cantidad de albúmina presente en la orina. Para una prueba rápida con cinta reactiva, los valores normales son aproximadamente de 0 a 8 mg/dl. Los rangos de los valores normales pueden variar ligeramente entre diferentes laboratorios. Para una prueba de 24 horas, el valor normal es menor a 150mg/por 24 hr.

Tratamiento:
Este es similar al de cualquier enfermedad del riñón, aunque la hierba de elección es la corteza de **abedul**, la cual ha de tomarse en infusión varias veces al día, al mismo tiempo que se suprimen las carnes y el exceso de proteínas en general. Si hay retención de líquidos o hipertensión, se darán, además, dosis adecuadas de potasio orgánico e infusiones de cola de caballo.

ALCOHOLISMO
Intoxicación etílica crónica.

Descripción:
El alcohol pasa directamente a sangre, sin sufrir ningún proceso digestivo o metabólico, manteniéndose casi cinco horas. Dependiendo de la sensibilidad o tolerancia al alcohol, una persona puede acusar graves problemas con solamente 200 mg en sangre y otras llegar a morir con apenas 500 mg.

Causas:
El efecto que tiene el alcohol sobre el organismo se basa primordialmente en su efecto sobre el sistema nervioso central. Por este motivo, al poco tiempo de beber la persona se encuentra más alegre, menos inhibida y más predispuesta a realizar trabajos o juergas. Pasados unos minutos y mucho más si la ingesta continúa, la capacidad de juicio se altera, se embota, lo mismo que los reflejos, aunque la persona que lo padece piense que no es así. Su sentido de la prudencia disminuye y se cree capaz de realizar acciones físicas imposibles o complicadas. Afloran entonces las represiones, los celos, las envidias y las frustraciones. La creencia de que a un borracho no se le debe tener en cuenta sus palabras es errónea, ya que es precisamente en ese momento cuando puede dar rienda suelta a sus verdaderas emociones, aunque posteriormente se arrepienta de ello.
Un dato curioso es que los alcohólicos son capaces de vivir casi exclu-

sivamente a base de alcohol, ya que cada ml proporciona 7 calorías, aunque por supuesto su estado de salud será deplorable.

Las complicaciones más conocidas y frecuentes son la cirrosis hepática, la malnutrición vitamínica, el deliriums tremens, la degeneración grasa del corazón y las úlceras pépticas.

El tratamiento de los alcohólicos es lento y suelen reincidir con facilidad, aunque con una buena terapia van perdiendo la necesidad de beber. En muchos casos, el aislamiento de su familia es beneficioso durante la fase de desintoxicación.

Tratamiento:
La hierba más utilizada es el hipericón, pero el extracto de cardo mariano es imprescindible para la buena función hepática. La alfalfa y el diente de león también tienen efectos curativos muy eficaces. Para dormir, un buen remedio es la sopa de cebolla, la cual ayuda a aliviar las resacas. También se utilizara el Harpagofito, junto a la vitamina B-15, ya que se ha demostrado que son eficaces contra el síndrome de abstinencia.

Oligoterapia:
El oligoelemento de excelencia para estos casos es el litio.

Nutrientes:
Se han de utilizar dosis altas de ginseng, dosis continuadas de vitaminas B-1 y B-6, más levadura de cerveza y vitamina B-15.

Flores de Bach:
Manzano silvestre (Malus pumila)
Para los que se sienten manchados, mancillados por ideas, sentimientos o enfermedades. Sensación de impureza en cuerpo y mente. Aversión por uno mismo.

ALERGIA

Descripción:
Hipersensibilidad del organismo ante determinadas sustancias.

Causas:
Podríamos considerar a la alergia como una reacción del organismo ante la presencia de ciertos elementos o sustancias que en principio son inocuas para los demás, pero perjudiciales para él. Existen agentes alergénicos de efecto inmediato, los cuales estimulan la producción de anticuerpos específicos contra el invasor. Este contacto entre antígeno y anticuerpo parece ser que lleva a una activación de ciertas enzimas (por ejemplo, histamina), o al menos a un cambio en su equilibrio.

La reacción primera ante una sustancia alergénica es la liberación de la histamina, de la bradiquinina, la acetilcolina y algunas globulinas. Esta liberación, totalmente necesaria para asegurar la supervivencia, paradójicamente produce asma, urticarias, trastornos gástricos y edemas, entre otros síntomas.

Entre las principales sustancias productoras de alergia tenemos el polen (principalmente de las flores y gramíneas), hongos, humo de tabaco, cosméticos, alimentos (chocolate, nueces, mariscos, fresas, cerdo, huevos, etc.), medicamentos, joyas, pieles, plásticos, metales, o a causa del calor, el frío o el sol.

Tratamiento:
Entre las hierbas más eficaces están el helicrisio, tusílago, el espliego y el hisopo; estas dos últimas en forma de esencia para absorción sublingual. El grosellero negro, mirtilo, ortiga verde, pino marítimo, tomillo, serpol y sobre todo la fumaria, son otras plantas de reconocida acción antialérgica.

También la ortiga verde, Equinácea, ginseng, milenrama y borraja.

Oligoterapia:
La oligoterapia juega aquí un papel primordial, en especial el manganeso, el cual no puede faltar en el tratamiento base.

Nutrientes:
Posteriormente, a la oligoterapia se ha de utilizar la Jalea real y miel con agua templada, como buenos suplementos antialérgicos. También la Quercetina y el huevo de codorniz liofilizado.

En las alergias al polen es imprescindible suministrar pequeñas dosis de polen oral en los meses que preceden a la primavera, ya que es el mejor tratamiento. Si se llega tarde, cuando la alergia ya está declarada, los resultados no son tan eficaces ni definitivos.

Homeopatía:
Polen 15-30CH, Poumon histamine 15CH, Natrum muriaticum 6DH, Arsenicum iodatum 9CH. También Pulsatilla, Aconitum.

ALOPECIA
Caída continuada del cabello.

Descripción:
Se calculan que existen aproximadamente unos 5 millones de folículos pilosos en un adulto, algo así como 600 folículos por centímetro cuadrado.

Causas:
Aunque no está claro que la caída del pelo en la madurez sea un asunto hormonal, sí parece serlo en la juventud, ya que su influencia es grande y coincide con el desarrollo sexual. Otro tipo de pelo, como es el de las cejas y las pestañas no parece estar influido por las hormonas. De todas maneras, el hecho de que existan calvos que conservan zonas laterales del cráneo pobladas y muchos a los cuales no se les cae el pelo nunca, aunque éste se vuelva blanco, son pruebas suficientes para que no admitamos sin más la teoría hormonal.
Para conocer los motivos de la caída del cabello, hay que comprobar si existen alteraciones genéticas en el tallo y bulbo piloso. Posteriormente descartar las infecciones bucales o generales, los tumores, traumatismos o desgarros locales, así como analizar la posibilidad de una dermatosis. Cualquier enfermedad general puede provocar una caída espectacular del cabello y deberá ser tratada en primer lugar. Localmente la caspa, seborrea, hongos o tiñas, deberán tener el tratamiento adecuado, lo mismo que el buen estado nutricional de la persona.

La **alopecia tóxica** aparece después de 3 ó 4 meses de haber padecido una enfermedad grave, normalmente de tipo infeccioso (sífilis o escarlatina), acompañada de fiebre prolongada, aunque también se declara en el mixedema (enfermedad del tiroides), el hipopituitarismo (poca función de la glándula pituitaria), así como con la administración de citotóxicos (medicamentos contra el cáncer), exceso de vitamina A (50.000 U.I. durante varios meses) o compuestos ricos en Talio.

La **alopecia areata** consiste en la pérdida brusca del pelo en una zona determinada, incluida la barba, y no obedece a una causa conocida, por lo que el tratamiento es poco eficaz, especialmente si se inicia en la niñez. En el adulto es posible que se puedan curar al cabo de unos meses de tratamiento y se piensa que es una enfermedad autoinmune.

La **tricotilomanía** es un hábito de las personas neuróticas que consiste en arrancarse el cabello y se da con frecuencia en niños y mujeres jóvenes. En estos casos el pelo suele volver a crecer si la raíz no ha quedado afectada.

La **alopecia cicatrizal** ocurre como consecuencia de heridas, quemaduras, radioterapia, infecciones bacterianas o por hongos, sífilis, tiña, tumores o sarcoidosis. Es de muy difícil curación.

Tratamiento:

El tratamiento más importante consiste en la toma diaria de cantidades suficientes de **alfalfa**, bien sea en comprimidos, germinada o en hierba. Se reforzará con una sopa diaria de mijo.

Localmente hay una gran variedad de plantas medicinales de muy reconocida eficacia como son: bardana, abrótano macho, romero (la esencia en alopecias locales), capuchina, abedul, ortiga verde, espliego y salvia. Los aceites esenciales de tomillo, limón, enebro y el extracto de árnica, también son importantes en las alopecias localizadas o incipientes.

En la alopecia areata se ha demostrado muy eficaz el hongo Polyporus umbellatus.

Oligoterapia:

Los oligoelementos son otra parte del tratamiento igualmente importante y el cobre-oro-plata se dará cuando exista una calvicie total, el zinc-níquel-cobalto en caso de disfunciones glandulares, el zinc en cualquier circunstancia, y el yodo o el azufre cuando coexistan problemas de piel.

Nutrientes:
Internamente también es recomendable tomar Jalea real, por su riqueza en ácido pantoténico, así como germen de trigo, levadura de cerveza y soja germinada.
Entre las vitaminas más necesarias están la A y todo el complejo B, en especial el PABA, pantotenato y biotina.

Homeopatía:
Thallium aceticum CH6, Arsenicum CH4, Lycopodium CH4, Sílice CH4, Acidum phosphoricum CH12.

ALZHEIMER, Mal de
Daño en las células cerebrales.

Descripción:
Este mal se ha generalizado entre la población anciana, representando entre un 50 % y un 80 % del total de las demencias, aunque muy posiblemente una gran parte de los diagnósticos son erróneos. Los trastornos mentales como manía persecutoria, alteración de la memoria, desorientación del espacio-tiempo, problemas de comprensión del lenguaje y conversación incoherente, son comunes a otras alteraciones psíquicas.
Para confirmar un diagnóstico, y obviando la biopsia cerebral por peligrosa, debemos sospechar dicha enfermedad cuando se inicien los trastornos de modo súbito y progresivo después de los 60 años, además de una pérdida brusca de la memoria inmediata.

Causas:
Aunque se especula con un componente genético, lo cierto es que no existen datos fidedignos. No obstante, se encuentra con mayor frecuencia en personas que han dedicado toda su vida a una única

actividad profesional. Esta carencia de diversidad, de estímulos nuevos continuados, podría hipertrofiar una zona del cerebro, mientras el resto permanece seriamente atrofiado por carencia de uso. Esta anomalía, aunque pueda parecer incomprensible, se puede dar por igual en un científico, que en un músico o un oficinista. Todo depende si han dedicado toda su vida a una sola ocupación profesional.

Tratamiento:
Las mayores esperanzas están en el Hipérico, especialmente por su contenido en hiperforina, con la cual se percibe en poco tiempo una mejora en la adaptación al espacio y en el aprendizaje cognitivo. También se recomiendan el Ginseng y el Eleuterococo.

Nutrientes:
Ácidos grasos esenciales, fosfolípidos, lecitina de soja, vitamina B-1, acetil L-Carnitina.

Homeopatía:
Argentum Nitricum, Baryta carbónica, Ignatia amara.

Oligoterapia:
Cobre-oro-plata, zinc-níquel-cobalto.

Flores de Bach:
Rosa Silvestre (Rosa canina)
Ayuda a la transformación interna ante los cambios importantes de la vida. Útil cuando otros remedios no actúan. Resignación y apatía. Fatalismo, pasividad y falta de motivación o expectación. Pérdida del impulso vital.

AMENORREA
Ausencia de la menstruación en una mujer fértil.

Descripción:
Hay que distinguir los diferentes tipos de amenorrea, ya que si se trata de una joven que nunca ha tenido el período se considera amenorrea

primaria; si cesa posteriormente durante al menos tres meses, secundaria, y si ésta no tiene la duración normal de 28 días y se distancia entre ellas, se considera oligomenorrea.

Causas:
En las jóvenes que no han menstruado nunca las causas más normales pueden ser lo que se considera infantilismo genital o una seudo-virilización. Estas ausencias y las que se producen después en una mujer aparentemente normal, se pueden deber a alteraciones hipofisarias, shock emocional que la misma afectada no reconoce o no quiere recordar, malnutrición crónica, diabetes, obesidad, menopausia precoz o traumatismos uterinos.
En cualquier tipo de amenorrea y mucho antes de buscar motivos complicados que puedan asustar a la paciente, se impone una terapia natural libre de efectos secundarios.

Tratamiento:
Para la amenorrea prolongada se utilizarán la ruda, la artemisa, el ajenjo y el orégano, una vez excluido con seguridad el embarazo. Cuando se sospeche alteración endocrina o carencia hormonal se tomarán infusiones de salvia, lúpulo, romero y alfalfa. En las depresiones resulta muy útil la mezcla de hipericón, romero y melisa. Otras hierbas algo menos utilizadas son el abrótano macho, la flor del saúco, la camomila, la caléndula y la milenrama, aunque también tienen buen efecto en los retrasos simples del período.
De especial eficacia son los baños de asiento a temperatura de 37 grados y los baños de pies muy calientes con agua de celidonia; ambos son remedios que datan ya de la época de Hipócrates.

Oligoterapia:
La oligoterapia es también primordial y se utilizarán la mezcla zinc-cobre, el manganeso y el litio.

Nutrientes:
La vitamina E deberá aplicarse indiscriminadamente. También hemos de tener en cuenta los suplementos dietéticos como son el regaliz, la

piña, la nuez moscada y el perejil.

AMIGDALITIS
Inflamación aguda de las amígdalas, originada principalmente por bacterias.

Descripción:
Es esta una enfermedad de comienzo súbito, con escalofríos y en ocasiones fiebre de hasta 40°, que se da con mayor frecuencia en la infancia, ya que su sistema defensivo aún está sin formar y son estas glándulas las que primero defienden al organismo. A partir de los siete años, el niño suele contar con un sistema inmunitario eficaz y las amigdalitis se dan con menos frecuencia.
Suele existir malestar general leve, dolores de cabeza y quizá musculares, pero sobre todo dolor profundo al tragar, pudiendo estar inflamados los ganglios linfáticos.

Causas:
Las causas en la mayoría de los casos se deben a un proceso bacteriano. La exploración es bien sencilla ya que aparecen a simple vista aumentadas de tamaño, unas veces solamente enrojecidas y otras con placas de pus. Solamente en casos aislados se suele encontrar membranas diftéricas. Las complicaciones que se pueden dar son la formación de un absceso periamigdalino, superación de los ganglios linfáticos, fiebre reumática, etc.
De cualquier manera, y dado que tampoco se ha podido comprobar la relación entre amigdalitis y enfermedades generales, la práctica de extirpar las amígdalas sistemáticamente en los niños ha sido ya abandonada. Solamente cuando se declaran más de seis veces al año, con fiebres altas, es necesario cuestionarse la posibilidad de una intervención quirúrgica.
Un dato que no hay que olvidar, es que casi todos los niños pequeños tienen las amígdalas hipertrofiadas, algo totalmente normal e imprescindible, ya que su sistema defensivo no está formando. No hay que confundir ésta hipertrofia natural con una enfermedad.

Tratamiento:

El tratamiento natural es similar a cualquier proceso infeccioso, aunque aquí la acción del **Própolis** es doblemente eficaz. Tomado en forma líquida o mezclado con miel, ejerce una acción general y otra local que contribuye a una curación más rápida. El Própolis calma los dolores, la fiebre y elimina la infección.

Las compresas calientes de linaza en la garganta y los gargarismos de salvia, manzanilla, menta piperita y zumo de limón, son dos remedios antiguos que aún conservan su eficacia.

Hay que evitar la humedad y el frío en cualquier parte del cuerpo, especialmente la garganta.

Plantas medicinales:

Tomillo, grosellero negro y Equinácea.

Nutrientes:

La carencia de **hierro** es una de las causas de amigdalitis de repetición por lo que deberán tomarse alimentos ricos en hierro como la remolacha, la melaza de caña o las lentejas, así como levadura de cerveza cultivada en hierro.

Homeopatía:

Belladonna CH4, Apis CH4, Gelsemium CH4, Mercurius Solubilis CH6, Calcium sulfuricum CH4, Silicea CH4, Lachesis CH10, y Ferrum phosphoricum DH4.

ANEMIA

(Ver también análisis de sangre)

Descripción:

Disminución del número de hematíes o de la hemoglobina.

Causas:

Los tipos y causas de una anemia son muy variados y entre ellos están:

Anemia por pérdida de sangre, ya sea crónica o aguda; anemia por destrucción sanguínea (hemolíticas) que pueden ser debidas a la presencia de antiaglutininas o causadas por medicamentos, tóxicos o bacterias. También existen formas crónicas causadas por ictericias y anemias por destrucción de la hematopoyesis, entre las que están la carencia de vitamina B-12, de factor intrínseco, de ácido fólico vitamina C o de hierro, entre otros.

Otras causas de anemia están producidas por parásitos intestinales (solitaria), las hepatopatías, el embarazo, el alcoholismo, la insuficiencia renal o los procesos malignos crónicos.

La cifra media de hematíes es de 5.000.000 en los varones y 4.500.000 en las mujeres. La carencia de hierro produce unos valores de menos de 10 mg por 100 ml.

La sintomatología puede variar según sea la causa de la anemia y así, la *carencia de hierro* provoca uñas en cuchara y lengua lisa; la de vitamina B-6 responde inmediatamente a su administración; en la *carencia de B-12* hay trastornos gastrointestinales y del sistema nervioso central; en la de *ácido fólico* hay mala absorción y delgadez; y en el desplazamiento de la médula ósea están aumentados el hígado y el bazo.

La *anemia hemolítica* produce síntomas parecidos a la pérdida brusca de sangre y aunque no hay colapso puede existir postración y shock. La rápida destrucción de sangre provoca malestar, escalofríos y fiebre, así como dolor en la espalda y extremidades.

La *anemia perniciosa* suele ser hereditaria, ya que se forman anticuerpos contra el factor intrínseco, y el enfermo se queja de debilidad, disnea, dolor en la lengua, vómitos, náuseas, pérdida de peso y color de la piel amarillo. La degeneración del sistema nervioso produce alteraciones en el andar, con debilidad y rigidez. No es rara la falta de oxígeno cerebral.

Las *anemias por carencia de hierro*, las más numerosas, se deben a las pérdidas crónicas de sangre, bien sea por hemorroides, menstruaciones prolongadas, diarreas o aumento de las necesidades, como es el caso de las embarazadas o deportistas. El paciente se queja de cansancio crónico, irritabilidad, flatulencia, neuralgias, entumecimiento de las extremidades, palpitaciones, dismenorreas y atrofia de la lengua. Las uñas son frágiles, con estrías, y la piel y mucosa están pálidas.

Las anemias deberán tratarse de una manera más genérica, quizá todas por igual, ya que las carencias de nutrientes no suelen ser aisladas.

Síntomas:

Además de los síntomas anteriormente descritos, son habituales los bostezos incontrolables, el sueño a media mañana, la apatía física y psíquica, palidez en piel y mucosas y cierto grado de irritabilidad.

Tratamiento:

Alimentos muy útiles son las algas fucus, kelp y chlorella. También los berros, la achicoria, ciruelas, limones, perejil, berenjenas, remolacha roja, albaricoque, tomates, zanahorias y guisantes. En cuanto a hierbas, se pueden utilizar el cardo mariano, ortiga verde, diente de león, anís verde, la genciana, la angélica y la verbena. La clorosis en los adolescentes responde favorablemente a la artemisa.

En la anemia por carencia de hierro se tomarán con preferencia remolacha roja, espinacas, zanahorias, cerezas, fresas, manzanas, miel y pipas de calabaza o girasol.

Oligoterapia:

El tratamiento imprescindible para todas las anemias es la administración de cobalto, hierro y cobre, sin los cuales no hay posibilidad de curación definitiva. Cuando se administre hierro deberá ser orgánico, ya que su tolerancia gástrica es perfecta y la absorción rápida y casi de un 90%. En este sentido, recomendamos la levadura de cerveza asimilada en hierro, el quelato de hierro y la ferritina.

Nutrientes:

Suplementos dietéticos útiles son el polen, la remolacha, la alfalfa, y la avena. El agua arcillosa se dará todos los días, ya que tiene un efecto catalizador muy interesante.

En personas debilitadas será muy útil el ginseng o el eleuterococo.

Se reforzará con las vitaminas B-12, B-6, C, ácido fólico y cobre. La vitamina A, en concreto, aumenta la captación de los depósitos de hierro en el hígado, facilitando también los depósitos.

No consumir suplementos de calcio y fósforo, pues ocasionan la oxidación del hierro.

Alga chorella
De todos los alimentos que conocemos son muy pocos los que alcanzan el nivel benefactor que nos aporta el alga esmeralda, la cual es conocida por tres funciones esenciales: por la capacidad de rejuvenecimiento, por ser un eficaz desintoxicante y por su alto contenido en ácidos nucleicos.

A este alimento se le conoce también por el nombre de Chlorella, alga que tiene unos dos millones de años de existencia. Su aspecto solamente lo podríamos ver contemplándola a través del microscopio, ya que su estructura corporal está formada por una única célula. Esta característica unicelular no impide que posea una gran eficacia en la mejora de numerosas enfermedades y que sea al mismo tiempo un nutriente casi completo.

La chlorella en sus orígenes fue estudiada como una potencial fuente de proteínas y tras numerosos estudios se llegó a la conclusión de que su eficacia podía incluso llegar a ser 50 veces superior a la proteína de cualquier otro alimento.

Homeopatía:
Arsenicum CH4, Calcium arsenicosum CH4, Ferrum phosphoricum 6DH, Arsenicum iodatum CH6, Kalium arsenicosum CH4, Cuprum arsenicosum CH4 y Avena sativa (tintura madre)

ANGINA DE PECHO
Angustia cardiaca provocada por una insuficiencia coronaria.

Descripción:
La incapacidad temporal, momentánea, de las arterias coronarias para proporcionar suficiente sangre oxigenada al corazón, produce una estimulación de las terminaciones nerviosas cercanas al miocardio, lo que ocasiona el dolor característico.

Causas:

Son numerosas las causas que pueden producir ésta anoxia parcial, bien sea porque haya una mayor demanda o porque el aporte disminuya. La obstrucción a causa de arteriosclerosis es bastante frecuente, así como una caída brusca de la tensión arterial diastólica.
Una mayor demanda de oxígeno durante un esfuerzo intenso puede desencadenar la crisis, así como el hipertiroidismo, la hipertrofia cardiaca, las taquicardias o la anemia perniciosa.

Síntomas:
Los enfermos con insuficiencia coronaria pueden vivir sin síntomas aparentes, ya que la circulación se puede realizar a través de multitud de vasos de pequeño calibre. No obstante, cualquier esfuerzo intenso, comidas abundantes en grasas o disgustos, pueden desencadenar una nueva crisis, la cual se alivia grandemente con el reposo y la tranquilidad. Las hernias de diafragma son muchas veces las desencadenantes del mal.
La sintomatología normalmente aparece unos días antes, en los cuales el enfermo se queja de gases en el estómago y malestar general con cansancio. Una vez declarada la crisis, el dolor que va desde el pecho hasta la espalda puede propagarse al hombro o brazo izquierdo. Aparece una sensación de que algo aprieta o comprime el pecho y son normales las palpitaciones, vértigos, desmayos y disnea. Al principio se declara hipertensión y arritmias.
El electrocardiograma realizado después de una crisis no revela nada, ya que no queda lesión. Si la hubiera habría que pensar en un infarto.

Tratamiento:
El tratamiento natural preventivo es sumamente eficaz. En las crisis se administrará extracto de espino blanco y Germanio orgánico. Una vez superado el ataque anginoso, el tratamiento incluye el **espino blanco** durante largos períodos. Otras hierbas útiles son el Ginkgo Biloba (si hay problemas vasculares), el muérdago (si hay hipertensión), el romero (hipotensión o afecciones biliares), la vincapervinca (insuficiencia cerebral), la agripalma, el eucalipto y el eleuterococo para el estrés.

Oligoterapia:
Germanio y Manganeso-Cobalto, alternados con Selenio, vitaminas A, C, E y potasio.

Nutrientes:
Alimentos de especial eficacia son las nueces (los filamentos internos), la avena, las pipas de girasol y el ajo.
La Jalea real, la vitamina B-15, y la vitamina E, son otros ayudantes muy valiosos en la angina de pecho. De especial eficacia tenemos a la L-Carnitina, la cual tonifica y da vigor al músculo cardíaco, anulando el cansancio que toda persona cardiópata padece. También la canela y las bayas del majuelo.

Homeopatía:
Arnica CH6, Arsenicum CH6, Spigelia CH4, Lachesis CH19, Magnesium phosphoricum CH6 y Kalium phosphoricum DH6.

ANOREXIA
Falta de apetito inducida o patológica.

Descripción:
En estos enfermos el ingreso diario de calorías apenas llega a las 1.000, lo que ocasiona una bajada del metabolismo basal -quizá menos de 40-, agudizándose con los vómitos muchas veces provocados. El estreñimiento, los dolores gástricos frecuentes y el bajo peso, son bastante normales en estos casos. Estos enfermos suelen estar envejecidos, con la piel pálida, pelo y piel seca, tensión arterial baja y pulso lento. El hirsutismo en las mujeres es frecuente, así como la avitaminosis. Paradójicamente, no son personas inactivas y son capaces de llevar a cabo grandes esfuerzos. Ellos mismos están convencidos de que su delgadez no es motivo de preocupación.

Causas:
La belleza mal entendida o la sexualidad reprimida son unas de las causas más habituales, siendo de aparición frecuente en la pubertad y en el comienzo de la madurez. También, y con mucha más frecuencia,

la necesidad de conservar una apariencia física delgada, en la creencia de que ese es el canon de belleza, induce a muchos jóvenes a obsesionarse por su estética. Tras la delgadez -creen firmemente- está la belleza y con ella la felicidad, el triunfo y la aceptación incondicional en sociedad.

Las alteraciones tiroideas, la malabsorción, la tuberculosis y las enfermedades de Simmons y Addison, ambas de origen glandular, pueden dar también casos de anorexia.

Tratamiento:

El tratamiento base debe incluir las llamadas hierbas aperitivas, como es el caso de la Genciana y la Cuasia amarga, así como los extractos de alcachofa y achicoria. En segundo lugar, se utilizarán el diente de león, la ajedrea, angélica y estragón. Menos efectivas, pero también a tener en cuenta, son el enebro, el hisopo y la salvia. No obstante, en casos de anorexia patológica la psicoterapia y el contar con personas adecuadas a nuestro alrededor, constituyen el mejor remedio. Con frecuencia, una pareja adecuada suele ser suficiente para curar a una joven anoréxica.

En los niños nunca se debe forzar la ingesta de alimentos, por muy delgados que estén, y es mejor que coman solamente aquello que verdaderamente les apetece. La hora de la comida debe constituir para el niño un placer, no una tortura. Es mejor repetir diariamente algún plato que les satisfaga (cereales, frutas dulces o patatas, en especial), que insistir en que coma alimentos que le motiven a la repulsa o el vómito. Si los adultos tenemos el privilegio de poder comer solamente lo que nos gusta, los niños deberían disponer también de esta libertad. El tiempo, y mucha paciencia, les hará modificar su apetito.

Oligoterapia

Los oligoelementos Zinc y Litio, junto a los nutrientes que a continuación recomendamos, son el tratamiento completo.

Nutrientes:

Para facilitar el engorde se tomarán suplementos de alfalfa y uvas en abundancia. Las comidas aderezadas con anís verde. Si la desnutrición es muy importante se dará Jalea real, polen, jugo de germen de trigo y complejos vitamínicos y minerales en abundancia.

Flores de Bach:
Ceratostigma (Ceratostigma wilmottiana)
Seguridad. Les ayuda a fortalecerse mediante los estímulos y consejos, aportándoles confianza para poder seguir caminos diferentes a la mayoría.
Para los que necesitan la opinión de los demás porque no confían en su propio juicio. También en personas de voluntad débil, en quienes gustan o necesitan andar a la sombra de los más fuertes, en aquellos que siguen fielmente las modas –incluso sociales- y en los maniáticos.

ANSIEDAD
Enfermedad emocional persistente.

Descripción:
La ansiedad es uno de los problemas emocionales más extendidos que existen y puede darse desde la niñez, hasta la vejez. El deseo de no cometer errores nunca, la necesidad que se tiene de sobrevalorarse, el miedo a la penuria económica y la dificultad en ser bien aceptado por la sociedad, son rasgos típicos del ansioso. La respuesta de miedo funciona como algo que se activa y previene de un peligro inexistente o poco importante.

Causas:
Normalmente, la persona se encuentra en un momento de su vida en el cual tiene que tomar dos caminos opuestos y este aumento de la tensión y el miedo a que pueda ocurrirle algo desagradable si falla, le conducen a un estado de ansiedad.
Ante situaciones hostiles es muy normal reaccionar con agresividad y sobre todo los niños suelen aplicar la ley del Talión con frecuencia. El problema es que inmediatamente aparece el temor al castigo o la represalia. La persona metida en este conflicto tiene que mantener una postura externa que disimule su preocupación y esto le conduce a un callejón sin salida.

Síntomas:
Los síntomas físicos se manifiestan por temor, tensión, sudores, palpitaciones, pesadillas nocturnas, diarreas, incluso vómitos, fobias, deseos de orinar y úlceras gástricas. También hay preocupación, inseguridad, miedo o temor, aprensión, pensamientos negativos (inferioridad, incapacidad), anticipación de peligro o amenaza, dificultad de concentración, dificultad para la toma de decisiones, sensación general de desorganización o pérdida de control sobre el ambiente.

Tratamiento:
Entre las hierbas útiles están la melisa, el espliego y quizá el azahar o la Artemisa. Algunos naturópatas recomiendan el muérdago como muy eficaz en caso de hipertensos ansiosos.

Oligoterapia:
Los oligoelementos por excelencia son el manganeso y la mezcla manganeso-cobalto. El litio se tomará en las crisis depresivas, mezclado con el aluminio para regular el sueño y el Cobre-oro-plata en los casos crónicos.

Nutrientes:
Se consumirán abundantes frutas, con preferencia las uvas, plátanos, ciruelas, albaricoques y piña.
Las curas de Jalea real se imponen en todos los casos.

Flores de Bach:
Mímulo (Mimulus guttatus)
Ayudar a liberar del temor al futuro, empujando para afrontar con valentía los nuevos retos.

APENDICITIS

Descripción:
Expresión local de una infección, manifestándose con la inflamación del apéndice vermiforme.

Causas:
No es fácil decir con certeza porqué se inflama y se infecta el apéndice, salvo que aceptemos la teoría (bastante lógica) de que es un órgano reservorio, algo así como el basurero del intestino. De esa manera, todo aquello que no puede absorberse ni eliminarse iría a quedar depositado allí, hasta que un proceso de eliminación enérgico lo pueda eliminar.

Sintomatología:
Los síntomas comienzan por dolor en la región umbilical, anorexia, náuseas e incluso vómitos, no siendo rara la diarrea. Pasado el tiempo, el dolor se localiza en el cuadrante inferior derecho, siendo intenso y lacerado.
La pared abdominal está en tabla, lo que es fácil de comprobar comparándola con la opuesta. Si presionamos con un dedo la zona dolorida y lo retiramos bruscamente, el dolor aumentará y el diagnóstico será más certero. Si el dolor se hace más intenso cuando flexionamos la pierna sobre el abdomen, las posibilidades de error serán muy pequeñas. No obstante, y a decir de un prestigioso cirujano, el 80% de los pacientes que ingresan en urgencias para ser operados de apendicitis, no padecían esa enfermedad, aunque se les extirpa de igual modo.

Tratamiento:
El tratamiento natural no debe ser demasiado prolongado, ya que si no da resultado inmediato se hará necesario el ingreso en un centro hospitalario de urgencias.
Las compresas de hielo o de agua helada de manzanilla y boldo proporcionan gran alivio. Por vía oral, la Equinácea se dará cada dos horas (20 gotas), con el fin de impedir la invasión bacteriana y el Harpagofito para bajar la inflamación y quitar el dolor.

Plantas medicinales:
Agrimonia, Equinácea, regaliz y ñame silvestre.

Homeopatía:
Ferrum phosphoricum CH6, Colocynthis CH4 y Belladonna CH4.
También Bryonia, Lachesis mutus.

ARRITMIAS
Cambios en el ritmo del corazón.

Descripción:
En reposo, el corazón late a una frecuencia entre 60-100 latidos por minuto. Cualquier frecuencia entre estas cifras es normal. Cuando la frecuencia en adultos se sitúa por debajo de 60 latidos por minuto (lpm), se habla de *bradicardia* y si la frecuencia es superior a 100 lpm se trata de una *taquicardia*.

Causas:
El impulso que estimula las aurículas y los ventrículos se origina en el nodo sinoauricular, extendiéndose posteriormente por las dos aurículas. Esta estructura cardiaca tiene un ritmo máximo intrínseco e inicia con regularidad los impulsos que producen el ritmo. Las modificaciones en la frecuencia se deben normalmente a la actuación del nervio vago.
La simple observación del pulso sirve para detectar estas variaciones y se cerciora mediante la auscultación cardiaca. Se trata de una alteración del ritmo cardiaco, que se hace irregular, con una frecuencia más rápida o más lenta de lo normal. En reposo, el corazón late a una frecuencia entre 60-100 latidos por minuto. Cualquier frecuencia entre estas cifras es normal.
Un ejemplo de taquicardia fisiológica, es decir, no patológica, es cuando corremos o hacemos algún ejercicio, el corazón se acelera y se produce una taquicardia. También es fisiológico durante el estrés, emociones, etc. También se produce un aumento de la frecuencia con la fiebre o un dolor, que se normalizará al desaparecer esa situación. En atletas es habitual que presenten una bradicardia fisiológica, con frecuencias cardiacas inferiores a 60 lpm.
No existe una patología que defina ciertamente la arritmia y ésta puede aparecer en períodos cortos de nuestra vida y desaparecer sin

más, ya que son multitud de circunstancias lo que puede dar lugar a una variación del ritmo de una manera prolongada.

Las enfermedades, circunstancias o sustancias que producen arritmias son:

Infarto de miocardio
Insuficiencia cardiaca
Hipotensión arterial
Trastorno de los electrolitos (calcio, potasio, magnesio)
Efectos tóxicos de medicamentos
Angustia y ansiedad.

Síntomas:
La sintomatología incluye aumento del pulso, de la frecuencia y ruidos cardíacos. Para establecer un diagnóstico preciso se hace imprescindible un ECG.

Tratamiento:
El remedio por excelencia es el Espino blanco, así como el Marrubio, hojas de Olivo y Pasiflora.

Nutrientes:
Triptófano, ácido aspártico, Glicina, vitamina B-1.

Homeopatía:
Digitalis purpurea.

Oligoterapia:
Hay que dar suplementos de potasio y manganeso-cobalto, suprimiendo al máximo la ingestión de calcio.

Flores de Bach:
Castaño blanco (Aesculus hippocastanum)
Tranquilidad. Paz en los pensamientos y claridad mental. Para el exceso de actividad mental o ideas repetitivas u obsesivas.

ARTERIOSCLEROSIS
Modificaciones de la pared arterial.

Descripción:
Lo primero que aparece en las arterias afectadas son estrías de grasa, especialmente en la aorta, las coronarias, las cerebrales y las periféricas. Estas lesiones grasas de las arterias consisten en partículas de material graso compuesto de colesterol, éster de colesterol, fosfolípidos, grasa neutra, caroteno y proteínas, además de tejido fibroso. Se suelen forman placas de ateroma en las cuales se deposita fibrina, lo que puede dar lugar a trombosis y calcificación. El engrosamiento de la pared arterial, su endurecimiento, pérdida de elasticidad y disminución de la luz, producen un cuadro de muy difícil solución y por lo general muy frecuente entre la población.

Causas:
Las causas hay que buscarlas sin lugar a dudas en la mala alimentación general, entre ellas el exceso de grasas y proteínas de origen animal, demasiados huevos y leche en la edad adulta y muy pocos vegetales ricos en fibra. La carencia de grasas insaturadas de procedencia vegetal es, no obstante, el factor más decisivo para la arteriosclerosis.

Como es bien sabido, el cuerpo humano necesita un equilibrio entre grasas saturadas, monosaturadas e insaturadas, con un predominio de las últimas. Por desgracia, la alimentación cárnica está tan generalizada entre la población, que son pocas las personas que no padecen prontamente arteriosclerosis. La herencia, la mala función hepático-biliar, la diabetes, la obesidad, la falta de ejercicio y el estrés, son otras de las causas comunes de arteriosclerosis.

Síntomas:
Esta enfermedad no suele declararse repentinamente y en la mayoría de los casos se manifiesta con pérdida de memoria, confusión, alteraciones de la personalidad o hemorragias inespecíficas, como síntomas primarios. Posteriormente y sin tratamiento, pueden degenerar en lesiones isquémicas del miocardio, arritmias,

aneurismas, dolor y cambio de temperatura en las extremidades inferiores, hipertensión, claudicación intermitente, parkinsonismo e incluso infarto de miocardio.

Una cifra de colesterol de más de 250 mg por 100 ml suele ser un dato significativo.

Tratamiento:

El tratamiento natural da buenos resultados, aunque no inmediatos y se necesitan varios meses para volver los síntomas a la normalidad, aunque el buen estado de la pared arterial llevará muchos meses y quizá años. En la actualidad, la ingestión cotidiana de aceite de salmón, prímula, atún o bacalao, ricos en ácidos grasos EPA y DHA, son el mejor tratamiento a largo plazo que existe.

Hierbas de elección son el muérdago (sólo cuando hay hipertensión), el espino blanco y la alcachofera. También son de ayuda las hojas de olivo, bolsa de pastor (si hay peligro de hemorragias), la fumaria y la milenrama. La hierba de cabra arrecha (epimedium-yin yang huo), es otro de los remedios recomendados.

Nutrientes:

La cebolla, los puerros, el tomate y los berros son de gran ayuda alimentaria. Imprescindible una alimentación baja en grasas de procedencia animal, rica en fibra vegetal y pobre en azúcar blanco.

Suplementos dietéticos muy útiles son la lecitina, el alpiste, el ajo, germen de trigo, algas, las semillas de sésamo y el aceite de germen de trigo o maíz. También se recomienda el extracto de semilla de uva en dosis de 150 mg diariamente.

En la actualidad se considera que la ingestión cotidiana de aceite de salmón, prímula, atún o bacalao, ricos en ácidos grasos EPA y DHA, son el mejor tratamiento que existe a largo plazo. También se recomiendan:

Vitaminas C, complejo B y E, beta-caroteno, ácido fólico, aminoácidos (L-lisina, L-prolina, L-Carnitina), coenzima Q-10, magnesio y potasio.

Oligoterapia:
Oligoelementos importantes son el manganeso-cobalto, el magnesio y también el zinc-níquel-cobalto.

Homeopatía:
Barium carbonicum CH4, Aurum CH4, Arnica CH4, Viscum album (en tintura madre), Calcium Phosphoricum CH6, Calcium Fluoratum CG12.

Conducta:
Aprenda a relajarse. Aprenda a disolver su enojo o permitir sustituirlo por algo más saludable. No fumar.

ARTRITIS (Osteoartritis)
Enfermedad de las articulaciones con inflamación.

Descripción:
Bajo esta denominación se incluyen una larga serie de enfermedades con una patología similar, e incluso el tratamiento la mayoría de las veces es coincidente. Se pueden producir con suma facilidad síntomas inflamatorios en la túnica interna articular de la cápsula y en el tejido celular, debido a traumatismos, esfuerzos excesivos y efectos tóxicos ocasionados por bacterias.

La **osteoartritis** (OA) se caracteriza por dolor, rigidez, limitación del ámbito de movimiento e irregularidades mecánicas en la articulación afectada. Aunque la inflamación no es directamente causada por la OA, no es raro que las articulaciones artríticas se inflamen debido a la erosión del tejido de la articulación. La OA también puede crear crecimientos óseos alrededor de las articulaciones (fenómeno frecuentemente visto en las personas con manos artríticas). Para algunas personas la OA es una molestia menor; para otras, sin embargo, es una enfermedad seria y hasta incapacitante.

Aunque la enfermedad puede declararse en cualquier articulación, por lo general afecta una o más de las siguientes áreas: manos, hombros, cuello, parte inferior de la espalda, caderas, y rodillas.

La probabilidad de desarrollar artritis aumenta con la edad, y se estima que casi un 75% de las personas mayores de 60 años la padecerá. Sin embargo, es importante mencionar que la osteoartritis no es una parte inevitable del proceso de envejecimiento, y que los jóvenes también pueden desarrollarla.

Otro tipo de artritis reumática es la **artritis psoriásica**, la cual es más prevalente en hombres que en mujeres. La artritis psoriásica, similar a la Artritis reumatoide que luego veremos, incluye una inflamación y fusión de las vértebras del cuello y la parte inferior de la espalda, y también se caracteriza por escamosidad de la piel y descamación de las uñas. Además, existen enfermedades reumáticas no específicas que pueden combinar varias características de las otras enfermedades reumáticas.

La **artritis juvenil** es una condición reumática que afecta las articulaciones, órganos internos, e incluso los ojos. A pesar de esto, el curso de la artritis juvenil es muy predecible y las posibilidades de recuperación son bastante altas. De hecho, generalmente la artritis juvenil entra en remisión cuando el enfermo se hace adulto, aunque el reto más grande es prevenir daños al cuerpo mientras la enfermedad está activa.

Síntomas:

Todas estas enfermedades presentan una serie de síntomas muy similares y entre ellos nos encontramos con dolor e hipersensibilidad en las articulaciones, chasquidos de éstas al doblarlas o flexionarlas, ligera fatiga general, algo de fiebre, rigidez después del reposo, quizá edemas en la bolsa sinovial y limitación del movimiento a causa del dolor. También es frecuente que el dolor cambie de articulación y que empeore con la humedad ambiente, lo que daría lugar a que la persona detecte los cambios de clima solamente por el dolor de sus articulaciones.

De proseguir la enfermedad aparece fuerte dolor ocasionado por la tumefacción, así como limitación en el movimiento. La articulación afectada reacciona inflamándose, se vuelve hipersensible y si existe invasión bacteriana el dolor se hace intenso.

Causas:
Las causas pueden estar debidas a traumatismos, esfuerzos excesivos y en algunas ocasiones a efectos tóxicos de las bacterias. También se atribuyen a alteraciones inmunológicas.

Tratamiento:
Los alimentos imprescindibles son todos aquellos que sean ricos en antioxidantes, evitando así la formación de radicales libres en las membranas y líquidos que rodean la articulación. Por ello, se comerán en abundancia berros, acelgas, lechugas, pimientos, remolacha, coles, brécol, tomates, fresas, legumbres, miel, limón, manzanas, cacahuetes y pipas de calabaza. El zumo de patata crudo es uno de los remedios más solventes que nuestros antepasados nos han legado.

Si la osteoartritis también tiene un componente inflamatorio, y si se complica con la artritis degenerativa, puede ser útil comer alimentos cultivados a la sombra, como los tomates, patatas, berenjenas y pimientos verdes. Lo mejor es efectuar la recolección de noche, aunque sabemos que ello solamente es factible en el caso de que se posea un huerto.

Las hierbas más utilizadas son el **Harpagofito** y la Onagra, seguidas del diente de león, bayas de enebro, lavanda, ulmaria, cayena, bardana, zarzaparrilla y cola de caballo. También la Uña de gato y la Anamu.

Nutrientes:
La alfalfa y la ortiga, por su poder remineralizante, son muy útiles. También podemos recurrir al ajo y la jalea real. El mejillón de labio verde (Perna canalículus), es otro de los nutrientes de gran efectividad. Un papel muy decisivo en la curación total lo juegan los oligoelementos, en especial el selenio, el cobre, el silicio, el flúor, el magnesio y el fósforo.

Complementos:
El más importante es la Niacinamida (vitamina B3) en dosis de 400 mg día, repartidos en dos tomas. Normalmente tarda 21 días en surtir

efecto y los beneficios continúan solamente mientras se toma, aunque es muy eficaz. Cuando se ingiere durante tratamientos prolongados (meses), la movilidad articular puede mejorar significativamente, evitando tener que recurrir a la cirugía. También se puede probar N-acetyl-glucosamina o sulfato de glucosamina, 250 mg dos veces al día, así como Condroitina y MSM.

El cartílago de Tiburón o bovino, son otras ayudas de gran eficacia. La Vitamina E, 400 mg diariamente y el aceite de semilla de lino, 1-2 cucharas diarias, suelen estar recomendados por otros profesionales.

Homeopatía:
Colchicum CH4, Kalium chloratum CH6, Silicea CH12, Natrum muriaticum CH6 y Magnesium phosphoricum CH6.

Medidas físicas:
Las cataplasmas muy calientes de arcilla, los compuestos homeopáticos y la reflexoterapia, son auxiliares terapéuticos muy interesantes en estos casos.

Los baños a más de 38 grados y la supresión de las espinacas y la carne, constituyen otras medidas de mucho interés.

La Resonancia Magnética produce igualmente buenos resultados, sobre todo si la enfermedad no es demasiado antigua.

En cuanto al ejercicio, se recomiendan aquellos que sirvan para fortalecer, ganar flexibilidad y ampliar los movimientos, pues son la clave para la curación de la artritis. Aunque las clínicas de terapia física están equipadas con equipos de ejercicio especiales, muchos de los ejercicios que recomiendan los fisioterapeutas para el tratamiento de la artritis se pueden llevar a cabo fácilmente en casa sin necesidad de equipos especiales.

En general, los ejercicios suaves son preferibles a cualquier otro. Las actividades de alto impacto, como correr, saltar, o hacer ejercicio aeróbico saltando, que ponen estrés innecesario en las articulaciones, pueden causar dolor y lesiones en las articulaciones. Caminar, montar en bicicleta de paseo, la gimnasia de mantenimiento o jugar al golf, son buenos ejemplos de actividades apropiadas para quienes tienen artritis. Los ejercicios acuáticos y la natación también son excelentes opciones para las personas con artritis, pero deben hacerse en agua templada, nunca fría. El agua da apoyo a las articulaciones y previene movimientos abruptos de alto impacto y también ofrece una resistencia suave que puede ayudar a fortalecer.

Recuerde que ningún tipo de ejercicio es bueno para todas las personas, aunque se recomiendan tanto los ejercicios para fortalecer como para estirar. En la mayoría de los casos, los ejercicios isométricos para fortalecer son seguros. Estos ejercicios son estáticos y no utilizan pesas o máquinas de ejercicio, pues solamente emplean la propia resistencia del cuerpo para fortalecer. Pero al igual que el ejercicio acuático, los ejercicios isométricos pueden no ser adecuados para todos los enfermos, estando desaconsejados en quienes padecen hipertensión o cardiopatías.

Los Ejercicios Dinámicos de Fortalecimiento, o ejercicios que involucran movimiento y uso de pesas, pueden ser adecuados si se trabaja con pesos livianos a velocidades lentas. Estos ejercicios dinámicos se deben llevar a cabo con cautela debido al potencial de crear estrés y presión excesivos en los músculos y las articulaciones. Aun así, pueden ser más eficientes para fortalecer que los ejercicios isométricos y tienen el beneficio adicional de brindar movimiento a la articulación, lo cual es muy importante para restaurar la amplitud de movimiento y la flexibilidad.

El Tai Chi es un arte marcial antiguo que ha ganado popularidad en el mundo occidental entre las personas de todas las edades, pero que puede ser especialmente beneficioso para las personas mayores con artritis u osteoporosis. Los movimientos suaves y llenos de gracia del Tai Chi promueven flexibilidad, coordinación y equilibrio. Uno de los beneficios adicionales del T'ai Chi es un sentido de control, bienestar y paz mental, componentes importantes de un programa de auto manejo que enfatiza el bienestar general.

ARTRITIS REUMATOIDE

Descripción:
La artritis reumatoide es una enfermedad crónica caracterizada por

provocar inflamación de las articulaciones, produciendo dolor e incapacidad funcional. Habitualmente puede ser una enfermedad degenerativa que altera también otros órganos y que afecta, en mayor número, a mujeres, siendo la edad de comienzo más frecuente entre los 30 y los 45 años, pudiendo aparecer también en niños y ancianos.

Causas:

Aunque la causa de aparición es desconocida, se presenta con más frecuencia en personas predispuestas genéticamente. Puede tratarse de un proceso de auto-inmunización, en donde el organismo fabrica anticuerpos contra determinadas proteínas sanguíneas, produciéndose reacciones adversas principalmente a nivel de la membrana sinovial de las articulaciones. El factor desencadenante podría ser un virus o una bacteria. La pérdida de la vaina de mielina que recubre el sistema nervioso, es la causa de los trastornos. También existe otra teoría que habla de una infección parasitaria, lo que explicaría que la enfermedad suela declararse en el verano, justo después de haber pasado unas vacaciones en la playa.

Síntomas:

Se produce una inflamación de la membrana sinovial de varias articulaciones, siendo las más afectadas las de las muñecas, las articulaciones de los dedos de las manos y de los pies, las de los codos, los hombros, las caderas, las rodillas y los tobillos. Esto lleva consigo que el hueso termine dañado, produciéndose pequeñas erosiones, además de hacer que el cartílago disminuya o desaparezca. La sobrecarga de las articulaciones inflamadas acelera su destrucción. De igual modo, hay una pérdida sensible de la fuerza muscular y la movilidad, con quebrantamiento general.

El dolor está provocado como consecuencia de la inflamación o del deterioro del cartílago, y la inflamación es apreciable a simple vista; en ocasiones con derrame del líquido sinovial. Se perciben abultamientos duros (nódulos) que aparecen en zonas de roce de la piel como son los codos, el dorso de los dedos de las manos y de los pies, el talón, y es posible que con el tiempo se vaya produciendo una deformidad debido al deterioro progresivo de las articulaciones afectadas.

A veces se origina una inflamación, y posterior atrofia, de las glándulas que fabrican las lágrimas, la saliva, los jugos digestivos o el flujo vaginal, declarándose una rigidez, -generalmente matutina y prolongada-, que va desapareciendo a medida que el paciente va ejerciendo su actividad diaria.

Tratamiento:

La artritis reumatoide (RA) es más difícil de tratar con éxito que la osteoartritis. Esto significa que hay que trabajar más intensamente para encontrar la combinación correcta de los tratamientos que funcionan.

El Jengibre (cápsulas o fresco), así como empleado en condimento, suele dar buenos resultados. De especial interés es el uso de la Uña de gato y la Anamu. También se recomiendan la Borraja y el Ñame silvestre.

Nutrientes:

Las alergias a determinados alimentos juegan a menudo un papel importante en la artritis reumatoide. La investigación ha mostrado que comiendo muchas grasas saturadas y leche de vaca puede empeorar la enfermedad y, sin embargo, comiendo alimentos ricos en grasas insaturadas mejoran los síntomas.

Zumo de patata crudo: es suficiente una cucharada al día en ayunas.

Aceite de semilla de lino: 2 cucharas diariamente.

Aceite de Onagra: seis perlas al día.

Ajo: dos perlas de aceite en cada comida o, mejor el ajo crudo. No sirve cuando está frito o cocido.

Cobre: un estudio a doble ciego mostró los beneficios significativos empleando una dosis de 4-10 mg/día.

Vitamina K: 100 mg tres veces por día reducen la inflamación.

Betaína (HCl) con pepsina: muchos pacientes afectados de RA están bajos en este componente digestivo. Se emplearán 2 píldoras con las comidas ligeras, 4 con las comidas mayores.

Selenio: evita la pérdida de la fuerza muscular.

También:

HONGO MAITAKE: Conocidos desde hace mucho tiempo por estimular el funcionamiento de los linfocitos T (sistema inmunitario) y otras propiedades curativas. Poseer sus efectos moduladores del sistema inmune, su potencial antivirus y anti-tumoral.

HONGO SHIITAKE: El Shiitake contiene proteínas, grasas, carbohidratos, fibra soluble, vitaminas y minerales. Además, el componente clave del shiitake, que se encuentra en el cuerpo fructífero, es un polisacárido llamado lentinan. Se ha demostrado que el lentinan estimula tipos específicos de glóbulos blancos llamados linfocitos T, potenciando la función del sistema inmune. Esto lo convierte en un tratamiento de apoyo potencial para las personas con cáncer.

CORDYCEPS: es un potente anti-oxidante que protege los genes promoviendo la reparación del DNA. Los estudios han demostrado que puede ayudar al cuerpo a suprimir células tumorosas y reducir su proliferación. Cordyceps aumenta la actividad de las células T y S, que destruyen los invasores del cuerpo.

HEXOFOSFATO DE INOSITOL (IP6): Combate el cáncer al estimular la actividad de las células asesinas naturales. Estas son células del sistema inmunológico que pueden destruir a las células tumorales así como ayudar en la lucha de nuestro cuerpo contra una gran variedad de enfermedades infecciosas.

BETA GLUCANOS: Un importante simulador de células inmunitarias. Conforman la llamada de "advertencia" para los leucocitos. Arabinogalactano, que estimula la actividad de las células asesinas y de los macrófagos. Incrementa la producción de los nutrientes esenciales para los organismos benéficos del tracto gastrointestinal. Estos nutrientes, principalmente el butirato y el propionato, decreciendo la generación y absorción de amoníaco, un componente tóxico. El arabinogalactano ayuda a incrementar la flora de dos tipos de bacterias benéficas: bifidobacteria y lactobacilos.

BETA SITOSTEROL: Un fitosterol que ha demostrado ayudar a activar la respuesta del sistema inmunitario. El beta sitosterol, un compuesto químico presente en los fármacos del tipo de fitoesteroles, ayuda de forma significativa a los pacientes que tienen adenoma de próstata con síntomas.

EXTRACTO DE HOJA DE OLIVO: Puede contribuir a reducir la velocidad de la duplicación de las células infecciosas.

Homeopatía:
Cimicifuga 9CH, Bryonia Alba 5CH.

Medidas físicas
En ocasiones se hace necesario cambiar de profesión, si ello genera estrés o mucha actividad física.

Dormir una media de 8 a 10 horas diarias y, si es necesario, descansar a lo largo del día para no estar mucho tiempo de pie.

Evitar actividades que necesiten de movimientos repetitivos.

No mantener el cuello y la espalda doblados durante períodos prolongados.

Usar zapatos adecuados evitando los tacones altos y la puntera afilada.

La articulación inflamada debe mantenerse en reposo, aunque se pueden realizar contracciones musculares isométricas que favorezcan el tono y eviten la atrofia.

También son imprescindibles los ejercicios de estiramiento realizados con ayuda.

Tomar un baño de agua caliente antes de hacer los ejercicios o al comenzar el día, facilita la movilidad y disminuye la rigidez articular.

ARTROSIS

Descripción:
La artrosis o enfermedad degenerativa articular, es la más común de las enfermedades articulares, declarándose con más frecuencia en personas de edad media y ancianos, afectando el cuello, la región lumbar, rodillas, caderas y articulaciones de los dedos. Estadísticamente, aproximadamente el 75% de las personas mayores de 70 años muestran evidencia radiológica de la enfermedad, pero sólo desarrollan síntomas la mitad de ellos. La artrosis también puede afectar a articulaciones que han sido previamente dañadas por

sobreuso prolongado, infección o una enfermedad reumática previa. Todo ello nos lleva a considerarla como una enfermedad causada por el envejecimiento, aunque cualquier otra causa que ocasione un excesivo desgaste articular también degenerará en artrosis.

Causas:

La artrosis acontece cuando se degenera el cartílago articular y aunque las causas primarias ya han sido mencionadas –envejecimiento y desgaste- el deterioro del cartílago puede estar originado por motivos más diversos.

Sabemos que algunos tipos de artrosis son hereditarios, incluida una forma que ocasiona deformidad de los nudillos originada por un cambio genético en los aminoácidos y que desemboca en un deterioro prematuro del cartílago.

La teoría hormonal también parece que tiene validez si tenemos en cuenta que las mujeres padecen la enfermedad más que los varones, y a edades más tempranas, coincidiendo casi siempre con su desequilibrio hormonal. También es frecuente ver grandes deformaciones en mujeres que han dedicado la mayor parte de su vida a fregar, lo mismo que en quienes se dedican a la costura. Se cree que prácticamente todas las mujeres mayores de 75 años tienen ya una o varias articulaciones afectadas, y esa cifra nos lleva a hablar de millones de personas.

Pero los varones también estamos en seria desventaja en esta lucha contra la artrosis, pues por el simple hecho del envejecimiento padeceremos en mayor o menor medida problemas artrósicos. El desgaste de los cartílagos por el uso continuado durante años, unido a una menor capacidad de recuperación de los tejidos al aumentar la edad, y especialmente el sobrepeso, nos lleva inexcusablemente a la enfermedad. También son importantes las alteraciones articulares por sobrecarga, los traumatismos importantes o las inflamaciones de cualquier causa, sin olvidar las generadas por el exceso de uso a causa de la práctica continuada de alguna actividad deportiva como el balonmano, el tenis o el fútbol.

Síntomas:

Síntomas comunes

Dolor en las articulaciones afectadas, que aparece cuando se ponen en movimiento y desaparecen cuando recuperan el reposo. Rigidez articular, que se produce si la articulación permanece cierto tiempo en reposo (por ejemplo, durante la noche) y cede a los pocos minutos de reanudar el movimiento. Disminución de la movilidad. Deformidad de la articulación. Atrofia muscular de los músculos que rodean la articulación debido al reposo o a la falta de ejercicio. Contracturas musculares, debido al dolor y a las deformaciones óseas.

Síntomas según localización

Artrosis de los dedos de las manos: Dolor e inflamación que va siendo menor a medida que van apareciendo los nódulos (bultos duros que son consecuencia del crecimiento del hueso). Cuando la deformación se completa suelen desaparecer las molestias. Ligera flexión de la mano hacia los dedos.

Artrosis de cadera: Dolor en la ingle y en la región interna del muslo. En ocasiones dolor en la rodilla. Dificultad de movimientos de flexión. Cojera al caminar.

Artrosis de rodilla: Dolor en la parte anterior o interna de la rodilla, que se incrementa al subir y bajar escaleras y al levantarse de una silla. Chasquidos al caminar y, a veces, cojera.

Tratamiento:

Harpagofito en cápsulas (4 al día), **Mejillón de labio verde** (Perna canaliculus), 2 cápsulas después de comer y cenar. También ayudan el Ortosifón y las yemas de Vid.

Nutrientes:

Se recomienda incluir abundancia de espárragos, pepino, piña y vinagre.

Sobre la conveniencia de tomar alimentos lácteos hay mucha controversia, aunque no parece existir contraindicación cuando se trata de yogur y quesos frescos.

Son útiles el cobre asimilado en levadura, vitaminas C, E y D, ácido fólico, sílice, magnesio, flúor, manganeso, DL-fenilalanina y aceite de hígado de bacalao.

Complementos:
Dolomita, cáscara de ostra, cartílago de tiburón.

Homeopatía:
Acidum sulfuricum 9CH, Cimicifuga 9CH, Viscum album 5CH, Calcárea carbónica 4CH.

Medidas físicas:
Hay que educar al enfermo para que comprenda y acepte sus limitaciones, evitando aquellos movimientos que producen dolor usando otras articulaciones en lugar de la enferma, pero sin llegar nunca a la inmovilidad. En general, y sea cual fuere el tipo de artrosis y su localización, los ejercicios de estiramiento constituyen la mejor terapia física disponible.

El enfermo deberá realizar estiramientos cotidianos de todo el cuerpo, y con preferencia de las zonas más afectadas, con la intención de producir una elongación de todos los ligamentos, tendones y músculos. El procedimiento es sumamente sencillo, tanto como intentar tocar el marco superior de las puertas, alcanzar un objeto distante o, simplemente, desperezarse tal y como se hace cuando nos despertamos.

Para los estiramientos selectivos, por ejemplo los dedos de las manos, lo mejor es contar con la ayuda de una persona que nos realice el estiramiento, pues en ocasiones se necesita cierta fuerza muscular. La mecánica de este estiramiento forzado consiste en estirar muy lentamente hasta llegar al límite, y luego soltar con la misma lentitud, nunca bruscamente.

Para la **artrosis de cadera** es recomendable permanecer poco tiempo de pie, evitar marchas prolongadas, sentarse a la mitad de la actividad y después volver a continuar. No utilizar bastón, salvo en casos extremos, ni llevar zapatos rígidos o estrechos.

La **artrosis de rodilla** implica reducir la obesidad, caminar por terreno blando, utilizar zapato deportivo y no hacer grandes paseos, mucho menos en bicicleta.

La **artrosis cervical** es una de las mejores indicaciones para el estiramiento, lo mismo que emplear sillas de trabajo anatómicas, con la cadera ligeramente más levantada que la rodilla. Esto desplaza el peso, liberando la columna.

Otros remedios físicos importantes son las cataplasmas calientes de arcilla, el agua caliente, los ultrasonidos, la magnetoterapia o los rayos infrarrojos. También es importante tratar de fortalecer los músculos que rodear la zona afectada, aunque el trabajo con pesas debe estar dirigido por un experto. Diariamente, además, el enfermo deberá efectuar movimientos rotatorios de sus articulaciones, con lentitud, especialmente al levantarse.

ASMA
Disnea que se presenta en forma de ataque.

Descripción:
El asma se desarrolla por lo general en personas de naturaleza alérgica y suele ser reversible.

Causas:
Estas pueden darse por causas externas, como por ejemplo al polen, alimentos, medicamentos o cosméticos, o bien a causa de infecciones respiratorias. Los cambios bruscos de temperatura, humedad, los ambientes sofocantes, el cansancio, los disgustos, la menopausia, la menstruación o el embarazo, agudizan los síntomas. En estos enfermos los pulmones están muy distendidos y los bronquiolos obstruidos por abundante mucosidad. El silbido característico se produce por la dificultad que tiene el aire en pasar a causa de la estenosis y el estancamiento del aire residual. El asma suele comenzar después de una enfermedad respiratoria o después de la inhalación de un alergeno.

Síntomas:
Las molestias en el pecho, el silbido y la tos, pueden durar unas pocas horas (sobre todo de noche, entre la una y las tres de la madrugada) o prolongarse varios días. Una vez expulsado el moco el alivio es

inmediato. Si el ataque es grave el enfermo puede volverse cianótico. La respiración en estos casos es superficial, solamente en la zona alta de los pulmones, y acompañada de fuertes sudores en la nuca.

Si el asma se declara entre los 10 y los 30 años, la causa pueden ser sustancias inhaladas. Pasados los 45 debidas a infecciones de repetición y en la primera infancia a causa de los alimentos.

Tratamiento:

El tratamiento natural proporciona muy buenos resultados, tanto en los casos agudos como en los crónicos y consiste en la administración de grindelia y drosera, en dosis mayores por la noche. La esencia de hisopo se tendrá en cuenta en las crisis agudas y se dará mediante absorción sublingual (1-3 gotas)   Otras hierbas utilizadas frecuentemente son la valeriana, pulmonaria, espino blanco, ortiga blanca, vara de oro, diente de león, tila, laurel, helenio, marrubio, tusílago y fumaria. Mención especial merece la efedra, la lobelia y el estramonio por sus rápidos erectos aliviadores, pero dada su toxicidad solamente se recomienda inhalar el humo procedente de quemar las hojas secas. Caso aparte son el helicrisio italicum y el pino marítimo, ambos con buenos efectos curativos. Algunos autores nombran como eficaces el Ginkgo Biloba, la ajedrea, el cardo mariano, el agracejo, la menta y el llantén.

Los baños calientes de pies con arcilla tienen un efecto derivativo y son muy indicados en niños y personas débiles o ancianas.

La reflexoterapia bien aplicada alivia bastante los ataques más fuertes.

Hay que corregir el estreñimiento si lo hubiera, pues es un factor desencadenante de las crisis.

Los casos graves requieren hospitalización inmediata para la administración de oxígeno.

Oligoterapia:

El manganeso, el calcio y el germanio orgánicos, serán el tratamiento de fondo imprescindible.

Nutrientes:

Alimentos con buenos efectos curativos tenemos a las pipas de girasol, los cacahuetes, las uvas, los berros, rábanos, las almendras y el apio.

Suplementos dietéticos restauradores son la jalea real y las vitaminas B-2 y B-6.

Homeopatía:

Arsenicum CH6, Antimonium arsenicosum CH4, Lobelia CH2, Hepar sulfuris CH4, Atropicum sulfuricum CH4 y Cuprum CH4.

Estimulantes suprarrenales:

Los alimentos ricos en carbohidratos refinados, grasas saturadas y colesterol, producen agotamiento de la glándula suprarrenal, pudiendo estimularse mediante Metionina, vitamina C, sodio, cobre, agrimonia, ajedrea, alholva, eleuterococo, pino y borraja.

Se han recomendado la ingesta de adaptógenos como el Ginseng, el ácido pantoténico para reconstruir glóbulos rojos y convertir la grasa en energía, y la B6 para reforzar el sistema inmune.

Magnesio en dosis de 1.000 día.

La producción de Hidrocortisona endógena se estimula con tirosina y alanina.

La vitamina C es el elemento más importante en el buen funcionamiento de la glándula suprarrenal, además de reducir la liberación de la histamina.

ASTENIA

Debilidad general del cuerpo.

Descripción:

Nadie en toda la población puede verse libre de padecer astenia varias veces en su vida, ya que suele ser el resultado de una vida anterior poco adecuada o a la necesidad que tiene el organismo de descansar.

Causas:

Hay enfermedades que provocan astenia continuada y entre ellas está el hipertiroidismo, las hepatopatías, la tuberculosis, la hipotensión o las cardiopatías. También las afecciones del sistema venoso producen síntomas similares. De igual modo, muchas astenias son producto de una mala información, como ocurre con los deportistas. El ejercicio físico continuado e indiscriminado suele ser causa habitual de astenia, si la persona no dedica más horas al descanso que al deporte. Para rendir bien en un deporte tan importante es el entrenamiento como las horas de descanso.

La astenia primaveral es habitual en las personas, pues el cambio estacional, desde una época de pocas salidas a la calle, a otra en la cual el buen tiempo invita a largos paseos, ocasiona el llamado "síndrome de desadaptación". Después de unos días, la persona suele superar sin problemas este proceso durante el cual el sistema circulatorio parece incapaz de asegurarnos el aporte de oxígeno necesario para la nueva actividad.

Síntomas:

Numerosas son las manifestaciones de la persona que padece astenia, además del cansancio general, y entre ellas están: taquicardia, palpitaciones, falta de aire, vértigos, pesadez de piernas, incapacidad para concentrarse psíquicamente, dolores de cabeza, bostezos, trastornos gástricos y dolores musculares generalizados.

En numerosas ocasiones, un asténico crónico ha sido catalogado como "vago" y no se le ha puesto tratamiento médico. La enfermedad de Adisson y las hepatopatías, suelen generar astenias crónicas.

Tratamiento:

Una vez suprimida la enfermedad causante, se puede probar con hierbas de reconocida fama como astiasténicas, como es el caso del ginseng, eleuterococo, espino blanco y romero.

El cardo mariano, brusco, ginkgo biloba y la esencia de ajedrea, son otros buenos remedios contra la astenia. La artemisa se ha utilizado durante largo tiempo para tratamiento de las lipotimias.

Oligoterapia:

Los oligoelementos manganeso-cobre, cobre-oro-plata y manganeso-cobalto, han de ser el tratamiento de fondo de todas las astenias.

La carencia de hierro es un dato importante a tener en cuenta.

Nutrientes:
Alimentos de especial interés son las ciruelas, los berros, la avena, la alfalfa y la remolacha. La jalea real, las vitaminas B-15 y C, así como la L-carnitina, son otros buenos suplementos para el mismo fin.

ATROFIA MUSCULAR

Descripción:
Pérdida de la actividad del tejido en diversas partes del cuerpo. Se denomina distrofia cuando la debilidad es progresiva.

Causas:
Estas alteraciones musculares pueden estar producidas por muy diversas causas, pero como en tantas otras enfermedades el tratamiento es muy similar para todas, por lo que establecer una gran diferenciación entre ellas casi nunca conduce a un mejor tratamiento. Así, nos encontramos con la atrofia muscular progresiva infantil, la cual aparece por un trastorno de la neurona motora. En ella las células motoras de la médula espinal y el bulbo raquídeo son anormales y están reducidas en número.
Esta enfermedad se delata porque el niño no aprende a sentarse ni a estar de pie y el control de la cabeza es insuficiente. Las piernas se arquean, están abolidos los reflejos y hay una insuficiencia respiratoria que provoca la muerte a temprana edad.

La **distrofia muscular** es una enfermedad heredada que se caracteriza por debilidad progresiva y degeneración de las fibras musculares. La enfermedad se manifiesta en cuanto el niño comienza a andar y suelen acabar en silla de ruedas.
Otras enfermedades que también producen ciertos tipos de atrofia muscular son las ataxias, la esclerosis múltiple, las miopatías, la miastenia y ciertas parálisis periódicas. También se producen atrofias, muchas veces irreversibles, por permanecer demasiado tiempo inmovilizado en cama, o a causa de las escayolas.

Tratamiento:
El tratamiento de cualquier tipo de atrofia consiste en la toma diaria de vitamina E y de Octacosanol. Estos dos productos no se podrán suspender durante todo el tratamiento. El aceite del germen de trigo también posee buenos efectos, lo mismo que la Jalea real y la vitamina B-15.
Los suplementos de proteínas y los movimientos musculares generados por un ayudante o el mismo enfermo, son también imprescindibles.

Oligoterapia:
Selenio asimilado en levaduras.

Homeopatía:
Arsenicum album.

BOCIO
Hipertrofia de la glándula tiroidea.

Descripción:
Pasa a denominarse bocio endémico cuando se da en varias áreas próximas entre sí, casi siempre a causa de la falta de yodo en el agua o los alimentos.

Causas:
El bocio no solamente puede estar producido por un déficit en la ingestión de yodo, ya que la carencia de algunos enzimas o la ingestión de sustancias productoras de bocio (la leche de vaca, en particular) también lo pueden causar. El embarazo, las dietas de adelgazamiento y el hipertiroidismo también son los causantes más comunes.
El pronóstico casi siempre es benigno y el hecho de que la glándula presione la tráquea, nunca es motivo suficiente como para aconsejar la extirpación, ya que los problemas posteriores pueden ser mayores.

Síntomas:

El bocio apenas produce síntomas físicos, salvo el aumento en el grosor del cuello, la tendencia a la obesidad y un metabolismo basal muy bajo.

Si la enfermedad progresa se produce un aumento del coloide y su diseminación por el cuello, lo que dará lugar posteriormente a quistes y adenomas.

Tratamiento:

El tratamiento preventivo en los pueblos pobres en yodo, es el consumo de sal marina sin refinar o sal yodada para asegurar un aporte de yodo suficiente y evitar el consumo de coles y derivados, lo mismo que de cualquier producto lácteo. Si, aun así, la enfermedad no remitiera se utilizará el yodo asimilado en levaduras y la arcilla por vía oral y en cataplasmas, en este caso mezclada con roble. La avena, los ajos, el hipericón, la milenrama, las bayas de enebro y la salvia, son hierbas de reputada eficacia.

Oligoterapia:

Oligoelementos catalizadores son el manganeso-cobre y el zinc-cobre. El aminoácido L-tirosina se dará en los casos rebeldes al tratamiento anterior.

Nutrientes:

Las algas marinas tipo fucus o kelp, así como los berros, son el mejor tratamiento base.

Homeopatía:

Spongia CH4, Thyreoidinum CH4, Iodum CH6, Kalium fluoratum CH4, Calcium iodatum CH4, Magnesium Phosphoricum CH6.

BRADICARDIA

Descripción:

Pocas pulsaciones por minuto.

Causas:

Si la bradicardia es muy antigua seguramente obedece a un trastorno vagal sin más importancia. También suele ser una consecuencia del entrenamiento deportivo continuado, lo que mejora enormemente la resistencia del deportista. Durante el sueño, en los sujetos jóvenes, en reposo y en los consumidores habituales de manzanilla, también es normal acusar descensos de las pulsaciones. Esta alteración también se puede notar en caso de llevar frecuentemente el cuello de la camisa muy apretado.

Las hemorragias, la hipotensión y la inhalación de anestésicos o disolventes, suelen producen bradicardias de pronóstico bastante más serio.

Tratamiento:
El tratamiento consiste en acostar al enfermo, aflojarle los vestidos e impedirle que permanezca normalmente mucho tiempo de pie.

Una alimentación algo más rica en sal marina y suplementos de alfalfa y magnesio, pueden ser suficientes para volver todo a la normalidad, salvo que exista una enfermedad que la cause. El espino blanco, y el cardo mariano serán la terapia de fondo.

Nutrientes:
Hierro y una alimentación rica en vitaminas e hidratos de carbono.

BRONQUITIS

Descripción:
Inflamación del aparato traqueobronquial.

Causas:
La **bronquitis aguda** es consecuencia de una infección y suele presentarse en invierno, habitualmente después de una infección de las vías respiratorias altas mal curada. También ocurre cuando la persona permanece mucho tiempo al aire libre, está debilitado o pasa de un ambiente muy caluroso a otro frío. Si se produce con frecuencia es síntoma de una disminución en las defensas, quizá minadas por dosis continuadas de antibióticos mal aplicados, o por infecciones repetidas y mal curadas de garganta. En los niños la aspiración de humos

procedentes del tabaco también es causa de bronquitis de repetición. Del mismo modo, el suprimir la mucosidad nasal de manera brusca mediante sprays o nebulizadores, ocasiona el descenso del moco al aparato bronquial y el desarrollo rápido de una bronquitis aguda. Esto mismo ocurre cuando se humedece la habitación del enfermo mediante humidificadores, especialmente en las horas nocturnas, pues la humedad desplaza el oxígeno ambiental y crea, además, un medio idóneo para el desarrollo de las bacterias.

La **bronquitis crónica** no tiene porqué ser forzosamente de naturaleza infecciosa y tiene mucha más importancia el modo de vida, el ambiente de trabajo o familiar, la humedad continuada, y el abuso de broncodilatadores o antihistamínicos que atrofian la capacidad defensiva del bronquiolo. También la prolongada exposición al sol en verano y el abuso de la inmersión en piscinas, son otras causas frecuentes. Suele ser una enfermedad que va unida a otras, como es el caso del asma, insuficiencia cardiaca o incluso la cifosis. El insuficiente desarrollo de la caja torácica en la juventud a causa del poco ejercicio, también es causa de bronquitis crónica.

En la bronquitis aguda hay un exudado mucoso, tos seca y molesta al principio, que posteriormente se hará más fluida y quizá descamación. En las formas crónicas los bronquios han perdido elasticidad y, por tanto, la capacidad de expulsar el moco o el pus y hay hipersecreción de las células mucosas. Las células muertas y las bacterias se eliminan con dificultad y el drenaje depende casi exclusivamente de la tos, la cual por supuesto nunca se debe disminuir ni anular. En estos enfermos la capacidad vital está disminuida y suele darse con frecuencia casos de asma. En los casos más graves hay una disminución marcada de oxígeno y una retención de anhídrido carbónico.

La sintomatología varia sensiblemente en ambas formas y en los casos agudos suele presentarse después de un resfriado común mal curado. Hay algo de fiebre, malestar general, dolores de espaldas, punzadas en el pecho y tos muy seca al principio. Al cabo de dos días se hace más fluida y se comienza a eliminar, al principio con una apariencia purulenta. La remisión se logra en cinco días, pero los casos mal curados se prolongan hasta tres semanas.

Las bronquitis crónicas leves son bien llevadas por el enfermo, notándose normalmente una agudización de los síntomas al levantarse o después de estar quieto algunos minutos, aunque lo normal es que la capacidad respiratoria esté bastante disminuida. No suele haber esputo ni expulsión alguna de moco, aunque en otros casos se puede expulsar incluso sangre y pus con mal olor, lo que daría lugar a un diagnóstico más serio. La aparición de disnea y crisis asmáticas obligará a tomar medidas más serias, ya que puede ser indicio de insuficiencia pulmonar obstructiva o neumonía.

Tratamiento:
El tratamiento de la bronquitis aguda implica el reposo en cama, administración de líquidos y una dieta a gusto del enfermo. Las hierbas de elección son el eucalipto, drosera, grindelia, malvavisco, la amapola para sedar la tos fuerte, la pulmonaria, el tusílago, la violeta, la malva y sobre todo el llantén. El gordolobo y la raíz de loto, también dan buenos resultados.

Alimentos de especial interés son los puerros, los berros, los ajos, las patatas y las judías verdes. El cocimiento de higos secos en vino tinto o agua sigue siendo, no obstante, el mejor tratamiento para este tipo de afecciones ya que nutre adecuadamente, reconforta, relaja, suaviza la mucosa inflamada y es el mejor mucolítico natural conocido.

Para la bronquitis crónica pueden valer todas las medidas nombradas anteriormente, aunque existen otras plantas como el liquen de Islandia y la angélica que poseen, además, propiedades regeneradoras de los bronquios. La cola de caballo también tiene cualidades en este sentido. Si el enfermo no puede ingerir alimento alguno, hay que tener en cuenta que cualquiera de las esencias balsámicas (pino, eucalipto, tomillo, etc.), se pueden absorber perfectamente a través de la piel fina, en inhalaciones o mediante los puntos reflejos de la reflexoterapia. Mantener los pies calientes y aplicar cataplasmas en el tórax y la espalda, son también valiosas ayudas.

Oligoterapia:
Para estos casos es necesaria la utilización del germanio y el cobre.

Nutrientes:
Los suplementos dietéticos para ambos casos son el ginseng, y en caso de infección se tendrán en cuenta el tomillo, la capuchina, la Equinácea y más que nada el Própolis. Si existe disnea o asma, la grindelia, la drosera y el sol de oro, son otras ayudas importantes.

El jugo de cebolla y ajo, incluso en sopa caliente, descongestionan los bronquios.

Homeopatía:
Antimonium sulfuratum 9CH, Hyoscyamus CH4

OTROS REMEDIOS

Zumo de naranja y agua
En la bronquitis aguda, el paciente debe ayunar con jugo de naranja y agua hasta que remitan los síntomas agudos. A partir de entonces, debe aceptar una dieta todo-fruta durante dos o tres días.

Dieta de todo-fruta y después dieta bien balanceada
En el caso de la bronquitis crónica, el paciente puede comenzar con una dieta de todo-fruta durante cinco a siete días, tomando tres comidas al día de frutas jugosas frescas y después debe seguir una dieta bien balanceada, con énfasis de semillas, nueces, granos, vegetales crudos y frutas frescas. Para las bebidas, agua de limón sin azúcar o con miel.

Espinacas
Cincuenta gramos de hojas frescas de espinaca y 250 ml de agua se deben mezclar con un poco de cloruro de amonio y una cucharadita de miel. Esta mezcla es un expectorante útil en el tratamiento de la bronquitis.

Sésamo

Una mezcla de una cucharadita de semillas de sésamo, mezclada con una cucharadita de semillas de lino, una pizca de sal común, y una cucharadita de miel, puede administrarse una vez por la noche con efectos beneficiosos en la bronquitis.

Media cucharadita de semillas secas trituradas en polvo se deben dar mezclada con dos cucharadas de agua, dos veces al día. Alternativamente, una decocción de media cucharadita de la misma debe ser tomada dos veces al día.

Almendras

Una emulsión de almendras es útil en la enfermedad bronquial, como la bronquitis. Se mezclan siete partes de almendras en polvo en una taza de jugo de naranja o de limón. Esta mezcla se puede tomar una vez al día por la noche.

Remedios físicos

Baño caliente de sales de Epsom

Un baño caliente de sales de Epsom cada noche o cada dos noches proporciona un gran alivio durante las etapas agudas del ataque. Este baño se prepara disolviendo 1 ½ kg de sal de Epsom en 60 litros de agua con el calor de 37,8 "C. El paciente debe permanecer sumergido en el baño durante unos 20-25 minutos.

Toallas calientes

Las toallas calientes exprimidas se aplican sobre la parte superior del pecho y suponen una gran solución para la bronquitis crónica y aguda. Después de aplicar tres toallas calientes durante dos o tres minutos cada una, puede terminarse con una toalla fría. En circunstancias más graves y cuando exista fiebre, se puede aplicar una compresa en la parte superior del pecho varias veces al día. El procedimiento consiste en exprimir un poco de materia de lino en agua fría, envolverla dos o tres veces alrededor de la parte afectada y cubrirla con franela. La compresa puede permanecer por alrededor de una hora a la vez.

Yoga

También deben realizar posturas de yoga (limpieza de entrenamiento) y asanas (posturas corporales), así como pranayamas fáciles.

BULIMIA

Trastorno alimentario que implica un comportamiento atracón-vómito compulsivo.

Descripción:

La bulimia es una enfermedad que se caracteriza por comer ansiosamente, bien sea de forma continuada o en episodios cortos, acompañada de una sensación de pérdida de control en el apetito. Una vez ingerida la comida, el enfermo utiliza el vómito forzado o el uso de laxantes enérgicos, para evitar aumentar de peso. En otros casos no es la estética lo que le preocupa, sino que necesita el vómito como un reconocimiento de culpa, admitiendo que su comportamiento anterior era irracional y que le dañará la salud. En ocasiones, esta enfermedad va acompañada de anorexia nerviosa.

Un trastorno ocasionado por los vómitos frecuentes, además de la desnutrición, es la acidez proveniente del estómago estomacal que se introduce en el esófago y que suele ocasionar daños por corrosión.

Causas:

El hecho de que sea una enfermedad frecuente en las mujeres nos lleva a considerarla similar a la anorexia nerviosa, esto es, un concepto equívoco de la belleza como algo que con lleva la felicidad. Mientras que para los varones es la fortaleza física, e incluso el poder, lo que determina en la juventud su felicidad, en las mujeres el valor principal es la belleza y esta asociada a la delgadez.

A diferencia con la anorexia, este comportamiento compulsivo suele mantenerse en secreto, y las señales para descubrirlo incluyen actividad excesiva, hábitos o rituales de alimentación peculiares y verificación frecuente del peso. Normalmente se mantiene estable, aunque la persona se puede percibir a sí misma con sobrepeso.

Tratamiento:
Puesto que frecuentemente va acompañada de depresión, los antidepresivos como el Hipericón constituyen una terapia de fondo imprescindible, lo mismo que el Eleuterococo.

Flores de Bach:
Acebo (Ilex aquifolium)
Facilita el entendimiento en el amor. Para estados negativos opuestos a las relaciones de pareja: cólera, envidia, celos, ira, suspicacia, odio. Para quienes adoptan la postura de las víctimas. También para los resentidos, los recelosos y los paranoicos, así como para quienes emplean las rabietas para llamar la atención y buscar ayuda.
*Agua de roca (*Aqua tremula)
Armonizar los deseos propios con el orden natural, cuidando tanto el cuerpo como la mente y buscando también la satisfacción espiritual, antes que la material o física. Para los que son excesivamente estrictos y rigurosos, especialmente consigo mismos. Abnegación y sacrificio en la persecución del ideal. Pensamientos estrechos, poco universales, abnegación y deseos de llegar a la perfección. Autodisciplinados hasta llegar al masoquismo, duros consigo mismos.

BRUXISMO

Cuando algunas personas se estresan, suelen apretar la mandíbula y toda la fuerza recae sobre los dientes. Según estudios de la Universidad de Dusseldorf el estrés produce placas y sangrados en las encías. Así que relájese para sonreír tranquilo y evitar un dolor de mandíbula.

Se recomiendan infusiones de espino blanco, valeriana e hipérico antes de acostarse. También ayuda masticar una manzana o zanahorias crudas antes de ir a dormir y aumentar la dosis de calcio y magnesio.

CALAMBRES

Descripción:
Contracción muscular dolorosa.

Causas:
Varias son las causas que pueden originar los calambres, siendo las principales el embarazo, los esfuerzos musculares intensos, el calor excesivo, la carencia de minerales o vitaminas, así como golpes agudos en algún nervio.
La persona afectada suele adoptar una posición extrema, ya que trata de reducir algo el intenso dolor que padece y que le obliga a permanecer postrado, con el miembro afectado en flexión.
Los calambres suelen ser de repetición, sobre todo aquellos que afectan a brazos y piernas, y fuera de las crisis la salud de la persona suele ser óptima. Si afectan al abdomen, pueden simular un caso de apendicitis y es normal que acudan a un centro de urgencia por error.

Tratamiento:
El tratamiento de los calambres debe ser eminentemente preventivo, administrando alguna de las mezclas de electrolitos que se encuentran disponibles en el mercado. También es útil tomar suplementos de vitamina B-1, especialmente en embarazadas y deportistas. En las crisis se mitigarán con infusiones de hojas de laurel, gordolobo y valeriana. Las patatas hervidas al vapor también son una buena terapia para prevenirlos. Localmente se puede aplicar vinagre de manzana, cataplasmas de pimienta, y masajes con esencias de lavanda, geranio o melisa.

Beber un vaso de zumo de limón con una pizca de sal, ayuda a impedir los calambres nocturnos.

El **síndrome de las piernas nerviosas,** normalmente indica un déficit de vitamina B, magnesio y un exceso de tabaco o café. Se emplea el arsenicum, la sepia y la belladona.

Oligoterapia:
Es recomendable la administración de potasio, magnesio y cloruro sódico, así como dosis altas de vitamina E y C.

Homeopatía:
Arnica CH4, Ruda CH2, Magnesium phosphoricum CH6, Kalium phosphoricum CH6.

CÁLCULOS BILIARES (Litiasis biliar)

Descripción:
Residuos que se acumulan en la vesícula biliar o en los conductos biliares.
Enfermedad mucho más frecuente en la mujer que en el hombre y aún más en presencia de obesidad o embarazo. Se calcula que al menos, un 20% de las personas mayores de 65 años padecen cálculos biliares.

Causas:
Aunque se piensa que los cálculos se forman a partir del estancamiento en los conductos biliares o por el aumento del colesterol, lo cierto es que con un régimen vegetariano casi nunca se padecen e incluso se pueden eliminar los ya formados. Todos los cálculos ser forman dentro de la vesícula biliar, o bien en los conductos biliares tras una extirpación de la vesícula. La causa sería, pues, el exceso de consumo de grasas animales, la poca ingestión de grasas insaturadas vegetales, el poco ejercicio físico y las hormonas estrógenas propias de la mujer.

Síntomas:
La sintomatología de la persona afectada es muy difusa y, por tanto, no siempre es fácil realizar un diagnóstico, a no ser que se impacte un cálculo en la vesícula, lo cual origina un cólico con síntomas característicos: dolor agudo que se pasa al hipocondrio derecho, también a la escápula del mismo lado, abundancia de náuseas y vómitos, taquicardias y malestar general, todo ello casi siempre después de una comida abundante rica en grasas o cremas. En

ausencia de cólico los síntomas van desde dolor de cabeza, vértigos, eructos, malas digestiones, flatulencias, mal sabor de boca, etc.

Tratamiento:
El tratamiento natural da casi siempre resultados extraordinarios, e incluso se pueden expulsar cálculos muy grandes sin problemas. Si todo va bien, la expulsión se logra entre 24 horas y 15 días.

El régimen alimentario comprende tomar alimentos especialmente útiles como son el tomate, berenjenas, las alcachofas, fresas, peras, zanahorias, naranjas, ciruelas e higos secos. De cualquier manera, el **aceite de oliva** con zumo de limón sigue siendo el mejor tratamiento para expulsar los cálculos. Una cucharadita todos los días en ayunas proporciona buenos resultados en pocos días. Por el día se tomarán infusiones de diente de león, cardo mariano y romero. La zaragatona y el Harpagofito también son buenos auxiliares del tratamiento.

En caso de Colecistitis (vesícula biliar fibrosa), se tomarán con preferencia la gayuba y el diente de león, siendo los suplementos adecuados la alfalfa y la lecitina, con dosis continuadas de magnesio.

Oligoterapia:
El magnesio y las mezclas zinc-níquel-cobalto, complementan el tratamiento.

Nutrientes:
El agua arcillosa es buena para quitar rápidamente las molestias gástricas y la alfalfa como suplemento dietético. Aquellas personas que carecen de vesícula suelen ver aliviados sus síntomas con el ajenjo, pero lo utilizarán en dosis pequeñas.

Homeopatía:
Chelidonium CH2, Natrum sulfuricum CH6, Atropinum sulfuricum CH4.

CÁLCULOS RENALES (Litiasis renal)

Descripción:
Concentraciones cristalinas en el sistema urinario, principalmente de oxalato cálcico (85%)

Causas:
La frecuencia de los cólicos renales es de 1 por cada 1000 adultos, aunque se cree que al menos un 1% de la población tienen cálculos en el riñón asintomáticos. La causa de la formación de cálculos en los conductos urinarios o en el riñón hay que buscarlas, una vez más, en la mala calidad de vida. El desprecio del agua como bebida indispensable, siendo sustituida por gaseosas o bebidas alcohólicas, el excesivo consumo de mariscos y carnes de mamíferos, algunos medicamentos (entre ellos la vitamina C), así como la vida sedentaria, son algunas de las causas que provocan la acumulación de sustancias de deshecho que cristalizan en el aparato urinario.

La frecuencia de los cálculos urinarios es mayor en el varón y se da sobre todo en la edad media de la vida. El tamaño oscila mucho y abarca desde arenillas apenas perceptibles, a otros que pueden llenar la pelvis renal y obstruir los uréteres. Con frecuencia los movimientos de un cálculo pueden provocar infecciones y hemorragias, e incluso obstruir totalmente la emisión de orina.

Las arenillas y cálculos pequeños se eliminan con facilidad o espontáneamente, son silenciosos, y apenas suelen dejar complicaciones, salvo pequeñas hemorragias. Los de gran tamaño pueden permanecer muchos años en el interior de la pelvis sin producir malestar, salvo ligeros dolores lumbares y albuminuria en la orina.

El llamado **cólico nefrítico** se produce a causa del movimiento migratorio de un cálculo de gran tamaño y comienza por un fuerte dolor en la región lumbar, el cual se va irradiando hacia la ingle, abdomen inferior, genitales y cara interna del muslo. El paciente se retuerce de dolor en un intento de encontrar una postura que le alivie (el movimiento es una defensa del organismo que no hay que limitar) y con frecuencia hay vómitos, escalofríos muy intensos, sudores abundantes, deseos de orinar e incluso shock. Una simple presión mediante reflexoterapia podal confirmará el diagnostico fácilmente. El riñón afectado puede quedar sin función durante algún tiempo posterior a la expulsión del cálculo.

Tratamiento:
Para aliviar el dolor el mejor tratamiento es la inmersión en una bañera de **agua muy caliente**. Este sencillo procedimiento permite al paciente serenarse lo suficiente. Si se añaden al agua esencias de enebro, abedul y geranio la mejoría es más duradera.

En plena crisis y también para provocar la expulsión del cálculo, se tomarán 50 gotas de extracto de Rompepiedras y dos comprimidos de Harpagofito cada dos o tres horas; por supuesto, bebiendo abundante agua si no hay obstrucción. Hierbas complementarias para lograr una curación definitiva son el ortosifón, diente de león, arenaria, vara de oro y rabos de cereza. De especial interés es el uso de la Grama, unida al manitol. Se utilizará con posterioridad al cólico para disolver los cálculos de gran tamaño.

Las compresas calientes de arcilla en la zona renal afectada y la reflexoterapia bien realizada, ayudan bastante a la curación, lo mismo que moverse e incluso saltar. Posteriormente y para corregir la posible infección renal, se tomarán infusiones de gayuba y grama.

Nutrientes:
En cuanto a los alimentos, tienen alguna validez el mijo, los berros, la achicoria, el melocotón, el tomate, los puerros y las patatas, así como la vitamina A.

Oligoterapia:
Para prevenir la formación de nuevos cálculos se tomarán regularmente potasio, litio, selenio, cobalto y níquel. Existe la denominada como agua dialítica que se vende en ampollas para sumergir en agua y que es un estupendo remedio para evitar recidivas.

Homeopatía:
Lithium carbonnicum CH1, Magnesium phosphoricum CH1, Natrum phosphoricum CH1, Lycopodium CH4, Silicea CH12. También,

cantharis, tabacum, Nux vomica y berberis. También Calcárea carbónica 15 CG y Colocynthis 9 CH.

CALLOS

Descripción:
Hiperqueratosis de la piel, algunas veces muy dolorosas, especialmente las que se forman en los dedos de los pies.

Causas:
Suelen estar producidas casi siempre por la presión o el roce continuo de materiales sobre la piel. Multitud de profesionales son afectados por callosidades y entre ellos están los carpinteros, músicos, deportistas, peones albañiles, artistas marciales, etc. Por otra parte, muy pocas son las mujeres que no padecen callosidades varias veces en su vida como consecuencia de llevar zapatos anatómicamente inadecuados. El juanete es una consecuencia casi siempre de un callo no tratado o de una presión perenne sobre una articulación afectada con anterioridad.
Cuando se forman encima de zonas óseas se denominan duros, y cuando es entre los pies, blandos.

Tratamiento:
El tratamiento profiláctico es obvio y consiste en la supresión del roce o la presión continuados, algo que lógicamente muchas personas no pueden o no quieren evitar. Una vez declarados, se pueden tratar de eliminar aplicando zumo de ajo directamente sobre el callo o también zumo de celidonia fresco. Otros remedios menores son el jugo de cebolla local, el extracto de caléndula también local y los baños de arcilla y siempreviva. En caso de no lograrse resultados inmediatos en pocos días, se recurrirá a los servicios de un podólogo y posteriormente se pondrán las medidas profilácticas adecuadas para que no se vuelvan a generar.

Oligoterapia:
El sílice y el selenio, ambos ingeridos.

Nutrientes:
Como preventivo, la vitamina A.

CÁNCER

Descripción:
Proceso maligno degenerativo que crece de forma independiente al resto de los tejidos y mucho más aprisa que las células normales, llegando a invadir los tejidos locales, primero, y posteriormente el resto del cuerpo, quizá por disponer de un metabolismo independiente. En su desarrollo se suelen establecer colonias del hongo cándida.

Causas:
No hay una causa reconocida, ni un mismo tipo cáncer y ni siquiera una respuesta igual de cada individuo que lo padece. Lo mismo que la medicina oficial puede fracasar, también ocurre con la medicina natural y no es posible asegurar a un enfermo que alguno de los tratamientos actuales sea infalible en su caso.

El cáncer es el responsable en la actualidad del 20% de las muertes y sigue en un aumento preocupante, quizá también porque las personas vivimos más ahora y podemos desarrollar con más facilidad esas enfermedades. La incidencia de mortandad se duplica cada 5 años a partir de los 25 años de edad, aunque hay algunos casos que se desarrollan entre los 60 y los 80 años, como los de próstata, colon y estómago.

Entre las causas que se barajan como más probables para desarrollar un cáncer están:

Radiaciones ultravioletas prolongadas, producidas sobre todo por los rayos del sol.
Radiaciones por pérdida de la capa protectora del ozono o aumento de la cantidad de iones positivos en el ambiente.
Uso de aislantes térmicos, como el amianto.
Cables de alta tensión próximos a la vivienda.
Estrés psíquico intenso o prolongado.
Exceso de grasas saturadas en la dieta y déficit de insaturadas.

Estrés oxidativo a causa de ejercicios físicos de alta intensidad continuados.

Carencia de antioxidantes en la dieta.

Infecciones por hongos (*Cándida*)

En el cáncer de mama, el uso diario de antitranspirantes pudiera ser el desencadenante.

El abuso de pesticidas en las cosechas, incluso con arsénico.

Algunos conservantes alimentarios. En este caso no existe dosis máxima ni mínima, dependiendo de las características del consumidor. Su toxicidad depende de la frecuencia en el consumo, enfermedades coincidentes, predisposición genética, país de residencia o tensiones emocionales.

Bebidas alcohólicas y uso de tabaco o drogas.

Disolventes orgánicos presentes en el hogar, incluso en los jabones de cosmética o de ropa.

El cloruro de vinilo y muchos otros plásticos, entre ellos el PVC.

Las cintas de las máquinas de escribir, las fotocopiadoras, el tóner de las impresoras, los adhesivos para las moquetas, los antipolillas, los detergentes de las tintorerías.

Se sospecha que algunos fármacos también inducen cáncer, aunque no existen estudios concretos hasta después de muchos años de uso.

También hay informes sin confirmar, sobre la falta de relaciones sexuales.

La tristeza, las depresiones y los conflictos emocionales continuados. Este aspecto es actualmente el más controvertido, pues mientras hay médicos como el Dr. Hamer que aseguran que el cáncer está originado por un desorden emocional intenso, otros han conseguido que prosperase una denuncia contra él por farsante. Personalmente avalo esta teoría y creo que las consecuencias de un fuerte shock emocional desembocan frecuentemente en cáncer, aunque se manifiesta varios años después, por lo que es difícil establecer la relación causa-efecto. El problema del Dr. Hammer es que pretendía curar el cáncer simplemente solucionando el conflicto emocional que lo originó, algo difícil de lograr cuando el daño orgánico es ya muy intenso.

Las células cancerosas malignas se distinguen de las otras, las sanas, en que no obedecen al código reproductor normal y se multiplican escapando a las leyes conocidas de una manera anárquica, al menos para nuestros conocimientos. Invaden los tejidos próximos y lejanos provocando la necrosis y son capaces de diseminarse por el tejido linfático o sanguíneo. Las mutaciones en el ADN se realizan en varias etapas y hacen que la célula se vuelva maligna, pudiendo durar este proceso varios años. A partir de entonces, adquiere la capacidad de funcionar fuera de los cauces normales y su respuesta a los estímulos hormonales e inmunitarios está modificada, careciendo de la capacidad de cooperación con el resto del cuerpo. Su crecimiento no tiene límite y es capaz de robar todos los nutrientes que encuentra a su alcance, privando al resto de las células sanas de ellos.

La metástasis se produce mediante la adhesión de las células tumorales en el endotelio vascular, con lo cual consiguen así su nutrición desde el mismo sistema circulatorio, llegando entonces a formar un nódulo tumoral independiente. En ese momento se desarrolla una infección por hongos que constituyen el mayor problema. Su proliferación es intensa, lo mismo que su capacidad para diseminarse, y las terapias agresivas médicas solamente consiguen anular las defensas orgánicas que podrían destruirlo. El cáncer irreversible sería, finalmente, una infección del hongo cándida, aunque en el tumor coexistirán las células propias de cada tejido.

Tratamiento:
Ya hemos mencionado que con el cáncer no existe ningún tratamiento seguro ni ninguno inútil; todos se deben probar en la medida que vayan fracasando los anteriores. Lo importante es no asistir resignado a nuestra muerte, aunque en algún momento deseemos abandonar ante lo inútil de los resultados. Mientras hay vida, hay esperanza. Un ambiente esperanzador, música adecuada, la realización de un deseo o capricho antiguo, alguna creencia religiosa y filosófica, así como la búsqueda de alternativas médicas que puedan aportar algún bienestar, son los requisitos imprescindibles para dar calidad a la vida restante. También es adecuado la administración de bicarbonato sódico en los tumores del aparato digestivo, así como lavados en la vagina, cuello de útero, boca y piel.

La dieta:
Una alimentación vegetariana, baja en calorías y rica en antioxidantes, siempre ayuda a mejorar el estado general y disminuir la evolución de la enfermedad. Un ayuno a la semana, y una semidieta basada en vegetales y frutas, puede ser recomendable. Es mejor comer poco varias veces al día, que las clásicas tres grandes comidas. Diariamente deberemos tomar una ensalada rica en antioxidantes a base de remolacha roja, apio y zanahoria, para impedir la formación de radicales libres. El mijo, la melaza son adecuados, así como cualquier alimento alcalino, debiendo evitarse los que generen acidosis en sangre.

Los cereales integrales deben constituir la base de la alimentación y se suprimirán las carnes y los huevos, así como cualquier exceso de proteínas. Los berros, las alcachofas y la alfalfa, también son otros alimentos a incluir en la dieta.

Un tratamiento de gran interés es el propuesto por la doctora Johanna Budwig, consistente en tomar abundancia de ácidos grasos poliinsaturados mediante el aceite de lino mezclado con requesón. Esta unión logra volver a hacer permeables las células cancerosas y eliminar el déficit de oxígeno. Puesto que el cáncer se desarrolla bien en un medio anaerobio, este sistema intentaría hacer reversible el proceso maligno. En el caso de cáncer del aparato digestivo recomienda hacer enemas con aceite de lino, mientras que en los cerebrales debería ingerirse mezclado con una bebida alcohólica para que llegue rápidamente al cerebro y lo sature de ácidos grasos esenciales.

Hierbas:
Muchas son las hierbas que se han probado con más o menos éxito contra el cáncer y el fracaso o el éxito del tratamiento depende esencialmente de lo precoz que sea. Las plantas medicinales se pueden y se deberían utilizar junto con los medicamentos, consiguiendo así una mejor eficacia por la terapia conjunta.

La hierba por excelencia es el muérdago, sobre todo su extracto, el cual se ha utilizado con éxito en numerosos países de habla hispana. En algunos hospitales se administra inyectada directamente en el mismo tumor, junto a los oligoelementos cobre-oro y plata, en tumores localizados.

Para reforzar el sistema inmunitario se aplicarán de manera sistemática el Própolis y la equinácea. Especialmente importante es el empleo de las plantas Uña de gato, Noni y Anamu. La consuelda se utilizará en los tumores superficiales de piel, así como la celidonia, pero nunca se administrarán oralmente.

Otras plantas de reconocida acción anticancerosa son: cola de caballo, capuchina, bolsa de pastor (sobre todo cuando coexistan hemorragias) y las esencias de ciprés y clavo. En los tumores de mama se ha demostrado como muy efectiva la aplicación local de la vellorita, o el aceite de Onagra. La Vinca se ha demostrado como muy eficaz y con pocos efectos secundarios en el cáncer cerebral.

De todas las hierbas recomendadas el Hipericón ocupa el lugar de elección, pues su efecto antidepresivo ayudará, y en ocasiones definitivamente, a mejorar la mayoría de las patologías tumorales. Esta extraordinaria hierba no solamente mejora el estado anímico del enfermo, sino que potencia el sistema inmunitario. La unión de los dos efectos podría suponer una ayuda para cualquier otro tratamiento, pues no hay que olvidar que somos cuerpo, alma y mente, y es inútil intentar curar el cuerpo si la mente no colabora.

Oligoterapia:

Los oligoelementos a utilizar continuamente, alternándolos entre sí, son el selenio, el cromo y el magnesio, así como la mezcla cobre-oro-plata. El Germanio también parece ser que tiene acciones muy benéficas.

Homeopatía:

La calcárea carbónica 6CH, se ha demostrado como especialmente efectiva en los tumores cerebrales, junto a la Ruta 3CH.

Nutrientes:

Como suplementos dietéticos se administrarán con preferencia las vitaminas A, C y E en dosis altas. También son útiles la lecitina, las vitaminas B-15 y B-17, y también la B-6, PP, PABA y cualquier compuesto a base de ácidos grasos esenciales Omega 3 y 6.

Otras medidas importantes son la inmersión en agua caliente arcillosa, durante media hora, pero bebiendo líquidos en abundancia. Este efecto de hipertermia suave está siendo cada vez más aplicado en todo el mundo. El extracto de timo, un ligero ejercicio físico, la visualización (el enfermo se imagina así mismo curándose) y por supuesto el no aislamiento físico ni psicológico, son complementos necesarios. En los casos más graves, la familia o un psicólogo pueden proporcionar más bienestar al enfermo que cualquier medicación.

Flores de Bach:
Aulaga (Ulex europaeus)
Esperanza. Ánimo para no abandonar y a resistir los malos momentos, pues siempre hay nuevas puertas y posibilidades.
Para el desaliento y la desesperanza profunda. La pérdida de la voluntad para seguir luchando en situaciones dramáticas, como una enfermedad o penuria económica. Negativismo y poca predisposición para probar nuevas vías.
Castaño dulce (Castanea sativa)
Transformación para ampliar horizontes y ayudar a que afloren nuestras reservas internas.
Para los que se sienten al límite de la resistencia física, psíquica y espiritual. En estados de extrema desesperación y angustia, cuando creemos que no podemos soportar más.
Heliantemo (Heliantemun nummularium)
Coraje. Aporta valentía.
En casos de miedo extremo. Temor exagerado a la muerte, terror, pánico. Para sobrellevar el peligro y afrontar la inexorable muerte.

CÁNCER DE MAMA

Tratamientos específicos

CORDYCEPS SINENSIS

El cordyceps sinensis es un complejo de hongos parásitos, que se ha utilizado con fines medicinales desde hace siglos sobre todo en China,

Japón y otros países asiáticos. Crece en la larva de la oruga. En un estudio, se encontró que podía reducir las metástasis pulmonares después de la extirpación quirúrgica del tumor primario. Aunque no parece disminuir el crecimiento del tumor primario, puede reducir la metástasis de pulmón. Esta reducción puede ser debida a los efectos de los macrófagos derivados de factores en el ciclo celular tumoral.

Conocido como "Dong Chong Xia Cao" en China y "Tochukaso" en Japón, su mejor aplicación es restablecer el equilibrio en el cuerpo humano a través de canalizar adecuadamente la energía. Asimismo, se pretende restaurar el correcto funcionamiento de órganos humanos y prevenir la aparición de la enfermedad. La evidencia disponible sugiere que la eficacia de CS como agente terapéutico anti-neoplásico se relaciona con su papel como activador de la respuesta inmune innata.

Cordyceps tiene una amplia gama de acciones farmacológicas y biológicas en el hígado, los riñones, el corazón y el sistema inmunológico. Uno de los efectos farmacológicos conocidos es su actividad antioxidante.

En la actualidad se están utilizando y estudiando como una medicina herbaria para diversas afecciones, incluyendo nefritis crónica, disfunción sexual, arritmias, espasmos gástricos, tinnitus, atonía gástrica, tos rebelde, sudoración excesiva, salud renal y de hígado, y enfermedades autoinmunes.

Las acciones farmacológicas del extracto de Cordyceps se deben principalmente a sus polisacáridos bioactivos, nucleósidos modificados y ciclosporina como metabolitos producidos por el hongo. Su principio activo es la cordicepina y no se puede encontrar en ninguna planta medicinal. Este componente mantiene las propiedades antitumorales y anti-patógenas, lo que significa que tiene el potencial para luchar contra los bloques de construcción que pueden causar las enfermedades cancerosas. Este componente actúa sobre la desoxiadenosina (ADN 2), que puede invertir el comienzo de una enfermedad.

El extracto de Cordyceps, ocasiona un aumento significativo de la capacidad de aprendizaje y la memoria, mejora la actividad del SOD de las células rojas de la sangre, el cerebro y el hígado, la actividad de la CAT y GSH-Px de la sangre, y una notable disminución de la actividad de MAO del cerebro y el contenido de MDA de cerebro y el hígado. El extracto de Cordyceps tiene buenos efectos anti-envejecimiento en ratones de edad avanzada, probablemente debido a los efectos de mejorar la antioxidación y la eliminación de los radicales libres.

Otros tratamientos naturales

Ha comenzado a ser utilizado el extracto de **vainilla** (vainillina).

El **yoga** es útil para ayudar a lograr la relajación y disminuir el estrés, mejorar el desempeño de las actividades diarias, y aumentar la calidad de vida en pacientes con cáncer.

Cartílago de tiburón

Bloquea la creación de nuevos vasos sanguíneos que son necesarios para el cáncer que está creciendo y por lo tanto no logra sobrevivir. (750 mg / día),

Sistema inmunológico

Se emplean plantas medicinales como la **Uña de gato** y la **Equinácea**, así como el extracto de **Propóleo** y dosis altas de **vitamina C**.

Tratamientos cognitivos

Incluyen orientación, bio-retroalimentación, hipnosis, visualización, imaginación, yoga, masajes, meditación, técnicas de relajación.

ALIMENTOS Y DIETA

A evitar:

Las grasas saturadas de las carnes, los alimentos refinados procesados, harina blanca, azúcar refinado, sal refinada, alcohol, cafeína, productos de venta libre de carne, aves de corral, y productos lácteos en general, alimentos carbonizados o a la parrilla, drogas, nicotina, saborizantes artificiales, colorantes y conservantes no naturales.

A consumir:

Ajos. Es bien sabido que el ajo tiene propiedades antibióticas que pueden utilizarse para deshacerse de los agentes infecciosos como bacterias, levaduras, hongos, etc. Según el Centro nacional para la Medicina Complementaria y Alternativa (NCCAM), la presencia de compuestos de azufre es un buen agente contra el cáncer, ya que ocasiona que las células malignas se sometan a la muerte celular natural. También juega un papel en la activación de las células del sistema inmune contra las células cancerosas. Siempre es mejor comer el ajo en forma cruda o en polvo en lugar de consumirlo cocinado.

Brécol. El brócoli contiene el gen linamarasa que ocasiona que las células cancerosas presentes en el interior puedan descomponerse en cianuro y morir.

Uvas: Las uvas contienen un compuesto llamado proantocianidinas que reduce la producción de estrógenos del cuerpo. Esto conduce a un tratamiento eficaz del cáncer de mama como se desprende de los ensayos clínicos realizados en varias pacientes afectadas. El estudio mostró que el extracto de uva afecta a los tumores de mama que son sensibles a las hormonas. Un elemento llamado doxorrubicina se encontró que podía mejorar la actividad anti-tumoral del zumo de uvas.

Hierba del trigo: Se sabe que es ventajosa para los pacientes de cáncer. Tomada en forma de zumo o en bruto, se muestra una regresión del crecimiento del cáncer. Tiene la capacidad para mejorar el sistema inmunológico, y conseguir deshacerse de las toxinas y productos de desecho.

Té verde: Tiene propiedades anti-inflamatorias y es muy eficaz contra el cáncer de mama.

Lignanos: Los lignanos están presentes en las semillas de girasol, anacardos, las fresas, semillas de lino y maní. Estos compuestos previenen los tumores dependientes de estrógenos al disminuir su tasa de progresión.

Soja: Es una de las dietas conocidas que se consideran obligadas para los pacientes de cáncer de mama. Contiene fitoestrógenos y otros elementos que bloquean las células cancerosas que emplean los estrógenos. También contiene isoflavonas necesarias para la prevención del cáncer en etapas tempranas. Puede tomarse como brotes o como vegetal cocido.

Vitamina D: La ingesta de vitamina D se ha asociado con un menor riesgo de cáncer de mama. Se puede encontrar en los huevos, el aceite de hígado de bacalao, pero no es adecuada en el queso y la leche de vaca.

Calcio: El calcio orgánico presente en alimentos como el salmón, zumo de naranja, las almendras verdes y las verduras, puede reducir el riesgo de cáncer. No sirve el calcio inorgánico que se vende en las farmacias.

Dieta saludable. Baja en calorías y grasas y alta en fibra, dieta principalmente vegetariana, granos enteros, frutas y verduras, tarta de cerezas, espinacas, repollo, verduras de color amarillo y naranja (zanahoria, calabaza, ñame, plátanos, maíz), pimientos rojos y verdes, nabos, tomates, brécol, coliflor, coles de Bruselas, aguacate, pescado de agua salada, arroz, maíz, alfalfa, soja, algas, cebollas, fresas, nueces crudas, rábanos, yogur, maitake y setas reishi.

Alimentos especialmente perjudiciales. Perritos, carne de vaca, cordero y cerdo, ya que contienen gran cantidad de grasas saturadas, así como carnes rojas y de caza.

Vitaminas y suplementos

Un multivitamínico y suplemento mineral, especialmente vitaminas del complejo B (100 mg), Vitamina E (400 IU y aumentar lentamente hasta 1.000 UI al día), vitamina D3 (1.000 UI al día durante los meses de invierno) y vitamina C (1.000-5.000 mg / día)

Ácidos grasos esenciales (semilla de lino, borraja u onagra).

Los **beta-carotenos** ((10.000 UI/día), el calostro, el SOD, y el Pycnogenol,
estimula el sistema inmunológico y aceleran la cicatrización.

Germanio (200 mg/día); Maitake (4.000-8.000 mg/día), Acidolphilus (no lácteos), y la Jalea Real, ayudan a disminuir el crecimiento del cáncer.

Minerales como el magnesio (1000 mg/día), potasio (99 mg/día), y el cinc (50 mg/día) favorecen la división celular normal.

Las **Enzimas digestivas**, ayudan a reducir la inflamación.

El **selenio** (200-400 mcg/día) se ha encontrado que ayuda a prevenir la formación de ciertos tipos de tumores de mama, del colon y esófago.

No tome suplementos de **hierro**.

Zumos

Un jugo diario de brócoli fresco orgánico, coliflor, zanahorias, col rizada, verduras de hojas oscuras y una manzana, así como de remolacha, uva, cereza negra y zanahoria.

Hexafosfato de inositol

(IP-6, ácido fítico o fitato), es un carbohidrato natural polifosforilado que se encuentra en los granos de cereales, guisantes, arroz, maíz, semillas de sésamo, salvado de trigo y otros alimentos altos en fibra. Ayuda en el metabolismo de la insulina y el calcio, el crecimiento del cabello, el metabolismo de las células de la médula ósea, el desarrollo de la membrana del ojo, y ayuda a la transferencia de grasa en el hígado a otras partes del cuerpo. El IP-6 en la dieta puede incluso ayudar a reducir el riesgo de cálculos renales. Muchos investigadores creen que algunos de los beneficios para la salud pueden ser debidos a los antioxidantes, a la mejora del sistema inmunológico y cardiovascular. En experimentos in vitro en animales se ha demostrado que el IP-6 tiene importantes efectos reguladores de protección y el crecimiento en las células de varios tejidos, incluyendo los de colon, mama y próstata.

El IP-6 posee in vivo e in vitro, una actividad anticancerígena contra diversos tumores, tales como el cáncer de colon, cáncer de próstata, cáncer de mama, cáncer de hígado, leucemia mieloide crónica, cáncer de páncreas, y rabdomiosarcomas. Los ensayos en humanos son escasos y por lo tanto, actualmente no sabemos a ciencia cierta si tomar suplementos de IP-6 es útil para la prevención o tratamiento del cáncer, los primeros datos son prometedores.

El IP6 parece inhibir el crecimiento de las células del cáncer de mama, y también actúa sinérgicamente con la adriamicina o tamoxifeno, siendo particularmente eficaz contra las enfermedades sensibles a los estrógenos y contra las células resistentes a la adriamicina.

Los pacientes que reciben quimioterapia, junto con IP6 + inositol no padecen citopenia, una caída en los recuentos de leucocitos y plaquetas. Las pacientes que tomaron IP6 + inositol tenía una calidad de vida significativamente mejor y un buen estado funcional y fueron capaces de llevar a cabo sus actividades diarias.

La hipótesis es que el IP6 inhibe el crecimiento celular y aumenta la tasa de apoptosis del cáncer de páncreas in vitro. El tratamiento del cáncer de páncreas con IP6 redujo significativamente el crecimiento celular anómalo.

In vitro muestra eficacia contra el cáncer de próstata. En un estudio piloto se ha observado efectos preventivos en la tumorigénesis de próstata.

El IP6 inhibe el crecimiento de rabdomiosarcoma, un tumor de origen mesenquimal, que es el sarcoma de tejidos blandos más común en los niños. La supresión del IP6 permite que las células recuperen su crecimiento logarítmico. La experiencia ha demostrado que reduce 49 veces el tamaño de los tumores.

Otros efectos

El IP6 inhibe la replicación del VIH-1 en una línea de células T, así como la de una cepa recién aislada en células mononucleares de sangre periférica. Aunque los mecanismos del IP6 siguen siendo poco claros, se puede especular que actúa sobre el VIH-1 en fase replicativa temprana.

El IP-6 se sabe que funciona como un factor lipotrópico, y reduce los lípidos excesivos en el hígado, por tanto protege contra el hígado graso resultante de la lipogénesis hepática elevada.

El IP6 aumenta el efecto anticanceroso de la quimioterapia convencional, controla la metástasis, y mejora la calidad de vida. También inhibe la agregación plaquetaria humana in vitro.

CARIES

Descripción:
Pérdida del esmalte dental.

Causas:
Aunque parezca un contrasentido, la costumbre de lavarse los dientes tres veces al día puede ser más perjudicial que benéfica. Si se emplean conjuntamente una pasta de dientes abrasiva y un cepillo de cerdas

duras, la erosión al esmalte suele ser rápida e irreversible. De igual manera que un pulimento desgasta la pintura aunque aparentemente la deje blanca, la acción mecánica del cepillado de dientes puede deteriorar el esmalte especialmente en los niños.

Nuestra recomendación es sencilla: hay que lavarse los dientes con un cepillo de cerdas suaves, empleando preferentemente agua y usando un elixir adecuado al finalizar.

Por otra parte, la caries se ve influida grandemente por el consumo de productos refinados, en especial el azúcar y las galletas, ya que se ha comprobado recientemente que el azúcar integral no provoca caries. La carencia de flúor, calcio, hierro, sílice y magnesio, serían las causas puramente nutritivas que acrecentarían un problema ya declarado.

Tratamiento:
Para blanquear los dientes hay medidas muy populares como son lavárselos con zumo de limón dos veces en semana y masticar hojas de salvia y menta. También nos podemos fabricar nuestra propia pasta de dientes empleando arcilla con unas gotas de Própolis.

Nutrientes:
En los niños se puede utilizar pequeñas dosis de flúor orgánico, junto a los minerales anteriormente citados y recomendarles que no coman en absoluto dulces refinados o chocolate.

CASPA
Escamas en el pelo.

Descripción:
Esta es una anomalía que se extiende por igual en hombres que en mujeres, llegando incluso a afectar a los niños, aunque en la actualidad ha disminuido bastante su propagación.

Se declara normalmente en el cuero cabelludo, aunque en casos más extremos puede extenderse a las cejas, e incluso al tórax, llegando a ser recurrentes. Las escamas pueden ser muy numerosas, bien visibles y de tamaño variable.

Causas:

La causa se atribuye a una errónea higiene del cabello, ya que normalmente las personas afectadas no son precisamente descuidadas con su aspecto físico. Tampoco se sabe con seguridad si la caspa aparece en personas con problemas emotivos, introvertidos o acomplejados, o en realidad es la caspa lo que les ocasiona ese carácter.

Tratamiento:

Localmente se han probado con éxito varias fórmulas y entre ellas tenemos las lociones de abedul, capuchina, ortiga verde, nogal, romero y lúpulo. Cualquiera de ellas suele dar buenos resultados, lo mismo que las lociones con tomillo.

Mucho más decisivo es el lavado correcto del pelo. En este sentido es importante no emplear nunca champúes que eliminen drásticamente la grasa, ya que es una causa en la aparición de la caspa. El lavado del pelo debe ser suave, nunca masajeando con las uñas, con agua templada y al menos un par de veces en semana o inicialmente cada dos días.
Internamente da buen resultado el aceite de Onagra y la toma diaria de una infusión de milenrama, tomillo, diente de león, alcachofera y llantén.

Oligoterapia:

El zinc

Nutrientes:

Una mezcla vitamínica con B-6, H y Biotina, aportarían los nutrientes indispensables.

CATARATAS

Descripción:

Opacidad degenerativa del cristalino.

Causas:

No siempre las cataratas son un trastorno del envejecimiento, ya que pueden estar producidas frecuentemente por la diabetes, inflamaciones e infecciones del ojo, traumatismos, calor excesivo, uso de colirios, rayos X o exposición prolongada al sol. Mirar al sol a través de una cámara fotográfica, aunque sea durante unos segundos, puede originar una catarata en poco tiempo.

La persona suele notar inicialmente una pérdida progresiva de la visión, sin dolor, llegando a ver solamente un velo blanco en los casos más avanzados. Otro síntoma es la miopía, aunque en estos casos existe la paradoja que una persona que necesitaba gafas para ver de cerca comience a no necesitarlas. Externamente, la presencia de un color blanquecido en el cristalino confirma fácilmente la enfermedad.

Tratamiento:

En los comienzos el problema puede quedar enmascarado con el uso de unas gafas adecuadas, aunque posteriormente su progreso es irreversible y se necesitará extraer el cristalino.

La medicina natural no puede aportar soluciones buenas en estas enfermedades, aunque se puede intentar frenar su evolución en los primeros momentos. Se tomarán por vía interna extracto de arándano, pipas de calabaza crudas y glutatión reducido, durante un tiempo indefinido.

Localmente se harán lavados frecuentes con agua de eufrasia y se pondrán en el ojo afectado compresas de arcilla o cebolla.

Es importante restregarse los ojos activamente por las mañanas, para eliminar todo lo que se ha acumulado durante la noche por la ausencia de lágrimas.

Se han recomendado mucho los colirios a base de limón o perejil y para utilizarlos la persona deberá realizarlos con la concentración adecuada para que no le escueza.

Nutrientes:

Las vitaminas C y B2 son las más adecuadas.

Homeopatía:

Causticum CH4, Naphatalium CH6, Natrum muriaticum CH6, Calcium fluoratum CH 12, Gelsemium CH5. También sílice y fósforo.

CELULITIS

La celulitis estética –celulitis común- afecta a más del 70 por ciento de las mujeres de todas las edades, y constituye junto con la obesidad la mayor preocupación en cuanto al aspecto físico se refiere. Aunque en el deambular cotidiano pasa desapercibida y cualquier ropaje o panty es capaz de hacerla invisible, en la intimidad de las casas y en los lugares de recreo acuáticos, ocasiona no poco traumas psicológicos para quienes la padecen. La otra celulitis, la infecciosa, consiste en una inflamación aguda, difundida por los tejidos sólidos, con edema, infiltración de leucocitos y que se localiza con preferencia en la piel y el tejido subcutáneo. Esta forma infecciosa está causada por unas enzimas que producen los microorganismos, lo cual ocasiona la necrosis de las células y que se dan en personas con disminución de sus defensas. Su tratamiento debe estar dirigido por un médico.

La celulitis común, aunque no supone un problema médico severo, suele afectar a las extremidades inferiores, los muslos, el vientre, las caderas, las nalgas, aunque en ocasiones también a la nuca, y muestra una piel de aspecto a cáscara de naranja, existiendo también una infiltración grasa en el tejido subcutáneo que provoca endurecimientos, nudos y engrosamientos. Con el tiempo, el volumen de la zona afectada aumenta y la piel, además de sensible a la presión, está pegada a los tejidos profundos y carece de movilidad. El término médico para describir este tipo de celulitis es "Paniculopatía edematosa fibroesclerótica".

La otra alteración de la piel, las estrías, está igualmente extendida en la población femenina, especialmente en quienes han dado a luz o han soportado drásticas bajadas de peso. Igualmente tiene un componente de cronicidad y muchos de los tratamientos fracasan, más por falta de constancia que de efectividad, aunque con frecuencia lo hacen por no haber llegado a tiempo, antes de que los tejidos se hayan endurecido.

Tratamiento:

Tratamientos naturales de acción tópica

Ginkgo biloba: posee una alta concentración de sustancias antioxidantes y estimulantes de la circulación.

Fucus vesiculosus: es un alga marina rica en aminoácidos, vitaminas, minerales y oligoelementos. Posee yodo, cuyo efecto sobre el metabolismo lo hace recomendable en tratamientos de celulitis. Activa el metabolismo de las células y así ayuda a eliminar los elementos tóxicos acumulados.

Retinol: es la forma activa de la vitamina A que estimula la actividad celular. Una mezcla adecuada sería: Retinol-Mucopolisacáridos.

Vitamina E: es un poderoso antioxidante, que actúa protegiendo las estructuras celulares.

Ruscus: en su raíz se concentra un principio activo, la ruscogenina, que posee acción venotónica, activa la microcirculación y facilita el drenaje linfático y circulatorio.

Hiedra (Hedera helix): presenta propiedades analgésicas y lipolíticas, favorece la irrigación y el drenaje vascular y linfático.

Aloe vera: es un agente antiinflamatorio cicatrizante, regenerador del tejido cutáneo.

Cafeína: activa la lipólisis, moviliza la grasa acumulada. Algunas de las mezclas empleadas, contienen:
Cafeína-Aceite de siliconas-Acido salicílico-Escina-Ginkgo biloba-Sales de rutina.
Cafeína-carnitina-Coenzima A
Cafeína-Retinol-Ruscus.

Guaraná: extracto de guaraná rico en cafeína, estimula la salida de los cuerpos grasos.

L-carnitina: tiene propiedades lipolíticas, ayuda a quemar los cuerpos grasos.

Acido salicílico: evita la entrada de glucosa en el tejido graso.

Escina: favorece la lipólisis.

Glicerina, aceites y siliconas: hidratan la piel. Se utilizan mezclas con: Aceite de soja-Algas-Camomila-Colágeno-Fucus vesiculosus-Hedera helix-Vitamina A-Vitamina D-Vitamina E.

Agua termal: rica en minerales y oligoelementos, con propiedades calmantes, anti-irritantes y descongestivas.

Bioactivos a/Y: actúan directamente bloqueando los receptores a2 y NPY (que son los principales responsables del almacenamiento de grasas), favoreciendo así su eliminación constante. Produce una disminución del grosor del tejido adiposo y una acción tonificante que confiere más firmeza a la piel. Reducen el aspecto piel de naranja.

Parches
Ginkgo biloba-Hava tonka-Hiedra-Melilotus. (Favorecen la circulación)

Cremas conteniendo **Centella asiática**
La centella asiática (Hidrocotile asiatica) actúa protegiendo el tejido vascular. Estimula la biosíntesis del colágeno. Algunas de las mezclas empleadas contienen:
Centella asiática-Abedul-Algas marinas-Fucus-Hiedra-Meliloto-Viña roja (adelgazantes).
Centella asiática-Alantoína-Hedera helix-Vitamina A-Vitamina E (regeneradoras).
Centella asiática-Algas marinas-Equisetum arvense (diuréticas).
Centella asiática-Algas marinas-Hamamelis (circulación).
Centella asiática-Algas marinas-Hedera helix-Vitamina E (metabolismo).
Centella asiática-Aloe vera-Cafeína-Hiedra (estimulantes).

Es importante destacar que la eficacia de estos productos no se basa solamente en sus acciones sino también en su uso continuado. Para poder ver resultados satisfactorios, es decir, una mejoría del aspecto de la piel, se debe seguir el tratamiento durante al menos 2 meses.

Tratamiento general

Estas son las recomendaciones:

1. Visitar primero al médico por si existiese una causa hormonal importante, ya sea por amenorreas, dismenorreas o menopausia.
2. Eliminar de la alimentación los hidratos de carbono refinados, como son el pan, harinas, dulces o pastas italianas. Dado que el problema no está en el alimento en sí, sino solamente en el refinado, consumiendo alimentos integrales podemos seguir saboreando esas comidas.
3. Reducir algo el consumo de sal, pero en lugar de eliminarla cambiarla por sal marina o en su defecto por sal de apio o sucedáneos de especias.
4. Comer abundancia de verduras y hortalizas, pero no mezclarlas con productos cárnicos de cerdo o vaca. Se puede añadir algo de carne de pollo, pavo o conejo.
5. Tomar frutas en abundancia, en especial piña y cerezas.
6. Después de las comidas, tomar una infusión de rabos de cereza y estigmas del maíz.
7. Otras plantas medicinales que le ayudarán son:
   La cola de caballo por su acción diurética y remineralizante
   Las hojas de abedul porque eliminan los edemas de las piernas
   El enebro por su efecto purificador
   La ortiga verde por el gran aporte de minerales y vitaminas, así como por su acción depurativa
   La ortiga blanca regula los trastornos del período
   La bolsa de pastor es una planta antihemorrágica que refuerza además los capilares y las venas, impidiendo que se dilaten.
8. Tome una semana al mes suplementos de hierro, especialmente hierro asimilado en levadura que encontrará en herbolarios. La carencia de hierro se ha demostrado que es uno de los desencadenantes de las celulitis crónicas.
9. También tome suplementos de cromo orgánico, el cual influye decisivamente en el metabolismo de las grasas y los hidratos de carbono, mejorando además la asimilación de la glucosa e impidiendo que se trasforme en grasa.

10. Deberá tomar suplementos de yodo, el cual con su acción directa sobre la glándula tiroides podrá estimular el metabolismo. Lo podemos encontrar en las algas fucus, kelp o kombu, así como en la sal marina, los ajos, los rabanitos y el centeno.

11. Practique gimnasia, pero de ningún modo que sea agotadora. Si bien la gimnasia es adecuada para reducir la celulitis, su mayor efecto está en evitar que se queden flácidos los músculos, lo que indudablemente facilitará el desarrollo de la enfermedad. Puede elegir un deporte moderado o uno en el cual se trabajen mucho las piernas, como pueden ser las artes marciales (Kung fu, Ninjutsu o Taekwondo) o el baile. No obstante y para que el ejercicio no sea perjudicial para la circulación, después de trabajar deberá realizar una prolongada sesión de enfriamiento progresivo. Para ello, nunca suspenda el ejercicio bruscamente y modere su esfuerzo poco a poco, hasta llegar a la fase de reposo. Si es usted una deportista muy activa, quizá profesional, no olvide que el excesivo ejercicio también puede producir celulitis, aunque sus músculos sean una roca. Cuando termine, túmbese en el suelo y ponga sus piernas hacia arriba unos minutos para que la sangre acumulada en las piernas retorne. Después dese una ducha templada y al terminar emplee agua fría en las pantorrillas durante unos segundos.

12. Es muy importante que haga frecuentemente ejercicios de estiramiento para las piernas.

13. No olvide beber abundante agua, antes, durante y después del ejercicio. El agua no engorda, no tiene calorías y no se acumula en los tejidos, salvo que exista una enfermedad renal o cardiaca. Con frecuencia, disminuyendo la ración de agua se produce una retención de líquidos.

14. El descanso periódico le es imprescindible, ya que es en esos momentos cuando el cuerpo aprovecha para regenerarse.

15. Utilice sin problemas los rodillos para masajes, los guantes de crin, las duchas especiales y cuantas cremas anticelulíticas pueda comprarse. No le harán daño y siempre le mejorarán algo. Para un mejor efecto frótese la piel con el guante de crin para que se caliente y dilaten los poros, y aplíquese entonces la loción escogida ya que así penetrará mejor. En las clínicas especializadas le aplicarán tratamientos a base de vendas frías, galvanoterapia, diatermia y rayos

infrarrojos, entre otros, los cuales suelen ser eficaces aunque muy caros. Si se lo puede permitir económicamente, adelante.

16. Los masajes frecuentes también le ayudarán bastante, aunque para ello le bastará con la ayuda de su pareja o de usted misma.

Recomendaciones generales

1. Ejercicio:
   Sirve esencialmente para movilizar la grasa subyacente y evitar los daños que ocasiona en el tejido conectivo la vida sedentaria.

2. Dieta:
   Está diseñada para ayudar en la lucha contra la grasa, reducir el daño de los radicales libres y mejorar la hidratación a través de comer una alimentación saludable. También sería necesario complementar la dieta con los recursos naturales que ayuden a librarse de elementos perjudiciales, así como también proporcionar vitalidad general y bienestar.

3. Estimulación:
   Está orientada a reducir los aspectos visibles e invisibles de la celulitis a través del cepillado y masaje.

4. Nutrición:
   La dieta es el soporte imprescindible para combatir la celulitis y el más eficaz. Una alimentación vegetariana es la mejor opción.

5. Aromaterapia:
   Parecido a la aromaterapia convencional, se dirige a aprovechar los aceites esenciales de las plantas para que aporten a la piel sustancias beneficiosas. Se absorben perfectamente a través de la piel, incluso aportándola en el agua de baño.

6. Belleza:
   La combinación con cremas y otros tratamientos cosméticos, es de gran ayuda.

7. Psicología:
   Las terapias del pensamiento contribuyen a evitar las causas emocionales que cronifican la enfermedad.

De un modo general, cuando los tejidos son atacados por la celulitis, se caracterizan porque:

• Al pellizcarlos se hacen más gruesos.
• La piel se pone más dura.
• Aumenta la sensibilidad al dolor.
• Disminuye la movilidad de la piel y ésta se "pega" a los tejidos más profundos.
• Al tocarla se perciben "bolitas" que corresponden a los nódulos de grasa que se han formado.

CIÁTICA

Descripción:
Se da el nombre de ciática al síndrome doloroso que se localiza en el trayecto del nervio ciático. Es decir, al dolor que generalmente parte de la nalga y se irradia por la cara posterior del muslo, la cara posterior o externa de la pierna y puede llegar hasta el pie.
El dolor ciático se origina en un proceso irritativo del nervio o de alguna de las raíces que lo originan, generalmente la quinta raíz lumbar o la primera raíz sacra. De lo anterior se deduce que desde un comienzo es indispensable diferenciar la verdadera ciática de otros dolores, generalmente de origen muscular u ósteoarticular, que pueden localizarse en las mismas regiones.
La ciática puede presentarse en forma aguda o ser un trastorno de carácter crónico con períodos de reactivación aguda.

Causas:
La ciática puede tener múltiples causas, especialmente de carácter compresivo, y afectar al nervio ciático o a sus raíces. Sin embargo, una gran cantidad de casos de ciática son ocasionados por la compresión de una raíz dentro del canal raquídeo, por hernias del disco intervertebral o por otras causas de naturaleza ósteoarticular.
El nervio ciático se extiende por casi toda la pierna y, por tanto, está muy expuesto a traumatismos e inflamaciones. Son numerosas las

causas que pueden alterarle y entre ellas tenemos el frío repentino, comprensión de una raíz nerviosa, enfermedades tóxicas, infecciosas o metabólicas, alcoholismo, neuropatía diabética, lesiones del propio nervio o rotura de algún disco intervertebral. También son frecuentes los dolores a causa de inyectables mal puestos, embarazo, carencias vitamínicas, tumores, carreras deportivas, ciclismo, permanecer demasiado tiempo sentado sobre el borde de las sillas o por excesivo deporte.

Síntomas:

Aunque es una enfermedad leve, el dolor que causa es muy intenso y provoca incapacidad durante muchos días, siendo frecuentes las recidivas.

Cualquiera que sea el mecanismo que la produzca, la ciática tiene dos tipos de síntomas: dolor y déficit en la función. El dolor en la ciática se irradia por la nalga, por la cara posterior del muslo, por la cara posterior o externa de la pierna y a veces hasta el pie, pero puede variar ligeramente la localización, de acuerdo con la raíz comprometida. Este dolor generalmente aumenta con el ejercicio, con los esfuerzos, con la tos, los estornudos y al agacharse. Se calma con el reposo y obliga al paciente a guardar ciertas posiciones.

Un síntoma que acompaña al dolor en casos de ciática es la contractura muscular. Se encuentra rigidez de los músculos lumbares, a veces muy intensa, especialmente en los casos agudos.

Si se practica un examen muscular cuidadoso, se podrá encontrar una paresia (parálisis incompleta), generalmente leve, de los músculos comprometidos, particularmente del tibial anterior y del extensor del dedo grueso. Es frecuente que quede afectado el cuadriceps y que exista disminución o abolición del reflejo rotuliano.

Tratamiento:

El calor es el mejor tratamiento que existe y puede ser aplicado con manta eléctrica, botella de agua caliente o, mejor aún, con compresas calientes ricas en esencia de tomillo y extracto de albahaca. También proporcionan alivio las cataplasmas de hipericón y esencia de pino.

Es importante resaltar que los pinzamientos vertebrales se confunden frecuentemente con la ciática y requieren reposo en cama, estiramientos intensos pasivos (realizados con la ayuda de otra persona), calor lumbar y masajes compresores sobre la parte afectada. Generalmente, una o dos semanas de tratamiento conservador son suficientes para aliviar en forma completa, o muy significativa, entre el 80 y 90% de las crisis agudas de ciática. Cuando el enfermo se levante, puede completarse su estudio con exámenes complementarios y se le deben dar instrucciones de tipo preventivo para cuidar su columna y evitar una nueva crisis.

Nutrientes:
Se recomienda el Litio, así como el magnesio y la vitamina B1. También proporcionan alivio el zumo de col y los higos secos.

Hierbas:
Internamente se tomará Harpagofito en dosis altas cada tres horas, reforzado cada ocho horas con muérdago

Homeopatía:
Arnica CH4, Aconitum CH4, Belladonna CH4, Colocynthis CH4, Ammonium muriaticum CH4. También, Calcarea fluorica y Bryonia.

CINETOSIS (Mareos en vehículos)

Descripción:
Alteración del sentido del equilibrio que da lugar a importantes trastornos de todo el sistema orgánico, especialmente el digestivo.

El estímulo excesivo del aparato vesticular (oído), parece ser el principal responsable de los mareos del viaje. Normalmente las personas tienen una cierta capacidad para adaptarse a las aceleraciones y deceleraciones, y a los cambios angulares y lineales, pero en determinadas circunstancias ese sistema se muestra insuficiente. Durante la crisis hay vómitos, hiperventilación, palidez, sudores abundantes, bradicardia y fatiga intensa.

Causas:

Los movimientos rotatorios de la cabeza son los que provocan con mayor frecuencia mareos en el viaje, así como la adaptación continua de los ojos al movimiento de los objetos próximos. Otros factores, como son el aspecto olfativo (el olor a comida suele ser un desencadenante), los traumas psíquicos, el embarazo y el convencimiento de que se va a marear, son también causa común de mareos.

También son frecuentes en las infecciones del oído medio, las jaquecas, la hipotensión, presión excesiva en el cuello al llevar prendas ajustadas, sobresaltos emocionales, extracción de sangre o tos intensa.

Tratamiento:

El mejor tratamiento consiste en evitar mirar a objetos muy próximos y tratar de hacerlo a la lejanía. También hay que evitar moverse, hablar, leer, fumar, beber o comer antes de los viajes. La respiración debe estar controlada en todo momento, siendo pausada y profunda.

Para prevenirlos se deberán tomar infusiones de menta varias veces al día, y dormir con unas gotas de la misma esencia en la almohada.

Oligoterapia:

Tomar comprimidos de vitamina B-6 unos días antes.

Nutrientes:

Las pipas de calabaza crudas y los pimientos rojos tienen cierta acción preventiva bastante eficaz. También posee gran reputación el jengibre, especialmente masticado.

Homeopatía:

Cocculus CH4, Tabacum CH4, Belladonna CH4.

CIRROSIS

Descripción:

Inflamación crónica que provoca el endurecimiento del hígado como consecuencia de la destrucción de sus células.

Causas:

Es una enfermedad que se produce con más frecuencia en el varón alcohólico, aunque en los demás casos es la mujer de entre 35 a 60 años las que más lo padecen. La desnutrición, la falta de proteínas y el exceso de grasas animales, suelen ser las causas más frecuentes de cirrosis, así como las intoxicaciones.

El comienzo es similar a las afecciones hepáticas y se perciben por anorexia, fatiga extrema y picores en todo el cuerpo, con preferencia en la palma de las manos. Hay mal sabor de boca, eructos, pérdida de peso, malestar general y dolores abdominales. Si la enfermedad progresa hay fiebre ligera, ictericia, fuerte mal aliento, aumento del tamaño del hígado, varices de esófago, hemorroides, trombosis venosa, ascitis, edemas y torpeza de movimientos.

Tratamiento:

Aunque el tratamiento básico debe ser igual al de la hepatitis, no debemos olvidar que es una enfermedad más grave y requiere muchos más cuidados. Es necesario un reposo prolongado, suprimir el alcohol, aumentar la ración de proteínas vegetales, tomar hidratos de carbono sin refinar, nada de leche (salvo la de almendras) y muchos zumos de frutas y verduras al gusto del enfermo.

La distensión del sistema venoso se tratará con ginkgo biloba, y en casos de hemorragia con hidrastis y ciprés. Si el paciente está aturdido se suprimirá la alimentación normal, salvo algún alimento rico en glucosa, como pueden ser las uvas, miel, etc. La ascitis (hinchazón del vientre), se tratará con vara de oro, rabos de cereza y diente de león.

El tratamiento interno comprende infusiones tres veces al día de fumaria y cardo mariano.

Como bebida únicamente se recomienda agua normal con unas gotas de zumo de limón, y si hay muy mal sabor de boca se puede hacer una tisana con hojas de menta.

Si hay éxtasis o inflamación de los conductos biliares, se aplicarán compresas de leche fría en la zona hepática.

Nutrientes:
Calcio, vitaminas A, D y K. Levadura de cerveza.

Oligoterapia:
Cobalto y bioflavonoides.

Homeopatía:
Aurum CH4, Cardo mariano (tintura madre), Quassia (tintura madre), Plumbus CH6.

CISTITIS

Descripción:
Inflamación de la vejiga urinaria.

Causas:
Con una frecuencia de 10 veces más en la mujer que en el hombre, la mayoría de las veces la cistitis es consecuencia a una infección de riñón, próstata o uretra, ya que el epitelio de la vejiga es muy resistente a la infección y el pH no favorece la proliferación microbiana.

Las cistitis femeninas pueden deberse a una infección desde la vagina a la uretra y en los varones generalmente es el resultado de una infección ascendente de la uretra o la próstata. La expulsión de cálculos o el vaciado tardío o parcial de la orina, sin embargo, pueden provocar una infección local. El parto, el reposo prolongado en cama, la diabetes o el no llevar suficientemente tapados los órganos genitales en tiempo frío, pueden provocar una cistitis.

Síntomas:
La sintomatología de la cistitis es muy clara e incluye sensación de quemazón al orinar, dolor en la región púbica y en la parte posterior de la espalda, escalofríos, malestar general, fiebre y en ocasiones hemorragias pequeñas.

Tratamiento:

Reposo en cama y buena hidratación. Hay que evitar la introducción de sondas o manipulaciones externas, ya que el riesgo de agudizar la infección es muy alto. El tratamiento que se indica a continuación actúa igualmente en vías urinarias altas.

Los baños de asiento muy calientes con manzanilla dulce y malva, así como el sumergir también los pies en agua caliente, es la terapia de base e imprescindible. Diariamente, cuatro veces al día si es posible, se tomarán infusiones de grama, gayuba y brezo, bien calientes por supuesto. El espliego y el enebro se pueden utilizar también en forma de esencias, bien sea en el baño de pies, el de asiento, o simplemente frotándose con ellas la cara interna del brazo.

El arándano se utilizará si coexisten hemorragias y la consuelda se puede aplicar en los casos en los que la pared mucosa esté erosionada y sumamente delicada. Para ello, se utilizarán lavados internos adecuados con maceración en agua de la hierba, reforzados con esencia de Niaolí o Cedro. Externamente ayudan bastante las cataplasmas de linaza muy calientes. Hay que evitar llevar pantalones ajustados, lo mismo que prendas con tejidos sintéticos que no permitan la transpiración y el alcohol.

Una vez remitida la enfermedad, se tomarán diariamente durante algunos días estigmas de maíz, cola de caballo y meliloto, para evitar las recaídas.

Oligoterapia:
El cobre orgánico fortalecerá la curación.

Nutrientes:
Las perlas de aceite de ajo, las acelgas y la jalea real, y suplementos de vitamina A tienen en éstos casos un efecto fortalecedor. También se recomiendan el zumo de arándanos y el agua de cebada.

Homeopatía:
Aconitum CH4, Belladonna CH4, Cantharis CH4, Dulcarama CH6, Nux vomica CH4, Pulsatilla CH4.

CLAUDICACIÓN INTERMITENTE

Descripción:
Alteraciones en la estructura de las venas y arterias que producen oclusión del aporte sanguíneo a las extremidades.

Causas:
Suele desencadenarse en personas que padecen aterosclerosis, aunque también existe una predisposición a ella en personas que llevan fumando muchos años y realizan un trabajo comúnmente de pie. No es frecuente en mujeres, mucho más en varones, y suele agudizarse en épocas de fuerte frío o calor, así como durante las enfermedades infecciosas y el uso de medicamentos como la epinefrina.
La pared venosa y arterial se vuelve áspera y son normales los vasoespasmos que reducen aún más el flujo sanguíneo.

Síntomas:
Al comienzo de los síntomas el enfermo se queja de dolor, calambres, frialdad, entumecimiento, hormigueo o ardores en las extremidades. Posteriormente, se suele declarar flebitis y el dolor al estar de pie es más agudo. El reposo alivia rápidamente los síntomas, los cuales se agudizan en el caso de realizar esfuerzos muy intensos. La palidez de la piel afectada cuando se eleva por encima del corazón y el rubor cuando están más bajos son habituales, lo mismo que las alteraciones de las uñas y la piel de los extremos. La sensación de dolor puede extenderse al pie, muslos, cadera o nalgas.

Tratamiento:
Es imprescindible andar al menos 60 minutos diarios, parándose cuando aparece el dolor, ya que de no hacerlo el riesgo de gangrena y ulceraciones es muy alto.
El tratamiento definitivo hace imprescindible una serie de medidas de fondo, como son dejar de fumar, evitar permanecer mucho tiempo en pie, no usar zapatos ajustados, exposición a temperaturas extremas o el uso excesivo de la parte afectada. También hay que mantener una buena higiene de los pies y las uñas.

Si la enfermedad da síntomas de gangrena incipiente hay que mantener reposo en cama, poner la parte afectada bien alta y estimular la vasodilatación refleja poniendo calor en el tronco. Es conveniente también mover la zona afectada arriba y abajo para ayudar a reanudar la circulación y si el enfermo no puede, el ejercicio puede ser realizado con ayuda de otra persona.

El tratamiento natural consistirá en tomar cuatro infusiones diarias de milenrama e hipericón, así como aplicaciones locales de tintura o extracto de caléndula y árnica.

Oligoterapia:
El oligoelemento a utilizar es el Cobalto.

Nutrientes:
La vitamina apropiada es el ácido nicotínico.

Homeopatía:
Pulsatilla CH4, árnica CH4

CODO DE TENISTA (Epicondilitis)

Descripción:
Es una lesión de los músculos y tendones en la cara lateral externa del codo, que procede de un sobreuso o de esfuerzos repetitivos a ese nivel. La contracción repetida de las fibras musculares del antebrazo genera una tensión localizada en los puntos de inserción de los tendones en el hueso del codo.

Debe tenerse en cuenta que la epicondilitis no se limita a jugadores de tenis, golf, béisbol o nadadores, sino que se puede dar en cualquier actividad que ponga los compartimentos medial o lateral del codo bajo esfuerzos repetitivos similares (golpear con martillo, uso de destornilladores, o incluso trabajo de ordenador, etc.).

Causas:
La lesión más frecuente en el tenis es la lesión lateral de codo, resultado de un esfuerzo excesivo o repetitivo sobre los tendones

extensores del antebrazo, en particular los del músculo extensor corto del carpo. Más frecuente en el jugador amateur, la lesión suele ser resultado de un revés con mala técnica (golpear la bola a contragolpe, cargando la energía sólo en el antebrazo, en vez de en todo el brazo desde el hombro), o de un potente saque de smatch en el que se combinen pronación (palma hacia abajo) y flexión rápida de la muñeca, cargando todo el esfuerzo en los referidos tendones extensores del antebrazo.

Otra alteración es la Epicondilitis medial, menos frecuente, y ocurre de forma característica cuando se lleva la raqueta hacia delante o en la primera fase del saque.

También existe el llamado "codo de golfista" que se da en el codo derecho de un jugador de golf diestro cuando lleva a cabo un swing defectuoso con el tronco rígido, y el "codo de nadador", que se da por falta de técnica en algunos estilos de natación, especialmente espalda.

Síntomas:

De forma general, en toda epicondilitis puede notarse dolor al sujetar o agarrar objetos, falta de fuerza en el antebrazo, y dolor a la presión en el codo, en los puntos de inserción de los tendones. Además, existen una serie de signos específicos que dependerán del tipo concreto de epicondilitis.

Tratamiento:

Como en toda alteración ósea ocasionada por un desgaste excesivo, se recomiendan dosis complementarias de Sílice, Magnesio, Flúor y Calcio. El cartílago de tiburón es igualmente un complemento adecuado, lo mismo que la cáscara de ostra.

Medidas físicas:

Constituyen la parte más importante del tratamiento y la única forma de evitar que las lesiones impidan la práctica del deporte. En las fases en las cuales el dolor es muy agudo no se recomiendan manipulaciones físicas, aunque se puede utilizar hielo en las primeras horas y después calor. Posteriormente, y además de mejorar la técnica en el manejo de la raqueta, se hace necesario aumentar la fuerza y la flexibilidad, tanto del codo, como de la muñeca y el antebrazo. Simples ejercicios realizados sin ayuda, como flexionar la muñeca en todas las direcciones, rotar el antebrazo, extender fuertemente los dedos, así como aumentar la fuerza del brazo mediante el uso de pesas livianas, contribuirán a la curación total.

Los expertos recomiendan, además, usar raquetas de grafito de tamaño medio (95-110 pulgadas cuadradas), pues las más grandes pueden conseguir mejores golpes, pero hacen el brazo más susceptible a lesiones. Asimismo, el tamaño del mango tiene que ser ajustado a la mano de uno para impedir el movimiento excesivo de muñeca. El nylon del cordaje será sintético, con recordaje al menos 1 vez al año. En cuanto a la tensión, conviene mantenerla en el límite bajo más que en el alto, lo que disminuye la vibración transmitida al brazo.

COLESTEROL, Exceso de

Descripción:
Sustancia grasa presente en todos los tejidos animales, sobre todo en sangre, bilis y glándulas suprarrenales.

Causas:
El exceso de colesterol no es una enfermedad en sí, sino una consecuencia o alteración del metabolismo graso. Indispensable para el mantenimiento de numerosas funciones vitales, el colesterol debe estar presente en cantidades adecuadas en nuestro organismo,

Las enfermedades que causa el exceso de colesterol son bien conocidas e incluyen las cardiopatías, la arteriosclerosis, afecciones biliares e hipertensión. Suelen estar disminuidas las cifras de colesterol en las lesiones hepáticas graves y en las intoxicaciones por metales pesados. Si las cifras descienden bruscamente, el pronóstico de enfermedad hepática puede ser grave.

El colesterol LDL (Lipoproteínas de baja densidad), tiene como función orgánica llevar la mayor parte del colesterol, los triglicéridos, fosfolípidos y vitaminas liposolubles, desde el hígado al interior de las células. También es parte fundamental en la formación de la membrana celular, el metabolismo de la vitamina D, y en la formación de hormonas esteroideas, suprarrenales y sexuales. Se le denomina vulgarmente como "colesterol malo", aunque su presencia es imprescindible para la salud.

El colesterol HDL (Lipoproteínas de alta densidad), es el vehículo que transporta el exceso de colesterol circulante hacia el hígado, desde donde es expulsado por la bilis hacia las heces. Se le denomina como "colesterol bueno". Su función, no obstante, depende esencialmente del buen estado del hígado y la vesícula biliar.

Elementos que suben el colesterol

TABACO

Que el tabaco es perjudicial nadie lo duda, pero ahora sabemos que es necesario que la persona con colesterol alto deje de fumar, ya que es un factor que multiplica los riesgos de enfermedad coronaria al acelerar la arteriosclerosis.

PÍLDORA ANTICONCEPTIVA

Las píldoras anticonceptivas pueden ocasionar un aumento del colesterol y favorece la formación de coágulos o trombos.

ESTRÉS Y EMOCIONES

El estrés agudo produce elevaciones del colesterol además del aumento de la presión arterial, ayudando así a agravar los problemas cardíacos. Aunque con ciertas reservas, se piensa que el organismo fabrica un exceso de colesterol en casos de estrés intenso. Lo que no sabemos es si lo hace como defensa o como consecuencia.

HIERRO

El exceso de hierro en el organismo también favorece la acción de los radicales libres, así que deberíamos tener cuidado con los suplementos férricos que se emplean contra las anemias. La presencia simultánea con vitamina C ayuda a evitar este problema al formarse *ascorbato ferroso*, una molécula no oxidante. La carne, además de contener colesterol, es rica en hierro.

ALIMENTOS A EVITAR

Bebidas alcohólicas: generalmente suben los triglicéridos.
Grasas trans: suben el colesterol y los triglicéridos.
Carbohidratos refinados (azúcar): bajan el colesterol bueno, suben el colesterol malo y los triglicéridos.
Lo carbohidratos refinados o no integrales (cereales en especial), así como el azúcar blanco, pueden convertirse en materia grasa altamente saturada, lo que no ocurre con los carbohidratos presentes en las frutas, tubérculos o legumbres. Los azúcares naturales, como la melaza, la miel, la estevia o frutas como dátiles y uvas, son buenos alimentos y altamente recomendables.

Tanto los "kilos de más" como la obesidad, claramente aumentan la tasa de colesterol en sangre y además incrementan la presión arterial. La reducción de peso se acompaña siempre

HUMO DE TABACO

Según informes, el aspirar humo pasivamente reduce el nivel de colesterol HDL en los adolescentes. En el estudio realizado en 1.000 chicos y chicas adolescentes de 17 años de edad en Australia, se comprobó que las chicas tenían mucho más riesgo de padecer enfermedades ligadas al colesterol que los chicos, y teniendo en cuenta que las enfermedades cardiovasculares son la principal causa de mortalidad de las mujeres en el mundo occidental, se trata de una preocupación seria.

MEDICAMENTOS QUE SUBEN EL COLESTEROL

Pastillas anticonceptivas: la mayoría de las mujeres menores de 30 años con el colesterol elevado se debe a las pastillas anticonceptivas.

Algunas veces también pueden ocurrir otros problemas por usar pastillas anticonceptivas: varices, depresión, aumento de peso, dolores de cabeza, disminución de la libido. Ni la dieta ni los medicamentos pueden revertir este efecto.

Antidiabéticos: Rosiglitazone

Anti-depresivos: Amitriptilina, Remeron, Paroxetina, Sertraline, y Citalopram.

Ansiolíticos: Tafil, Doxepin, Adapin, Bromazepam.

Esteroides: Prednisona, Beclovent y Aerobid.

ENFERMEDADES QUE AUMENTAN EL COLESTEROL

Hipotiroidismo: generalmente produce colesterol alto. Al empezar el tratamiento con l-Tiroxina el colesterol se debe normalizar en 4-6 semanas.

Resistencia a la insulina (hiperinsulinismo): principalmente produce colesterol bueno bajo, colesterol malo alto y triglicéridos altos. Al perfeccionar el estilo de vida con una dieta, el colesterol y los triglicéridos deben mejorar en 2 semanas.

Tratamiento:

El enfermo quizá deba tratar el exceso del colesterol LDL, lo que implica un cambio radical en su modo de alimentarse. Tendrá que consumir pocas grasas animales, poca carne de mamíferos, pocos huevos y empezar a efectuar una alimentación lo más saludable posible, en la que no deben faltar los pescados azules como el salmón, atún, sardinas, boquerones o bonito. El ajo crudo o en cápsulas deberá utilizarse diariamente. La dieta baja en grasas debe matizarse, pues aunque hay que suprimir las grasas saturadas deberá aumentarse la proporción de poliinsaturadas, especialmente las presentes en los aceites vegetales, frutos secos y semillas en general.

Hierbas con buen efecto sobre el metabolismo del colesterol tenemos al muérdago, el espino blanco, la alcachofera, el abedul y la cayena. También el Gugulón (Commiphora Mukul), una oleoresina altamente eficaz que inhibe la síntesis del colesterol hepático y aumenta el caudal de bilis. La Garcinia Cambogia, un fruto tropical, posee igualmente indudables efectos benéficos para controlar el exceso de colesterol. Últimamente se le han encontrado efectos notorios en el Gugulón. Otros alimentos a tener en cuenta son el alpiste, las berenjenas, los berros, los aceites de semillas en crudo, y las manzanas.

Esencialmente, el colesterol solamente se regulará adecuadamente si existe una buena función hepatobiliar, por lo que, además de una dieta saludable, es imprescindible mejorar estas funciones si están deprimidas o sobrecargadas. Para estos casos el cardo mariano y el diente de león son la mejor opción.

Oligoterapia:
Entre los oligoelementos útiles son el Cromo y el Germanio.

Nutrientes:
Suplementos dietéticos, además de los aceites de salmón, son la lecitina, la alfalfa, el aceite de prímula y el de borraja.
Suplementos vitamínicos muy útiles son la colina, el inositol y la vitamina E.

Flores de Bach
Olivo (Olea europea)
Regeneración. Para desconectar durante algún tiempo con los problemas importantes, restaurando la vitalidad.
Cuando se llega al límite del cansancio y agotamiento psíquico y físico. Útil en situaciones de desgaste moral y anímico. En la fatiga intensa, tanto de cuerpo como de mente, en la tristeza aguda y el cansancio por los problemas repetidos.

COLITIS
Inflamación del colon y, por añadidura, de todo el intestino grueso.

Descripción:
No debe confundirse con el colon irritable, y solamente aplicaremos este término a la inflamación del colon.

El concepto de colitis abarca una gran variedad de procesos, que van desde los crónicos hasta los agudos y transitorios, desde los que tienen una causa específica hasta los que presentan una causa desconocida. Encontrando bajo este concepto procesos tales como la Enfermedad Inflamatoria Intestinal y las Gastroenteritis.

Se distinguen estos tipos:

Amebiana: Debida a infección por amibas.

Isquémica: Como consecuencia del cierre de una arteria y la consiguiente falta de oxígeno a los tejidos

Mucosa: Colon irritable

Vírica: Causada por virus

Idiopática: De causa desconocida

Poliposa: Inflamación de las últimas partes del colon.

Ulcerosa: Ulceración crónica del colon.

Causas:

Las causas son muy diversas, aunque las más habituales son de tipo infeccioso, abarcando desde infecciones víricas, parasitarias y microbianas. También se declara por hipersensibilidad a los alimentos (especialmente leche), pero sobre todo existe casi siempre un componente emocional en la persona enferma, la cual suele ser de temperamento tenso, angustiado y eternamente apresurado. El abuso de laxantes mecánicos o antibióticos, suelen ser causas frecuentes de estas enfermedades.

Puede ser normal que se extienda por el colon y el resto del intestino grueso, así como que se declaren ulceraciones y hemorragias pequeñas. La formación de pólipos después de las crisis es bastante normal y la fibrosis causa pérdida de elasticidad en los tejidos. En el colon irritable las materias fecales se evacuan de modo irregular, pierden agua y se endurecen, produciendo hinchazón y plenitud. Hay formación excesiva de moco, y el estreñimiento puede alternar con diarreas.

Síntomas:

La sintomatología de la colitis comprende diarreas pequeñas con sangre y de duración variable, movimientos intestinales disminuidos, molestias sordas en la parte del ciego, las cuales se ven agudizadas por los vestidos estrechos. En algunas ocasiones se dan dolores de cabeza, insomnio, anorexia, fatiga y sensación de hacer mal las digestiones. El diagnóstico diferencial se debe hacer basándose en la fiebre persistente, la cual indica complicaciones, así como las hemorragias y el mal estado general. En estos casos, el ingreso hospitalario debe ser urgente.

La **diverticulitis** se produce cuando existen áreas debilitadas y se forman bolsas esféricas compuestas de mucosa, con escasos elementos musculares. Cuando se complica se declara una diverticulosis y aparecen abscesos, edema, e incluso declararse una peritonitis. Puede haber nauseas, distensión abdominal, malestar, escalofríos y fiebre. Si aparecen abscesos se puede declarar una peritonitis y hemorragia.

Tratamiento:

Un remedio ancestral consiste en mezclar una clara de huevo con 200 ml de gaseosa, batiéndolo bien.

El tratamiento de la **Colitis ulcerosa** implica el uso de malvavisco y el romero junto con agua de arcilla.

El tratamiento de fondo en todas estas enfermedades es la dieta y el reposo en cama, si el problema es serio. Se tomarán copos de avena cocidos, así como patatas hervidas al vapor en los casos normales de colitis, evitando las carnes, leches y vegetales demasiado ricos en fibra, como las acelgas. El yogur, los pescados blancos cocidos, el zumo de zanahorias, la sopa de mijo, así como la frambuesa, la pera y el zumo de limón muy diluido, serán la terapia de fondo, tanto en los casos crónicos como en los más serios. No obstante, en presencia de sangre o malestar serio, el ayuno debe imperar, evitando tomar incluso frutas y verduras crudas y manteniendo una buena hidratación.

Las hierbas más adecuadas en la colitis son la menta, hinojo y manzanilla. En la diverticulosis crónica se administrará cotidianamente el salvado y las semillas de lino.

En la colitis el zumo de limón y el agua de arcilla son una buena terapia de efectos rápidos.

En todas estas enfermedades se utilizará diariamente el Própolis, ya que regenera, repara, cicatriza y corrige la invasión bacteriana, sin efectos adversos.

Nutrientes:
Las hojas de col y berza, así como los copos de avena, son alimentos de especial interés. También suplementos de calcio, potasio y manganeso, así como vitamina B-6.

Oligoterapia:
Oligoelementos necesarios son el potasio y la mezcla Cobre-oro-plata, éstos últimos dos veces en semana.

Homeopatía:
Antimonium crudum CH4, Colchicum CH4, Hidrastis (tintura madre), Magnesium muriaticum CH4, Mercurius corrosivus CH6, Natrum muriaticum CH6, Sulfur iodatum CH4.

COLON IRRITABLE

Descripción:
Alteraciones en la movilidad del intestino grueso.

Causas:
Normalmente no existe una causa anatómica, aunque son varias las circunstancias que pueden desencadenar esta enfermedad y la más frecuente de ellas es de tipo emocional, ya que las personas ansiosas o nerviosas son las más propensas a ello. Otras causas son comer deprisa, retener las heces a menudo, el abuso de laxantes o antibióticos y las infecciones bacterianas. Se le culpa a la leche de vaca la cronicidad de esta enfermedad.

El enfermo suele padecer estreñimiento y sus heces pueden estar acompañadas de mucosidad. Hay molestias gástricas en la zona del apéndice, quizá dolor de cabeza, insomnio, anorexia y síntomas de no hacer bien las digestiones. También hay enfermos que padecen diarreas frecuentes en forma liquida.

Tratamiento:
Hay que evitar la toma de antibióticos y el tratamiento natural incluye la harina o copos de **avena** como base de un plato diario. El arroz integral, la arcilla líquida y el zumo de col, son parte importante para la curación. Por supuesto habrá que eliminar las causas emocionales, sociales y alimentarias que provocaron la enfermedad, entre ellas la eliminación de los lácteos.

Plantas medicinales:
Diente de león, angélica, melisa, menta y manzanilla. Aceites esenciales de lavanda, enebro, hinojo y rosa, en masajes o baños. Zumos de Noni y Aloe vera.

Oligoterapia:
Cobalto y Zinc.

Nutrientes:
La vitamina A y la Alfalfa completarán la terapia, así como las semillas de cilantro. La papaya es una de las frutas más recomendables.

Homeopatía:
Argentum, Cantharis, Colocynthis, Colchicum.

Flores de Bach:
Remedio rescate.

CONJUNTIVITIS (y otras alteraciones del ojo)

Descripción:
Inflamación aguda de la conjuntiva del ojo.

Causas:
Los casos más leves son producidos por el viento, el humo y la polución ambiental. También existe una forma de conjuntivitis muy contagiosa, como es aquella que se declara en los meses de invierno,

la cual está causada normalmente por neumococos y estafilococos. La enfermedad coincide con el fuerte viento, el polvo, el humo, la reverberación de la nieve, el resfriado, el sarampión o la exposición frecuente a la lámpara de cuarzo o la soldadura eléctrica. Otro tipo de conjuntivitis normal es la que se produce en las piscinas a causa del cloro, y la primaveral a causa de alergia.

Los síntomas son de lagrimeo, en ocasiones dolor moderado, abundante secreción de tipo mucoide, fotofobia intensa, picor, escozor y quemazón en los párpados. Pueden estar afectados ambos ojos, así como los párpados, los cuales se pegan durante el sueño. La conjuntiva de éstos está al rojo vivo y aparecen síntomas como de tener un cuerpo extraño en el ojo.

Tratamiento:
El frío es algo a evitar por encima de otra cuestión, lo mismo que las corrientes de aire, el aire acondicionado directo y la luz intensa. El tratamiento externo consiste en la aplicación de compresas calientes de eufrasia, salvia y manzanilla dulce, al mismo tiempo que se realizan frecuentes lavados del ojo en su totalidad. Se realizará un colirio basado con extracto de Equinácea o Própolis (3 gotas de extracto en un frasco de colirio clásico), al que se puede añadir una pizca de sal marina. Se aplicarán 3 gotas del colirio cada 2 horas, hasta que se note alivio.

Otras hierbas que se pueden utilizar en compresas son el llantén, el hisopo (conjuntivitis alérgica), el meliloto, la cola de caballo, el serpol, la flor de saúco y la corteza de encina.

Por vía interna se tomará tres infusiones diarias de diente de león, boldo y fumaria. La Equinácea, bien sea en comprimidos o extracto, también deberá administrarse oralmente en dosis de 5 gotas cada cuatro horas, junto a la infusión de hierbas.

Otros colirios que pueden dar buenos resultados son los elaborados con infusión de pétalos de clavel, miel o perejil. Algunas personas utilizan el zumo de limón, pero la proporción con el agua debe ser muy baja para que no escueza.

Las cataplasmas de arcilla o perejil, también son muy efectivas.

Homeopatía:
Aconitum CH4, Belladonna CH4, Euphrasia CH2, Pulsatilla CH4, Mercurius Solibilis CH4.

Otras patologías del ojo:

Hemorragias:
Las que afectan a la conjuntiva suelen ser debidas a pequeños traumatismos, esfuerzos, tos y estornudos, y declararse a cualquier edad. Si no existen enfermedades vasculares conocidas, normalmente no revisten gravedad y se reabsorben en poco menos de 15 días, con o sin tratamiento.

Las hemorragias producidas por la diabetes o la hipertensión afectan al cuerpo vítreo y se notan por el reflejo negro al observar con el oftalmoscopio. Si son debidas a traumatismos o desgarros de la retina, puede ocurrir un desprendimiento de retina. Si no es así pueden evolucionar lentamente y reabsorberse o endurecerse y obstaculizar la visión. En algunos casos el tratamiento con rayo láser permite controlar estos casos y evitar que degeneren.

Algo más importantes son las hemorragias de retina a causa de hipertensión, diabetes o infartos, ya que son consecuencia de una enfermedad vascular general.

Manchas en la visión:
Suelen detectarse precozmente por el mismo paciente cuando mira una zona muy blanca y con frecuencia se observa movimiento del cuerpo flotante. Aunque alarman a quienes los ven, son habituales en personas miopes y personas mayores, y quizá son debidos a desechos acumulados en la zona membranosa que une el cuerpo vítreo con el nervio óptico.

Otros casos similares son producidos en las pequeñas hemorragias o en los desprendimientos de retina, notándose a veces una lluvia de destellos luminosos.

De cualquier manera no hay que menospreciar estas señales en la visión y a veces una simple lupa potente, desde una distancia de 30 cm., puede ser suficiente para observar las manchas. Por tanto, cualquier presencia espontánea de cuerpos flotantes o destellos luminosos, requiere de una exploración adecuada.

Fotofobia:
Consiste en la intolerancia a la luz, especialmente al pasar de la penumbra a una zona iluminada, siendo habitual en personas que emplean frecuentemente gafas de sol o en quienes tienen deficiencia de vitamina A. Otros casos más serios son los producidos por traumatismos, conjuntivitis, glaucoma o quemaduras.

Problemas de refracción:
Los más frecuentes son la **hipermetropía** que consiste en que el punto focal se encuentra detrás de la retina; la **miopía** cuando la imagen se forma delante de la retina; el **astigmatismo** en el que hay una refracción duplicada o distinta en los meridianos del ojo, y la **presbicia** o vista cansada que se da en los ancianos por una falta de adaptación a los cambios de enfoque.
En todos los trastornos de la refracción hay que ser prudentes antes de recomendar el uso de gafas o lentillas, ya que a veces son debidos a una graduación anterior errónea o a enfermedades que afectan al músculo ocular o su riego sanguíneo. Un niño que tenga un problema de refracción, si va acompañado de dolor en los ojos o sensación de visión nublada, requiere un estudio previo antes de graduar la vista.

Traumatismos:
Si el accidente ha ocurrido hace poco tiempo y no es grave bastará con lavar el ojo adecuadamente y extraer, si los hubiera, los cuerpos extraños albergados en la conjuntiva. En el caso de que no baste el lavado y se haga necesario el uso de algún extractor o limpiador, se puede utilizar un algodón estéril empapado o mediante la aspiración con agujas adecuadas. En cualquier caso es necesario disponer de una lente de aproximación o unas gafas de relojero para observar con detalle el ojo y no dañarlo aún más. Mención especial son los cuerpos extraños metálicos que puedan oxidarse al contacto con la humedad del ojo, ya que suelen dejar un anillo de herrumbre que es necesario eliminar.

En las contusiones de párpados quizá baste el tratamiento tradicional con hielo (nunca sin la protección de un trapo) en las primeras 24 horas, pasando después a los fomentos calientes que faciliten la dispersión del hematoma.

Quemaduras:
El tratamiento de urgencia es el agua esterilizada o en su defecto agua del grifo o de botella. Posteriormente hay que evitar la infección con alguna solución antibiótica (Própolis) y tapar con una venda.
En caso de quemaduras químicas el tratamiento de emergencia sigue siendo el agua durante 5 a 30 minutos, tratando de lograr que el pH del ojo sea neutro. Posteriormente el extracto diluido de Própolis sigue siendo un buen remedio para calmar el dolor, desinfectar y regenerar los tejidos.

Celulitis orbitaria:
Se trata de una inflamación de los tejidos orbitarios producida por una infección que procede de los senos nasales o los dientes. La sintomatología comprende dolor, fiebre, malestar general, disminución de la movilidad ocular, neuritis óptica y afecciones venosas del ojo. El tratamiento local debe ir unido al empleo de antibacterianos por vía general.

Exoftalmos:
Es una inflamación de los globos oculares producida por diversas causas, entre ellas: traumatismos, edemas, trombosis, glaucoma o miopía. También es frecuente en el hipertiroidismo, aneurisma intravenoso, carencia de vitamina A y síndrome de Down.
De no corregirse el problema el ojo puede deshidratarse, ulcerarse e infectarse.

Alteraciones en el lagrimal:
Puede declararse una estenosis por una anomalía congénita que aparecerá entre los 3 y los 12 años, lo que producirá un lagrimeo constante de un ojo, e incluso un rebosamiento hacia la mejilla. Si el exceso de lágrima se produce en adultos puede deberse a un problema

inflamatorio del lagrimal poco importante, incluso producido por una infección nasal. Las infecciones de ojo, la conjuntivitis, los resfriados y las alergias, son las causas más frecuentes de exceso de lágrima.

La carencia parcial de lágrima es habitual en niños muy pequeños y no suele requerir tratamiento salvo en los casos serios, y en ancianos. Un tratamiento conservador muy eficaz consiste en la toma diaria de aceite de Onagra y suplementos de vitamina A. De aplicar colirios o soluciones estériles hay que procurar que tengan poca cantidad de cloruro sódico y no contengan *timerosal*.

Blefaritis:

Consiste en la inflamación de los bordes del párpado, el cual se encuentra rojo, con escamas y posiblemente con úlceras y costras. Suele estar producida por una infección bacteriana por estafilococos y en ocasiones por alergias y estar asociada a seborrea del cuero cabelludo.

El paciente refiere su mal como si tuviera presencia de un cuerpo extraño, con escozor y quemazón, siendo habitual que se caigan las pestañas y que haya abundancia de lágrimas y fotofobia intensa. Los párpados se pegan durante el sueño y al despertar es doloroso el proceso de despegarlos si no se emplea agua tibia. También son frecuentes los orzuelos de repetición.

El tratamiento consiste en corregir la infección.

Orzuelos:

Se trata de una infección de las glándulas del ojo, normalmente a causa de estafilococos. Los más habituales son los externos y pueden comenzar con dolor, hipersensibilidad en esa zona del párpado, lagrimeo, fotofobia y sensación de cuerpo extraño.

Al principio aparece una pequeña mancha amarilla y posteriormente se inflama y comienza la supuración. Si el orzuelo se rompe el dolor desaparece y el tratamiento es solamente conservador para que no vuelva a infectarse. También se puede acelerar el proceso cuando está madurando mediante la aplicación de compresas calientes de tomillo o eufrasia.

CRECIMIENTO (alteraciones)

Las anomalías del crecimiento no siempre se detectan a tiempo, puesto que la evolución de la estatura es muy variable. Los niños no tienen su crecimiento en forma de curva ascendente, sino en forma de escalera, por lo que pueden permanecer algunos meses con una estatura inferior a sus compañeros y dar un estirón en poco menos de una semana, justo después de una enfermedad. Aunque parece lógico que se desee un desarrollo homogéneo en los hijos, siempre dentro de lo normal en la raza y la genética, no hay que obsesionarse por lograr que estén dentro de lo considerado como normal, y lo mejor es no establecer comparaciones con los demás niños. Ahora bien, esta postura de aceptación de la realidad no debe indicar abandono e indiferencia hacia el desarrollo del niño, ya que un crecimiento defectuoso puede indicar alguna posible enfermedad, o simplemente una desnutrición. Una curva de crecimiento adecuada es indicativa de una buena salud.

Causas:

Un crecimiento inferior al que corresponda a ese niño en concreto, puede estar limitado por carencia alimentaria de vitaminas, minerales o proteínas. Las enfermedades del hígado, riñón, corazón, mala absorción intestinal y las cardiopatías también son causa frecuente, lo mismo que los trastornos endocrinos sobre todo del lóbulo anterior de la hipófisis, insuficiencia tiroidea, exceso de andrógenos que limiten la estatura final y, por supuesto, los factores hereditarios. El tratamiento y el diagnóstico deben ir, por tanto, a averiguar y tratar las causas:

Los trastornos nutricionales producen un peso inferior a la estatura que le correspondería, mientras que en los endocrinos el peso es excesivo con respecto a la estatura.

La falta de desarrollo genital, unido a una baja estatura, puede indicar insuficiencia endocrina. Las alteraciones del balance calcio-fósforo son indicativas de una mala función de la paratiroides.

Las enfermedades que pueden alterar el crecimiento suelen ser las renales y hepáticas y será necesario, por tanto, diagnosticarlas y tratarlas adecuadamente.

Otras causas, ahora afectivas son:

- La separación de los padres puede provocar alteraciones en el crecimiento de los niños.
- La falta de afecto social también influye sensiblemente, pero cuando se incorpora al niño a un ambiente agradable aumenta la secreción de la hormona del crecimiento.
- Una mala adaptación escolar o unos compañeros que le impidan estar feliz también puede obstaculizar el crecimiento.
- Si el niño aumenta de talla durante las vacaciones puede ser, o bien porque duerma y descanse más, porque esté mejor alimentado, o porque se han suprimido las tensiones excesivas de su etapa escolar.
- La edad en la cual se manifiesta el bajo crecimiento es sumamente importante para el psiquismo del niño y de los padres. Cuanto antes se detecta la enfermedad peor es la respuesta de ambos. Posteriormente será la adolescencia otro momento muy crítico, ahora para el niño, el cual puede manifestar una fuerte depresión.
- Los niños con carácter difícil se adaptan peor que los más estables.

He aquí, de una manera resumida, los signos que deben a alertar a los padres:

- Talla más baja o más alta que la de sus compañeros que no corresponda a causas genéticas bien definidas.
- Vello precoz en el pubis.
- Desarrollo mamario en niñas y testicular en el varón no correspondiente a su edad.
- Alteraciones de la visión, incluso con "ojos saltones".
- Fácil pigmentación de la piel.
- Cambio prematuro de la voz.

Tratamiento:
Una vez tratadas las enfermedades causantes o en aquellos casos en los que no se detecte nada anómalo y, sin embargo, el crecimiento no

sea adecuado, se intentará el tratamiento. Por supuesto, la administración de hormonas andrógenas es algo que nunca se deberá hacer, ya que aunque el niño crezca rápidamente en los primeros meses, el crecimiento definitivo será aun más bajo que sin el tratamiento. Por desgracia, los padres suelen presionar al médico para que ponga un tratamiento hormonal a sus hijos, y éste intentar mejorar la estatura aun cuando no esté de acuerdo con ello. Después de los 25 años, es casi imposible mejorar la estatura.

Si el estado nutritivo del niño parece correcto y el apetito es adecuado, se le aconsejará que realice algún ejercicio moderado, en el cual estén incluidas largas sesiones de elasticidad, pero prohibidas rotundamente las series de abdominales, ya que éstas últimas no deberían ser realizadas por niños pues limitan el crecimiento de los huesos de las piernas.

Ocho horas de sueño continuadas son el mínimo que un niño debería realizar.

Los baños en el mar son siempre aconsejables, lo mismo que la alta montaña.

Nutrientes:

Suplementos dietéticos favorecedores del crecimiento son la alfalfa (corrige la carencia de enzimas o factor intrínseco), las algas marinas, el alga chlorella (contiene un factor de crecimiento), el polen (mejora la producción de andrógenos), la levadura de cerveza y el germen de trigo, el cual estimula la producción de hormonas gonadotropas a través de la hipófisis.

Alimento especialmente estimulante del crecimiento es el albaricoque, pero sobre todo la parte oleosa que se encuentra en la nuez. Este aceite recibe el nombre de vitamina B-15.

Las carencias de proteínas se corregirán con soja o suplementos de aminoácidos, y la delgadez con diente de león, alholva (es un anabolizante extraordinario) y ortiga verde. Si hay falta de apetito la alcachofera y la genciana son los mejores estimulantes, mientras que la quasia amarga mejora la asimilación de los nutrientes.

Es de suma importancia administrar dosis altas de los aminoácidos lisina y arginina cuatro horas antes de dormir, pues a primera hora de la noche se segregan cantidades importantes de la hormona somatotropa (STH-GH), la responsable del crecimiento óseo y muscular. La secreción de esta hormona depende esencialmente de la presencia en sangre de estos dos aminoácidos. Por el día se necesitan suplementos de L-Tirosina.

Oligoterapia:
Oligoelementos imprescindibles son el sílice (en niños muy delgados), el yodo (en niños obesos o con poca madurez psíquica) y el zinc, el cual es capaz de estimular todo el sistema endocrino por su efecto en la hipófisis.

Homeopatía:
Extracto glandular total CH4

CRETINISMO

Descripción:
Hipotiroidismo en los primeros meses de la vida intrauterina.

Causas:
Los casos más habituales se deben a la poca ingestión de yodo por la madre durante la gestación, o por alteraciones del metabolismo del yodo.
En los cretinos suele haber ausencia de tiroides o una gran reducción de su tamaño, la cual es sustituida por tejido fibroso o linfocitos. Los cretinos de áreas endémicas pueden tener un bocio grande con nódulos adenomatosos. La deficiencia hormonal en el feto produce alteraciones metabólicas profundas, disminución de la oxidación de las grasas y mala absorción de proteínas y carbohidratos. Todo el desarrollo mental queda afectado, lo mismo que el óseo y muscular. Puede haber cianosis, ictericia, lloros roncos, retraso del crecimiento óseo y hernia umbilical.
El aspecto externo del niño no deja lugar a dudas, ya que la piel es gruesa y seca, arrugada y pálida, la lengua está aumentada de tamaño, y los labios gruesos y boca ancha, todo ello en una cara grande y con

nariz aplanada. Los niños afectados suelen ser apáticos, pero con crisis de irritabilidad y marcada subnormalidad intelectual. Afortunadamente, la naturaleza les defiende haciendo que sean capaces de vivir felices incluso en ambientes hostiles.

El diagnóstico debe hacerse en los primeros meses de vida, y el tratamiento solamente tendrá éxito si se aplica antes del año.

El mongolismo es una enfermedad parecida, pero se distingue porque produce manchas rojas en la cara, y la función tiroidea y cromosómica es normal.

Tratamiento:

Un buen endocrino determinará los niveles de tiroxina y de TSH inmediatamente que ocurra el nacimiento. El tratamiento debe ir por supuesto a la estimulación en la absorción del yodo y la mejor producción de hormonas tiroideas.

Como coadyuvante al tratamiento médico, o cuando éste fracase, se administrarán algas fucus, espirulina o yodo asimilado en levaduras, las cuales no suelen provocar yodismo, aunque siempre bajo control médico.

Hay que evitar la ingestión de alimentos bociógenos, tales como las coles, lombarda, repollo, y otros derivados.

Nutrientes:

El eleuterococo y el aceite de prímula, serán también de administración diaria, así como los aminoácidos Taurina, Lisina y Fenilalanina.

CRIPTORQUIDIA

Descripción:

Anomalía en la posición y descenso de los testículos.

Causas:

Todos los varones tienen un testículo más alto que otro, lo mismo que uno mayor que el otro. En la criptorquidia, suele estar más afectado un testículo que el otro y esto será señal de alteración simple de tipo hipotalámico o pituitario. Sin embargo, existe una causa atribuida solamente a los padres, y es el uso en la niñez de bragas o pañales muy apretados, lo que provoca una subida de los testículos falsa, que da lugar a un diagnóstico erróneo y quizá con posterioridad a un desarrollo testicular menor. Los slips son prendas íntimas muy perjudiciales en general para el varón y deberían sustituirse siempre por los calzoncillos tradicionales, suficientemente holgados.

Otras causas de la subida de los testículos al escroto son los factores emocionales intensos, el miedo, el estrés, la desnutrición o el frío. Habrá que tenerlos en cuenta, ya que esto no indica patología alguna, siendo innecesario el tratamiento. Si el sujeto afectado es varón, habrá que descartar alguno de éstos factores y explicarle que su mal es normal en la mayoría de la gente.

Tratamiento:
Los baños calientes de asiento suelen ser suficientes para provocar un descenso de las gónadas y realizarse así un diagnóstico preciso.

La hormona DHEA y la planta medicinal Tríbulus, son dos remedios que deben tomarse de forma continuada.

Oligoterapia:
Los oligoelementos como el zinc y el cobre, también suelen dar resultados extraordinarios, lo mismo que el selenio.

Nutrientes:
El tratamiento en los niños debe consistir en la administración de vitamina A y E, polen, germen de trigo y octacosanol.

DELGADEZ

Descripción:
Insuficiente desarrollo de la musculatura.

Causas:
Actualmente, la mayoría de los casos de delgadez son provocados por

el mismo individuo, especialmente en las mujeres. Aunque las modas suelen indicar unos cánones diferentes para cada época e influir enormemente en la población, el concepto de delgadez puede definirse como aquella apariencia física que no corresponde a unas medidas normales. Más que una cuestión de báscula, estar delgado o no, es una cuestión de estética. Si no lo hiciéramos así, podríamos considerar delgado a un corredor de maratón y someterle a tratamiento, y gordo a un culturista.

Una vez más, el espejo será la única medida a tener verdaderamente en cuenta para juzgar a una persona delgada, mucho mejor que la báscula. El poco desarrollo mamario en la mujer joven y el escaso volumen muscular en el varón, son los dos factores estéticos que más preocupan a quienes lo padecen, mucho más que el poco peso general. Toda reducción drástica de las grasas en las mujeres jóvenes producirá un desarrollo insuficiente de las mamas.

Los factores visuales, en el sentido del buen desarrollo general, huesos que afloran entre los músculos, ausencia marcada de grasa subcutánea y poco volumen muscular, nos pueden hacer definir a una persona como delgada.

Tratamiento:

Para la curación hay que contar en primer lugar con el propio enfermo, quien deberá admitir sin reservas que esa delgadez que padece le perjudica la salud y no le hace más bello. El tratamiento debe ir, como casi siempre, a eliminar en primer lugar las enfermedades que pueden causar un estado de delgadez, tales como desnutrición, anorexia, síndrome de malabsorción, anemias, exceso de trabajo o ejercicio físico. También es muy importante diagnosticar el hipertiroidismo, caquexias, cáncer, etc. Solamente cuando estemos descartando todas las posibilidades patológicas, se puede hablar de delgadez propiamente dicha.

Si no existen enfermedades nutricionales, como el esprue, la malabsorción, la desnutrición o el hipertiroidismo, se puede intentar hacer ganar algo de peso a las personas muy delgadas. La única hierba con propiedades anabolizantes es la alholva, la cual se administrará en forma de extracto dos veces al día (20 gotas). La ortiga verde, el diente de león y la alcachofera, también tienen buenas propiedades para engordar.

Nutrientes:
Otras ayudas son la avena y la cola de caballo, y para mejorar la absorción de los nutrientes utilizaremos la genciana y la cuasia amarga. Como suplementos dietéticos tenemos al polen, el octacosanol, la vitamina B-12 y el aceite de germen de trigo.

Alimentos muy adecuados son los dátiles, la miel, las avellanas, el cacao, el coco, los plátanos, las uvas y las alcachofas. Otros suplementos que dan buen resultado son la alfalfa (aporta todos los nutrientes necesarios más los enzimas para digerirlos) y la arcilla, la cual gracias a su efecto catalizador desencadena una estupenda labor nutritiva y restaurativa. No obstante, la mejor ayuda es aumentar la ración alimentaria de hidratos de carbono y para ello los cereales integrales, las patatas, el pan y los dulces integrales son la mejor solución.

DEMENCIA SENIL

Síndrome mental orgánico que se caracteriza por un deterioro de la memoria a corto y largo plazo, asociado a trastornos del pensamiento, juicio y modificaciones de la personalidad.

Descripción:
Desde que hace unos pocos años se acuñó el término "demencia senil" para definir el comportamiento anómalo del anciano, pocos son los que consiguen verse libres de ser etiquetados con tan desacertado diagnóstico. Mientras que una persona adulta puede manifestar sin problemas un carácter colérico, rebelde, intransigente e incluso aparentemente irracional, cuando se trata de un anciano, especialmente si está hospitalizado o en una residencia, le serán administrados calmantes y sedantes si hace uso de ese concepto tan popular que llamamos personalidad rebelde.

En los casos de demencia senil real, al fallarle la memoria, el anciano repite una y otra vez palabras y frases, en un intento de enlazar con lo que empezó a decir, al mismo tiempo que trata de demostrar que todo cuanto dice es correcto. Por este motivo se vuelve rígido y terco, no aceptando las situaciones de cambio. Aunque se muestra locuaz en ocasiones, se le olvidan los pequeños detalles y descuida su aspecto físico y la indumentaria. El deseo de atraer la atención sobre sí mismo crea frecuentes problemas con su familia más cercana y le hace ser hostil con los nuevos miembros. Si la enfermedad avanza, puede caer en la depravación y la falta de moral, lo que le lleva al delito y su posterior aislamiento.

Causas:
Las causas físicas más normales de la demencia senil son:
Arteriosclerosis, la cual comienza a manifestarse intensamente a los 50 ó 60 años y empieza por estados de confusión y agitación, seguidos de períodos de curación casi total.
Los tumores cerebrales, los cuales provocan cambios de la personalidad muy bruscos, llegando el anciano a caer en un estado de postración intenso que se puede confundir con depresión.
La falta de riego cerebral, bien sea a causa de algún trombo o insuficiencia circulatoria, lo que da lugar a pérdidas intensas de memoria y negación a salir de casa e incluso de la cama.
Otras causas bastante comunes son la parálisis general progresiva, junto a manifestaciones paranoicas de la personalidad, la psicosis de los alcohólicos y otros trastornos degenerativos.
No menos importantes son las demencias ocasionadas por administración de psicofármacos (relajantes, inductores al sueño, antidepresivos e hipotensores).

Síntomas:
Los síntomas reales comienzan después de los 65 años, aunque existe otra demencia de inicio presenil. Pueden manifestarse de forma progresiva e incluso reversible, pero también bruscamente y de progreso lentamente progresivo. Por ello el deterioro es muy variable, considerándose leve cuando conserva la capacidad de independencia, con un juicio relativamente intacto y una adecuada higiene personal;

moderado, cuando necesita algún grado de supervisión, y grave, cuando necesita supervisión continua, con estado vegetativo.

Los criterios para establecer los síntomas como demencia senil son:

1- Pruebas evidentes de deterioro de la memoria a corto plazo, con incapacidad para recordar el nombre de tres objetos al cabo de cinco minutos, y a largo plazo, mostrando incapacidad para recordar información que mantenía fresca y que es conocida por todos.

2- Deterioro de la capacidad de juicio, con incapacidad para resolver problemas relacionados con la vida diaria, laboral, social, incluso para planificar.

3- Modificaciones intensas de la personalidad.

4- Demostración mediante análisis y examen físico de una causa o factor orgánico especifico que se estime relacionado con la alteración.

En ausencia de tal trastorno físico y si existe una pérdida razonable del interés por la vida, no se puede hablar de demencia senil. Indudablemente, un anciano a quien la enfermedad le consume, que ha perdido a sus seres queridos y para quien el futuro es solamente una utopía, no es posible que manifieste ninguna actitud cordial y que se abandone hasta en sus necesidades más primarias.

Tratamiento:

La medicina natural, al considerar al individuo como dotado de cuerpo, mente y alma indisolubles, ofrece grandes alternativas para la mejora de estos ancianos. Las largas conversaciones (si son posibles), el interés real por escuchar sus problemas, el trato al enfermo como a una persona a quien le debemos profundo respeto, y el no considerar que la vejez debe ir acompañada necesariamente de dolor y soledad, son el punto de partida para el tratamiento psicológico. En la curación hay que evitar tratar al anciano como si fuera un niño, con palabras y tonos de voz que se usan para hablar con los pequeños, pues ni es un niño, ni es tonto. Por ello, se considera irrespetuoso el lenguaje excesivamente jovial, el empleo de diminutivos, hablar fuerte (no todo están sordos), acariciarle reiteradamente e incluso un acercamiento físico improcedente.

El tratamiento hace necesario el nuevo planteamiento familiar de la convivencia con el anciano, pero en ese esquema tiene que estar incluida la opinión del anciano, invitándole a que aporte soluciones para la buena marcha de la familia. Pensar que en una residencia estará mejor atendido es una manera de quitarse responsabilidad de encima. Salvo situaciones conflictivas graves, nada hay que pueda sustituir a la familia, aunque ésta no sea demasiado contemplativa. Recluir a un anciano depresivo en un asilo en muchas ocasiones es una señal de mal trato psicológico.

Las terapias de fondo deben ir encaminadas a mantener ocupado al anciano, preferentemente en labores que le hagan ser útil a la familia y que él sea capaz de desarrollar con facilidad. No obstante, en ocasiones, resulta muy difícil compaginar la vida familiar de varias generaciones que viven en el mismo hogar.

Plantas medicinales:
Las plantas medicinales óptimas son el Ginseng, Eleuterococo, Bacopa, Romero, Gingko Biloba y Vinca, además del Hipericón. También se recomiendan árnica, jengibre y aceites esenciales de albahaca.

Nutrientes:
Jalea real, vitamina B-15, nueces, lecitina.
La administración de ácido fólico es imprescindible para lograr una curación al menos parcial.
El azúcar o la miel es necesario aportárselo diariamente, salvo que tenga diabetes; aun así, se deberá utilizar fructosa o azúcar moreno siempre que sea posible. Tampoco hay que suprimirles de golpe todos los pequeños caprichos culinarios, aunque nos puedan parecer negativos.

Oligoterapia:
La asociación cobre-oro-plata, es un tratamiento de fondo adecuado.

Homeopatía:
Cocculus, Natrium muriaticum, Phosphurus, Baryta carbónica, Ignatia amara, Lycopodium.

Flores de Bach:
Castaño blanco (Aesculus hippocastanum)
Para el exceso de actividad mental o ideas repetitivas u obsesivas. Angustia y desorientación extremas. Cuando la mente está llena de malos presagios y pensamientos y es imposible apartarlos de ella. Dan vueltas mil veces a asuntos de imposible solución, llegando a cansar su mente y espíritu hasta el punto en que padecen insomnio.

DEPRESIÓN

Descripción:
Trastorno del humor que cursa con tristeza.

Se considera que uno de cada cuatro individuos presenta habitualmente depresiones emocionales, siendo más frecuente en mujeres que en varones. La depresión es una reacción humana, normal, ante un problema de desaliento o situación adversa. El organismo trata de adaptarse rápidamente empleando sus recursos propios, pero con frecuencia es necesaria la ayuda de un especialista.

Las depresiones por causas conocidas (exógenas), como fallecimiento de un ser querido, regreso de las vacaciones, pérdida del empleo, divorcio o frustración afectiva, son relativamente fáciles de curar, aunque la causa no se pueda corregir. Con el tiempo, el enfermo termina adaptándose a la nueva situación y puede soportar con entereza su tristeza.

Las **depresiones endógenas**, aquellas que nacen por causas orgánicas conocidas o no, son las más peligrosas y las que con frecuencia conducen al suicidio. Habitualmente se dan en personas sanas, con una vida familiar y laboral perfecta o soportable, pero que súbitamente se ven inmersos en un estado de tristeza imposible de controlar. En estos casos, suelen fracasar todos los razonamientos, aunque ello no quiere decir que se debe abandonar a su suerte a estos enfermos. Si tienen la desgracia de moverse en un entorno social y familiar que no les hace caso porque, según ellos, no tienen motivo para estar deprimidos, caerán en un estado de tristeza peligroso para su salud mental y física.

Las depresiones también tienen sus ciclos, más importantes en otoño, por la noche y en las horas de la madrugada, y pueden convertirse en crónicas y dificultar el buen rendimiento en el trabajo o el hogar. Son frecuentes el insomnio, la ansiedad, las crisis hipocondríacas, las fobias, los trastornos digestivos y la falta de apetito sexual.

Depresión somatógena
Este tipo de depresión está originada por causas físicas específicas y patologías orgánicas demostrables. También se llaman depresiones orgánicas, siendo las causas más frecuentes:
Trastornos tiroideos
Anemias
Infecciones víricas
Lupus
Cáncer
Parkinson

Causas iatrógenas:
Fármacos como anticonceptivos orales, corticoides, antihipertensivos, psicolépticos y otros.

Dentro del cuadro depresivo, independientemente si las causas son endógenas o exógenas, encontramos tres tipos: el trastorno depresivo mayor, el trastorno distímico y el trastorno bipolar. En cada uno de estos tres tipos de depresión, el número, la gravedad y la persistencia de los síntomas varían.

El **trastorno depresivo mayor** se manifiesta por una combinación de síntomas que interfieren en la capacidad para trabajar, estudiar, dormir, comer y disfrutar de actividades que antes eran placenteras. También denominado como *trastorno unipolar del humor,* suelen ser síntomas recidivantes (que se reproducen), aunque en algunos casos se producen sólo una vez en la vida, incluso cuando las causas retornan. Pudiera ser que la persona haya asumido su enfermedad, que se haya hecho fuerte ante ella, y aunque le afecte no le desequilibra. Sin embargo, en un 15% de los casos la enfermedad se vuelve crónica y se declara nuevamente después de los 50 años. La sintomatología puede incluir muchos e incluso todos estos problemas:

- Estado de ánimo triste, ansioso, con sensación de vacío, en forma persistente.
- Sentimientos de desesperanza y pesimismo. El futuro siempre está condicionado por el presente y, por tanto, es negativo.
- Sentimientos de culpa, inutilidad y desamparo.
- Pérdida de interés o placer en pasatiempos y actividades que antes se disfrutaban, incluyendo la actividad sexual.
- Disminución de energía, fatiga, agotamiento, sensación de no poder asumir ni siquiera las actividades normales.
- Dificultad para concentrarse, recordar y tomar decisiones.
- Insomnio, despertarse más temprano o dormir más de la cuenta.
- Pérdida de peso, apetito o ambos, o por el contrario comer más de la cuenta y aumento de peso.
- Pensamientos de muerte o suicidio; intentos de suicidio.
- Inquietud, irritabilidad.
- Síntomas físicos persistentes que no responden al tratamiento médico, como dolores de cabeza, trastornos digestivos y otros dolores crónicos.

El **trastorno distímico** es un tipo de depresión menos grave, pues aunque incluye muchos de los síntomas anteriores, éstos se manifiestan con menor intensidad, aunque con cierta cronicidad. La persona no se encuentra incapacitada para sus quehaceres normales, e incluso es posible que los demás no perciban su angustia, pero lo cierto es que no logra encontrar bienestar en su vida.

Podemos considerar a estas personas como perennemente tristes, con falta de espíritu vital, pero que asumen que aunque la vida no les agrada sacan fuerzas de flaqueza para trabajar. Suele darse en mayores de 21 años y aunque se producen habitualmente episodios mayores superpuestos, el retorno a la situación de casi normalidad suele ser la regla.

En la **psicosis maniacodepresiva** (*trastorno ciclotímico o bipolar*) aparecen períodos elevados y depresivos con un menor grado de severidad, que duran desde unos pocos días hasta 2 semanas, con un curso irregular intermitente. Este tipo, que no se encuentra con tanta frecuencia como los anteriores, se caracteriza por cambios cíclicos en el estado de ánimo, pudiendo pasar desde fases de ánimo elevado o eufórico, a estados depresivos bien marcados, incluso en pocas horas.

Cuando una persona está en la fase depresiva del ciclo, puede padecer uno, varios o todos los síntomas del trastorno depresivo, pero cuando se encuentra en la fase maníaca, la persona puede estar hiperactiva, hablar excesivamente y tener gran cantidad de energía. Aparentemente se encuentra curada y jovial, pero un análisis más profundo delatará alteraciones en la manera de razonar y comportamiento con los demás. Esta euforia forzada, el deseo de aparentar felicidad y dinamismo, puede llevar a que la persona se meta en graves problemas y situaciones embarazosas, invirtiendo inconscientemente los ahorros o realizando las vacaciones soñadas, incluso despidiéndose del trabajo. También son frecuentes los romances insensatos.

Los síntomas son parecidos al trastorno depresivo mayor, y comprenden:

- Pérdida de la autoestima o confianza exagerada.
- Ensimismamiento y poca capacidad de concentración en los asuntos cotidianos.
- Sentimientos de desesperanza, viendo el futuro sin alicientes.
- Sensación de sentirse inútil, efectuando comparaciones con personas triunfadoras.
- Sentimientos de culpabilidad excesivos o inapropiados.
- Fatiga (cansancio o aburrimiento) que dura semanas o meses
- Lentitud exagerada hasta para cuidar su cuerpo.
- Somnolencia diurna persistente, con menor necesidad de sueño por la noche.
- Problemas de concentración, fácil distracción por sucesos sin trascendencia
- Dificultad para tomar decisiones, alternada con impulsividad.
- Pérdida del apetito, incluso anorexia pertinaz.
- Pérdida involuntaria de peso.

- Pensamientos anormales sobre la muerte, viéndola cercana y dolorosa.
- Pensamientos sobre el suicidio, planificación de suicidio o intentos de suicidio.
- Disminución del interés en las actividades diarias.
- Disminución del placer producido por las actividades cotidianas.

El término **melancolía** (*la tristeza profunda y permanente*) se reserva para las formas más típicas de trastorno depresivo mayor con manifestaciones como agitación pronunciada, pérdida de peso, sentimiento de culpa, insomnio intermedio o matinal, variación diurna del humor y de la actividad matutina, y pérdida de la capacidad para experimentar placer. No obstante, la melancolía se mezcla en ocasiones con la añoranza y la morriña, sensaciones que nos llegan sobre tiempos pasados, cuando las experiencias eran sumamente gratificantes. Siempre y cuando no condicione nuestro presente y futuro, revisar el pasado glorioso, la lejana juventud, y los amores que finalizaron para no volver, puede ser un aliciente para seguir luchando.

El **trastorno depresivo atípico** es diferente en su curso, pues se une a tendencias ansiosas fóbicas y signos vegetativos inversos, como empeoramiento vespertino e insomnio intenso matinal. Suele ir unido a alteraciones como agorafobia, crisis de ansiedad, terrores inespecíficos y frustraciones intensas. Con el tiempo, y puesto que es difícil etiquetar estos males, el enfermo es caldo de cultivo de psiquiatras empeñados en curar todas las enfermedades del alma con medicamentos. Al final, y si alguien no pone remedio, serán consumidores habituales de psicofármacos, entrando en una dependencia que será con el paso del tiempo más incurable que la enfermedad original.

Tratamiento:
Indudablemente, la persona afectada debe acudir en primera instancia a un profesional médico, sea psicoanalista, psicólogo o psiquiatra, buscando alguien que le escuche durante el tiempo que precise. De no

ser así, la compañía de un buen amigo, un filósofo o la familia, le ayudarán a sobrellevar su enfermedad hasta que pase la crisis. Nunca se deberá dejar solo a un enfermo depresivo y es sumamente importante hablar con él y demandarle para que suelte su pena.

El alcohol, las drogas y muchos medicamentos aparentemente normales, pueden provocar crisis reactivas muy serias e incluso episodios de esquizofrenia. Entre los medicamentos que pueden provocar depresiones están los anticonceptivos orales, la cimetidina y la retirada de las anfetaminas. En cuanto a las enfermedades que generan estados depresivos están: la gripe, neumonía, hepatitis, enfermedad de Addison, artritis reumatoide, esclerosis múltiple, parkinsonismo, traumatismos, tumores cerebrales, falta de sueño, carencia de vitamina B12 y demencia senil. Será difícil curar a un paciente deprimido si antes no se han suprimido las causas que la originaron.

Tratamiento de fondo imprescindible es vivir en un ambiente soleado, amplio y pintado con colores vivos, además de escuchar música vivaz, intensa, pero en ningún modo que recuerde tiempos mejores. Lo importante es visualizar el futuro de forma optimista, recordando aquella frase de: *"Después de una noche de tormenta siempre llega un bello amanecer"*. Es como llorar porque nuestra casa se ha quemado, en lugar de poner manos a la obra para reconstruirla de nuevo.

Plantas medicinales:

La hierba por excelencia para cualquier tipo de depresión es el **hipericón**, aunque tarda unos días en empezar a hacer efecto. También son útiles el eleuterococo, la avena y la melisa. La medicina china emplea la Angélica y el Regaliz, mientras en aromaterapia se emplean los aceites de jazmín, geranio y melisa.

Oligoterapia:

El litio es el mejor remedio para evitar que entre en una fase crónica.

Nutrientes:

El polen, la jalea real y los aminoácidos L-Tirosina y DL-fenilalanina, tienen una efectividad bastante interesante en el tratamiento de fondo de todas las depresiones. También se recomiendan la vitaminas C, B-12, ácido fólico y B6. Especialmente importante es el 5-http, un derivado del triptófano que aumenta la producción de serotonina.

Homeopatía:
Ignatia amara CH9, Natrum Muriaticum CH5, Kalium phosphoricum Ch4, Arsenicum album Ch9, Pulsatilla Ch4.

Flores de Bach:
Genciana (Gentiana amarilla)
Ánimo. Aceptar que es necesario enfrentarse a los problemas en lugar de llorar. Para conseguir una actitud positiva.
Ayuda a superar la tristeza y la depresión cuando éstas son debidas a causas conocidas.
Duda y pesimismo. Contra el desaliento ante los problemas grandes o repetitivos. Para el negativismo, el fracaso y la ausencia de espíritu competitivo.
Mostaza (Sinapis arvensi)
Ánimo. Alegría y felicidad, esperanza en un mañana mejor, con fe para seguir adelante. Para la tristeza y el desaliento cuando no tienen causa desconocida. Depresión y melancolía.
Rosa silvestre (Rosa canina)
Motivación. Alegría por vivir, deseos de acción y placer por poder hacer.
Ayuda a la transformación interna ante los cambios importantes de la vida. Útil cuando otros remedios no actúan. Resignación y apatía. Fatalismo, pasividad y falta de motivación o expectación. Pérdida del impulso vital.
Remedio rescate
La composición es:
Cerasífera: Para los sentimientos de desesperanza.
Estrella de Belén: Para los estados de shock emocional y físicos.
Heliantemo: Alivia los momentos de miedo y terror.
Impaciencia: Cuando está el ánimo alterado, irritable y colérico.
Clemátide: Para los apáticos, los conformistas.

DERMATITIS

Descripción:
Inflamación superficial de la piel.
Bajo esta denominación incluiremos una serie distinta de afecciones de piel, pero cuyo tratamiento es muy similar.

Dermatitis atópica:
Descripción:
Inflamación de la piel, con síntomas similares a la dermatitis por contacto, pero que no es causada por nada local.
Causas:
Suele ser normal en personas en estado de tensión o inquietos, así como en los sometidos a estrés. Se da con más frecuencia e intensidad en el otoño o el invierno y existen épocas de curación total.
Tratamiento:
El tratamiento impone la curación del estrés mediante hierbas adecuadas, como son el eleuterococo, el hipericón, la damiana y la melisa. Una hierba que va especialmente bien es la zarzaparrilla.

Dermatitis por contacto:
Descripción:
Inflamación aguda o crónica, producida por sustancias que entran en contacto con la piel.
Causas:
Aunque la piel humana está bastante bien elaborada para resistir agresiones continuas externas y puede aumentar su espesor o modificar su pH, si la agresión es muy intensa, algunas sustancias especiales son capaces de anular la capacidad defensiva de la piel, mucho más si el equilibrio del resto del cuerpo no es perfecto.
Las zonas especialmente sensibles a una dermatitis de contacto son el pelo, los ojos, los genitales, las axilas y la cara interna del antebrazo. Las personas pelirrojas o rubias, así como aquellos de carácter introvertido, son más propensas que el resto.
Una variedad infinita de sustancias puede provocar estas anomalías de la piel y entre ellas nos encontramos con los jabones, la acetona,

metales, las plantas, las resinas de los árboles, las frutas ácidas, los antibióticos, los cosméticos, los tejidos, y la totalidad de las sustancias químicas. Incluso el agua, en ocasiones, pude producir una dermatitis. No obstante, como antes he dicho, tiene que existir una receptividad en el individuo para que se declare una dermatitis.

La sintomatología es bien sencilla de definir, ya que la aparición de prurito, vesículas, ampollas y enrojecimiento, coincidiendo con el contacto de un producto sospechoso, dejan bien claro el diagnóstico. El enfermo adulto es la persona más adecuada para averiguar el agente causante.

Tratamiento:

El tratamiento debe ir dirigido a suprimir el agente causante y evitar las complicaciones. Hay que evitar que el enfermo se rasque profundamente y es vital impedir la infección. En una piel irritada, cualquier sustancia puede agravar el mal, por inofensiva que sea. Con frecuencia, el mejor tratamiento es dejar la piel al aire, sin aplicar nada. En niños pequeños es indispensable no lavarles con jabón hasta que estén totalmente curados.

Localmente se pondrán compresas templadas de manzanilla, Equinácea, bardana, malva o caléndula. El nogal y las semillas de lino también han sido nombrados por otros autores. Para suavizar la piel se aplicará aceite de almendras dulces. Una vez curada la dermatitis, se aplicará una pomada o loción a base de centella asiática, la cual restituirá la piel a su estado original.

Internamente se tomarán dos vasos de zumo de limón al día. Como infusiones útiles se tomarán en ayunas la bardana, el diente de león y el espliego.

Oligoelementos:

El magnesio, el azufre y el manganeso serán la terapia de fondo.

Nutrientes:

Suplementos dietéticos recomendables son la jalea real, el Própolis (también localmente), las perlas de ajo y la alfalfa, junto a la vitamina A.

Homeopatía:

Sulfur CH5

Dermatitis seborreica:
Descripción:
Inflamación de la piel, de carácter bastante crónico, la cual guarda relación con la producción sebácea y que puede cursar con descamación.
Causas:
Se produce frecuentemente en personas con piel oleosa y suele dar lugar a la formación de escamas, caspa, descamación del cuero cabelludo y picor. Aunque normalmente se circunscribe al cuero cabelludo, es normal que se disemine hasta la frente, cejas, cara e incluso el tronco. Los pliegues del cuerpo, sobre todo en personas obesas, también suelen verse afectados. Los lactantes también pueden acusarla, especialmente durante el primer mes de vida.
Tratamiento:
El tratamiento debe ir en conjunto, tratando el componente psicológico, interno y local. Para ello, se evitarán en primer lugar los productos cosméticos antigrasa o anticaspa y se utilizarán lociones naturales antisépticas, ricas en ortiga, lúpulo o tomillo. Una dieta vegetariana, exenta de grasas animales es imprescindible.

Los lavados generales con agua o jabón de arcilla son necesarios, lo mismo que el tomar agua de limón frecuentemente. El componente nervioso se tratará adecuadamente con los productos antiestrés que conocemos (eleuterococo, hipericón, polen), más algún tranquilizante como el espliego o la melisa.

Una vez cada dos días y sobre todo para aclarar el pelo, se utilizará el agua de limón.

Como tratamiento fitoterápeutico se tomarán infusiones diarias de milenrama, salvia y tomillo, además de lo mencionado antes.
Oligoterapia:
Oligoelementos de fondo son el azufre y el cromo, y el zinc para las disfunciones genitales.
Nutrientes:
Vitaminas imprescindibles son la biotina, la B-6, el PABA y la vitamina E. Si existe abundancia de caspa se tomarán suplementos de aceite de prímula y lúpulo. Para tratar zonas muy concretas y pequeñas la tintura de árnica da buenos resultados, así como el aceite de jojoba.

Para regenerar la piel, sobre todo en los lactantes, la centella asiática y la crisálida son el mejor tratamiento.

En los lactantes, la mayoría de las dermatitis están producidas por un lavado exagerado, así como por la inmersión diaria en agua caliente. Solamente con emplear simplemente agua tibia y dejar la piel al aire libre, sin protección, se solucionan la mayoría de los problemas.

Dermatitis del pañal:

Descripción:

Irritación con ardor y escozor de la zona que rodea las nalgas y los genitales. Puede extenderse al abdomen o a las piernas y agudizarse por el roce con la ropa.

Causas:

Suele ser un problema tan habitual que se menosprecia el intenso dolor que sienten los niños afectados. Bien sea por el contacto prolongado con la orina y las heces, por la mala respiración de la piel a causa de los pañales o por lavar excesivamente la piel con agua caliente y jabón, lo cierto es que es un problema de salud que acompaña a la mayoría de los bebés.

Tratamiento:

Como medidas esenciales, se recomienda no bañar en agua caliente todos los días al bebé afectado, restringir al máximo el uso de jabones empleándose solamente agua y dejar al aire la zona afectada el mayor tiempo posible.

Durante la fase aguda de la enfermedad se deberá permitir que el bebé realice sus deposiciones al aire libre, sin la protección de ningún pañal, pues el aumento de oxigenación puede ser suficiente para que la piel restablezca el manto graso protector.

No aplicar nunca pomadas o aceites que contengan corticoides o antibióticos.

Para calmar rápidamente el dolor basta con emplear polvos de talco de caléndula o de hidrastis. Para la limpieza se empleará agua ligeramente templada, aunque es recomendable añadirle algo de Própolis, caléndula o saúco.

También se puede limpiar con agua y vinagre de sidra, aplicando después yogur natural o yema de huevo cruda.

Homeopatía:
Rhus Tox en gránulos o diluido localmente.

DERMATOMICOSIS (hongos cutáneos)

Descripción:
Infecciones de la piel y anexos por hongos o levaduras.

Causas:
Los hongos necesitan un terreno propicio para anidarse y por ese motivo invaden los tejidos muertos de la piel o aquellos tejidos que están desvitalizados como consecuencia de enfermedades (diabetes), exceso de antibióticos, mala higiene o excesivos lavados con jabones.
La invasión por hongos produce una sintomatología diversa, la cual abarca desde lesiones de tipo alérgico, hasta un brote súbito de vesículas pustulosas. Las patologías más comunes son la tiña y la candidiasis. Como en tantas otras afecciones de la piel, establecer un diagnóstico diferencial apenas sirve para algo positivo, ya que a fin de cuentas todas las infecciones por hongos tienen tratamientos similares.
La **tiña**, en todas sus variantes (tiña corporis, pedis, unguium, capitis o barbae)), es una enfermedad bastante más común de lo que pensamos. Puede declararse en los pies, las uñas, el cuero cabelludo, los muslos y la barba, y en ocasiones se extiende por el tronco y las extremidades superiores, especialmente en climas templados. Se declaran placas pápuloescamosas, rojas y que se asemejan muchas veces a la psoriasis y a la dermatitis seborreica.
El **pie de atleta** es una enfermedad bastante común entre los deportistas y suele afectar principalmente a los espacios que hay entre los dedos de los pies. La piel se macera y descama y hay erupciones en forma de vesícula, pudiendo estar afectadas también las uñas de los pies, que quedan engrosadas y deformadas. El sudor y el calor agudizan los síntomas.
La tiña de las uñas, **onicomicosis**, es una consecuencia de la anterior, aunque también se da en las uñas de las manos. Se acumulan residuos en los bordes, pierden brillo, y se puede incluso caer la uña entera sin dolor.

La **tiña del cuero cabelludo** es bastante frecuente en los niños y se contagia con facilidad. Se forman pequeñas placas grisáceas con descamación y los pelos se vuelven quebradizos. Normalmente esto ocurre en áreas pequeñas y no es frecuente que afecte a todo el cuero cabelludo. Es normal perder el pelo en la zona afectada.

La **tiña de la barba** es rara y puede estar causada por bacterias u hongos. La sintomatología es similar a la anterior y una forma de erradicarla es afeitarse durante el período de curación.

La infección por **cándida** es muy frecuente hoy día y puede declararse en la boca, la vagina y en menor medida en los pulmones y bronquios.

Tratamiento:

El tratamiento de todas estas enfermedades por hongos y levaduras no siempre da resultado y en ocasiones se necesitan muchas semanas para erradicarlos. El refuerzo de la capacidad defensiva del organismo es imprescindible, ya que de otra manera es muy difícil corregirlo definitivamente. Por tanto, cualquier estado de desnutrición, infecciones y enfermedades degenerativas, deberán tratarse adecuadamente, junto con el tratamiento especifico contra hongos.

El Própolis es sin lugar a dudas el producto de elección, tanto administrado por vía interna como externa. La posología obliga a darlo al menos tres veces al día. En toques externos hay que tener precaución con los extractos en base alcohólica, ya que puede escocer la piel.

La bardana es también una hierba para administrar tanto por vía oral como externamente. Una infusión de ésta hierba, más la milenrama y la Equinácea, en forma de lavados profundos de toda la zona afectada, será el tratamiento de fondo. Las hojas de hiedra también suelen dar buenos resultados, así como la camomila, el hidrastis para calmar los picores y la alholva.

Para toques muy pequeños se puede utilizar con bastante seguridad la esencia de ajedrea o de mirra.

Internamente, y además del Própolis y la bardana, se tomarán tres infusiones de milenrama, serpol y melisa.

Como remedio general, en las afecciones externas se recomiendan los lavados con agua bicarbonatada, varias veces al día. También es adecuado para gargarismos.

Nutrientes:
El ajo en forma de perlas y el cobre orgánico serán el tratamiento complementario.
El ácido paraminobenzoico (PABA), tanto interna como externamente, ha sido uno de los remedios más utilizados y se deberá administrar en los casos más rebeldes.

Otros remedios:
Genciana, ajenjo, aloe vera y bayas de enebro para los hongos bucales en enjuagues. Aumentar el consumo de yogur, aceite de oliva y limón.

Homeopatía:
Capsium, Borax, mercurius solubilis, pulsatilla para el escozor, Sepia si hay flujo y carbón vegetal cuando existe quemazón.

DIABETES

Descripción:
Trastorno del metabolismo de los glúcidos.

Causas:
La Diabetes Mellitus (tipo I), la más habitual entre la población, no tiene una patología ni una etiología definidas y ni siquiera todo el mundo la padece con los mismos síntomas ni complicaciones. El único dato común es que existe hiperglucemia en ayunas y una disminución de la tolerancia a la glucosa. Estos datos y el hecho de que sea hasta ahora imposible curarla, solamente se puede paliar, hace difícil la curación, aunque al menos el enfermo puede alcanzar una buena calidad de vida.
Existen, pues, dos tipos perfectamente diferenciados que son: la insulino-dependiente (tipo I), y la no insulino-dependiente (tipo II), siendo la primera más difícil de controlar y la que más problemas ocasionan al enfermo. Se dice que la poca o nula producción de insulina es la principal causante del fallo en el metabolismo de la

glucosa, aunque también se cree que pueden existir otras sustancias que bloqueen la acción de la insulina. Se habla de virus, enfermedades pancreáticas, factores genéticos, efectos secundarios de ciertos medicamentos y hasta situaciones de estrés. Se piensa que también podría deberse a una carencia genética o adquirida de algún catalizador, el cual sería el responsable de la poca producción de insulina. En este orden de cosas, el cromo sería un cofactor decisivo para el páncreas.

Un tercer tipo, denominado como *diabetes gestacional*, aparece en mujeres durante el embarazo, y generalmente desaparece después del parto. Los cambios hormonales durante el embarazo, hacen que en algunos casos el páncreas no sea capaz de producir suficiente insulina. Otros factores de riesgo son: Tener sobrepeso, haber tenido un bebé que pesó más de 4 kilos al nacer, tener más de 25 años.

Anatómicamente, el páncreas está afectado en el 90% de los diabéticos, quizá debido al uso prolongado de la insulina (bajo su administración el páncreas deja de producir hormonas), ingestión débil de carbohidratos, carencia de oligoelementos o vitaminas vitales para su funcionamiento. Parece ser que el páncreas deja de funcionar a causa de factores ajenos o inducidos, lo que hace crónica la enfermedad diabética. Tratar de conservar la integridad y función del páncreas es la misión del tratamiento naturista.

Dado que la glucosa disponible no se utiliza adecuadamente, el organismo se ve en la necesidad de expulsarla por la orina y mantenerla un tiempo prudencial en sangre. Esta es una sabia manera de liberarse de algo que no puede cumplir su finalidad. El exceso de glucosa no es, por tanto, el causante mismo de la enfermedad, ya que el organismo siempre encuentra una manera de eliminar aquello que le estorba.

Ante una diabetes no tratada el organismo aumenta la expulsión de líquidos, tanto por orina, como por la piel y mucosas, dando origen a una acidosis metabólica y deshidratación. La sed intensa que siente el afectado en esos momentos sería, pues, una maniobra defensiva para que ingiera más agua y mantenga los niveles en sangre adecuados. Tan acertado es el papel defensor y equilibrador de nuestro cuerpo, que la mayoría de las diabetes se descubren por casualidad, especialmente las no dependientes de la insulina.

El diagnóstico implica en primer lugar realizar varios análisis seguidos de la curva de glucemia, antes y después de las comidas, ya que si excede de los 110 mg, en ayunas y de los 140 mg después de una comida mixta, será motivo suficiente para ponernos sobre aviso. No obstante, otras causas diversas pueden dar resultados similares en los análisis y entre ellas están la edad avanzada, la inmovilización en cama, la cirrosis hepática, el embarazo y accidentes vasculares. Se impone, por tanto, prudencia antes de diagnosticar una diabetes.

Los síntomas que nos pueden alertar y, por tanto, consultar al médico son: aumento de la cantidad de orina, aumento de la sed, hambre y pérdida de peso. También suele haber picores genitales en la mujer, infecciones vaginales por hongos, náuseas, vómitos, mala cicatrización de las heridas, pies fríos y sensación de falta de aire.

Tratamiento:
Siempre que se pueda, se intentará desde los primeros momentos el tratamiento natural, ya que quizá pueda ser capaz de detener el curso de la enfermedad y, sobre todo, de evitar las graves complicaciones. Si el tratamiento naturista fracasa es el momento de empezar a tomar medicamentos o, mejor aún, mezclar ambas terapias, pero siempre bajo control de un buen especialista.

Las hierbas de elección y de las cuales no podremos prescindir durante largo tiempo son el copalchi y la travalera, las cuales se tomarán desde una infusión diaria hasta seis en los casos más serios. Otras hierbas que se deberán simultanear o administrar a intervalos son la bardana, las hojas de olivo, el eucalipto, las vainas de judías y quizá la alholva. Para prevenir la degeneración hepática se utilizarán el diente de león y la alcachofera. Todas ellas son sumamente eficaces en los casos leves y no complicados.

En sustitución del café se utilizará ginseng o eleuterococo y por la noche se podrá tomar un té de achicoria o malta. La canela es una especia altamente recomendable, sea en ca´psulas o como aditivo.

Respecto a las comidas, no hace falta insistir en que se suprimirán todos los hidratos de carbono refinados y se comerán productos integrales. La fructosa se puede utilizar con moderación, al igual que el mosto. Las carnes de mamíferos están totalmente desaconsejadas, si queremos evitar complicaciones vasculares. Otros alimentos con propiedades curativas son la manzana (gracias a su pectina), la cebolla, los altramuces, la naranja, el limón, el pomelo, las fresas y melocotones, las patatas, las setas, las endibias y las aceitunas negras. Todas ellas serán de consumo casi diario. La leche de almendras será un buen sustituto de la leche de vaca, la cual se cree provoca diabetes en los niños. La avena, sin embargo, no se deberá comer.

Oligoterapia:
Los oligoelementos cromo, zinc y manganeso no deben faltar, ya que sin ellos el tratamiento puede fallar.

Nutrientes:
Una cura tres veces al año de jalea real y suplementos diarios de vitaminas B-1 y B-2, serán también parte del tratamiento. La cebolla es un alimento con buenas propiedades.

Importantes estudios han demostrado que el Acido Alfa Lipoico, en la dieta de Diabéticos tipo II aumento un 30% los niveles saludables de insulina, incrementando notablemente la utilización de glucosa en la sangre.

Hay experiencias que indican que las personas que reciben vitamina D experimentan una mejora de las células beta del 15 al 30 por ciento. Las células beta producen insulina en el páncreas y al mejorar su funcionamiento, la vitamina D puede ayudar al páncreas a equilibrar los niveles de azúcar en la sangre de manera eficaz.

Neuropatía Diabética: Se ha demostrado científicamente que el Acido Alfa Lipoico, reduce los síntomas de neuropatía diabética, principalmente dolor, entumecimiento en extremidades inferiores y ardor. La dosis recomendada para pacientes con dicha enfermedad es de 600 mg 3 veces al día, disminuyendo así los síntomas en un 50%.

Homeopatía:
Natrum sulfuricum CH4, Arsenicum CH6, Acidum phosphoricum CH2, Arnica CH4, Acidum lacticum CH4, Uranium nitricum CH 6.

DIARREA (ver también Gastroenteritis)

Descripción:
Eliminación frecuente de heces diluidas.

Causas:
La diarrea está presente en cualquier momento del año, en cualquier ciudad y puede ser padecida bruscamente por cualquier persona sana. Aunque trivializada y considerada como enfermedad menor, la rapidez con la cual se puede instaurar un cuadro grave de deshidratación, obliga a poner tratamiento inmediato.
La lista de enfermedades que pueden cursar con diarrea, y a las cuales remitimos son: enteritis, colitis, infecciones, parásitos intestinales, divertículos, cáncer, abscesos, tuberculosis, infecciones por salmonellas, gastroenteritis, colon irritable, anemias, esprue, hepatopatías, antibioterapia y abuso de laxantes. De cualquier manera, ante la duda, y para evitar las complicaciones graves que supone una diarrea aguda o crónica, el tratamiento deberá ponerse incluso aunque no sepamos la causa.

Tratamiento:
El remedio por excelencia es la arcilla, bien sea en cápsulas o mejor aún tomando abundante agua arcillosa, ya que así prevenimos la deshidratación. El carbón vegetal es también sumamente útil en caso de diarreas por envenenamientos o alimentos en mal estado.
El zumo de limón y de zanahoria servirá para alternarlo con el de arcilla, siempre abundantemente diluidos en agua. Las bebidas isotónicas (*aquarius, gatorade...*) suponen también una gran ayuda para evitar la deshidratación.
Las hierbas especialmente útiles son: la bistorta (la mejor de todas) y en su defecto el tomillo, hojas de arándano, salvia, salicaria, orégano, o manzanilla.

Nutrientes:
El cacao de bellotas, la manzana rallada, el arroz al vapor, así como

los copos de avena crudos, serán los primeros alimentos a ingerir cuando el cuadro agudo haya cesado. Mientras tanto, solamente agua con un poco de sal o bebidas isotónicas hasta que las evacuaciones empiecen a distanciarse o ser más compactas.

Posteriormente, la levadura de cerveza, el Própolis, la verbena y la cola de caballo, afianzarán la curación.

La reflexoterapia ha sido de gran ayuda en numerosas ocasiones, junto al tratamiento recomendado.

Los suplementos de Zinc disminuyen sensiblemente los casos de diarrea crónica o persistente.

DIVERTÍCULOS

Descripción:
Un divertículo es una bolsa pequeña con un cuello estrecho que sobresale del intestino y suelen ser múltiples. Se pueden desarrollar en cualquier parte del tubo digestivo, pero por lo general ocurren en el colon, más comúnmente en la sección del colon que lleva hacia el recto. Aquí es donde las heces son cada vez más sólidas. Esto ocurre en el lado izquierdo del abdomen.

En esencia, un divertículo consiste en una hernia de la mucosa a través del músculo del colon engrosado y varían desde hallazgos solitarios a muchos cientos. Tienen habitualmente 5-10 mm de diámetro, pero pueden exceder de 2 cm.

La **diverticulosis** se define como la presencia de divertículos que son asintomáticos, mientras que la **diverticulitis** se define como evidencia de inflamación diverticular (fiebre, taquicardia) con o sin síntomas y signos localizados.

Causas:
La pared muscular del colon crece más gruesa con la edad, aunque la causa de este engrosamiento no está clara. Puede reflejar las crecientes presiones requeridas por el colon para eliminar las heces, por ejemplo, por una dieta baja en fibra, lo que ocasiona heces pequeñas y duras que son difíciles de pasar y que requieren una mayor presión para ello. La falta de heces de fibra pequeñas también puede permitir que

segmentos del colon se cierren desde el resto del colon, actuando sobre los músculos. La presión en estos segmentos cerrados puede llegar a ser tan alta que con el aumento de la presión no pueda evacuar al resto del colon. Con el tiempo, las altas presiones en el colon empujan el revestimiento intestinal interior hacia el exterior (hernia), a través de zonas débiles en las paredes musculares. Estas bolsas o sacos que se desarrollan son lo que denominamos divertículos.

Síntomas:
Alrededor de 3 de cada 4 personas que desarrollan divertículos, no tienen daños ni síntomas.

Algunos pacientes pueden presentarse con síntomas abdominales inespecíficos -por ejemplo, dolor abdominal bajo, generalmente del lado izquierdo-. Cualquier característica además de la inflamación, tales como fiebre o neutrofilia, pueden indicar diverticulitis.
El dolor se agrava generalmente por comer y disminuye con la defecación o flatos.
También pueden ocurrir otros síntomas, tales como hinchazón, estreñimiento o sangrado rectal.

Tratamiento:
Los ocho pasos clave para la curación de la enfermedad inflamatoria intestinal y la diverticulitis son:
1.   Proporcionar reposo intestinal utilizando una elemental dieta líquida (pre-digerida) especial.
2.   Matar a las bacterias malas y hongos en el intestino (organismos causantes de enfermedades).
3.   Volver a llenar el tracto gastrointestinal con bacterias buenas.

4. Corregir la inflamación intestinal y ulceración.
5. Resolución de las deficiencias nutricionales.
6. Eliminar toxinas de su entorno de vida.
7. Curación de los factores emocionales que contribuyen al empeoramiento.
8. Resolver el estreñimiento.

Algunas recomendaciones para prevenir la diverticulosis y aliviar la diverticulitis:

Beber muchos líquidos. Es importante tomar entre seis y ocho vasos de agua diarios.

Fibras insolubles: Una dieta rica en fibras insolubles como la ingestión de salvado puede prevenir la aparición de divertículos, aunque inhibe la absorción de muchos minerales y vitaminas necesarias para fortalecer el músculo intestinal. Además, su uso intensivo podría incrementar demasiado los movimientos peristálticos, lo que empeoraría los síntomas de la diverticulitis. Hay que ser prudente en la utilización de complementos ricos en fibra no soluble cuando los divertículos se encuentran inflamados.

Es más conveniente ingerir cereales integrales que combinan fibras más agresivas como la celulosa, con otras más adecuadas menos agresivas como el almidón. Los cereales integrales o sus derivados (arroz integral, avena, pan integral, trigo, etc.) son más convenientes que los refinados. Las patatas, ricas en almidón, son muy recomendables.

Consumir fibra (de 30 a 35 gramos al día) absorbe humedad para producir heces fecales suaves y compactas, las cuales reducen el trabajo de los músculos del colon cuando se eliminan los desechos; reduce el engrosamiento de los intestinos y previene el estreñimiento y la formación de divertículos.

Para incluir fibra, puede seguir los siguientes consejos:

- Seleccionar pan de granos enteros (integral) en vez de pan blanco.
- Consumir postres de frutas: moras, plátanos, melocotones.
- Consumir las cáscaras de las manzanas, melocotones y peras.
- Agregar frutas secas, como pasas y albaricoques, a sus alimentos.
- Emplear más legumbres y vegetales en vez de carne en sus guisados.

DIENTES (rechinar, sarro)

Descripción:
Se denomina como bruxismo apretar o restregar los dientes frontales entre sí, de modo voluntario o espontáneo, frecuentemente de noche.

Causas:
Es frecuente en niños y ancianos, aunque posiblemente la causa sea muy distinta. Se habla de lombrices en los niños, aunque no es la causa más habitual y posiblemente este mecanismo sea el modo por el cual la naturaleza trata de limitar el excesivo desarrollo de los incisivos o algunos molares. Este efecto, habitual en los roedores, pudiera ser la causa principal en los niños. También se mencionan los problemas emocionales, como la ansiedad, el miedo, así como el alcoholismo. El sueño no se ve afectado, pero posiblemente el desgaste dentario sea muy acusado en los ancianos.

Tratamiento:
La avena y le ginseng son dos tratamientos complementarios para los problemas emocionales, aunque de noche se pueden emplear mejor la tila o la valeriana. Las esencias de bergamota, lavanda o geranio son útiles en forma de masajes o añadidas al baño.

El **sarro** se suele depositar en los orificios de los conductos salivares, en las superficies linguales de los dientes inferiores o sobre los molares superiores. No siempre indica una higiene defectuosa, sino que está condicionado más que nada por el tipo de alimentación y bebida. Existen cremas en el mercado que lo eliminan con bastante facilidad, aunque el método más radical es la visita al dentista. De todas maneras, cualquier método abrasivo puede dañar seriamente el esmalte dental. Blanqueadores naturales son el zumo puro de limón, la arcilla en polvo y el bicarbonato. El café, el tabaco o el antibiótico tetraciclina suelen ser los causantes más habituales del color incorrecto de los dientes.

La **atrofia** de las encías y dientes es una consecuencia de la vejez, aunque también se da en carencias de vitaminas E y C. En ambos casos la encía se retrae, el diente queda al descubierto y la raíz no puede sujetar adecuadamente la pieza, la cual se mueve con facilidad y puede terminar cayéndose.

Existen malos hábitos que provocan espacios dentarios y **malformaciones**, como chuparse el pulgar, o también deberse a problemas de los maxilares, labios leporinos o fisuras del paladar. También se han dado casos en que un corsé dentario provoca más alteraciones que beneficios y otros que incluso desplazan a la mandíbula. Existen retenedores de plástico que se ponen solamente por las noches, que pueden solucionar a veces una mala posición y evitar así operaciones quirúrgicas o extracciones de piezas sanas y definitivas.

Homeopatía:
Arsenicum album 8Ch, Zinc 4Ch.

DIFTERIA

Descripción:
Enfermedad provocada por los bacilos diftéricos, por lo general localizada en la mucosa respiratoria.

Causas:
De los tres biotipos de bacilos diftéricos, solo uno produce exotoxina, la forma más grave, ya que se disemina por la sangre y puede lesionar el sistema nervioso, el corazón y los riñones. La mucosa de las amígdalas es un lugar habitual para este tipo de bacilo.
El contagio se realiza a través de las secreciones de la nariz y la garganta, las cuales son expelidas por los enfermos, aun cuando éstos no acusen los síntomas. También es posible que la bacteria se localice primeramente en la piel.
La membrana que se forma no es indicativa de la gravedad del mal, ya que el mal suele ser mucho más amplio de lo que a primera vista se

pueda observar. En los casos graves se produce una degeneración del sistema nervioso central y el resultado es una parálisis de las extremidades.

Síntomas:

Los síntomas comienzan como una vulgar angina, aunque enseguida se declara el cuadro toxémico. El dolor de garganta, la fatiga y el dolor para tragar, son los primeros síntomas, similares a una simple amigdalitis. Si el enfermo empeora bruscamente, con grave postración y edema de laringe que le impida respirar, habrá que pensar en una difteria. Los ganglios linfáticos muy aumentados y el cuello con aspecto de cuello de toro, dejan pocas posibilidades al error. El ingreso en un hospital debe ser urgente y ni siquiera esperar a que llegue el médico al domicilio.

Tratamiento:

En casos como éste la medicina natural tiene pocas posibilidades de actuar con rapidez y, además, las leyes obligan a la puesta en cuarentena del enfermo y a su declaración oficial. La administración de antitoxina es el tratamiento obligatorio. No obstante, mientras ponemos los medios para ingresar al enfermo en un hospital, o bien si estamos aislados y la ayuda quizá llegue demasiado tarde, administraremos zumo de limón en dosis todo lo frecuentes que el enfermo admita, ya que se le ha encontrado un buen efecto contra el bacilo responsable. Antes del uso de los antibióticos era el remedio de elección por los médicos. Otros tratamientos conjuntos incluyen el uso masivo de la Equinácea, tanto en toques locales como por vía general, y lo ideal seria que se pudiese aplicar por vía endovenosa. El Harpagofito en dosis de hora en hora, también tiene un buen efecto antitoxina.

Homeopatía:

Belladonna CH4, Apis CH4, Mercurius corrosivus CH8, Mercurius iodatus CH8, Echinacea DH1, Lachesis CH6.

DISLEXIA

La dislexia se produce entre las personas de todos los niveles económicos y étnicos. A menudo, más de un miembro de una familia tiene dislexia. Según el Instituto Nacional del Niño y el Desarrollo Humano Americano, el 15 por ciento de los estadounidenses tienen grandes problemas con la lectura.

Los problemas de conducta y de desarrollo en los niños son cuestiones sociológicas generalizadas en todo el mundo hoy en día. Los problemas de aprendizaje, retraso intelectual, la dislexia, el trastorno por déficit de atención / hiperactividad (TDAH), autismo, y la propensión a la violencia, son finalmente diagnosticados en el 3% de todos los niños nacidos.

Al igual que con otros problemas de aprendizaje, la dislexia es un reto para toda la vida, aunque curable. Este trastorno del procesamiento puede dificultar la lectura, escritura, ortografía y, a veces incluso hablar. La dislexia no es un signo de inteligencia deficiente o pereza, aunque se especula como resultado de problemas de audición o de visión. Posiblemente sea más acertado considerarlo un trastorno neurológico que causa que el cerebro no pueda procesar e interpretar la información.

La clasificación es la siguiente:
1) Dislexia adquirida (DA)
2) Dislexia del desarrollo o dislexia evolutiva (DD)
La Dislexia Adquirida (DA), es considerada un trastorno que se produce por alteraciones en la ruta de acceso al significado, pudiendo ser producto de una lesión cerebral. Se clasifican 3 subtipos:
 a) Dislexia profunda: Está dañada la vía que permite el análisis fónico, con tendencia a cometer errores semánticos y dificultad en leer palabras sin sentido.
B9 Dislexia superficial: Vocabulario visual deficiente, aunque no se cometen errores semánticos, y son capaces de leer palabras sin sentido.
c) Dislexia fonológica: Alteración de la ruta fonológica, que obliga a leer por la ruta léxica visual. Aunque leen la mayoría de las palabras familiares, presentan dificultades con las palabras desconocidas.

Tratamiento:

Homeopatía
Basada en el principio de que lo similar se cura con lo similar, proporciona unos resultados en ocasiones muy rápidos y sin efectos secundarios. Se necesita, no obstante, un profesional experto que evalúe los estados físicos, emocionales, alimentarios y de comportamiento del enfermo.

La homeopatía es un método científico de terapia que provoca una estimulación de los propios procesos de curación del cuerpo con el fin de lograr la curación. Este sistema ideado y verificado por Samuel Hahnemann, un médico alemán, nacido en el siglo XVIII, ha proporcionado tasas de éxito asombrosas en enfermedades crónicas y agudas, logrando así sobrevivir al tiempo y también logrando rápidamente una amplia aceptación en Europa, India y América del Sur.

Para la homeopatía, cada uno de nosotros es un individuo total y completo; ningún aspecto puede ser separado de otro. Para ser eficaz, una terapia válida debe estar basada en un profundo conocimiento y respeto de la singularidad de cada individuo. En homeopatía cada paciente es evaluado como una persona completa a nivel mental, emocional y físico.

El remedio prescrito se basa en los patrones únicos que se encuentran en los tres niveles. Esto significa que a cada persona se le da un remedio que estimulará su cuerpo en particular para sanar. Diez personas con dislexia podrían recibir diez remedios homeopáticos diferentes.

Se suelen emplear: baryta carbonica, calcarea phosphorica, causticum, ignatia, lycopodium, magnesium carbonicum, natrium carbonicum, natrium muriaticum, nux vomica, silicea, stramonium, sulphur, thuja.

Naturopatía
Un naturópata incluirá todas las alternativas naturales en busca de la más adecuada, entre ellas la fitoterapia, la dieta, el ejercicio y la salud

mental. Entre las plantas medicinales empleadas destacan la BACOPA, y en cuanto a suplementos el 5 HTP.

Osteopatía

En la dislexia se suele comprobar el occipital y temporal derecho causantes directos de este problema frecuente.

Terapia asistida por animales

El uso de animales con fines terapéuticos es cada vez más frecuente a medida que se van realizando estudios para constatar los numerosos efectos beneficiosos del vínculo entre el ser humano y los animales. En el enfermo disléxico, le ayudan a focalizar la atención y a olvidarse de su problema con el consecuente estado anímico placentero.

Aromaterapia

Las plantas medicinales contienen una esencia etérea que se emplea concentrada para multitud de afecciones. Se puede aplicar mediante un par de gotas por vía sublingual, mediante masajes o añadiéndolas en el agua de baño.

Hipnoterapia

El tratamiento con la hipnoterapia cognitiva, mejora la forma de pensar dirigiéndose hacia otro estado interior, hacia otra sensación y como consecuencia, hacia otra conducta. La idea es grabar nuevas imágenes y mensajes positivos que vayan reemplazando a las antiguas. Se emplean audios de Reprogramación Mental, así como estímulos internos por imágenes visuales y auditivas transformando los pensamientos, abriendo una ruta neurológica que crea un estado interior mejorado.

Musicoterapia

Es un medio de rehabilitación que incide tanto desde el punto de vista puramente fisiológico, como puede ser la ejercitación de la voz, movimiento, etc., como desde la perspectiva emocional e intelectual que proporciona un desarrollo afectivo y cognoscitivo. El niño que padece dislexia puede encontrar más simple y atractiva la ejecución de una melodía, que la expresión de una palabra o de una frase. Cantando o realizando juegos de expresión musical y rítmica, tiene medio de expresión de gran valor emocional y placentero.

Flores de bach
Método sutil con efectos inocuos en el comportamiento, pero con aplicaciones que sirven de refuerzo con otras terapias. El REMEDIO RESCATE es la primera de las opciones.

Oxigenoterapia hiperbárica
Esta cámara de presión, incrementa la cantidad de oxígeno en la sangre. La presión del aire dentro de la cámara es aproximadamente 2.5 veces mayor que la presión atmosférica normal. Esto ayuda a que la sangre transporte más oxígeno a órganos y tejidos en el cuerpo.

Técnica alexander
La técnica involucra una serie de movimientos destinados a corregir la postura y llevar el cuerpo a su alineación natural, con el objetivo de ayudarle a funcionar eficazmente. Una vez que la estructura física se libera de la tensión y de los dolores, se incrementa el bienestar emocional, el poder mental y la calidad de vida.

Reflexología
La actuación sobre los puntos reflejos del pie y la técnica Metamórfica, suponen un alivio para las tensiones ocasionadas por la dislexia.

Yoga
La ancestral gimnasia meditativa, estabiliza intensamente las tensiones musculares y emocionales.

Meditación
Comprender y asumir las deficiencias es un camino adecuado para la solución.

Nutrientes

Los tratamientos naturales para la dislexia en los niños pequeños se centran en torno a sus funciones cerebrales, aunque la mayoría de los expertos médicos le dirán que no hay manera de corregir estas disfunciones cerebrales. Sin embargo, aquí hay algunos hechos muy interesantes que se pueden utilizar para que juzgue por sí mismo.

Vitaminas:
Vitamina C
Se emplea en el retraso del crecimiento, debilidad nerviosa, alteraciones del carácter, edemas, endocarditis y miocarditis, caries, diabetes, disnea, trastornos circulatorios, dolores articulares y déficit del sistema inmunitario. Es necesaria para la absorción del hierro (ascorbato ferroso) y en la oxigenación cerebral óptima.

Complejo B
B1
Uno de los tratamientos naturales para la dislexia en los niños pequeños es la Tiamina o vitamina B-1, la cual posee la capacidad para producir energía y también tiene enormes ramificaciones en el cerebro. Si tenemos deficiencia en este nutriente se reduce muy rápidamente la capacidad del cerebro para utilizar la glucosa, y una vez que esto ocurre, afecta las funciones mentales.
B6
La vitamina B-6 o piridoxina también es fundamental para las funciones normales del cerebro, al ser de vital importancia en la creación de neurotransmisores. Los neurotransmisores son sustancias químicas que permiten a las células del cerebro comunicarse correctamente entre sí, y si es deficiente de este nutriente, afectará a la memoria, así como la capacidad para retener y recuperar información.
B12
El elemento vitamínico más importante podría ser la vitamina B-12, que es fundamental para la producción de mielina, una vaina grasa que aísla las fibras nerviosas y mantiene los impulsos eléctricos en movimiento a lo largo del cuerpo, incluyendo su cerebro. Si es deficiente en este nutriente, no sólo afecta a este proceso, sino que

también puede elevar los niveles de homocisteína en sangre, lo que puede ser tóxico para las células del cerebro.

Inositol

Esta vitamina del complejo B se emplea en diversos trastornos psicológicos, entre ellos depresión, trastorno bipolar, trastorno de pánico, bulimia, trastorno obsesivo-compulsivo y déficit de atención. Ello ha llevado a considerar su aplicación en la dislexia.

Niacina

En vista del hecho de que la niacina, una vitamina B relacionada con los minerales, era hace muchos años un remedio empleado en mejorar a veces los síntomas de vértigo y el equilibrio interno -relacionada con los oídos-, se llegó a la conclusión de que podría tener resultados favorables en la dislexia.

Este razonamiento se convirtió fácilmente comprensible, en especial si tenemos en cuenta su posible papel compensatorio en la mejora tanto normal como anormal en la transmisión de las señales cerebrales y su procesamiento.

Vitamina D

Se han realizado numerosos trabajos de investigación recientes que han vinculado esta condición con una deficiencia de vitamina D, especialmente por su condición hormonal con influencia en el psiquismo.

Minerales:

Calcio

Imprescindible en la función del ATP y la transmisión nerviosa.

Magnesio

Estabiliza la estructura macromolecular del ADN y del ARN. Es necesario para la actividad del pirofosfato de tiamina, la forma activa de la vitamina B-1. Tiene un papel esencial en la relajación muscular. Es cofactor en la producción de diversas hormonas. Su presencia es esencial en la transmisión de los impulsos nerviosos. Mantiene las contracciones cardiacas y regula su excitabilidad.

Yodo

Favorece el desarrollo intelectual y afectivo.

Zinc

Regulador endocrino.

Otros:
Ácidos grasos esenciales
Un número considerable de informes sobre la dislexia la han asociado con una deficiencia de ácidos grasos insaturados, en especial **omega-3,** como los que se encuentran en el pescado. Por lo tanto, los niños cuyas madres gestantes consumieron una gran cantidad de pescado azul y atún, tienen menos probabilidades de tener dislexia, dispraxia, TDAH y otros trastornos. De hecho, la adición de estos suplementos de aceite de pescado para alimentación de los niños disléxicos puede marcar una gran diferencia.

Una mezcla de aceite de atún, vitamina E y aceite de onagra sería una buena opción. Este aporte de ácidos grasos esenciales, se dice que mejora la función cerebral, disminuye la presión arterial y el colesterol.

También hay otros suplementos que está ganando un gran impulso para esta condición. Se trata de combinar aceite de atún, vitamina E y el aceite de onagra.

Además, se muestran otros nutrientes tales como la lecitina para mejorar la memoria, por su alta concentración en fosfolípidos.

También hay aminoácidos como la L-fenilalanina que pueden disminuir los niveles de hiperactividad y aumentar el enfoque, así como evitar la necesidad de estimulantes.

Plantas medicinales:
El **Gingko biloba** también puede ser muy eficaz, ya que ayuda a aumentar la circulación sanguínea en el cerebro y con ello mejora el razonamiento, procesamiento y almacenaje de la información.

La raíz de **jengibre** ha demostrado ser altamente efectiva en la potencia del oído interno.

Las **semillas de lino**, otro remedio probado tiempo para el tratamiento de la dislexia, nos permite utilizarlas en asados, molidas y guardar el excedente. Se puede poner una cucharadita de este polvo sin sabor en los alimentos, especialmente en la ensalada de fruta, por lo menos tres veces a la semana, equilibrando así gradualmente el desequilibrio químico en el cerebro.

Polen de abeja
Contiene minerales y vitaminas necesarias, así como RNA, el transmisor de la información proveniente del ADN.

Jalea real
Contiene vitaminas del complejo B.
Estas sustancias nutricionales también pueden permitir a los médicos disminuir las dosificaciones necesarias de estimulantes y otros medicamentos, reduciendo así el riesgo de efectos secundarios potenciales.

DISMENORREA
Dolores espasmódicos al comienzo de la regla.

Descripción:
Suele acompañarse con nerviosismo, irritabilidad, dolores abdominales, depresión, hinchazón y dolor en las mamas, así como jaquecas, coincidentes con el inicio de la menstruación.

Causas:
Es una patología bastante frecuente, llegando a alterar hasta a un 40% de las mujeres. Aunque se desconoce su origen, se piensa en un trastorno del metabolismo de los ácidos grasos, de la síntesis de las prostaglandinas, y al aumento de las hormonas esteroides durante la segunda mitad del ciclo. La irritabilidad del sistema nervioso puede ser debida al edema generalizado.

Tratamiento:
El tratamiento actual suele solucionar la mayoría de los casos y consiste en la ingestión de ácidos grasos esenciales del grupo gamma linoleico, los cuales se encuentran en el aceite de Onagra y de Borraja,

principalmente. Algunos naturópatas han mencionado el buen efecto curativo del zumo de perejil.

Otros tratamientos complementarios son la infusión de ortiga blanca, trébol rojo, agnus cactus y caléndula.

Oligoterapia:
La asociación zinc-cobre, quizá alternada con manganeso, es también importante para la curación.

Nutrientes:
Se hace necesario administrar conjuntamente dosis adecuadas de vitaminas E y B-6, así como una dosis complementaria de jalea real.

Homeopatía:
Belladonna CH4, Caulophyllum CH4, Chamomilla CH2, Lilium tigrinum CH4. Pulsatilla CH4.

DISNEA

Descripción:
Dificultad respiratoria

Causas.
El enfermo afectado suele manifestar una sensación molesta en la respiración, similar a la que notaría una persona que ha realizado un ejercicio intenso. Hay necesidad de emplear un mayor esfuerzo para lograr respirar, sensación de fatiga en los músculos del tórax y se percibe que el aire tarda más tiempo en salir de los pulmones. La inspiración se hace cuando aún no se ha conseguido vaciar del todo los pulmones.

Tratamiento:
No existe ningún tratamiento natural válido para la disnea aguda, imprevista, y se requiere una atención médica inmediata y especializada. La **disnea circulatoria** producida por anemias requiere el tratamiento de la enfermedad causante, lo mismo que la que se da

durante la acidosis diabética.

Las **disneas psíquicas**, especialmente durante la crisis histérica, son producidas por hiperventilación y puede ser suficiente hacer respirar al enfermo dentro de una bolsa de papel, nunca de plástico.

Oligoterapia:
La disnea del deportista y del enfermo anémico responde bien al hierro, cobre y cobalto.

Nutrientes:
La vitamina B-15 ayuda a aprovechar la utilización del oxígeno. También es adecuada la vitamina B-12.

DISTROFIA GENITAL

Descripción:
Enfermedad caracterizada por obesidad e hipogenitalismo.

Causas:
Las causas más habituales son de tipo glandular, especialmente por una secreción anormal del hipotálamo, causada por varios factores. La disposición anormal de grasa en la pelvis y la ausencia de desarrollo genital en muchachos adolescentes, suele ser el mejor diagnóstico, mucho más si acusan retraso en el crecimiento, somnolencia y diabetes insípida.

Tratamiento:
El tratamiento debe ir a mejorar el funcionamiento hipofisario y estimular la producción de hormonas andrógenas. En algunos casos resulta útil el eleuterococo, la damiana y la zarzaparrilla mejicana.

Oligoterapia:
El zinc orgánico.

Nutrientes:
El polen, la jalea real, el aceite de germen de trigo y la vitamina E, son la terapia que se deberá seguir durante bastante tiempo.

DROGADICCIÓN

Descripción:
Estado que se deriva de la necesidad, real o psicológica, de ingerir una sustancia.

Esta es una situación demasiado generalizada hoy en día, y no solamente referida al consumo de las llamadas drogas, sino a la dependencia real hacia los medicamentos. Cuando se pone un tratamiento a un enfermo y no se le cambia muy a menudo, estamos haciendo que esa sustancia que en sí misma no crea dependencia pueda convertirse en algo imprescindible para el enfermo. Así, en este grupo hay que incluir los derivados teofilínicos en los bronquíticos y asmáticos, el uso de laxantes mecánicos para corregir un estreñimiento crónico, los cardiotónicos como la digoxina, los antiácidos, los hipotensores, etc. y tantos otros que el enfermo puede llegar a tomar durante meses e incluso años, en la creencia de que le son totalmente imprescindibles. Estos tratamientos tan prolongados pueden crear una dependencia psíquica por parte del enfermo hacia ellos y una toxicomanía crónica que motiva que sea muy difícil prescindir de ellos algún día.
En otro orden de cosas, el consumo de tabaco, alcohol y azúcar refinado, así como las grasas animales o el chocolate, también inducen a una necesidad cotidiana de tomarlos, lo mismo que ocurre con el café.
La marihuana, opio, morfina y cocaína son los que más problemas de índole social crean y por este motivo son los más perseguidos por la ley.

Tratamiento:
Aunque todas las sustancias mencionadas anteriormente son muy dispares entre sí, el problema básico es la dependencia hacia ellos. Aparte del tratamiento que cada toxicomanía necesita, se puede intentar paliar en gran medida el síndrome de abstinencia (sin olvidar ponerse en manos del médico), mediante el siguiente tratamiento:

Se realizará un baño caliente una vez al día, en el que habremos puesto esencias de espliego y romero, dependiendo que se realice por la noche o por la mañana.

Es imprescindible realizar una profunda cura depurativa del organismo y para ello, además de beber al menos dos litros de agua al día y no comer carne en absoluto, se tomarán abundancia de zumos de frutas y verduras. Las infusiones de bardana y en segundo orden de fumaria, se administrarán tres veces al día, preferentemente en ayunas. También puede ser conveniente provocar la sudación mediante saunas (cuidando no se provoque hipotensión), deportes suaves o envolturas derivativas.

Plantas medicinales:
Para la corrección de los problemas emocionales se darán 30 gotas de extracto de hipericón al acostarse y 20 gotas dos veces en el día. También se utilizarán dosis altas de eleuterococo y ginseng por el día, cuando el síndrome sea más agudo.
La medicina china recomienda las infusiones de té verde.
Los masajes con esencia de enebro y los baños con aroma de salvia y manzanilla son útiles.
Respecto a la droga objeto del problema, será el médico el que decida las pautas a seguir para evitar el síndrome de abstinencia.

Oligoterapia:
El Litio en dosis pequeñas, orgánico y de asimilación sublingual, mejorará la conducción nerviosa alterada, y la mezcla cobre-oro-plata, dos veces en semana, completarán el tratamiento básico.

Nutrientes:
Suplementos vitamínicos necesarios son la B-1, el ácido pantoténico, la B-15 y la B-6.

Homeopatía:
Nux vómica para dejar de fumar, Kalium phosphoricum para la depresión y Arsenicum para el temor y la soledad.

Flores de Bach:
Brote de castaño blanco (Aesculus hippocastanum)
Para los que repiten siempre los mismos errores. Dificultad para asimilar las lecciones de la vida. Tropiezan dos y más veces en la misma piedra y son incapaces de aprender las duras lecciones de la existencia errónea. No tienen en cuenta su pasado ni el de los demás, y por eso son candidatos a las drogas, el tabaco, las malas comidas y los excesos en general.
Genciana (Gentiana amarilla)
Aceptar que es necesario enfrentarse a los problemas en lugar de llorar. Para conseguir una actitud positiva. Ayuda a superar la tristeza y la depresión cuando estas son debidas a causas conocidas. Duda y pesimismo. Contra el desaliento ante los problemas grandes o repetitivos. Para el negativismo, el fracaso y la ausencia de espíritu competitivo.

ECZEMAS
(Véase **dermatitis**)

EDEMA
Exceso de líquido y sodio en el espacio extracelular que puede ser localizado o general.

Descripción:
En un principio, y cuando el aumento del volumen de liquido interscial no excede del 15%, no se notan signos externos ni manifestaciones clínicas, ya que el organismo distribuye el volumen por todo el cuerpo. Posteriormente se notará un aumento de peso y una tumefacción facial o una hinchazón de las partes inferiores del cuerpo.

Causas:
A causa de una retención renal de sal y agua, o bien por un trastorno en la distribución de agua entre el plasma sanguíneo y los líquidos tisulares, se manifiesta un edema. Esto puede estar motivado por varias causas, entre las que destacan el aumento de la presión

sanguínea, exceso de permeabilidad capilar, disminución de la cantidad de potasio, disminución de la cantidad de albúmina en el plasma o insuficiente drenaje linfático.

Es bastante normal que se encuentren edemas en la insuficiencia cardiaca congestiva, ya que existe una retención excesiva de sodio y agua por el riñón, así como en el síndrome nefrítico, la insuficiencia renal aguda o en las hepatopatías. No obstante, los edemas más habituales son por causas infecciosas. En todos ellos, el descenso de la presión osmótica coloidal del plasma permite la traslación del agua a los tejidos intersticiales. La hiperhidratación también puede dar síntomas similares.

Otras enfermedades que causan edemas son la cirrosis hepática (aunque aquí el aumento de liquido puede ser exclusivamente de tipo ascítico), en la malnutrición a causa de carencia de albúmina y vitamina B-l, en los traumatismos, alergias, infecciones, trombosis, tumores o parásitos.

Tratamiento:

El tratamiento debe ir dirigido a corregir en primer lugar la enfermedad causante y en segundo a estimular la eliminación correcta de líquidos. Solamente emplearemos tratamiento para los casos leves o crónicos, ya que los edemas agudos requieren hospitalización inmediata.

Como pauta general se aconsejará reposo moderado en cama para reducir la presión hidrostática en las venas. El cloruro sódico se deberá eliminar totalmente, aunque se puede mantener una pequeña cantidad de sal marina sin refinar. Si existen vómitos o diarreas no se debe suprimir la sal. En caso de supresión total de orina, hay que evitar administrar agua hasta que comience el drenaje. Los baños fríos de las pantorrillas siempre favorecen la eliminación de líquidos.

Plantas medicinales:

Como medidas generales de tipo fitoterápico, se tratará de estimular la eliminación de líquidos mediante algunas de las hierbas siguientes: salvia, melisa, anís, diente de león, ajenjo, abedul, ortiga, cola de caballo, flor de saúco, verbena, gatuña, ruscus o rabos de cereza.

Según sea la enfermedad causante así elegiremos la mezcla adecuada. Si el problema es de tipo hepático el diente de león es la más indicada, si es de tipo vascular el ruscus, si es por desnutrición la cola de caballo, etc. También son útiles la malva real, ginseng y milenrama, así como masajes con aceites esenciales de romero, lavanda, geranio o sándalo.

Nutrientes:
Alimentos de especial interés son los ajos, cebollas, espárragos, puerros, berros, rábanos, perejil, peras, patatas y especialmente uvas. También se recomiendan el aceite de onagra y las manzanas frescas. Medidas complementarias son las envolturas frías de infusión de alcachofera y los baños de pies con infusión de perejil.

Oligoterapia:
No hay que olvidar los suplementos de potasio orgánico y la vitamina B-1.

Homeopatía:
Arsenicum CH5, Antimonium arsenicosum CH4, Digitalis CH1, Lachesis CH40.

ENFERMEDAD DE ADISSON
Hipofunción de la glándula suprarrenal, generalmente por atrofia.

Descripción:
Esta enfermedad, generalmente progresiva, se caracteriza por una pigmentación anormal de la piel, hipotensión, hipoglucemia, debilidad extrema, pérdida de peso y deshidratación.

Causas:
Con frecuencia, la atrofia de la corteza suprarrenal es inducida por la administración de corticoides en períodos variables. Otras veces es a causa de un neoplasma, necrosis o tuberculosis. La carencia de aldosterona provoca una pérdida excesiva de sodio y una disminución en la excreción del potasio. Estas modificaciones de los electrolitos

provocan una deshidratación intensa, disminución del volumen circulatorio e hipotensión. Disminuye también el glucógeno hepático y se declara una falta de fuerza muscular intensa, así como una disminución de la resistencia a las infecciones y mala tolerancia al estrés.

Los síntomas más característicos comprenden la fatiga y la debilidad, aunque es la hiperpigmentación lo que más deberemos tener en cuenta para el diagnóstico. La coloración muy morena, diseminada por las partes del cuerpo incluso no expuestas al sol, así como las marcas negras en la frente, cicatrices y cualquier pliegue cutáneo, son típicas en esta enfermedad. También son normales las placas localizadas de vitíligo.

La temperatura corporal es inferior a la normal y hay fuertes pérdidas de sal a causa del sudor.

La perdida progresiva de peso, la baja tensión arterial y la anorexia, son síntomas frecuentes, así como la baja tolerancia al frío y vértigos. Con el tiempo se suele declarar profunda astenia, dolores intensos de abdomen o piernas, insuficiencia renal y colapso circulatorio. El pronóstico entonces es grave.

La enfermedad puede confundirse con alteraciones tiroideas, hipoglucemia, pérdida de sodio brusca o anemia ferropénica.

Tratamiento:
El tratamiento debe ir unido a una correcta hidratación y la suficiente ingesta de hidratos de carbono.

La hierba de elección es la borraja, ya que puede estimular la producción de hormonas suprarrenales, así como la calaguala. Otras hierbas correctoras son el ginseng, la ajedrea, la artemisa y el diente de león.

Oligoterapia:
El oligoelemento zinc se administrará para regular la glándula a través de la hipófisis, mientras que la mezcla Cobre-oro-plata se dará en los casos graves. Pasada la crisis, da buenos resultados el selenio, potasio, magnesio y la mezcla manganeso-cobre.

Nutrientes:
El Polen, el regaliz y la esencia de pino también se tendrán en cuenta, así como dosis altas de vitamina C.

ENFERMEDAD DE CROHN

Descripción:

La zona afectada es el final del intestino delgado (el ilion) y el principio del intestino grueso (el colon), aunque en los casos crónicos suele estar involucrada cualquier parte del tracto gastrointestinal e incluso todas las capas del intestino, pudiendo haber partes sanas entre tramos del intestino enfermo. Cuando está afectado solamente el colon se la denomina propiamente como enfermedad de Crohn.

Síntomas generales:

La enfermedad se caracteriza por brotes seguidos de períodos de inactividad y casi ausencia de síntomas. Estos períodos varían según los pacientes y no parecen tener relación con el tratamiento medicamentoso, existiendo pacientes que están años sin sentir nuevos síntomas. Cuando no es así y los ataques se suceden con suma frecuencia, hay dolores abdominales, vómitos, estreñimiento o movimientos intestinales que ocasionan diarreas, fiebre, pérdida de apetito y peso, siendo frecuente el sangrado rectal. Los periodos tranquilos lo son en relación al aparato digestivo, pero es frecuente que manifiesten fatiga, dolores articulares y posibles problemas cutáneos.

Las fisuras anales son uno de los síntomas que más alteran la vida social del paciente, aunque también se declaran fístulas internas, más difíciles de diagnosticar que ocasionan sangrados y adelgazamiento, llegando a comunicar el intestino con la vejiga, vagina o piel.

- En general, los síntomas incluyen:
- Diarrea crónica
- Sangrado rectal
- Pérdida de peso

- Fiebre
- Dolor abdominal y sensibilidad (muchas veces en la parte inferior derecha del abdomen).
- Sensación de estar lleno o tener una masa en la parte inferior derecha del abdomen
- En niños, retraso en el desarrollo y crecimiento.
- No tome, bajo ninguna excusa, alimentos lácteos.
- Cocine saludablemente sus alimentos, utilizando con preferencia la olla exprés, la cocción al vapor, el horno e incluso el microondas, evitando los fritos y, muy especialmente, la barbacoa y las parrillas.
- Aumente su ingesta de líquidos, incluyendo agua, té de llantén, malvavisco y zumos frescos; el jugo de col (berza) es uno de los mejores, así como el de patata cruda, remolacha y zanahoria. En total al menos dos litros de agua o líquidos al día que le ayudarán a suavizar y a facilitar el paso de las heces, contrarrestando la deshidratación producida por la diarrea.
- Evite los alimentos refinados, especialmente los azúcares y pan blanco. Un exceso de carbohidratos refinados es asociado con el desarrollo de la enfermedad de Crohn, Colitis Ulcerosa, Diverticulitis, Enfermedad Celíaca, Fibrosis Cística y Diarreas Crónicas.
- Evite sustancias que sean irritantes para el tracto digestivo tales como: alcohol, cafeína, bebidas carbonatadas, cola cao, frituras, alimentos grasos y especias picantes. Hay otras especias, como el orégano, la angélica, hierbabuena, cúrcuma, jengibre, etc., que le serán muy útiles para condimentar sus platos.
- No coma pescados crudos, pues contienen mucha histidina, un aminoácido que puede convertirse en histamina y agravar el mal. Además, pueden contener el parásito anisakis.
- Son recomendables alimentos cocinados como brécol, coles de Bruselas, coles, ajo, espinacas, nabos, papaya.
- Evite el chocolate y sus derivados, aunque el puro no es perjudicial.
- Elija alimentos que tengan pocos o ningún conservante químico. Aunque se autoricen por ser inocuos, posiblemente lo sean para las personas sanas, pero no para los enfermos del aparato digestivo. Si

encuentra alimentos de cultivo biológico cómprelos aunque sean un poco más caros.

Tratamiento:

Plantas medicinales
Anamú, Manzanilla, Malvavisco, Regaliz, Ñame silvestre, Noni, Uña de gato.

ENURESIS (también, incontinencia)
Emisión involuntaria de la orina sin que el paciente lo perciba.

Descripción:
Es necesario diferenciar esta enfermedad de la incontinencia urinaria y reservar el término para aquellos niños que se orinan en la cama pasados los tres años de edad.

Causas:
Las causas más comunes de enuresis infantil son de tipo emocional y suelen remitir al llegar a la adolescencia, aunque dado los problemas familiares y personales que esto causa, es necesario intentar la curación antes. Normalmente, el niño se orina en la cama por falta de tono en los músculos del esfínter y abdomen. Sería algo así como un deportista no entrenado.

Otras causas de tipo orgánico son la fimosis, el clítoris adherente, la uretritis, infecciones de orina, parásitos, tuberculosis, alimentos muy picantes y excitantes de la orina, deporte excesivo o insuficiente, epilepsia, deficiencia mental o espina bífida.

Aunque la causa más común es el trastorno emocional o la falta de entrenamiento, habrá que descartar otros motivos. Una manera es pedirle que vuelva a orinar después de haberlo hecho una primera vez, ya que así descartaremos un vaciamiento insuficiente de la vejiga.

Tratamiento:
El tratamiento es sencillo pero no demasiado rápido en sus efectos. Hay que lograr que orine cada cuatro horas y que retenga la orina

voluntariamente durante el día, para reforzar el músculo de la vejiga. Hay que insistir en que no debe orinar salvo cuando lo decida y que se contenga de vez en cuando, aunque sienta necesidad de expulsar. De esta manera, la zona muscular del esfínter se irá haciendo fuerte y podrá controlarla a voluntad. Todo ello realizado de manera suave, como un juego.

Nunca se le castigará si no lo consigue los primeros días y, sobre todo, nunca se le abochornará delante de nadie, mucho menos se contará su problema a sus amigos. Esto podría marcarle para toda la vida. El hipericón es una hierba de interés preferente en este problema.

Se suprimirá la ingestión de leche y líquidos cuatro horas antes de acostarse, aunque procurando que no pase sed. Un ligero deporte adecuado a su edad siempre le será útil, lo mismo que la reflexoterapia aplicada un poco antes de acostarse.

Baños de asiento calientes de cola de caballo también son de gran ayuda para tonificar la vejiga y hacer que la vacíe por completo antes de acostarse.

Plantas medicinales:
Como tratamiento fitoterápico se puede dar el hipericón para calmar el estado depresivo que suelen tener y el llantén para suavizar la mucosa de la vejiga y tonificarla, así como la cola de caballo o la agrimonia.

La esencia de Ciprés frotada en la cara interna del antebrazo también es eficaz.

Hay que tratar de que tenga un sueño ligero los primeros días de entrenamiento y por ello beber bebidas de cola o café antes de acostarse le ayudarán a despertarse cuando sienta los primeros deseos de orinar. En el momento de acostarse son adecuados los masajes del vientre y la zona lumbar con aceite de manzanilla.

En la **incontinencia** debida a afecciones de próstata, partos o embarazos, cáncer, esclerosis, embolias o demencia senil, dan buen resultado las infusiones de Ginkgo Biloba y cola de caballo. En homeopatía son adecuados el Ferrum phosphoricum, Causticum, Nux vomica, Pulsatilla y Sepia.

Oligoterapia:

Las asociaciones de minerales especialmente útiles son el calcio, magnesio, el manganeso-cobre y el zinc-cobre.

Nutrientes:

Las pipas de calabaza suelen dar buen resultado si se ingieren sin tostar, lo mismo que la cura de uvas en los niños debilitados, las semillas de cardamomo y el maíz natural.

Homeopatía:

Belladonna CH4, Pulsatilla CH4, Equisetum CH2, Lycopocium CH6, Sepia CH6, Acidum phosphoricum.

Flores de Bach:

Alerce (Larix decidua)
Autoconfianza. Indicada para lograr confianza y aplomo en los cambios, y para conseguir que los demás nos valoren. Para el sentimiento de inferioridad. Falta de confianza en uno mismo, pobre autoestima, pasividad ante las desgracias, complejo de inferioridad. Sensación de no servir para nada, de ser el peor de la clase o trabajo, y para quienes se dejan avasallar y abusar.

ENVENENAMIENTOS

Dada la gran cantidad de sustancias que pueden dar lugar a un envenenamiento, se mencionan solamente las más habituales. Es importante insistir que cualquier tipo de envenenamiento o intoxicación requiere el internamiento en un centro de urgencia, y ni siquiera es recomendable llamar a un médico para que le asista en el domicilio. Solamente en aquellos casos en los cuales la demora en conseguir asistencia sanitaria sea importante, es cuando deberemos intentar aplicar alguna medida sencilla que, al menos, no le agrave el mal.

No obstante, es necesario recordar que muchas de las intoxicaciones requerirán la presencia de la policía o un forense, por lo que se impone adoptar las medidas adecuadas a cada circunstancia.

Intoxicaciones más habituales y tratamiento de emergencia:

Ácidos sulfúrico, nítrico y clorhídrico
Leche o agua jabonosa. Posteriormente, leche o huevos batidos.
Antipiréticos (Aspirina, etc.)
Inmediatamente carbón vegetal o leche. Si está consciente se provocará el vómito, en caso contrario no se le dará nada. Cuando se recupere zumos alcalinos o en su defecto bicarbonato sódico.
Agua oxigenada
Administrar agua pura para diluirla.
Aguarrás
Agua con carbón vegetal. Después, leche.
Alcohol
Lavado de estómago (solamente si está consciente), alcalinos, zumos diuréticos y vitaminas B-l, B-6 y B-15.
Alimentos descompuestos
Agua arcillosa en abundancia.
Alimentos con toxinas o bacterias
Carbón vegetal, Própolis y después agua con miel. Equinácea cada media hora. Agua arcillosa.
Amoníaco
Respiración asistida. Ambiente muy ventilado.
Anfetaminas (y otros medicamentos para quitar el apetito)
Carbón vegetal o leche. Zumo de apio o espárragos.
Antihistamínicos
Lavado gástrico con purgantes o eméticos si está consciente.
Barbitúricos
No lavar el estómago a no ser que el enfermo esté consciente. No mantenerle sentado y mejor colocarle boca abajo en declive suave.
Hay que favorecer la diuresis.
Drogas (Codeína, metadona, morfina, opio, etc.)
Antes de dos horas de su ingestión lavado gástrico con permanganato potásico. Si es necesario, extracto de espino blanco y zumo de apio.
Estricnina

Se utiliza para matar ratas y otros animales.

La ingestión accidental se tratará con carbón vegetal y algo de yodo orgánico.

Lejía

Administrar agua con vinagre de manzana diluido al 20% o también zumo de limón. Posteriormente, leche o albúmina de huevo.

Mordeduras de animales

Lavar perfectamente la herida. Aplicar localmente Equinácea en extracto y tomar dosis altas cada media hora. También será necesario el Própolis y quizá el Harpagofito. Si existe reacción alérgica se dará esencia de hisopo o helicrisio. Beber abundante agua arcillosa.

Tintas

Lavar la piel con agua y jabón. Lavado de estómago administrando un vomitivo o un purgante como las hojas de sen.

Tranquilizantes

Lavado gástrico o purgantes. Respiración boca a boca y mantener la diuresis.

EPILEPSIA

Trastorno agudo de la función cerebral de comienzo súbito y breve.

Descripción:

Suelen ir acompañados los ataques por convulsiones y contracturas de la musculatura de carácter violento, unidos a pérdida de la conciencia.

Causas:

En la epilepsia sintomática es posible un tratamiento eficaz, aunque en la forma ideopática, la que padecen casi el 75% de los enfermos, no se ha encontrado una causa evidente. Se habla de que pueda ser debido a una lesión en el cerebro, quizá a causa de una cicatriz producida durante el parto o a anomalías metabólicas.

Por otra parte, numerosas enfermedades pueden dar lugar a ataques convulsivos y entre ellas están las infecciones agudas, el golpe de calor y la meningitis.

También ocasionan síntomas similares la hipoglucemia, encefalitis, la rabia, el tétanos, la toxoplasmosis, la tetania, las intoxicaciones por alcanfor o estricnina, el alcoholismo, las hemorragias cerebrales, la eclampsia y las alergias. Igualmente se pueden declarar convulsiones durante la fase de desintoxicación en los drogadictos.

Los ataques no suelen revestir gravedad y pueden mantenerse durante muchos años sin que el estado general del paciente se vea alterado. Suele aparecer entre los 2 y los 14 años de edad y puede estar relacionada con problemas en el desarrollo, traumatismos o tumores cerebrales.

Normalmente se desencadena un ataque epiléptico por un trastorno agudo de tipo infeccioso o local, aunque también se dan a causa de luz o sonidos fuertes. Al comienzo, el enfermo profiere un grito, pierde la conciencia y cae al suelo. El ataque suele durar entre dos y cinco minutos y quizá ocasione incontinencia fecal o urinaria. Una vez pasado, hay sueño profundo y dolor de cabeza.

Tratamiento:
Para tratar adecuadamente los casos de ataques convulsivos hay que averiguar en lo posible la causa desencadenante, si la hubiera. Si no hay causa orgánica manifiesta, el paciente puede llevar una vida completamente normal en los intervalos.

El tratamiento comprende algo de ejercicio moderado, y entretenimientos sociales, bailes, etc. Estarán prohibidas las bebidas alcohólicas.

Durante los ataques hay que ponerle entre los dientes, para evitar que se muerda la lengua, algún objeto semi-duro. Se le aflojarán los vestidos que le opriman el cuello y la cabeza sobre una almohada.

Se suprimirá al máximo la ingestión de sal y el hisopo.

Plantas medicinales:
En los ataques y para evitar en lo posible la frecuencia de ellos, la hierba de elección es la artemisa en forma de extracto, la cual es capaz de mitigar la enfermedad en los casos más leves. Solamente se dará con mucha prudencia en embarazadas, ya que puede ser abortiva.

Otras mezclas fitoterápicas muy útiles son el abrótano macho, la tila, verbena, cardo santo y centaura. También, romero y valeriana.

Oligoterapia:
Como soporte mineral se darán litio, calcio y magnesio.

Nutrientes:
Recientes estudios han abierto una puerta de esperanza para la curación de la epilepsia y se recomienda el muérdago y las algas Kelp como tratamiento de fondo. Los ácidos grasos esenciales (Prímula, Borraja, etc.), son también de uso obligado. En cuanto a vitaminas se recomiendan la B5 y B6, la D, así como magnesio, calcio y zinc.

Homeopatía:
Acidum hydrocyanicum CH6, Artemisia CH4, Agarius muscarius CH6, Argentum nitricum CH6, Cuprum CH4. También belladona, zincum metallicum, acónito.

EPISTAXIS

Descripción:
Hemorragia nasal de origen traumático o espontáneo.

Causas:
Suele ser un caso muy frecuente en las urgencias y la causa más habitual son los traumatismos, bien sea por golpe, cuerpo extraño o manipular fuertemente la nariz. En los niños, la primera medida es mirarles las uñas de los dedos de la mano para saber si se han hurgado en la nariz. Cuando no se deben a éstas causas puede ser indicio de una enfermedad de tipo infeccioso, rinitis, alergias o amigdalitis.

Otras enfermedades que provocan igualmente hemorragias de nariz son el sarampión, la tos ferina, la escarlatina, las fiebres tifoideas y la arteriosclerosis. Son igualmente frecuentes en la fragilidad capilar de los adolescentes, en la primavera, en el escorbuto y las hepatopatías. La hemofilia, trombopenia y otras enfermedades de la coagulación, también pueden dar lugar a epistaxis.

Tratamiento:

Las hemorragias leves se corrigen procurando que la persona se mantenga sentada y aplicando presión en las alas de la nariz, pero evitando que ponga la cabeza hacia atrás, ya que así aspiraría la sangre y tendrá que vomitarla después.

Una compresa de gasa embadurnada de vaselina puede lograr tapar el conducto nasal, pero se retirará antes de 24 horas. Otra buena solución es meter en la nariz una solución concentrada de infusión de bolsa de pastor en un algodón totalmente empapado. Si da resultado, no lavar los conductos hasta que no estemos seguros de que ha cesado la hemorragia. Unas hojas de perejil o mejor aún su zumo, suelen dar buenos resultados.

Como preventivo, son útiles los flavonoides, el ginkgo biloba, la milenrama y en los hipertensos el muérdago.

Nutrientes:

Como suplementos daremos vitamina C y K. También cáscara de naranja y limón.

ESCARLATINA

Descripción:

Enfermedad infecciosa producida por estreptococos.

La enfermedad se puede transmitir por gotitas de saliva, por el contacto de objetos contaminados o por el uso común de líquidos, toallas o recipientes.

La infección da lugar a dolor de garganta, escalofríos, fiebre, dolor de cabeza, palidez, vómitos, pulso rápido, lengua tipo frambuesa y exudado característico en la zona faríngea. En las lesiones cutáneas se produce dilatación de los vasos sanguíneos y linfáticos de la dermis. Puede haber pequeñas hemorragias en el hígado, riñones, suprarrenales y miocardio.

El periodo de incubación es de tres a cinco días, aunque puede variar, y posteriormente se presenta fiebre de 38,5 a 40,5 grados, dolor de cabeza, faringitis, malestar y vómitos. Los niños muy pequeños suelen tener convulsiones. La cara está enrojecida, la lengua saburral, la faringe roja y se puede apreciar un exudado gris amarillento semejante a una membrana. Los ganglios linfáticos pueden estar hipertrofiados, existir taquicardia y a las 24 horas aparecer las manchas rojas en la boca. La lengua coge un aspecto de frambuesa.

El período de contagio comienza desde las 24 horas hasta 2 ó 3 semanas después, e incluso más si hay complicaciones. Los síntomas se notan al segundo día del contagio y duran entre 4 a 10 días. Al segundo día la erupción se extiende al cuello, tórax, abdomen y extremidades, siendo bien visible en los pliegues de la piel. La orina es de color fuerte y escasa. Todos estos síntomas pueden confundirse con el sarampión, la rubéola y las alergias medicamentosas. En ocasiones, puede darse incluso al mismo tiempo que el sarampión, la varicela y otras enfermedades infantiles.

Se impone el aislamiento del enfermo hasta que la curación sea total. Los familiares del enfermo deberán guardar las debidas precauciones y tomar Própolis como preventivo.

Tratamiento:
El tratamiento incluye el reposo en cama y una dieta blanda a gusto del enfermo, evitando las carnes y alimentos muy ricos en proteínas. Si la fiebre es alta, se darán infusiones de cardo santo o flor de saúco, así como enfriamientos de la frente y extremidades con agua.

La hierba más aconsejada es la bardana, aunque hay quien recomienda el Boj. Localmente se lavará la piel con infusión de bardana y algo de menta. Para evitar complicaciones se administrará Equinácea o Própolis.
Obligada visita al médico.

Oligoterapia:
Se administrará cobre orgánico.

Homeopatía:
Ferrum phosphoricum CH6, Belladonna CH4, Mercurius corrosivus CH6, Lachesis CH10, Apis CH4.

ESCLEROSIS MÚLTIPLE

Descripción:
Enfermedad del sistema nervioso central, con pérdida de la vaina de mielina.

Causas:
No se conoce con certeza la causa, aunque se sospecha que es un trastorno del sistema inmunológico o el desarrollo de un virus latente. Otras hipótesis hablan de venenos metálicos, alimentos lácteos, trastornos metabólicos, traumatismos, alergias, reacciones tardías a vacunas, o lesiones vasculares.

Síntomas:
La enfermedad comienza de modo súbito, incluso en una persona aparentemente sana. La sintomatología más frecuente consiste en trastornos visuales con parálisis temporales, dolores en las extremidades, pérdida de la sensibilidad en un lado de la cara, debilidad muscular transitoria, fatiga anormal, alteraciones en la marcha, ceguera parcial y vértigos. Posteriormente se pueden notar temblores y pronunciación lenta. La afectación cerebral proporciona ataques convulsivos e inestabilidad emocional; la afectación del tronco cerebral temblores y ataxia; y la espinal produce dolores y debilidad. También son frecuentes los reflejos disminuidos, movimientos y sacudidas, pérdida de la sensibilidad cutánea, dolor en el tronco e incontinencia vesical.

Tratamiento:
Sin tratamiento adecuado la enfermedad sigue su curso, en los cuales se pasan temporadas muy buenas y otras con agudizaciones rápidas. Las crisis pueden tener una duración muy variable y en ocasiones estar separadas durante meses o años, pero por desgracia, van acortando el tiempo entre ellas. La enfermedad puede durar 25 años y hay quien se ha recuperado totalmente después de ese largo periodo.
El tratamiento proporciona mejoría en un 50% de los enfermos, cura-

ción total en un 15%, y ninguna mejoría en el resto. Aun así, se debe intentar de manera ininterrumpida, ya que por lo menos se puede prolongar la vida del enfermo y aliviarle sensiblemente. También hay resultados esperanzadores con el empleo del hachís, aunque al no estar legalizada esta planta el enfermo deberá consultar antes la legislación para no incurrir en delito.

La base del tratamiento natural, que se puede complementar con el farmacológico, lo constituye el aceite de Onagra, unido a la vitamina E para impedir su oxidación. También resulta conveniente unirlo a las vitaminas B6, B12, Bl y PP. Para potenciar a la Onagra se utilizan con gran éxito el aceite de salmón.

El Própolis y la Equinácea pueden tener gran valor para reforzar el sistema defensivo, aunque hay controversias sobre su posible beneficio.

La glucosamina, que se emplea en la reconstrucción del cartílago, tiene un efecto modulador del sistema inmune, por lo que resulta de utilidad en la esclerosis múltiple.

Alimentos necesarios son los pescados azules, el ajo, las pipas de girasol, la soja, los cacahuetes y el arroz integral.

El calor puede agudizar los síntomas, lo mismo que los productos lácteos.

Los masajes a lo largo de la columna vertebral y la gimnasia moderada, siempre suponen una ayuda.

Oligoterapia:
Se utilizarán suplementos de litio, y la asociación Cobre-oro-plata en los casos más avanzados. También el oro en forma de thiomalate sódico de oro y aurotioglucosa.

Nutrientes:
Otros tratamientos igualmente necesarios son el octacosanol, la vitamina B-15, el Ginseng, el Romero.

Homeopatía:
Acidum picrontricum CH6, Nux vomica CH6, Secale CH4, Silicea CH6, Sulphur CH10.

ESGUINCE

Descripción:
Torsión ligamentosa con o sin desgarro del ligamento.

Causas:
Puede originarse por una torsión inesperada de una articulación, levantar un objeto pesado o, simplemente, al realizar un movimiento demasiado rápido. El dolor aumenta a la hora siguiente y se agudiza con el frío.
Hay que tener en cuenta ciertas reglas importantes, entre las que están: no continuar el movimiento, no manipular la zona afectada, ni siquiera con masajes, y procurar que no se estire más la parte afectada.

Tratamiento:
El tratamiento incluye un reposo ligero, nunca completo, ya que la inmovilidad total ocasiona adherencias y miositis en el caso de que exista hematoma. Una ligera venda elástica, no muy apretada, es todo lo más que se debería aplicar, pero siempre y cuando no impida la buena circulación sanguínea, ya que en caso contrario es mejor que sea la persona afectada quien imponga su propia limitación al movimiento.
La aplicación de compresas elaboradas con hojas de col suele dar buenos resultados, lo mismo que el procurar mantener la parte afectada más alta que el corazón.
El aceite de hipericón sigue siendo el tratamiento de elección, pero aplicándolo siempre en el sentido del ligamento o tendón, nunca de forma transversal. El Harpagofito limitará la inflamación y devolverá la elasticidad a los ligamentos.

Oligoterapia:
Sílice CH4 (como preventivo)

Homeopatía:
Arnica CH5

ESPALDA (Dolor de)

Descripción:
Pocas personas adultas se libran de comentar frecuentemente su insoportable dolor de espalda. Y es que aunque esta patología no es en sí misma grave, la gran frecuencia con la que se declara y el amplio absentismo laboral que origina, nos lleva a considerarla como una de las enfermedades más extendidas.

Estadísticamente sabemos ya que el dolor de espalda es la causa más frecuente de incapacidad transitoria en personas de más de 45 años, y el 80% de la población mundial industrializada padece frecuentemente episodios de dolor. Indudablemente, estos episodios agudos se declaran casi siempre en la jornada laboral y disminuyen sensiblemente en épocas de vacaciones, lo que nos lleva a considerarla como una enfermedad profesional.

Causas:
El dolor de espalda tiene múltiples causas, incluyendo degeneración de las vértebras, infección, tumor, sobrecarga y traumatismos. La causa exacta suele ser difícil de identificar, ya que puede originarse en tejidos blandos, en el hueso, en el disco intervertebral o en los nervios que inervan estas estructuras.

Los factores de riesgo para el dolor lumbar incluyen trabajos que requieren movimientos repetitivos, exposición a la vibración ocasionada por vehículos o maquinaria industrial, incluso el consumo de cigarrillos. Ciertos deportes, como el footing, el esquí, o la conducción de vehículos durante períodos prolongados, pueden asociarse también con dolor en la espalda. Sin embargo serán los trabajadores administrativos o informáticos, quienes acusen este mal con más frecuencia. Situaciones como la depresión, ansiedad, alcoholismo o el divorcio, se han asociado con dolores similares, lo mismo que el frío. En la mayoría de los casos, el dolor de espalda se origina por contractura muscular, traumatismo o deformidad de la columna y aproximadamente, en uno de cada 10 casos, tiene su origen en una enfermedad sistémica.

El dolor de espalda puede aparecer en cualquier lugar de la columna, desde el cuello hasta la región lumbar y localizarse en una pequeña zona o extenderse a un área amplia; asimismo, puede irradiar a partir de la zona de origen.

Tratamiento:
Se necesitan dosis extras de magnesio y algo más espaciadas de calcio. Ambos minerales intervienen en el proceso de relajación y contracción muscular, por lo que cualquier déficit ocasionará la contractura continuada de los músculos más sobrecargados por el trabajo.
De buen y rápido efecto es el Mejillón de Labio Verde.
Hay que evitar especialmente la ingestión de pipas de girasol, crustáceos y carnes de en general.

Hierbas:
El Ortosifón, el Sauce y un relajante como el Azahar, suelen dar buenos resultados a corto plazo.

Medidas físicas:
Constituyen la parte más importante del tratamiento y sin las cuales es difícil la curación. Lo ideal sería suprimir las causas que originan el dolor, pero como frecuentemente se trata de una enfermedad profesional, eso nos lleva a no poder evitar ciertos movimientos y posturas que nos conducen a esta patología. No obstante, siempre hay correcciones de la postura que pueden aliviar las cargas en la espalda, como por ejemplo: las personas que tienen que permanecer muchas horas sentadas, con pocas posibilidades de levantarse frecuentemente, deberán poner un cojín en la parte posterior del asiento. Esto produce un levantamiento de la pelvis con respecto a las rodillas y el enderezamiento de la columna. Los trabajadores que permanecen en pie, deberán apoyar alternativamente uno de ellos en una zona más alta, y en otros momentos del día poner las piernas a la anchura de los hombros y las manos apoyadas en la cintura. Estos sencillos ejercicios, más un estiramiento diario de todos los músculos de la espalda, alivian instantáneamente el dolor y evitan males crónicos.

ESPONDILITIS ANQUILOSANTE

Definición:

La Espondilitis Anquilosante o Anquilopoyética (EA) es una enfermedad reumática que causa inflamación de las articulaciones de la columna vertebral y de las grandes articulaciones periféricas. Siendo 3 veces más frecuente en varones que en mujeres, la edad más frecuente de comienzo es entre los 30 y los 40 años, y son habituales los casos declarados en la misma familia. También se le ha encontrado una naturaleza tuberculosa en niños y adolescentes.

La EA pertenece a un grupo de enfermedades que afectan al raquis, llamadas Espondiloartropatías. En este grupo, además de la EA se incluyen el Síndrome de Reiter, algunas formas de Artropatía Psoriásica y la Artropatía asociada a la Enfermedad Inflamatoria Intestinal.

Síntomas:

Los dolores más habituales se manifiestan como episodios aislados a nivel lumbar, o, en su forma más grave, afectan a toda la columna y a las articulaciones periféricas, ocasionando dolor en la columna y en las articulaciones, rigidez vertebral, pérdida de movilidad y deformidad articular progresiva. En ocasiones puede acompañarse de manifestaciones extraarticulares, como inflamación en los ojos o en las válvulas del corazón.

Finalmente, el dolor se centra a nivel raquídeo, frecuentemente nocturno y de intensidad variable, con rigidez matutina que se alivia al comenzar a moverse. Otros pacientes logran una mejora inmediata adoptando determinadas posturas, como flexión de la columna, lo que les lleva a generar una cifosis a medio plazo. También puede existir fiebre, anemia, anorexia, astenia y pérdida de peso.

Causas:

La causa de la Espondilitis Anquilosante es desconocida, aunque este tipo de enfermedades comparten una anomalía genética común que aparece en la mayoría de los individuos afectados y también en la misma familia. En algunos casos, la enfermedad aparece en estos pacientes predispuestos después de exposición a una infección intestinal o del tracto urinario.

Síntomas:

Por fortuna, la enfermedad ocasiona un malestar alternante o muy limitado, con periodos de total inactividad, por lo que la invalidez total no es frecuente o resulta mínima, y los pacientes disfrutan entre los episodios de una vida normal. Una complicación es la iritis refractaria, aunque es igualmente infrecuente. Es importante resaltar que se la confunde con la hernia de disco intervertebral, pero la diferencia es que, en este caso, el trastorno se limita a la columna vertebral y no hay alteraciones generales, como la pérdida de peso o la astenia.

Del mismo modo, el tratamiento suele retrasarse al atribuirse los primeros síntomas a otros procesos más comunes que afectan a la región lumbar. Sin embargo, el dolor nocturno y la pérdida de movilidad en la zona lumbar, son manifestaciones precoces y comunes de la EA.

Aunque en la mayoría de los casos los síntomas comienzan en la zona lumbar y sacroilíaca, suelen afectarse también los segmentos cervical y dorsal de la columna, quedando afectadas las grandes articulaciones periféricas (hombros y caderas) y también el dedo gordo del pie y talones. Algunos pacientes, incluso, tienen inflamación ocular y, en los casos más graves, puede observarse afectación de las válvulas cardiacas.

La gravedad de la afectación articular y el grado de manifestaciones varían grandemente de unos individuos a otros, por lo que un diagnóstico precoz y preciso, y el tratamiento adecuado, pueden minimizar el dolor y la incapacidad funcional.

Tratamiento:

La dieta cruda, conteniendo alimentos preferentemente integrales, suele aliviar la enfermedad e impedir su cronicidad. En su defecto, recomendamos el consumo de alimentos integrales.

Nutrientes:
Se recomiendan dosis de cobre catalítico una vez al día, durante tres meses, descansando una semana al mes. También resultan de interés el selenio y el mejillón de labio verde (Perna canaliculus).

Hierbas:
Nuevamente nos tenemos que referir al Harpagofito y la Uña de gato como terapia natural de fondo, sin los cuales la curación definitiva no es posible.

Homeopatía:
Rhus toxicodendron, Nux vomica y Magnesium phosphoricum. En las primeras fases de la enfermedad se recomienda el Ferrum phosphoricum y el Calcium phosphoricum.

Medidas físicas:
Apósitos de arcilla en la zona más afectada y baños calientes.
El tratamiento rehabilitador es esencial, lo mismo que los masajes y estiramientos frecuentes. Hay que adoptar una postura adecuada durante el sueño y en la deambulación, junto con ejercicios para la musculatura abdominal y paravertebral, pues todo ello ayuda a prevenir las deformidades. También deben realizarse ejercicios que mantengan la flexibilidad articular y otros respiratorios para conservar la capacidad pulmonar.

Puesto que nos encontramos ante un problema crónico, es necesario que el paciente se mentalice a que el tratamiento debe ser continuado, pues de no ser así pueden aparecer deformaciones y pérdida de la movilidad.

ESQUIZOFRENIA

Descripción:
Alejamiento progresivo del medio ambiente social, con alteraciones de la conducta y el pensamiento.

Causas:

Es una enfermedad mental que se puede dar en personas cultas, de fuerte personalidad y bastante inteligentes. El signo más característico es la manifestación de ideas extrañas, manía persecutoria, deseos de alejarse de la sociedad, hostilidad hacia los familiares y una ligera desorganización en el modo de vivir. La enfermedad termina haciendo sufrir enormemente al enfermo y, consecuentemente, a sus familiares.

La esquizofrenia, que se suele declarar en la adolescencia o ya entrada la edad adulta, parece ser que estaba latente con anterioridad, aunque solamente se manifestaba por un carácter "raro" del enfermo. Las personas afectadas dan mucha importancia a su salud, suelen ser hipocondríacos, tienen una fijación en épocas pasadas más felices y es frecuente que se alejen del hogar por culparle de todos sus males

La manía persecutoria aparece en los estados superiores de la enfermedad, al igual que los delirios de grandeza. Si logran controlar su odio a la sociedad pueden destacar incluso en ella, aunque en ocasiones sea en acciones reprobables. Parece ser que Winston Churchill es un ejemplo de esquizofrénico mundialmente reconocido.

Es muy fácil herir sentimentalmente a un esquizofrénico, ya que son muy tercos e introvertidos. Su exceso de ambición y de destacar intelectualmente, le torturan aún más emocionalmente, ya que la sociedad les margina por problemáticos.

La enfermedad puede evolucionar hacia la forma paranoide, en la cual el comportamiento es ilógico, lleno de delirios y alucinaciones, llegando a destrozar lo poco que poseen en la vida y a atacar a las personas que más le ayudan.

El problema mayor del esquizofrénico es su tremenda infelicidad, al no conseguir alcanzar la posición social que necesita. Aunque la mayoría de las personas que le rodean desean ayudarle, se siente desplazado de ellos y no soporta la gente feliz. Normalmente busca la compañía entonces de personas aún más desgraciadas que él e incluso se siente atraído por los niños, a los cuales desea hacer reír.

Para una buena convivencia con estos enfermos es necesario escucharles muy a menudo, ya que así exteriorizan lo que les amarga. La cordialidad y la ternura en el diálogo son imprescindibles. Solamente se buscará su internamiento en un centro hospitalario cuando la conducta suponga un peligro para la gente que le rodea pero, aun así, por períodos pequeños. La labor ocupacional, los días en el campo y en plena naturaleza, así como dejarle hablar y explicarse siempre que lo necesite, es la mejor terapia, al menos mucho mejor que el electroshock.

Oligoterapia:
El ácido nicotínico también ha demostrado ser de especial interés, así como los oligoelementos litio, zinc y silicio. El cobre, por el contrario, está contraindicado.

Nutrientes:
Como tratamiento imprescindible se utilizará siempre el aceite de Onagra y Omega 3, en dosis continuadas durante meses. La vitamina B-1, el polen, el eleuterococo y la jalea real, también le ayudarán a su curación.
DHEA.
Teanina.

Flores de Bach:
Castaño blanco (Aesculus hippocastanum)
Tranquilidad. Paz en los pensamientos y claridad mental.
Para el exceso de actividad mental o ideas repetitivas u obsesivas. Angustia y desorientación extremas. Cuando la mente está llena de malos presagios y pensamientos y es imposible apartarlos de ella. Dan vueltas mil veces a asuntos de imposible solución, llegando a cansar su mente y espíritu hasta el punto en que padecen insomnio.
Cerasífera (Prunus cerasifera)

Sosiego. Restaura el control, la confianza y libera los miedos.
Miedo a hundirse, a perder el control o perder la razón. Frente a miedos a cometer actos incontrolados. Pérdida del control, desesperación y miedo a autolesionarse. Rabietas, crisis de histeria, deseos de suicidio, estrés y agotamiento por preocupaciones y problemas.

ESTERILIDAD (en la mujer)

Descripción:
Ausencia, parcial o definitiva, de la capacidad para concebir.

Causas:
Ya desde el primer momento en que falte la primera menstruación, una mujer debería acudir a un médico porque algunas infertilidades se tienen que tratar en la juventud. Las causas de esterilidad difíciles de corregir se suelen deber a anomalías congénitas, deficiencias ováricas, imposibilidad de que el esperma llegue al óvulo o matriz infantil. Entre las causas fácilmente reversibles están las infecciones ginecológicas, quistes o tumores ováricos, disfunción de tiroides, hipófisis o suprarrenales, así como las alteraciones emocionales. Esta última causa es una de las más frecuentes, aunque no siempre la más fácil de diagnosticar, ya que incluso la paciente no sabe verdaderamente el problema o motivo que le ha causado el daño. Los problemas relativos al coito, tales como eyaculación precoz, técnica inadecuada o contracción involuntaria de los músculos de la vagina, son otros aspectos a tener en cuenta.

Tratamiento:
Las hierbas más adecuadas son el marrubio y el lúpulo. Otra terapia de bastante utilidad es la esencia del geranio, la cual se administrará por vía sublingual. También se recomienda el sauzgatillo (agnus cactus), el pie de león, la melisa y los aceites esenciales de rosa, geranio o lavanda, así como la Maca (Lepidium peruvianum)
Cuando se debe a presencia de quistes son recomendables las flores de caléndula y el aceite de Onagra.
En aromaterapia se emplean la esencia de naranja cuando existen sentimientos contradictorios o el masaje abdominal con esencia de rosa. Deben evitarse especialmente los desodorantes íntimos, pues suelen contener elementos bactericidas.

Oligoterapia:
El tratamiento de fondo de la esterilidad se basa en la utilización del

selenio y el zinc.

Nutrientes:
La vitamina E, el polen, la alfalfa, el aceite del germen de trigo, la avena y la cebolla, son buenos coadyuvantes.

Homeopatía:
Conium, Sabina y Sepia.

ESTERILIDAD MASCULINA

Descripción:
Incapacidad para fecundar a la mujer.

Causas.
Entre las causas más habituales están la poca cantidad o calidad de los espermatozoides, la dificultad en su paso a través del conducto seminal o su mal depósito en la vagina por técnica incorrecta.

Un varón puede padecer períodos reversibles de esterilidad a causa de una orquitis anterior, traumatismos genitales, irradiación excesiva en la juventud, intoxicación medicamentosa, altas temperaturas en los genitales externos o el llevar siempre calzoncillos muy apretados. Otras enfermedades que también pueden causar esterilidad son las carencias nutritivas, las infecciosas, el hipotiroidismo, las hepatopatías crónicas, la prostatitis o los divertículos. La ausencia de líquido seminal durante la eyaculación también es causa bastante frecuente, lo mismo que los problemas de tipo neurógeno.

Si todo aparentemente está correcto, se analizará la cantidad, calidad y supervivencia de los espermatozoides, así como su buena movilidad. Por supuesto, no se considerará estéril a ningún hombre hasta después de dos años de convivencia sexual con una mujer fértil y cuando se dé por seguro que la técnica del acto sexual es correcta. Una causa bastante frecuente es el ambiente laboral, pues si trabaja en un lugar caluroso todo el año, la infertilidad es bastante probable.

Tratamiento:
El tratamiento debe excluir cualquier enfermedad orgánica causante, ya que de ser así habrá que tratarla en primer lugar. Una buena recomendación es aconsejar que en el acto sexual la mujer mantenga elevada la pelvis con una almohada y evite ducharse después del coito, siendo muy recomendable que permanezca boca arriba al menos una hora después de la eyaculación. El hombre se asegurará de una buena penetración en todo momento y evitará la ingestión de alcohol y llevar ropa interior demasiado ajustada.

Plantas medicinales:
Damiana, zarzaparrilla, Maca y palmito silvestre. Aceites esenciales de rosa, lavanda y alangilán, esta última difícil de encontrar.

Oligoterapia:
El tratamiento es similar al de la mujer e incluye el selenio.

Nutrientes:
La oligoterapia junto a las vitaminas A más E, el aceite del germen de trigo y las pipas de calabaza crudas. El polen aumentará la cantidad de líquido seminal. También puede ser útil la jalea real en personas mayores y algún afrodisíaco como la damiana, o el ginseng.

Homeopatía:
Canium, Lycopodium y Sepia.

ESTREÑIMIENTO
Imposibilidad de eliminar las heces de modo fácil y frecuentemente.

Descripción:
Se trata de una enfermedad muy generalizada, especialmente entre la población femenina. A pesar de que puede ser causa de numerosos problemas de salud, no se suele consultar al médico hasta que el problema es crónico y difícil de soportar.
Aunque el organismo dispone de muchas formas de evacuar o eliminar todo aquello que no le es necesario y mucho más lo que le

perjudica, (vías respiratorias, sudor, orina, linfa o lágrimas), la eliminación por vía rectal es casi siempre la más conflictiva. Si el estreñimiento dura ya varios días, el organismo trata de evitar la acumulación de más sustancias que puedan provocar una obstrucción, reabsorbiendo los líquidos y tratando de concentrar las heces a lo largo del intestino grueso. Por eso es normal que una persona aquejada de estreñimiento crónico tenga todo el colon lleno de heces.

Causas:
El estreñimiento es siempre una enfermedad peligrosa a largo plazo, ya que el organismo reabsorbe los líquidos que no puede eliminar y muchas de las materias perjudiciales que contiene la materia fecal. Los trastornos que esta enfermedad causa son tan dispares que muchas veces pasan desapercibidos. Abarcan desde dolores de cabeza, mareos, intolerancia gástrica a los alimentos, hipertensión, sarpullidos cutáneos, varices, celulitis, etc. Todos ellos de procedencia tan vaga que es difícil relacionarlos con el estreñimiento. La enfermedad puede seguir avanzando, hasta llegar a lo que se denomina "colon perezoso", el cual es bastante normal en ancianos y enfermos en cama. Si se llega a este punto, la persona afectada incluso puede perder la necesidad de eliminar sus heces.
Las causas suelen ser básicamente tres: beber poca agua, no tomar alimentos ricos en fibra y no acudir al servicio al menos una vez al día. También se ha demostrado que el estreñimiento pertinaz en los niños pequeños y adolescentes tiene relación directa con el consumo de leche y lácteos; cuando éstos disminuyen, la enfermedad desaparece.

Tratamiento:
El tratamiento deberá ser primeramente preventivo, en el sentido de tratar de ir todos los días al servicio, al menos a intentarlo. No hay que olvidar que existen unos músculos que hay que educar y fortalecer y unos reflejos que no podemos dejar dormir. El estreñimiento se comienza a generar en la niñez, ya que el niño siempre está demasiado ocupado jugando como para ir al servicio. Se aguanta una y otra vez, hasta que comienza así el círculo vicioso: las heces pierden volumen y

líquido, el esfínter se hace poco sensible a la presión y las ganas de evacuar desaparecen. Sumamente importante es la forma de sentarse en la taza sanitaria, debiéndose intentar que las rodillas queden siempre más altas que la cadera. Si nos fijamos en un niño pequeño cuando está sentado en el orinal, nos daremos cuenta fácilmente de cuál es la posición correcta. Desdichadamente, los sanitarios para adultos no cumplen esta norma anatómica esencial. Para corregir el problema en parte, se recomienda situar los pies encima de algún objeto que los levante al menos 20 centímetros. Haciéndolo así conseguimos dos efectos: uno, relajamos los músculos rectales, y dos, ponemos a la ampolla rectal perpendicular al suelo, facilitando el vaciado.

Entre los alimentos útiles para corregir el estreñimiento tenemos a las ciruelas secas puestas en remojo la noche anterior, los copos de avena, las alcachofas, las peras, las uvas y los higos secos. También son útiles los ajos, almendras, naranjas (en ayunas), cebollas, puerros, manzanas, semillas de lino, el melocotón y los cacahuetes. Se prohibirán el chocolate, el té y el café, así como el exceso de carne, dando preferencia a una alimentación de tipo vegetal rica en fibra.

El salvado, así como el yogur, pueden incluirse en la dieta diaria, pero solamente son eficaces en estreñimientos leves o a largo plazo. De cualquier manera, hay que tener en cuenta que el salvado, al acelerar el tránsito intestinal, también provoca la evacuación de nutrientes importantes. El salvado es útil en su estado natural, con los alimentos, Cuando lo tomamos aislado, no siempre estamos haciendo un bien a nuestra salud. Quitarlo de los alimentos para después recomendar tomarlo por separado es algo difícil de entender.

Hierbas correctoras o preventivas son la malva, fumaria, fresno común, diente de león, violeta, ajenjo, albahaca, alholva, escaramujo, serpol, bardana, menta y salvia.

Para casos rebeldes se utilizarán con preferencia la cáscara sagrada y la frángula, ambas con una buena eficacia y apenas efectos secundarios. Se tomarán por la noche y si es necesario, una nueva dosis al levantarse.

Las populares hojas de sen (Cassia angustifolia), son irritantes mecánicas del intestino y, por tanto, muy perjudiciales en tratamientos prolongados, ya que dejan inactivo al intestino, lo paralizan, y la atrofia consecuente suele degenerar en cáncer con mucha frecuencia. Están, por tanto, totalmente desaconsejadas y solamente se deberán tomar en emergencias, cuando la obstrucción sea considerable. No obstante, ningún laxante, por suave que sea, se deberá tomar más de siete días seguidos.

Nutrientes:
El magnesio es el mejor mineral para mejorar el estreñimiento, aunque suele tardar cuatro o cinco días en hacer efecto. También son útiles el polen, la levadura de cerveza y el aceite de oliva crudo.
De inmejorables resultados son los baños de asiento calientes, así como la reflexoterapia, siendo las medidas de elección en niños pequeños o personas debilitadas. No hay que olvidar beber mucha agua durante las comidas.

Homeopatía:
Sulfur CH6, Bryonia CH4, Nux vomica CH4, Graphites CH4, Magnesium muriaticum CH4, Lycopodium CH6, Natrum muriaticum CH 3.

ESTRÉS

Descripción:
Sobrecarga del sistema emocional y nervioso.
Todas las sociedades conocidas e incluso los animales, están sujetas a situaciones de estrés, puesto que es el mecanismo mediante el cual el organismo trata de adaptarse a la lucha por la supervivencia.

Causas:
Cualquier persona, independientemente de su sexo y edad, está sometida en el transcurso de su vida a presiones exteriores motivadas por su medio familiar y laboral, durante las cuales su sistema defensivo trata de acomodarse y soportar los múltiples inconvenientes que le llegan. Se considera que padecen estrés cuando las tensiones son muy prolongadas y el organismo se ve incapaz de asimilarlas.

Sería algo así como una conducción eléctrica calculada para 500 vatios, a la cual se le incorporan pequeñas sobrecargas adicionales. Durante un corto espacio de tiempo se puede soportar, pero si no existen derivaciones para canalizar el exceso vendrá el fallo.

La persona afectada apenas percibe este incremento de la tensión, puesto que su rendimiento físico es muy alto, consecuencia lógica de un cuerpo obligado a funcionar al máximo. Esta sobrecarga de trabajo o de tensión emocional suele ser benéfica durante cortos períodos de nuestra vida, ya que nos pone en funcionamiento facultades y energías quizá desconocidas para nosotros mismos. Solamente aquellas personas a las cuales la vida les somete a estos esfuerzos son capaces de efectuar actos de verdadero interés. El problema aparece cuando la tensión es demasiado prolongada y las reservas energéticas comienzan a decrecer. El sistema de adaptación de nuestro cuerpo, centrado principalmente en las suprarrenales, el corazón y la conducción nerviosa, acusa sobrecarga y trata de adaptarse subiendo la tensión arterial, aumentando la irritabilidad emocional o con un exceso de jugos gástricos. Estas anomalías conducirán a la larga a una serie de enfermedades que pueden abocar en una muerte súbita, justo cuando la persona parecía pletórica de eficacia y energía.

Síntomas y cambios que se suelen denominar como estrés:

- El enfermo tiene pocos síntomas externos, controla hasta cierto punto sus reacciones, pero su comportamiento difiere del de la mayoría y son sus familiares quienes establecen el diagnóstico de que debe ir al médico.
- Un enfermo **neurótico** no suele dar problemas a los demás pero se hace un gran daño a sí mismo.
- Hay enfermos para los cuales el contar sus problemas internos a los demás le causa más daño que asimilarlos.
- Hay que distinguir entre quienes manifiestan "**nerviosismo**" solamente en un ambiente determinado (familiar, laboral o social), pero su comportamiento es normal en los demás, de quienes tienen problemas en todos los lugares y situaciones. Solamente en estos casos hay que hablar de trastornos de la personalidad.

- Para ayudar a un enfermo no hay que establecer patrones rígidos de la conducta. Lo que a nosotros nos gusta puede desagradar a otro.

- El **negativismo** se caracteriza por una falta total de las responsabilidades propias, lo que lleva al enfermo a abandonar el hogar, al histerismo y a refugiarse en las drogas o grupos marginales.

- Los **prejuicios** generalizados conducen casi siempre a una vigilancia exagerada sobre los peligros del exterior y también a almacenar en los recuerdos una colección de agravios y personas causantes. Su mente es muy capaz de almacenar durante años detalles y supuestos daños que los demás nos han causado.

- Las **fantasías** nos pueden llevar a un callejón sin salida al imaginar un mundo idílico tan alejado de la realidad o tan difícil de lograr que nos haga despreciar el que tenemos. Las ensoñaciones sobre hombres perfectos, amores puros o vida familiar paradisíaca, nos conducirán a la soledad y a comportamientos excéntricos. Estas personas evitarán, por tanto, la vida íntima, en pareja o familia, ya que dar por supuesto que nada va a resultar como necesitan. Sin embargo, la diferencia entre las fantasías patológicas y las normales estriba en que la persona enferma no lucha por conseguir ese mundo que sueña y el otro va detrás de su mundo de fantasía.

- El afectado suele acabar casi siempre convertido en un **hipocondríaco**, pero no solamente en el aspecto de su salud sino en cuanto a la vida en sí. Suele ver la vida desde un prisma tan negativo, tan lleno de peligros, que todo le da miedo.

- La **autodestrucción** consiste en volverse contra uno mismo, en hacerse daño tanto físico como mental. El cortarse la melena después de un disgusto amoroso, negarse a comer, el abandono del aspecto externo, el cese de toda búsqueda de trabajo o arañarse la cara, son algunos ejemplos de desequilibrio nervioso que puede llevar incluso al masoquismo.

- También es frecuente encontrar personas que **fingen,** que niegan sus problemas y sobre todo que niegan que les afecten. Como si fueran actores interpretan el papel que más les gusta y aunque estén profundamente enamorados dicen "pasar" de la persona amada; cuando algo les duele dice que no tiene importancia y ni siquiera van al médico, y hasta se ríen a carcajadas delante de la gente para demostrar que a ellos la vida no les afecta en absoluto.

- Hay quienes pagan sus culpas con terceras personas, por supuesto no causantes de su mal. Otros **responsabilizan** siempre a sus allegados de sus males y esto les llevan a refugiarse con frecuencia en quienes ellos consideran sus salvadores, los que les van a dar sentido a su vida. Suelen ir en busca de alguien que les solucione sus problemas, que les haga sentirse felices, en suma, que les den algo.

Causas de estrés intenso:

- **Encarcelamiento** prolongado. En este caso lo asimilan peor quienes no eran plenamente conscientes de que algún día podrían acabar así. Las personas que no siguen las leyes de manera habitual están preparadas para que algún día deban pagar por ello y de ocurrir el encarcelamiento lo asimilarían relativamente bien.

- **Despido**. También aquí influye mucho la edad y las posibilidades de volver a encontrar trabajo. Si en nuestra mente existe la posibilidad de ello el problema lo encajamos mejor que cuando lo vemos poco menos que imposible.

- Disfunciones **sexuales**. Afectan bastante más al hombre que a la mujer y suelen conducir a un callejón sin salida, ya que cada nuevo fracaso es una pérdida más de la esperanza de curarse.

- **Préstamo** bancario. Suelen concederse a tan largo plazo que no lo podemos apartar de nuestra mente durante al menos diez años, especialmente si la situación económica es inestable. Afortunadamente siempre existe la posibilidad de dejar de pagarlo y con ello recuperar la tranquilidad, aunque para ello debamos dejar el bien adquirido con él.

De una manera más psicológica y sin tener en cuenta por tanto el factor físico de agotamiento, los siguientes trastornos nos conducirían irremediablemente a una situación delicada de estrés:

- **Miedo:** esta sensación es tan intensa que nos puede anular todos nuestros mecanismos defensivos e incluso paralizarnos. Pero el miedo no es solamente a una agresión física que pueda poner en peligro nuestra vida, sino el miedo a perder el trabajo, a que nuestros seres queridos mueran, a que Hacienda nos embargue nuestros bienes o a quedarnos solos. Esta sensación angustiosa, si se prolonga demasiado, nos causará un daño corporal muy serio y comprometerá nuestra salud.

- La **rutina** o el **cambio**: siendo dos circunstancias totalmente opuestas pueden provocar sensaciones iguales. La falta de estímulos nuevos, la sensación de que nuestra vida carece de alicientes y que continuará así durante los mejores años, nos puede llegar a producir un rechazo a nuestro "modus vivendi" y cada nueva jornada será llevada con hostilidad. Este efecto de rechazo se manifiesta también con frecuencia en los matrimonios de larga duración, especialmente cuando llega la denominada "crisis de los 40", edad en la que es frecuente plantearse cómo ha sido nuestra vida y cómo nos gustaría que fuera el resto, cuando aún tenemos tiempo para rectificar. Pero el problema es que solemos culpabilizar a nuestra pareja de ello, sin darnos cuenta que el destino de cada uno es totalmente individual y depende de nosotros mismos. Y en el lado opuesto de la moneda tenemos al cambio, continuado o esporádico, el cual nos obliga a adaptarnos rápidamente a una nueva situación, rompiendo con otra que conocíamos perfectamente y a la que ya estábamos adaptados. Aunque con el paso de los días cualquier cambio es beneficioso para darnos nuevos alicientes, en las primeras semanas nos gustaría regresar a la situación cómoda que teníamos, a la cual estábamos perfectamente adaptados.

- La **tristeza**: más que la tristeza en sí lo que produce mayor estrés es la falta de desahogo en algún hombro amigo. La imposibilidad de comunicar nuestros problemas o el reprimir el llanto, suelen provocar tarde o temprano enfermedades del alma. La muerte de un familiar cercano, especialmente el cónyuge o los hijos, la infidelidad de la pareja, el no sentirse querido o la ruina brusca económica, producen tal tristeza que acaban con frecuencia en la desazón y en ocasiones en el suicidio.

- La **incertidumbre**: tampoco es una casualidad que los adivinos y futurólogos persistan desde hace milenios y que las personas acudan a ellos sea cual sea su condición social o cultural. El deseo de saber qué nos deparará el mañana es un anhelo de toda la humanidad, aun cuando nuestra vida actual no sea especialmente desagradable. Pero esta incógnita del mañana es especialmente estresante en los siguientes casos: cuando se trata de una situación laboral incierta en la cual el despido está siempre en nuestra mente; la enfermedad grave de un familiar cuyo final nadie es capaz de confirmarlo; el temor a que un delincuente o terrorista que sabemos va detrás de nosotros pueda lograr su malvado propósito, o el no saber si, por fin, el clima mejorará la cosecha que con tanto esfuerzo hemos logrado.

Tratamiento:
El remedio para evitar el estrés continuado pasa por la búsqueda de alternativas o descansos periódicos. Si cada persona desarrollase actividades al margen de su trabajo (eso que se le denomina hobbys), hiciera deporte moderado no competitivo, no tomara excitantes, durmiera un sueño reparador, viajara más a la montaña que a la playa y tomara una alimentación saludable, podría soportar con facilidad las múltiples tensiones que la vida en las ciudades provoca.

Plantas medicinales:
Existen muchas hierbas que pueden ayudar a mejorar un organismo sobrecargado y entre ellas tenemos al eleuterococo, el espliego, el romero, la melisa y la valeriana.
La aromaterapia adecuada es el romero, jengibre, albahaca, geranio y lavanda, incluso en masajes.

Oligoterapia:
El oligoelemento manganeso, el zinc-cobre y el selenio, ayudarán a fortalecer el organismo.

Nutrientes:
Otras ayudas importantes las podemos conseguir tomando adaptógenos como el polen, la vitamina B-15, la jalea real y la vitamina B-1. También la L-Tirosina, la vitamina C.

Flores de Bach:
Roble (Quercus robar)
Fuerza. Retroceder a tiempo, renunciar a los imposibles, adaptabilidad y flexibilidad en lugar de oposición.
Es el remedio de los trabajadores, de los obsesos por el trabajo que pierden el sentido de la proporción de sus propias fuerzas y llegan fácilmente al agotamiento. Abatimiento por falta de logros, sensación de tener todo en contra. Personas muy luchadoras, valientes y que no gustan de rendirse, pero que se agotan por ir ciegos por un camino equivocado.

FATIGA

Descripción:
Poca adaptación del cuerpo a esfuerzos físicos y mentales.

Causas:
Hay multitud de enfermedades y causas que pueden provocar fatiga, siendo necesario primero averiguar la causa orgánica que la produce. También existe la fatiga fisiológica, bastante habitual, la cual afecta a la población muy trabajadora y a los deportistas. Esta es la que puede ser tratada sin problemas por medios naturales mediante los suplementos energéticos.

Tratamiento:
Como alimentos especialmente productores de energía tenemos lógicamente aquellos ricos en hidratos de carbono que se absorben con rapidez, en especial los dátiles, uvas, plátanos o ciruelas. Las patatas al vapor y los copos de avena, son especialmente restauradores y aconsejables en todos los deportistas, ya que se pueden consumir sin peligro minutos antes del entrenamiento. El muesli constituye un alimento de primera magnitud. También es un energético extraordinario la miel o la fructosa. La glucosa, sin embargo, está contraindicada, ya que su nivel de absorción es demasiado rápido y provoca después caídas importantes de la glucemia, así como también supone una sobrecarga para el hígado y un mayor consumo de

vitamina B-1.

Hierbas energéticas tenemos la alholva, el romero, la menta, el diente de león, el cardo mariano, el eleuterococo y el ginseng, estas últimas de extraordinarios efectos a corto y largo plazo. De todas maneras, ningún nutriente puede solucionar un mal entrenamiento o proporcionar energías donde no hay músculos poderosos.

Oligoterapia:
Los oligoelementos útiles son el selenio y el cobre-oro-plata.

Nutrientes:
Suplementos dietéticos de mucho interés son la jalea real, el octacosanol, el aceite del germen de trigo, la Vitamina B-15, la L-carnitina, los aspartatos y el polen.

Los suplementos de aminoácidos ramificados, así como las vitaminas B-1, B-2, B-6, B-12, E y ácido pantoténico, también se tendrán en cuenta, aunque su efecto nunca es inmediato.

Suplementos energéticos

Citrulina (Malato de)
Las investigaciones sobre el entrenamiento intensivo y la capacidad competitiva, han demostrado que el malato de citrulina es altamente eficaz para el fortalecimiento de la capacidad de trabajo general y específico.

Cuando el cuerpo está sometido a un proceso largo de fatiga, se presenta lo que se denomina astenia funcional que puede ser corregida por la mezcla de ácido málico y el aminoácido citrulina que actúan sinérgicamente como correctores del metabolismo al disminuir la acidosis muscular, eliminando el amonio y restaurando el potencial energético del cuerpo.

El ácido málico interviene en el ciclo de Krebs, asegurando una hidrogenación para producir moléculas de ATP, mientras que la citrulina interviene en el ciclo de detoxicación (eliminación) evitando la acumulación del ácido láctico, actuando como un antiasténico, defatigante, detoxicante muscular y hepático.

En resumen, favorece la eliminación del ácido láctico y del amoniaco que se acumulan en el músculo, lo que ayuda a una rápida reactivación energética.

Glucuronolactona

La Glucuronolactona es un carbohidrato derivado de la glucosa mediante su metabolismo en el hígado, por lo que le podemos considerar como producido de forma natural por el cuerpo humano. Se trata de un importante componente estructural de casi todos los tejidos conectivos, encontrándose también en la savia de muchas plantas, así como en diversos alimentos como los granos o el vino rojo. Derivada de la glucosa, se encuentra en la fórmula de algunas bebidas energéticas y se vende en cápsulas de 600 mg.

Participa en los procesos de desintoxicación, apoyando al cuerpo a eliminar sus propias sustancias toxicas. Se absorbe y se metaboliza con rapidez generando metabolitos no tóxicos como la xilulosa, siendo precursor en la síntesis del ácido ascórbico y la formación del glucógeno. Su efecto como energizante se potencia habitualmente con ginseng.

Shilajit

Se trata de una planta que crece en los montes Himalayas, rica en ácido fúlvico, que posee propiedades como antioxidante y como agente quelante para el aprovechamiento de los minerales orgánicos.

El contenido de su extracto es rico en enzimas, hormonas, aminoácidos, antibióticos, antivirales, sustancias antimicóticas, entre otros elementos, así hasta un total 74 complejos esenciales y minerales disueltos con el 42 % de alimentos ácidos sólidos.

Actúa como un electrolito natural que puede restaurar el equilibrio eléctrico de las células dañadas, neutralizar toxinas y eliminar la intoxicación por alimentos en cuestión de minutos.

En la medicina Ayurveda se emplea para aumentar la energía sexual y espiritual, disminuir la tensión y la ansiedad y para combatir diversas enfermedades, como: afecciones renales y de vejiga, anemia, asma, bronquitis crónica, debilidad nerviosa, diabetes, dispepsia fermentativa, afecciones de hígado y bazo, histerismo, neurastenia sexual, trastornos digestivos, etc. En los antiguos textos se le mencionaba como destructor de la debilidad.

Creatina

Aunque frecuentemente confundida con los aminoácidos, esta molécula biológica no posee las mismas características, pues su efecto radica en que es capaz de unirse con una célula de ácido fosfórico formando un enlace de alta energía. Se deriva a partir de los aminoácidos arginina, glicina y metionina, y se acumula básicamente en los músculos esqueléticos (98%) en forma de creatina libre unida a una molécula de fosfato (fosfocreatina).

La fosfocreatina sirve como fuente inmediata de energía para la contracción muscular, algo muy importante durante los ejercicios de breve duración, alta intensidad y carácter anaerobio. Otra función vital de la creatina es la de detener la bajada del pH muscular, un factor que contribuye a la fatiga.

Flores de Bach:

Rosa Silvestre (Rosa canina)
Motivación. Alegría por vivir, deseos de acción y placer por poder hacer.
Ayuda a la transformación interna ante los cambios importantes de la vida. Útil cuando otros remedios no actúan. Resignación y apatía. Fatalismo, pasividad y falta de motivación o expectación. Pérdida del impulso vital.

FATIGA CRÓNICA

Nos encontramos ante un desorden orgánico que cursa con gran debilidad general, incluso sin esfuerzo aparente, que no mejora ni siquiera con el descanso en cama y que empeora sensiblemente con la actividad física o mental. Estos enfermos han padecido durante años, antes del diagnóstico preciso, incomprensión médica e intolerancia social, pues casi nunca se encuentran datos orgánicos que justifiquen su enfermedad.

Además, la sintomatología es muy inespecífica, relatándose una gran debilidad, dolor muscular, memoria deteriorada, falta de concentración, insomnio, y fatiga mental intensa que puede durar más de 24 horas. En algunos casos, el SFC puede persistir durante años.

De un curso relativamente frecuente, prolongado o crónico, y que genera alta discapacidad, afecta a todas las edades, incluidos los niños y adolescentes. También sabemos que hasta ahora no hay apenas tratamiento convencional que alivie los síntomas, ni mucho menos que resuelva la enfermedad, salvo las soluciones aportadas por la medicina natural.

Las personas con SFC han tropezado reiteradamente con la falta de comprensión de los médicos, acudiendo reiteradamente a las consultas y solicitando nuevas pruebas que demuestren al menos que están tan enfermos como ellos se sienten; pero apenas aparece ningún dato que justifique tal agotamiento crónico, siendo carne de cañón de psicólogos, psiquiatras y fisioterapeutas. El diagnóstico final, si es que llega, es solamente el principio de un nuevo calvario para encontrar un remedio eficaz, pero al menos ya logran el apoyo de los familiares y amigos.

Diagnóstico diferencial

El síndrome de fatiga crónica puede asemejarse a muchas otras enfermedades, incluyendo mononucleosis, enfermedad de Lyme (infección con síntomas parecidos a una gripe), lupus, esclerosis múltiple, fibromialgia, trastornos del sueño, obesidad severa, y a trastornos depresivos importantes. Muchos medicamentos también causan efectos secundarios similares a una SFC.

Otras enfermedades que pueden causar síntomas similares son el **hipotiroidismo**, apnea, narcolepsia, desórdenes afectivos bipolares, esquizofrenia, desnutrición, enfermedades hepáticas, enfermedades autoinmunes, enfermedad de Cushing, infecciones severas, abuso del alcohol u otras drogas.

Puesto que la enfermedad puede asemejarse a muchas otras patologías, es importante no auto diagnosticarse, pues es bastante frecuente que la gente asuma equivocadamente que padece la enfermedad y que presione al médico en este sentido.
Es también importante no retrasar el diagnóstico certero para poder instaurar algún tipo de tratamiento, pues así se aumentan las esperanzas de mejoría.

Síntomas físicos por orden de importancia y frecuencia:

1. Fatiga extrema
2. Agotamiento intenso después de un ejercicio físico leve
3. Malestar general
4. Dolor en las articulaciones
5. Dolor muscular
6. Diarrea o estreñimiento
7. Sensibilidad a los cambios climáticos
8. Disminución de la libido
9. Sudores nocturnos
10. Febrícula 37,5- 38°
11. Sensación de presión en la base del cráneo
12. Escalofríos
13. Cambios significativos en el peso
14. Presión sanguínea baja
15. Manos y pies fríos
16. Palpitaciones
17. Pérdida del cabello
18. Fatiga respiratoria
19. Dolor abdominal
20. Trastornos del ritmo cardiaco
21. Dolor crónico de garganta
22. Frecuencia urinaria intensa
23. Infecciones de repetición
24. Náuseas
25. Sequedad de ojos y boca
26. Dermatitis

27. Dismenorrea
28. Ganglios linfáticos aumentados y dolorosos
29. Rinitis o sinusitis

Tratamiento:

> Eleuterococo (también, Ginseng)
> Creatina
> L-Carnitina
> Octacosanol
> Shiitake
> Guaraná

Homeopatía
> Argentum nitricum
> Árnica

FARINGITIS

Descripción:
Inflamación aguda de la faringe.

Causas:
Aunque la causa más habitual es de origen vírico, también puede deberse por la presencia de bacterias. Esta invasión de gérmenes puede originarse a causa de la inhalación o absorción de agentes irritantes, infecciones de amígdalas, enfermedades eruptivas o resfriados.

Síntomas:
El enfermo se queja de quemazón en la garganta, sequedad y en muchas ocasiones de presencia de un bulto. El estado general suele estar bastante afectado y puede incluir fiebre, mareos, palidez y debilidad general muy acusada. Normalmente la enfermedad se detiene en este estado, aunque puede evolucionar desfavorablemente y formarse abscesos de pus, cubrirse de una membrana y estar muy inflamada, existiendo también dificultad al tragar y falta de aire. En

muchas ocasiones la causa ha sido la ingestión de un cuerpo extraño de naturaleza abrasiva, como una espina de pescado o alimentos duros y porosos.

Tratamiento:
En los casos simples, el tratamiento consiste en realizar gárgaras de cola de caballo y limón, enriquecidas con unas gotas de extracto de Própolis.
Por vía interna se tomarán infusiones de llantén, tomillo, malva y menta. Algunos autores recomiendan también el espino amarillo. El Própolis, bien sea en comprimidos o solución, se tomará tres veces al día, junto a la vitamina A.

Oligoterapia:
Oligoelementos imprescindibles son el cobre, y la unión Cobre-manganeso.

Homeopatía:
Mercurius solubilis CH9, Bryonia CH5, Ferrum phosphoricum CH4, arnica 4CH.

FIBROMIALGIA

Descripción:
El dolor músculo esquelético no siempre se origina en las articulaciones. La Fibromialgia, llamada también a veces Fibrositis, es un padecimiento sumamente frecuente que se caracteriza por dolor generalizado, rigidez y fatiga, y que se origina en los músculos y otros tejidos blandos. En los pacientes con Fibromialgia se encuentran múltiples puntos sensibles a la presión y en zonas musculares específicas, quejándose la mayoría de ellos de dolor y rigidez en el cuello, hombros, espalda, zona lumbar y caderas.

En muchos enfermos la Fibromialgia es el único padecimiento, pero en otros se asocia a enfermedades como Artritis Reumatoide o Enfermedades Reumáticas de la columna. Algunos pacientes, también, refieren molestias abdominales, cefalea, entumecimiento o calambre de las extremidades.

La Fibromialgia es un proceso muy común, afectando entre el 1 y el 3 % de la población, siendo más frecuente entre mujeres de edad media.

Causas:

La causa de la Fibromialgia se desconoce, aunque hay quien asegura que existe una relación entre Fibromialgia y los trastornos del sueño, refiriendo muchos pacientes alteraciones en el mismo. Otros factores que pueden contribuir al desarrollo o perpetuación de la Fibromialgia son el estrés psíquico, alteraciones endocrinas o en el sistema inmunitario, o anomalías bioquímicas en el sistema nervioso central, como niveles alterados de Serotonina.

Tratamiento:

No hay un tratamiento curativo definitivo de la Fibromialgia, pero hay que tranquilizar al enfermo y explicarle que la enfermedad, aunque dolorosa, no daña los tejidos y puede manejarse satisfactoriamente en la mayoría de los casos. No obstante, últimamente se emplea con bastante éxito la Uña de gato.

Nutrientes:

Al igual que en la mayoría de los procesos reumáticos, el Mejillón de Labio Verde es el tratamiento idóneo, aunque en este caso lo deberemos reforzar con el aminoácido DL-fenilalanina, el cual tiene una acción analgésica comparable al Paracetamol. De especial interés es el uso diario de la coenzima Q10.

Hierbas:

El Harpagofito y la Uña de gato son dos buenos remedios, contando con una estupenda tolerancia gástrica en tratamientos prolongados.

En las patologías que vayan unidas a un síndrome depresivo deberemos administrar Hipericón y Melisa.

Por las noches, y para asegurar una buena calidad del sueño, se utilizará Lúpulo en las mujeres y Espino blanco en los varones.

Medidas físicas:

Masaje: Muchas veces utilizado con ultrasonido y/o el uso de almohadillas calientes/frías, el masaje puede practicarse de varias maneras, siendo útil para calmar y aumentar la circulación de la sangre a los músculos tensos y dolorosos. También puede ayudar a eliminar las acumulaciones tóxicas como el ácido lácteo y volver a "educar" los músculos y las articulaciones que se han desajustado mecánicamente.

Alivio miofascial: Una técnica desarrollada por el terapeuta físico John Barnes, el alivio miofascial es una forma de manipulación muy suave de masaje diseñado para aliviar las restricciones y la estrechez de los tejidos conectivos (fascia). Cuando se practica debidamente, muchas veces logra disminuir el tirón que ejercen los tejidos conectivos sobre los huesos, permitiendo que se relajen y extiendan las fibras de los músculos y que se expandan los órganos.

Terapia de los puntos desencadenantes: Una técnica terapéutica diseñada para desactivar los puntos desencadenantes asociado con el síndrome de dolor miofascial. Generalmente, el terapeuta aplica presión constante.

Terapia craneosacral: Desarrollada por el Dr. John Upledger, la terapia craneosacral es un método suave y no invasor para evaluar y mejorar el funcionamiento del sistema craneosacral, el entorno en que funcionan el cerebro y la médula espinal. Esta terapia manual estimula los mecanismos curativos naturales del cuerpo a mejorar el funcionamiento del sistema nervioso central, a disipar los efectos negativos del estrés, a mejorar la salud y fortalecer la resistencia a enfermedades.

Sistemas Neuroterapeuticos Flexyx ("Flexyx Neurotherapy Systems" o "FNS" en inglés): Esta forma de neuroterapia utiliza ondas de radio de baja frecuencia para tratar a los pacientes de la FM que han sufrido una herida traumática en el cerebro. Primero se les hace un mapa del cerebro para determinar qué partes están afectadas y funcionan anormalmente con respecto a la actividad de las ondas cerebrales. Después de llevar a cabo una serie de tratamientos, se les somete a una rehabilitación física de seguimiento a fin de restaurar el equilibrio muscular correcto, promover la postura idónea y dirigirse a otros problemas de tipo neuromuscular.

Terapia TENS

Se trata de un pequeño aparato que se emplea para estimular transcutáneamente el sistema nervioso. Esto producirá un alivio natural del dolor crónico y agudo, así como la posterior relajación muscular. El aparato permite controlar la duración, intensidad, frecuencia y ancho del pulso. Consta de unos electrodos autoadhesivos, no produce efectos secundarios y termina bloqueando la transmisión de los impulsos del dolor.

Acupuntura

Según las teorías occidentales sobre la acupuntura, las agujas originan cambios en el flujo sanguíneo y en los niveles de los neurotransmisores en el cerebro y en la médula espinal. Estudios clínicos realizados con la acupuntura han demostrado producir una mejora significante en los síntomas de la fibromialgia.

Acupresión

La Fibromialgia se encuentra conectada con puntos dolorosos de acupresión (TENDER POINTS), y está ligada a la estructura anatómica de los puntos de acupresión. En principio, forman grupos de nervios que penetran en los orificios definidos de las fascias, ligamentos y aponeurosis o canales óseos(por ejemplo, los huesos de la cara).

Los grupos de nervios se ven envueltos por una capa de tejido conjuntivo floja e inflamable. Los mecanismos de regeneración pueden hacer que estos puntos "despierten" en uno de los cuadrantes y se extienda hacia el resto y por todo el cuerpo.

Podría ser que la acupresión mejore la enfermedad en la mayoría de los pacientes.

Quiropráctica

El tratamiento quiropráctico esta basado en la filosofía de que la restricción de movimientos en la columna puede crear dolor y reducir funciones. El ajustamiento espinal o de la columna vertebral mediante manipulación, es una forma de terapia que los quiroprácticos usan para tratar la movilidad restringida (limitada) de la columna vertebral. El objetivo es restaurar (recuperar) los movimientos de la columna y como resultado mejorar las funciones y reducir el dolor.

Los quiroprácticos manipulan la columna vertebral desde diferentes posiciones usando distintos grados de fuerza, aunque la manipulación no tiene que ser necesariamente fuerte para que sea efectiva. Los quiroprácticos suelen también usar el masaje y los estiramientos para relajar los músculos que están contraídos, en tensión o en espasmo.

Ejercicios aeróbicos

Los ejercicios aeróbicos de bajo impacto son muy importantes para que los pacientes de fibromialgia eviten la atrofia muscular, fomentando la circulación de la sangre que contiene el oxígeno y otros nutrientes a los músculos y a los tejidos conectivos, y para incrementar la fuerza y el vigor.

Algunos ejemplos de ejercicios incluyen caminar, o hacer ejercicio en piscinas de agua caliente, el uso de tapetes rodantes o de máquinas de esquí de fondo. La regla de oro para los pacientes de fibromialgia es comenzar muy lenta y conservadoramente, e ir aumentando en incrementos la tolerancia al ejercicio. La mayoría de los profesionales de salud sugieren que los pacientes busquen una forma de ejercicio que les agrade para que sigan practicándola en forma regular.

Terapias auxiliares

Hay otra gran variedad de tratamientos físicos para la mejora de la fibromialgia que han surtido efecto:

Técnica Alexander: Mientras que las distintas formas de manipulación descritas anteriormente pueden ayudar a disminuir el dolor y relajar los músculos de los pacientes, muchas veces se requiere un entrenamiento sobre la postura o el movimiento para corregir los hábitos dañinos acumulados a lo largo de la vida los cuales aumentan el dolor, y para volver a educar los músculos y las articulaciones que se han desajustado.

Ortopedia podal: Los pacientes de fibromialgia con problemas graves con dolores en los pies a causa de mala postura o mecánica corporal también se pueden beneficiar de accesorios ortopédicos en los zapatos.

Terapia ocupacional: Cuando las tareas en el lugar del trabajo contribuyen al dolor (movimientos repetitivos, sitios de trabajo incómodos, etc.), un terapeuta ocupacional puede ayudar al sugerir o diseñar mejoras. Por ejemplo, para los pacientes que trabajan delante de una computadora, los teclados ergonómicos, las sillas y otros productos pueden proporcionar un alivio importante.

Terapia de relajación: No es de sorprender que el dolor y los síntomas relacionados con la fibromialgia resulten muy estresantes para el cuerpo. Irónicamente, la investigación más reciente revela que fisiológicamente, los pacientes no manejan el estrés muy bien y se les recomiendan programas adecuados. Entre los que se utilizan para la fibromialgia se encuentran la biorretroalimentación, el watsu, la meditación, los ejercicios de respiración, el yoga, el tai chi, la relajación progresiva y la visualización. Aunque inicialmente necesitan ser guiados, luego generalmente pueden seguir practicando los conceptos aprendidos sin más ayuda. Están fácilmente disponibles en libros y cintas de audio y vídeo.

FIEBRE
Aumento de la temperatura corporal debido a un cambio patológico.

Descripción:
Se considera fiebre aquella temperatura que pasa de los 37 grados en personas en cama y de 37,2 en las que llevan una vida activa. Estas temperaturas se refieren a las axilares, ya que las rectales suelen ser

entre 3 a 6 décimas más altas, lo mismo que las bucales. No obstante, es más importante saber la temperatura normal de una persona antes de analizar si en realidad la fiebre es importante o no. El enfermo deberá indicar al médico cuál es su temperatura habitual, que puede oscilar entre 35 grados a 37.

La fiebre superior a los 41° no suele deberse a procesos infecciones y son habituales en los golpes de calor.

Causas:

La temperatura corporal solamente sube cuando fallan los mecanismos reguladores internos, situados básicamente en el hipotálamo, aunque también existen en la nuca y los pies. Cuando el cuerpo produce más calor que aquel que puede evacuar mediante el sudor o la circulación sanguínea, aumenta la temperatura, siendo el escalofrío la primera señal de alarma. En situaciones normales, cuando la temperatura exterior es fría, el cuerpo deriva su calor al interior dejando la piel fría. Cuando el calor es muy intenso, es la piel la que absorbe el exceso de temperatura para que el interior del cuerpo permanezca estable.

Las causas más comunes de fiebre son aquellas de tipo infeccioso, en las cuales el sistema defensivo orgánico lucha por detener la enfermedad. Esta teoría, hasta ahora bien aceptada, no es enteramente fiable para algunos investigadores. Además de las enfermedades infecciosas, existe una gran variedad de anomalías que también producen un aumento de la temperatura, entre las cuales están: exposición al sol, ejercicio intenso, deshidratación, tumores, traumatismos, accidentes vasculares, leucemia o quemaduras. También en el infarto de miocardio, hemorragias, trombosis cerebral, hipersensibilidad a las transfusiones, anemias, fiebre reumática, eritemas, vacunas, parásitos diversos, etc.

Tratamiento:

Lo esencial es tratar la enfermedad causante. Mientras esto se consigue es interesante mantener la temperatura corporal dentro de unos límites de bienestar.

La costumbre de sumergir a una persona con fiebre en una bañera de agua fría puede ser muy contraproducente y dar lugar a colapsos circulatorios. Si empleamos el agua como método deberemos sumergir al enfermo en agua que esté dos grados más fría que su temperatura e irla enfriando poco a poco hasta mantenerla en los 34-36 grados. Menos de esa temperatura, especialmente en invierno, puede agravar la salud del enfermo. No hay que olvidar hidratar al enfermo incluso cuando está en la bañera, aportándole agua bien fresca que deberá beber lentamente.

Otras medidas como las envolturas con mantas de lana o la sudación forzada, deben ser empleadas solamente por personas muy experimentadas. Todos estos remedios son válidos si la sensación es agradable para el enfermo, pero mal aplicadas pueden agravar la enfermedad (por ejemplo, en amigdalitis.) Otros remedios menores son la aplicación de bolsas de hielo en la frente (protegidas con un trapo), o el lavado continuo con agua fría de extremidades, nuca y frente. Bajo ningún concepto se utilizará alcohol para enfriar al enfermo, ya que es muy probable que pase al torrente sanguíneo.

Hierbas que ayudan a bajar la temperatura son el **saúco**, la **Equinácea** y el cardo santo. En las infecciones bronquiales el eucalipto también sirve de ayuda.

Un remedio que nunca deberíamos olvidar es el aporte continuado de agua para beber, pues resulta comprensible que ningún calor, interno o externo, se puede apagar sin el preciado líquido. Del mismo modo, las comidas ricas en calorías se deben suprimir mientras dure la fiebre alta, siendo recomendable cierto ayuno, aunque son admisibles los zumos de frutas y verduras.

También resulta imprescindible destapar al enfermo, siendo más útil que duerma desnudo tapado con una simple sábana, que ponerle un pijama. El calor debe evacuarse con facilidad al exterior y una habitación ventilada es otro requisito imprescindible. Aunque antiguamente se tapaba enérgicamente a los enfermos febriles para que sudasen la enfermedad, esta práctica, además de molesta e inútil, es sumamente peligrosa.

Homeopatía:
Ferrum phosphoricum CH6, Belladonna CH9, Kalium phosphoricum

CH6, Kalium sulfuricum CH6, Natrum muriaticum CH6, Acónitum CH6.

FÍSTULA ANAL

Descripción:
Erosión o canal longitudinal que se desarrolla en la piel cercana al ano.

Causas:
Aunque no se conocen las causas, pudiera ser que se deba a un proceso drenador del organismo o a una carencia de oxígeno en esa zona de la piel. También es frecuente que se desarrollen por la expulsión de heces muy duras o por la infección de esa zona. Son habituales en niños y ancianos, y suelen ser muy dolorosas.
En esencia, se desarrolla una abertura en la pared del ano, a través de la cual se introducen un sin fin de gérmenes intestinales y fecales. En algunas ocasiones, se declara una fístula sin motivo aparente y sin que coincida con ninguna enfermedad. Un continuo exudado líquido impide la cicatrización, la cual suele darse alternativamente pero no de una manera definitiva. La exploración debe ser muy cuidadosa y evitando cualquier tipo de dolor.

Tratamiento:
Es esencial mantener unas heces muy blandas mediante una dieta vegetariana, o el empleo de semillas de lino o ciruelas en remojo. El tratamiento debe ir encaminado a calmar inmediatamente el dolor, evitar la posible infección por las materias fecales y conseguir posteriormente la cicatrización.
Localmente se mantendrá esa zona muy lubricada, bien sea con aceite de oliva o de almendras dulces, al que podemos añadir un par de gotas de extracto de Equinácea y Própolis. También es útil la consuelda local.
Los baños a temperatura corporal con infusión de malva, milenrama y caléndula, también proporcionan alivio. El cobre homeopático tiene un buen efecto cicatrizante aplicado directamente.

Normalmente la herida se cierra enseguida, pero es frecuente que se vuelva abrir en cuanto el organismo necesite drenar sus líquidos de nuevo. Para evitar esto, habrá que insistir en un tratamiento más completo el cual consistirá en lo dicho anteriormente más tres infusiones diarias de rusco, espino blanco y esencia de ciprés.
Se tomarán diariamente al menos dos vasos de zumo de limón diluido.

Plantas medicinales:
Ginkgo Biloba, hidrastis, diente de león, zaragatona, hojas de nogal, regaliz.

Oligoterapia:
La asociación Cobre-oro-plata se utilizará en los casos crónicos tres veces por semana y para evitar las recidivas se tomará selenio y cobalto.

Nutrientes:
Son convenientes las vitaminas E, PP y C.

Homeopatía:
Calcium fluoratum CH4, Silicea CH4, Calcium sulfuricum CH4. También, Ratanhia, nitricum acidum y aesculus.

FLEBITIS

Descripción:
Trombo que aparece principalmente en las venas dañadas.

Causas:
La mayoría de los trombos se forman en las válvulas de las venas profundas, por lo que las causas de la alteración venosa nunca son recientes y suelen coincidir con un aumento de la coagulabilidad, pero que solamente puede actuar cuando la misma pared ya está bastante alterada. Los motivos por los cuales se alteran las venas son variados, pero los más importantes son la mala alimentación, en especial el exceso de grasas animales.

También influyen la poca ingestión de cítricos, beber poca agua, realizar poco ejercicio, permanecer mucho tiempo de pies o sentados con las rodillas flexionadas, llevar zapatos de tacón alto, etc. Pueden declararse igualmente en el curso de ciertas enfermedades como las fiebres tifoideas, el tifus, la debilidad general, la insuficiencia cardiaca, los traumatismos o las intervenciones quirúrgicas.

Una trombosis venosa suele comenzar por la formación del coágulo en una de las venas del muslo o pantorrilla, el cual se desplaza y aumenta de volumen. Parte del coágulo se puede desprender y provocar una embolia pulmonar o solamente una reacción inflamatoria local. En ocasiones puede no haber síntomas y si los hay pueden ser poco intensos, aunque casi siempre hay una gran hipersensibilidad al tacto en la zona afectada y se ven externamente.

La sensación de pesadez es también un síntoma a tener en cuenta, y también suele dar fiebre ligera y cierto aumento en la velocidad de sedimentación. En la medida en que los síntomas se agudicen, así será de grave la enfermedad. El dolor intenso, la fiebre alta, la carencia del pulso y la cianosis, obligarán a tomar medidas de urgencia, aunque también es normal que cedan repentinamente.

Tratamiento:
Las medidas preventivas tradicionales, tales como el uso de medias elásticas o la ligación de las venas safenas, solamente proporcionan alivio momentáneo, pues el problema que originó el mal sigue vigente.

Lo esencial es modificar el estilo de vida que dio origen al mal. Se evitará las estancias prolongadas en pie, sin moverse, lo que es frecuente en numerosas profesiones y se hará imprescindible pedir una baja temporal. Si nuestra profesión nos obliga a estar sentados muchas horas al día, se emplearán sillas ergonómicas en las cuales la cadera está más alta que las rodillas. También es conveniente hacer gimnasia de piernas tumbados en el suelo, masajes en sentido ascendente en las pantorrillas y ligero reposo en cama mientras dure el peligro, que no es otro que la embolia pulmonar a causa del desprendimiento del

trombo.
El tratamiento de emergencia incluye la aplicación local de infusiones fría de hamamelis, árnica y milenrama. Son útiles las compresas frías o a temperatura ambiente de extracto de hipericón. Una vez pasado el peligro de embolia se tomarán infusiones diarias de ginkgo biloba y milenrama, y se aplicarán compresas de consuelda y de agua de arcilla. Otras hierbas preventivas son el diente de león, el castaño de indias y la ruda. Los pimientos verdes, el perejil y el ayuno basado en pan integral, ciruelas y pasas, afianzan los resultados.

Oligoterapia:
Por vía oral se recurrirá a los oligoelementos Manganeso-Cobalto y al ácido nicotínico

Nutrientes:
La vitamina E a dosis altas, también son útiles los suplementos dietéticos de jalea real, mijo y el aceite de borraja.

Homeopatía:
Apis CH4, Arnica CH4, Hamamelis CH2, Lachesis mutus CH10.

FOBIAS
Miedo, temor o pánico intenso.

Descripción:
Aunque todos en la vida hemos y tenemos miedo a determinadas circunstancias o personas, para definirla como fobia debe reunir los siguientes requisitos:
1- Temor desproporcionado a la situación que lo provoca.
2- Quien lo sufre lo reconoce como absurdo, sin explicación razonable.
3- No tenemos ningún tipo de control sobre él.
4- Lleva a evitar las situaciones en que aparece.

He aquí las más habituales:

Agorafobia: Temor a lugares abiertos, temor a las multitudes, estar en lugares públicos, entrar en tiendas o estar en un lugar en el que sea difícil escapar.

Claustrofobia: Miedo intenso a los lugares cerrados, incluso con sensación de asfixia.

Miedo a hablar en público: El problema es el miedo al ridículo en situaciones en las cuales quedamos expuestos a la valoración de los demás.

Miedo a un objeto, persona, animal o situación concretos: Animales (es la más frecuente), fenómenos naturales (tormentas, oscuridad, el mar...), a la sangre, las inyecciones y las heridas, a los ascensores, aviones, alturas, etc...

Aunque todos en la vida hemos y tenemos miedo a determinadas circunstancias o personas, para definirla como fobia debe reunir los siguientes requisitos:

1) Temor desproporcionado a la situación que lo provoca.
2) Quien lo sufre lo reconoce como absurdo, sin explicación razonable.
3) No tenemos ningún tipo de control sobre él.
4) Lleva a evitar las situaciones en que aparece.

Causas:
Normalmente y al igual que ocurre con las alergias, la persona afectada ha tenido que estar en contacto anterior con la situación que le originó su enfermedad. Sin embargo, hay que precisar que con frecuencia este contacto no ha sido meramente físico, pues puede ser de origen genético o puramente imaginado. La influencia familiar, especialmente en la niñez, origina no pocas fobias, pues el miedo ancestral de un grupo familiar es capaz de contagiarnos sus mismas angustias. Del mismo modo, la propia sociedad, la publicidad, los medios informativos y de ocio, son capaces de crearnos fobias a situaciones hipotéticas. El miedo a contagiarnos del SIDA o la meningitis, o a padecer cáncer, ocasionan miles de hipocondríacos que necesitan hacerse cientos de chequeos para lograr calmar su pánico. Finalmente, el pánico hacia las arañas o las serpientes, y la repulsa

irracional hacia grupos de personas como los gitanos, los drogadictos, los islamistas o las sectas religiosas, son generados por mostrarles insistentemente de un modo peyorativo.

Síntomas:
Nos encontramos con ansiedad, palpitaciones, sudor, sensación de vacío en el estómago, tensión muscular, hipertensión, temblor, llegando a desencadenar en mareo e hipotensión, con el consecuente desmayo cuando la resistencia del organismo claudica.

Tratamiento:
La psicoterapia constituye el mejor remedio, pero debe realizarse de modo inteligente, evitando descalificar los razonamientos del enfermo, para quien sus angustias son muy reales. Primero le escuchamos, luego manifestamos empatía y posteriormente le ofrecemos ayuda incondicional y compañía. Puesto que solamente se puede tener fobia a algo que existe en algún lugar o circunstancia, no hay ninguna que sea irracional, pues por improbable que sea la posibilidad de que el enfermo se vea en la situación real que le ocasiona el pánico, siempre existe. Al final, y como haríamos con los miedos habituales de un niño, se trata de que la persona no se esconda, que no huya, intentando que se haga fuerte poco a poco ante situaciones que no va a poder evitar.

Plantas medicinales que calmen la angustia son: hipericón, melisa, azahar, espino blanco, albahaca, espliego y pasiflora.

Homeopatía:
Argentum nitricum, Turmalina.

Flores de Bach:
Heliantemo
Para el pánico irracional, el miedo a lo desconocido, para las reacciones de terror en situaciones que no son trágicas. Para los hipocondríacos.
Cerasífera
Sosiego. Restaura el control, la confianza y libera los miedos.

FOTOFOBIA

Descripción:
Consiste en una sensación desagradable y en muchas ocasiones dolorosa, cuando se mira directa o indirectamente a la luz fuerte. El dolor es especialmente agudo en los días claros de sol.

Causas:
Las personas rubias o con escaso pigmento retiniano son sensibles durante toda su vida.
La fotofobia es una reacción lógica en presencia de conjuntivitis, cuerpos extraños, glaucoma o traumatismos.

Tratamiento:
Localmente se puede intentar empleando colirios con Eufrasia. Para evitar que la luz dañe seriamente al ojo y pueda declararse una catarata, se hace necesario el uso de gafas de sol

Nutrientes:
Se utiliza la vitamina A, el Arándano y las pipas de girasol por vía oral. Ciertas personas reaccionan muy favorablemente a la vitamina B-2.

FRACTURAS

Descripción:
Rotura de un hueso con destrucción de tejidos.

Causas:
Cualquier golpe fortuito o movimiento inesperado puede provocar una fractura, mucho más en personas ancianas o con descalcificación.

Tratamiento:
El tratamiento primario debe ir encaminado a situar los huesos o articulaciones desplazadas en su sitio correcto, lo que no siempre se

consigue rápidamente y sin dolor. En muchas ocasiones se hará necesaria la presencia de un osteópata experto, sobre todo en los primeros momentos.

Las primeras manipulaciones ante una supuesta fractura deben ser mínimas y solamente consistirán en localizar mediante una ligera presión de los dedos los puntos dolorosos, con el fin de situar exactamente la lesión y no manipular torpemente.

Se dejará al paciente en la posición que menos dolor le cause, se aplicará una férula (tablilla) y se realizará el traslado lentamente. Nunca hay que manipular un hueso roto, ni mucho menos darle masaje. Las férulas nunca deben apoyarse directamente sobre la zona afectada, siendo necesario almohadillarlas, evitando también que el cuerpo se apoye en ellas en el traslado.

Si en la fractura no ha habido desplazamiento articular u óseo, quizá baste con las medidas conservadoras que indico a continuación:

Se sumergirá la parte afectada en agua fría o en su defecto se pondrán compresas con hielo, evitando especialmente que el hielo toque la piel. Cuando la sensación de frío sea desagradable, se suspenderá.

Se inmovilizará momentáneamente la parte afectada con tablas o cartones y posteriormente se aplicará una cataplasma de arcilla, la cual se renovará al menos dos veces diarias. La aplicación de extracto de consuelda y árnica en el lugar afectado suelen dar resultados bastante buenos, ya que contribuyen a la disolución de los hematomas y a la regeneración de huesos y tejidos. Por vía oral se tomará Harpagofito 2-3 veces al día y aún más si hay dolor.

Una vez que se pueda prescindir de la inmovilización (lo más corta posible), bastará con aplicaciones de miel con consuelda o aceite de hipericón.

Oligoterapia:
Selenio orgánico en una primera fase y posteriormente silicio, flúor y fósforo, complementadas con Magnesio orgánico.

Nutrientes:
Para evitar la formación de adherencias se tomará jalea real y

crisálida.

Homeopatía:
Ferrum phosphoricum CH6, Calcium phosphoricum CH6, Kalium chloratum CH6, árnica CH4.

FRIGIDEZ

Descripción:
Inhibición persistente de la excitación sexual.

Causas:
Aunque la frigidez se le ha considerado siempre algo exclusivamente femenino y en el hombre se habla solamente de impotencia, lo cierto es que es una anomalía común en los dos sexos. Muchas mujeres confiesan que jamás han llegado al orgasmo, aunque reconocen que aman a su pareja e incluso aseguran que desean ser poseídas sexualmente. De cualquier modo, la frigidez total, con cualquier pareja y en todas las circunstancias, no se suele dar, ya que muchas personas tienen sueños o pensamientos con fuerte carga erótica y en ellos es posible que lleguen a tener orgasmo. No se puede hablar de frigidez, por tanto, solamente por la ausencia del orgasmo, ya que mientras exista el deseo de amar o ser amado, aunque sea platónicamente, no existe frigidez.

Nunca se debe considerar a una persona frígida por el mero hecho de que no alcance una respuesta sexual estándar. Cada persona siente la sexualidad de una manera muy diferente a las demás. Estableciendo diagnósticos precipitados de frigidez se puede hacer mucho daño a esa persona.

Las buenas técnicas sexuales pueden resultar útiles en algunas parejas y perjudiciales en otras, ya que se corre el riesgo de materializar demasiado las relaciones amorosas. Un buen preludio amoroso, el cual puede comenzar en el transcurso del día, puede dar resultado, lo mismo que la música suave, las flores, un ambiente romántico y la ausencia de ruidos. Aun así, hay muchas parejas que solamente re-accionan ante lo inesperado, la brutalidad, la emoción de ser vistos o a una copa de licor excitante. Vacaciones, ausencia de hijos o responsabilidades, jubilación o dinero extra, siempre han sido ingredientes buenos para curar a una persona frígida. Las soluciones, por tanto, corresponden a la persona afectada y su pareja.

Tratamiento:
Cuando todo es favorable y, aun así, no se da el orgasmo, mucho menos el deseo sexual, se pueden utilizar cualquiera de los muchos afrodisíacos que existen en el mercado. El ginseng, el eleuterococo y la jalea real, son buenos remedios a largo plazo y especialmente eficaces en personas mayores o sometidas a tensiones laborales. La **damiana** es una hierba útil para ambos sexos, mientras que el polen lo es para el hombre. Para la mujer son adecuados la ajedrea, el lúpulo, la salvia, la menta piperita, y el champán. Los dátiles, miel, apio, canela y un largo etcétera, serán de buena utilidad para despertar los instintos reprimidos, pero sin olvidar que lo más importante es que guste la pareja elegida y que ésta colabore en la solución del problema.
Como remedio para el varón de efecto rápido ocupa el primer lugar el Ginkgo Biloba, y en las mujeres es de gran eficacia la Uña de gato y el aminoácido Histidina.

El **coito doloroso** es una la de las causas más habituales de frigidez y suele deberse a endometrosis, inflamación pelviana, hongos, fibroma, menopausia o parto reciente. Mejora con baños de asiento calientes con aceite de lavanda y mejorana. Remedios homeopáticos son la calcárea iodota, aurum muriaticum, Aconitum y belladona.

Flores de Bach:
Cerasífera (Prunus cerasifera)
Sosiego. Restaura el control, la confianza y libera los miedos.
Miedo a hundirse, a perder el control o perder la razón. Frente a miedos a cometer actos incontrolados. Pérdida del control, desesperación y miedo a autolesionarse.
Madreselva (Lonicera caprifolium)
Recuerdo y fijación obsesiva en los buenos tiempos pasados, en los amores idílicos, impidiéndole que valore mejor su vida presente.

Nostalgia, tristeza por lo perdido e imposibilidad de pensar que todo tiempo pasado no fue mejor.

FORÚNCULO (Divieso)

Descripción:
Nódulo o divieso inflamatorio causado por una infección de estafilococos, o simplemente por una necesidad del organismo de eliminar algo pernicioso.

Causas:
Los forúnculos pueden aparecer en cualquier parte del organismo, aunque se dan con mayor frecuencia en el cuello, axilas, mamas, nalga y cara. Su tamaño varía entre 3 y 5 milímetros y son particularmente dolorosos si están próximos a la nariz, oídos o dedos. Es frecuente que se pasen de un lugar a otro por contagio. El hecho de que sean bastante habituales en jóvenes, nos debe hacer pensar en un proceso depurativo, más que en una infección localizada.

Los furúnculos que se desarrollan en la nariz o en la cara exigen una mayor atención, ya que la infección puede extenderse y producirse una meningitis o septicemia. Tratados exclusivamente de manera local son la causa de enfermedades posteriores más graves.

Tratamiento:
El tratamiento incluye la aplicación de calor húmedo en forma de cataplasmas de bardana con extracto de Própolis. También se pueden alternar con hojas de col calientes y agua de arcilla. Otras medidas locales son la cebolla rallada, la patata cruda, la lechuga cocida y caliente, así como las compresas de tomillo, malva y milenrama.

Por vía oral se utilizará con preferencia la Equinácea y la bardana durante al menos 2 meses, evitando así las recaídas o complicaciones. También es muy útil la toma de arcilla en ayunas.

GANGRENA

Descripción:
Oclusión del aporte sanguíneo a las extremidades.

Causas:
Aunque pudiera parecernos una enfermedad propia de épocas de guerra o penuria económica, son sumamente frecuentes en ancianos, personas desahuciadas y enfermos en cama o escayolados incorrectamente. En la mayoría de los casos, ni siquiera el enfermo es consciente de que la padece y, por tanto, suelen acudir al médico demasiado tarde.

Tratamiento:
Las soluciones que damos a continuación son las más adecuadas para casos incipientes o, con más motivo, en aquellos enfermos para los cuales el médico no ve otra solución que la amputación de la parte afectada. En estas circunstancias, y si contamos con al menos un par de días de margen se podrían intentar algunas soluciones menos traumáticas. Solamente después que los métodos conservadores hayan fracasado y la vida del enfermo esté en serio peligro, se deberá proceder a la amputación.
El tratamiento por vía interna incluye la Equinácea en dosis altas cada dos horas, el extracto de árnica administrado con prudencia y la vincapervinca. Tan importante como el tratamiento interno es el externo, el cual consistirá en cataplasmas calientes de arcilla, enriquecidas con esencia de Ciprés y árnica. Estas cataplasmas se renovarán continuamente, ya que suelen salir muy sucias, prueba evidente de que absorben los tejidos necrosados. En los intervalos se darán masajes con centella asiática. Posteriormente, y cuando el peligro ha pasado, se tomarán dosis suficientes de ginkgo biloba. El Fenogreco y la cola de caballo son otras plantas muy adecuadas para restaurar las lesiones de manera local.

Oligoterapia:
Bioflanonoides y Cobalto orgánico.

Nutrientes:
Como nutriente adicional utilizaremos la vitamina E.

Homeopatía:
Arsenicum CH5, Lachesis CH10, Silice CH6, Árnica CH4.

GASTRITIS

Descripción:
Inflamación y lesión de la mucosa gástrica.

Causas:
Los motivos por los cuales se suele producir una gastritis pueden ser de tipo exógenos, erosivos, o infecciosos, entre ellas el consumo de alcohol, el tabaco, algunos medicamentos (especialmente los antiinflamatorios), alimentos muy calientes o condimentados con salsas picantes, alergias alimentarias, toxinas, infecciones gástricas o consumo excesivo de carnes.
La ingestión accidental de ácidos, sales de arsénico, mercurio, plomo, y las quemaduras, puede dar lugar a gastritis muy severas. De igual manera, las enfermedades eruptivas como el sarampión o la escarlatina, y las víricas como la gripe o la neumonía, también suelen ocasionar gastritis.

Síntomas:
En la gastritis aguda la sintomatología aparece después de 8 horas de la ingestión del agente causante y comienza por malestar, falta de apetito, ardor de estómago, agotamiento e incluso fiebre. Si existe erosión de la mucosa puede haber taquicardia, dolor intenso, hemorragias gástricas y sed intensa. La presencia de vómitos, pulso débil y cianosis, indica mayor gravedad.

Tratamiento:
El tratamiento de la gastritis aguda ocasional implica el reposo en cama y la no-ingestión de comida alguna. Si el problema se agudiza se impone el ingreso en un hospital adecuado, ya que el mayor peligro

está en la hemorragia.

La gastritis crónica o la aguda leve tiene buen tratamiento natural y este incluye los siguientes factores:

Eliminación de carnes, sustituyendo la mayoría de los alimentos por sopas templadas de copos de avena. Diariamente se tomará en ayunas agua arcillosa y si la gastritis es producida por algún alimento o producto contaminado se utilizará el carbón vegetal.

Hierbas útiles son el diente de león, el llantén, malvavisco y el azahar si hay componente ansioso.

Oligoterapia:
Para estos tratamientos es aconsejable el manganeso.

Nutrientes:
Alimentos complementarios serán las acelgas, las peras, el zumo de col, la patata hervida al vapor o el jugo crudo, así como la leche de almendras y la lechuga. Todas las comidas se aderezarán con abundante perejil fresco. También son recomendables la margarina vegetal, las zanahorias hervidas y la alcachofa, en una fase posterior.

Suplementos dietéticos necesarios son el Própolis y la vitamina A. El regaliz se utilizará entre comidas, pero en cantidades pequeñas.

Homeopatía:
Antimonium crudum CH6, Arsenicum CH4, Belladonna CHCH4, Bismutum subnitricum CH4, Bryonia CH4, Chamomilla CH4, Ferrum phosphoricum CH4.

GASTROENTERITIS

Descripción:
Inflamación e infección aguda de la mucosa del estómago e intestinos.

Causas:
Esta enfermedad puede ser causada por ingestión excesiva de alcohol, laxantes irritativos, ingestión de metales pesados, alergia alimentaria, medicamentos diversos, fiebres tifoideas, disentería bacteriana, uremia

o quemaduras extensas. Preferentemente, se utilizará este término para definir las infecciones del aparato digestivo por bacterias o virus.

La ingestión unas horas antes de algún agente sospechoso suele bastar para establecer el diagnóstico y poner las medidas oportunas. No obstante, la apendicitis y el neo paralítico dan síntomas similares, salvo la diarrea intensa que no se produce.

Síntomas:

Los síntomas comienzan rápidamente una vez ingerido el agente causante y se caracterizan por anorexia, malestar, vómitos, diarrea, espasmos intestinales y postración general. La diarrea puede ser muy intensa y contener incluso sangre y mocos. Si el cuadro es muy intenso la deshidratación y el shock aparecen enseguida. El enfermo puede caer rápidamente en un estado grave en el que no falta la carencia de potasio y un desequilibrio del sistema ácido-base. El ingreso en un centro hospitalario debe predominar sobre cualquier otro tratamiento.

Tratamiento:

Es aconsejable el reposo en cama y el primer tratamiento consiste en la administración de electrolitos por vía oral o venosa para prevenir la deshidratación. Se puede añadir arcilla en polvo para que cese la diarrea o carbón vegetal si se sospecha una intoxicación alimentaria.

Si el dolor abdominal no es muy intenso y el enfermo admite líquidos por vía oral, se le dará extracto de Harpagofito.

No obstante, hay que tener en cuenta que la arcilla y los electrolitos son la base del primer tratamiento. Posteriormente, una vez cortados los vómitos y la diarrea, tomará infusiones de escaramujo, malvavisco, salicaria y tomillo. La bistorta es un buen antidiarreico y el Própolis ayudará a combatir la infección.

Nutrientes:

El primer alimento que se puede administrar son las manzanas y los cereales bien cocidos.

GINGIVITIS

Descripción:
Inflamación de la encía, frecuentemente con hemorragia.

Causas:
La gingivitis está causada normalmente por alguno de estos factores: carencia de vitaminas, uso excesivo del cepillo de dientes o que éste posea cerdas muy duras, blanqueadores dentales, alergias diversas, diabetes, embarazo, enfermedades crónicas debilitantes, disfunción hepática, leucemia, infecciones bucales o respirar por la boca.

Tratamiento:
Si no se observan causas importantes, se impone dejar de cepillar los dientes durante algunos días y en su lugar enjuagarse con infusión de manzanilla, llantén o agua de arcilla con sal. Una vez que las pequeñas hemorragias han cesado hay que fortalecer las encías y para ello se masticarán hojas de eucaliptos y berros. Para la higiene de la boca se utilizará polvo de arcilla, el cual se restregará suavemente con los dedos. Un posterior enjuague con sal marina será la base para el fortalecimiento de las encías. También suele dar buen resultado las fricciones suaves con hojas de menta, la mirra, el hidrastis y las infusiones de hueso de melocotón.
Un colutorio realizado a base de infusión de malvavisco, bistorta, malva, salvia y menta, siempre da buen resultado. También son de utilidad la mejorana y el hisopo.
Internamente se tomarán bioflavonoides, milenrama (si hay hipotensión), hamamelis (si la persona es hipertensa) y Ginkgo Biloba.

Nutrientes:
Dosis suficientes de Vitamina C y Coenzima Q10.

Homeopatía:
Mercurius solubilis, Kreosolum, Natrium muriaticum, Sílice.

GLAUCOMA

Descripción:
Aumento de la presión intraocular.

Causas:
El glaucoma puede ser primario o secundario, según sea de tipo congestivo o producido a causa de otra enfermedad, como puede ser un tumor o catarata intensa. Las causas no se conocen y suele haber predisposición en las personas hipersensibles emocionalmente y también a causa de factores hereditarios. Normalmente, el glaucoma tiene un curso lento y la persona afectada acusa pérdida del campo visual, sobre todo en la parte central.

Síntomas:
Las personas de más de 40 años que necesitan cambiar de gafas con frecuencia, que se quejan de dolor de cabeza y que ven halos luminosos alrededor de la luz artificial, deberían someterse a exploración.
Entre los síntomas generales que obligan a una consulta especializada están: visión borrosa, cambio frecuente de graduación en las gafas, dolores de cabeza, náuseas, vómitos, visión de halos luminosos, iris borroso, pupila dilatada y córnea turbia.

Tratamiento:
El tratamiento natural no es muy extenso e incluye la supresión de fatiga excesiva, preocupaciones, estrés, tabaco y el abuso de líquidos, así como la supresión de cualquier colirio por inofensivo que parezca. Incluso los líquidos humectantes para lentillas deben suprimirse.

Se puede intentar una cura basándose en la reflexoterapia, en sesiones diarias de cinco minutos, más la aplicación de compresas calientes de eufrasia y arándano o perejil, si el dolor es muy intenso.
Internamente se tomarán infusiones de hojas de olivo, vincapervinca y bardana.

Nutrientes:
Las vitaminas B-2 y el ácido nicotínico se administrarán sin pausa.

Homeopatía:
Atropinum CH8, Aurum CH4, Phosphorus CH6.

GONORREA

Descripción:
Enfermedad infecciosa aguda de origen venéreo.

Causas:
El agente causante es el gonococo (Neisseria gonorrhoeae) que afecta a las mucosas del aparato urinario y genital, al recto, al cérvix, extendiéndose por todas las membranas sinoviales del cuerpo, pudiendo alcanzar a los ojos.

La mujer es normalmente la portadora y transmisora de esta enfermedad, aunque muchas veces ella no tiene ningún síntoma que indique que está contagiada. En los varones, los síntomas aparecen a partir del segundo día del contagio. Es frecuente que la infección se localice también en el recto y la mucosa faríngea. El diagnóstico por las personas expertas es fácil, incluso sin necesidad de pruebas de laboratorio. Se diferenciará de las uretritis, prostatitis e infecciones de otro tipo.

Síntomas:
El período de incubación es de 2 días a 21, lo que permite establecer la causa y persona del contagio. En el **hombre** comienza por una uretritis fuerte, purulenta, de color amarillo verdoso, con necesidad imperiosa de orinar. Se expulsa una secreción serosa del mismo color y los labios del meato urinario están rojos. El pene puede aparecer deformado hacia abajo.

En las **mujeres** infectadas los síntomas pueden no manifestarse, aunque suelen darse secreciones purulentas en el meato. En los casos graves los síntomas son muy fuertes y llegan a afectar al cuello uterino. Normalmente la sintomatología se acompaña con dolor de

garganta y al orinar, manchando frecuentemente la ropa interior.
En los **recién nacidos** contagiados por la madre se declara una conjuntivitis y en las niñas también hay inflamación de la vulva, con secreciones vaginales.

Tratamiento:
El tratamiento básico debe ser utilizando antibióticos como la penicilina o derivados, que se pueden complementar con el tratamiento natural. La mezcla Equinácea-Própolis es imprescindible durante al menos dos meses después de la supresión de los síntomas, y se aplicarán incluso de forma local. Otra hierba que da buenos resultados es la calaguala, la cual se puede simultanear con el tratamiento anterior.
Dado que es una enfermedad contagiosa, se hace necesario no mantener contactos sexuales en mucho tiempo y declararla a las autoridades sanitarias.
Los lavados externos con agua de arcilla serán de uso obligado.

Oligoterapia:
El Cobre orgánico se tomará durante tres meses seguidos.

GOTA

Depósito de cristales de urato monosódico en las articulaciones y tendones.
Definición:
Conocida como "enfermedad de reyes", y como artritis úrica, la gota ha sido objeto de estudio por parte de médicos y naturópatas, y causa de sufrimiento en incontables personas, al menos, desde los tiempos de Hipócrates. Antiguamente era una de las principales causas de dolor y de artritis crónica que degeneraba en invalidez, pero actualmente es una enfermedad curable. Desdichadamente, todavía muchas personas continúan padeciendo problemas relacionados con la gota, pues nadie les ha diagnosticado su enfermedad y siguen creyendo que se trata de un problema reumático simple.
Lo cierto es que se estima que afecta a 3 de cada 1000 personas,

siendo más frecuente en los varones entre 25 y 45 años. Tanto la hiperuricemia como la gota están íntimamente relacionados con la obesidad, hipertensión, hiperlipidemia (aumento de la grasa de la sangre) y diabetes; por consecuencia, la gota se asocia con un exceso de tendencia a enfermar y mortalidad por accidentes vasculares cerebrales y ataques cardiacos.

Causas:

El ácido úrico desempeña un papel decisivo entre las escorias del metabolismo que se depositan en los tejidos, ocasionado frecuentemente por una elevada oferta de formadores de urea o a causa de una carencia en los fermentos encargados de disgregarla. En el caso de los trastornos del metabolismo graso, estos fermentos están bloqueados. La cantidad normal de ácido úrico es 3 a 7 mg/100 ml.

La gota puede estar causada por causas genéticas o adquiridas, las cuales alteran el metabolismo de las purinas, pero también por enfermedades que generan igualmente gota, como pueden ser la psoriasis, el mixedema, hipotiroidismo, nefropatías, infarto de miocardio, obesidad y el síndrome de Down.

También puede originarse por causas más simples como abuso de proteínas animales, crustáceos o mariscos, alcoholismo, estrés, cansancio, y/o administración de penicilina o insulina. Lo que sabemos con certeza es que el consumo de alcohol y carne, es la fuente más habitual de formación de ácido úrico.

El exceso de ácido úrico puede deberse también a un aumento en su producción, o a una eliminación insuficiente por el riñón. En condiciones normales, 1/3 del ácido úrico del organismo procede de los alimentos, y 2/3 del metabolismo. Con el transcurso del tiempo, los niveles elevados de ácido úrico en sangre (hiperuricemia), pueden ocasionar la formación de cristales de ácido úrico en forma de aguja, que si se depositan en las articulaciones ocasionan los ataques de gota, cuando lo hacen en los tejidos por debajo de la piel originan los tofos, y si se acumulan en las vías urinarias desencadenan cálculos.

Síntomas:
El dolor suele ser intenso, pulsátil y la parte afectada está con frecuencia caliente, roja, brillante e hipersensible al tacto. Se localiza con preferencia en el dedo gordo del pie, el tobillo, la rodilla, la muñeca y el codo. El comienzo es brusco, localizado en una pequeña articulación, mayormente la del dedo gordo del pie, con fuerte enrojecimiento y sensación de calor, dolor que suele ir acompañado por fiebre, decaimiento y anorexia. Si la enfermedad se mantiene durante bastante tiempo, hay anquilosamiento de la parte afectada, y engrosamiento de las articulaciones. Los riñones tienden a contraerse y la presión sanguínea aumenta.

Hay otros tipos de artritis que pueden ocasionar ataques parecidos a los de la gota y, puesto que el tratamiento debe ser específico, un diagnóstico apropiado de la enfermedad es esencial para un correcto tratamiento. El diagnóstico definitivo depende de la demostración de cristales de ácido úrico en el líquido, el cual puede extraerse de las articulaciones durante los ataques agudos de gota. No obstante, hay que tener en cuenta de que en el momento del ataque agudo, los niveles séricos de ácido úrico pueden ser normales e incluso bajos. Además, los niveles de ácido úrico en sangre con frecuencia pueden encontrarse elevados en sujetos sin gota.

Tratamiento:
La dieta debe ser vegetariana, excluyendo los espárragos, las espinacas, las legumbres de vaina, las coles, las setas y los cítricos. Se recomiendan los calabacines, la cebolla, frambuesas, fresas, grosella, manzanas, melón, patatas, pepino, piña y plátano.

Nutrientes:
Hay que beber mucha agua, zumos de apio y pepino. Suplementos de vitamina C y cápsulas de carbón vegetal.

Complementos:
Localmente se emplean los aceites esenciales de lavanda y pino, y las compresas de col. También se pueden realizar aplicaciones calientes de paja de avena, flor de heno y patatas.

Oligoterapia:
Selenio, cromo, cobre.

Hierbas:
Los remedios naturales suelen dar en los casos sencillos un resultado extraordinario. Se emplearán las infusiones de Bardana y el Harpagofito en comprimidos. También son de gran ayuda las cápsulas a base de Mejillón de labio verde (perna canaliculus), y ortiga verde.

Homeopatía:
Pulsatilla, lycopodium, urtica y árnica.

Medidas físicas:
Se recomiendan baños integrales de vapor, pisar agua templada y lavados de tronco.

GRIPE

Descripción:
Enfermedad respiratoria epidémica de origen vírico muy contagiosa.

Causas:
Los vixovirus que causan esta enfermedad en el hombre son los conocidos como A, B y C, los cuales sufren mutaciones anuales y algunas de suma importancia cada diez años. El más habitual es el de tipo A y el más grave el B. Algunas epidemias mundiales han sido especialmente mortales para la población y las vacunaciones recomendadas por la OMS nunca han dado el resultado definitivo que se esperaba. La causa no está tanto en sus mutaciones próximas, sino en cepas que vuelven a ser activas después de algún tiempo y que ya han elaborado unas defensas muy eficaces. Además, un virus desarrollado en un determinado país cambia sus características cuando emigra a otros lugares, por lo que las vacunas (elaboradas con las cepas originales) siempre tendrán una eficacia muy pequeña. Aun así, hábiles campañas publicitarias en los meses que preceden al otoño,

con médicos que advierten de la nueva epidemia gripal que se avecina, son suficientes para crear una población asustada que demanda imperiosamente esa ineficaz vacuna.

No siempre aparecen bacterias junto a los virus y los anticuerpos generados apenas tienen una supervivencia de tres meses.

Síntomas:

Tras una incubación de 48 horas, la sintomatología comienza por escalofríos y ligera fiebre. Después se declaran dolores musculares, de cabeza, debilidad, temblores, falta de apetito y, finalmente, postración fuerte. Son normales las alteraciones del aparato respiratorio con faringitis, tos, lagrimeo nasal y temperatura en aumento que puede alcanzar los 40 grados. Al desaparecer la fiebre la enfermedad remite, salvo una convalecencia que puede durar varias semanas. Si persiste la tos o la fiebre durante más de cinco días, quizá sea síntoma de complicaciones. La enfermedad puede extenderse entonces a los pulmones y producirse disnea, cianosis, esputos e incluso edema pulmonar. Los ancianos y personas muy debilitadas pueden morir si no se hace algo rápidamente.

El diagnóstico suele ser relativamente fácil en época de epidemias y, además, se puede distinguir del resto de las enfermedades respiratorias, ya que en éstas no suele existir dolores musculares intensos. Las recaídas son especialmente peligrosas, pues cogen al organismo debilitado y sin defensas. Una complicación bastante corriente es la neumonía bacteriana. También pueden darse, especialmente en ancianos, encefalitis, miocarditis y alteraciones hepáticas.

Tratamiento:

El tratamiento es sencillo e incluye el reposo en cama durante al menos 48 horas después de pasada la fiebre y la administración abundante de líquidos, en especial zumo de limón con miel. Esta mezcla es un buen sudorífico (mucho más si le añadimos saúco), y aporta cantidades considerables de vitamina C y glucosa. En la fase aguda no se hace necesario otro tipo de alimentación.

La mezcla de la oligoterapia con el Própolis es tan extraordinaria que puede curar rápidamente la gripe y evita las complicaciones bacterianas, al mismo tiempo que acorta sustancialmente la convalecencia. Sin estos dos componentes la gripe seguirá su evolución habitual.

Oligoterapia:
Como terapia imprescindible está el **Cobre** orgánico.

Nutrientes:
Posteriormente, una vez desaparecida la fiebre, se tomarán comprimidos o zumo de alfalfa para restablecer las funciones digestivas, milenrama para curar el quebrantamiento muscular y polen como energético y preventivo de nuevas infecciones.

Homeopatía:
Eucaliptus CH2, Aconitum CH4, Ferrum phosphoricum CH6, Bryonia VH3, Belladonna CH4.

HALITOSIS

Descripción:
Mal aliento bucal ocasionado frecuentemente por causas que se originan en la boca, aunque en ocasiones puede provenir del esófago. Es muy habitual en personas que ayunan, después de dormir y en quienes comen pocas verduras frescas. Curiosamente, la halitosis por deficiente higiene dental no es la más habitual, aunque sí lo es cuando existen infecciones en encías o muelas. También existe en presencia de fiebres, amigdalitis, acetonemia, diabetes, hongos, bronquitis, sinusitis y en la baja producción de saliva.

El mal aliento puede ser francamente vergonzoso y según estudios dentales, alrededor del 85% de las personas con persistente mal aliento tienen una condición dental responsable. La enfermedad de las encías, caries, cáncer oral, sequedad de boca y las bacterias en la lengua, son algunos de los problemas dentales que pueden causar mal aliento. El uso del enjuague bucal para encubrir el mal aliento cuando un problema dental está presente, sólo enmascara el olor y no lo cura. Si usted sufre de mal aliento crónico, visite a su dentista para descartar cualquiera de estos problemas.

Prevenir el mal aliento

Prevenir el mal aliento es más fácil de lo que se piensa. Indudablemente es necesario cepillarse los dientes y usar hilo dental, especialmente después de las comidas que contienen alimentos y especias que causan el mal aliento. Recuerde cepillarse la lengua, o intentar usar un raspador de lengua, para eliminar cualquier comida y la placa que queda atrapada en las diminutas fibras similares a pelos en la lengua. Termine su cepillado con un enjuague a fondo con agua o enjuague bucal.

Prevenir el mal aliento se puede lograr cuando se tiene problemas dentales tratados a medida que ocurren, como caries, abscesos de las encías y dientes con abscesos.

Una manera fácil de prevenir el mal aliento es masticar perejil después de una comida. El **perejil** contiene clorofila, un refrescante conocido del aliento.

Ponga unas gotas de aceite de **árbol de té** o aceite de menta en la lengua o utilizar el aceite en su cepillo de dientes, junto con su pasta de dientes. También puede seleccionar un enjuague para la boca que contenga estos aceites naturales conocidos por sus propiedades antibacterianas que ayudan en la lucha contra la halitosis.

Prevenir el mal aliento por fumar es fácil cuando se toman las medidas necesarias para dejar de fumar, ya que es la única manera de eliminar el mal aliento, que también es responsable de la enfermedad periodontal.

Evite los alimentos que causan el mal aliento como el ajo, la cebolla, la col, ciertas especias y café.

Una boca seca, también conocida como xerostomía, es un factor importante cuando se trata de mal aliento. Beba **agua** durante todo el día y durante las comidas. Masticar chicle sin azúcar o disolver un caramelo sin azúcar lentamente en la boca ayuda a producir más saliva.

El uso de goma de mascar sin azúcar, mentas, tiras para el aliento, o sprays adecuados, pueden aumentar el flujo de saliva en la boca necesario para mantenerla limpia durante todo el día, además de añadir un crujiente aroma de menta en lugar de mal aliento. Sin embargo, tenga en cuenta que a pesar de que estos productos refrescan el aliento, los efectos suelen ser temporales y no impiden necesariamente el mal aliento. Si los utiliza para refrescar el aliento en forma regular, hay que considerar la elección de alguno que contenga **xilitol**, un edulcorante que algunos estudios han demostrado que reducen las caries. Extraído de la corteza del abedul, no parece tener efectos secundarios, aunque no se debe emplear en animales.

Ocasionalmente utilizar una mezcla de 50% de agua oxigenada y 50% de agua, como enjuague bucal. El peróxido de hidrógeno ayudará a matar las bacterias que causan el mal aliento.

El uso de kits para refrescar el aliento comercializados en el mercado y los remedios para el mal aliento puede ayudar a prevenir el mal, aunque en general hay suficiente investigación que asegura que apenas sirven.

Los adolescentes tienen suficientes preocupaciones como para añadir el mal aliento a la lista. Por desgracia, el mal aliento es un problema dental muy común que afecta a millones de personas todos los días. Puesto que los adolescentes están en una etapa de sus vidas en la que se basan en gran medida en la forma en que son percibidos por los demás, el mal aliento puede ser un obstáculo enorme para ellos.

Tratamiento:
Una vez que la causa original se ha descubierto y, aun así, persiste la halitosis, se pueden emplear los siguientes remedios: masticar semillas crudas de cilantro o cardamomo, o también hojas frescas de menta, regaliz, romero, semillas de anís, berros frescos, corteza de nogal, perejil, tomillo o estragón. Cualquiera de estos remedios puede ser eficaz, lo mismo que efectuar gargarismos con Própolis, agua de arcilla, zumo de limón o mirra. La mezcla de una cucharita de bicarbonato y zumo de limón en un vaso de agua para enjuagues es otro remedio universal.

Si la causa se debe a la presencia de **úlceras bucales** son útiles los enjuagues con aloe o con esencia de geranio, así como masticar Própolis. También resulta de interés masticar bayas de enebro.

Nutrientes:
Cualquier zumo vegetal rico en clorofila es útil, especialmente de apio, zanahoria y pepino.

Homeopatía:
Mercurius solubilis 8CH, Nux vomica, petroselium, Nitricum Acidum, Pulsatilla.

HEMATEMESIS

Descripción:
Eliminación de sangre por vómito o en las heces.

Causas:
La hemorragia puede declararse desde la boca hasta el recto, siendo el vómito en forma de "poso de café". Cuando el mal está localizado en la porción superior del aparato digestivo, no se manifiesta hasta que el volumen de sangre no excede de 100 ml. En ocasiones, se confunde la presencia de sangre en las heces en personas que han tomado comprimidos de hierro o carbón vegetal.
Las causas normales de eliminación de sangre suelen ser las complica-ciones de las úlceras gástricas o duodenales, el cáncer gástrico o, simplemente, sangre procedente de la nariz o garganta. También pueden provocar hemorragias la ingestión de cuerpos extraños, algunos medicamentos, los divertículos, las hepatopatías graves, la gastroenteritis, la leucemia, la púrpura, el escorbuto o el exceso de anticoagulantes.

Tratamiento:
El tratamiento, lógicamente, debe ir encaminado a corregir la causa desencadenante de la hemorragia y es siempre motivo de urgencia médica. El enfermo guardará reposo en cama, se le mantendrá caliente y se cuidará mucho la caída de la presión sanguínea. La deshidratación también hay que tenerla en cuenta.

El tratamiento inmediato, si no es posible el ingreso inmediato en un centro de urgencia, comprende la toma de una infusión de bolsa de pastor con hidrastis. Si el enfermo no admite líquidos se le dará en forma de extracto o cápsulas. Otras hierbas importantes son la agrimonia y la hierba de San Roberto.

Nutrientes:
Suplementos dietéticos interesantes son la alfalfa, la vitamina K y los flavonoides. La cáscara de naranja y limón también pueden ser de gran ayuda con posterioridad a la curación.

En las úlceras gástricas o duodenales sangrantes suelen dar resultados extraordinarios la ingestión de agua arcillosa.

Homeopatía:
Hamamelis (tintura madre), Acidum sulfuricum CH4.

HEMATOMA

Descripción:
Acumulación de sangre en los tejidos o articulaciones.

Causas:
La causa más común son los golpes, traumatismos o contusiones, y normalmente no revisten gravedad. También pueden declararse por enfermedades víricas, alérgicas y reacciones medicamentosas.

Tratamiento:
El extracto de ginkgo biloba, es una buena solución preventiva. El Castaño de Indias es otra buena ayuda, lo mismo que el zumo de la vid roja. Para curarlos, se aplicarán compresas frías de árnica, hamamelis y milenrama. Si son muy intensos, se reducirán más fácilmente con compresas de arcilla, mezclada con esencia de ciprés.

Oligoterapia:
El Cobalto y los bioflavonoides.

Nutrientes:
Como profiláctico, en aquellas personas que sufren hematomas con suma facilidad, resulta de utilidad especial la vitamina E, la Vitamina K y la C.

Homeopatía:
Arnica CH4, Pulsatilla CH4.

HEMATURIA

Descripción:
Presencia de sangre en la orina.

Causas:
La hematuria leve a veces solamente es diagnosticada mediante un análisis de sangre rutinario. Cuando no va acompañada de dolor suele deberse a enfermedad renal, prostática o vesical. Una causa muy común son los accidentes y traumatismos diversos, así como los proyectiles.

En el **riñón** puede declararse una hemorragia masiva que abarque el peritoneo y obligue a un tratamiento de urgencia que no puede resolverse por medios naturales.

Las heridas del **uréter** son muy difíciles de diagnosticar y la alteración puede propagarse al intestino, vísceras abdominales o columna vertebral. Las heridas leves curan espontáneamente, casi sin tratamiento.

La **vejiga** puede romperse con facilidad si está distendida, llegando a abrirse en el peritoneo. Al principio no causa problemas ya que la orina está estéril, pero posteriormente se pasa líquido a la cavidad peritoneal y comienza el dolor. Se declara una contractura abdominal progresiva y la lesión se puede palpar entonces en la zona suprapúbica.

La **uretra** puede desgarrarse por caídas a horcajadas o roturas de los huesos del pubis. Suele haber dolor y hemorragia en el meato o pene, independientemente de la orina.

Otras causas de hematuria son los cálculos renales, la enfermedad poliquística, las anemias y la hiperplasia de próstata. Cuando se expulsa un cálculo es normal la presencia de algo de sangre en la orina.

Tratamiento:
El tratamiento general incluye los antihemorrágicos clásicos, esto es, la bolsa de pastor y el hidrastis, lo mismo que la esencia de ciprés. El melocotón también tiene un buen efecto en esta clase de hemorragias.

Homeopatía:
Arnica CH4, Hamamelis CH2, Ferrum phosphoricum CH6, Ipeca CH4

HEMOPTISIS

Descripción:
Intensa hemorragia por nariz y boca, especialmente cuando hay tos.

Causas:
Suele ser una causa común en las bronquitis, agudas o crónica, así como en tuberculosos. También es frecuente en la neumonía, en las lesiones vasculares, en la insuficiencia cardiaca congestiva o en la rotura de venas bronquiales. Otras causas son el infarto pulmonar, aneurismas, heridas penetrantes y con menor frecuencia infecciones por hongos o parasitarias del pulmón.

Las grandes hemorragias pueden ser mortales, por lo que se impone el ingreso en un centro sanitario adecuado, ya que los enfermos se ahogan en su propia sangre. La sangre generalmente es de color rojo muy fuerte, con algo de espuma, de sabor ligeramente salado y puede contener moco o pus.

Hay que establecer la diferencia entre las hemorragias procedentes de la nariz o boca, de las pulmonares, ya que las primeras no suelen revestir gravedad y las segundas pueden ser mortales si no se actúa a tiempo.

Tratamiento:
El tratamiento de urgencia es exclusivamente hospitalario. Para evitar las recaídas hay que guardar cama, manteniendo la postura más adecuada para que no se estanquen los pulmones. Si la tos es fuerte y puede agravar la enfermedad, se dará extracto de tusílago mezclado con amapola.

Nutrientes:
En la convalecencia es útil administrar dosis continuas de Vitamina K, bolsa de pastor e hidrastis, así como con extractos de cola de caballo y avena.

HEMORRAGIAS

Descripción:
Nos referimos ahora exclusivamente a la pérdida de sangre por herida o traumatismo.

Causas:
Lo más habitual son las heridas por cortadura con objeto afilado o abrasión. Las hemorragias internas por traumatismos no siempre se pueden diagnosticar con facilidad. Cualquier persona que haya recibido un fuerte golpe en la cabeza debe ingresar en un centro hospitalario cuanto antes. La presencia de sangre en la conjuntiva de los ojos o la pérdida por el oído o acompañada por tos, es síntoma grave y requiere tratamiento de urgencia sin demora. También son de exploración obligada las hemorragias de oído.

Tratamiento:
El tratamiento natural recomendado es para las heridas leves en la piel, ya que las demás son de competencia médica. Si la herida sangra con abundancia, se aplicará una torunda de algodón o tela presionando directamente en la abertura. Si el sangrado es pequeño, una porción de arcilla en polvo directamente sobre la herida suele detener la pérdida de sangre, al mismo tiempo que impide su infección. En cualquiera de los casos, una vez detenida la hemorragia no conviene quitar

rápidamente la compresa, puesto que puede volver a sangrar de nuevo.

Nutrientes:
Es conveniente mantener hidratado y caliente al accidentado. No hay que darle alimentos durante algunas horas.

HEMORROIDES

Descripción:
Inflamación de las venas del recto que sobresalen al exterior junto con la piel.
Pueden ser de dos tipos, externas o internas, aunque el tratamiento no varía apenas nada.

Causas:
Las **internas** se producen por una dilatación progresiva de las venas de la parte superior del ano y la causa más común son los malos hábitos alimentarios, los esfuerzos continuos a la hora de defecar y las enfermedades venosas y hepáticas. La presencia de tejido dentro del ano aumenta la necesidad de defecar con frecuencia y los enfermos no saben nunca cuándo han terminado realmente de eliminar las heces, lo que les obliga a permanecer insistiendo más tiempo de lo necesario en el servicio.
En las hemorroides **externas**, las venas hemorroidales se dilatan bruscamente y quedan sin tono, pudiendo quedar a continuación llenas de un trombo. En estos casos el estado general está muy afectado, con debilidad, palidez y sudores. El riesgo de que se rompa bruscamente obliga a permanecer en cama.

Las hemorroides solamente son dolorosas cuando están ulceradas o contienen trombos, siendo el dolor especialmente intenso cuando están estranguladas y edematosas. Si no existen complicaciones la resolución oscilará entre unos días a ocho semanas.

Tratamiento:
El tratamiento debe ser mixto: preventivo y curativo.

Como preventivo se corregirá por supuesto el estreñimiento o la diarrea y se evitará acudir al servicio con frecuencia, lo mismo que el tiempo de permanencia, el cual será siempre breve. Por supuesto, nunca se realizarán esfuerzos para expulsar las heces. Una manera de suavizar un ligero estreñimiento es el baño de asiento caliente, el cual ablanda las heces lo suficiente para que puedan ser expulsadas. Posteriormente se realizará un baño frío de unos segundos para corregir la dilatación venosa.

Tanto en las internas como en las hemorroides externas, se darán baños de asiento calientes y posteriormente enfriados al máximo, a los que se añadirán castaño de indias, cortezas de encina, roble y bistorta.

Localmente también se puede utilizar la ortiga blanca, las lavativas de manzanilla o las compresas de hamamelis. Otros autores recomiendan la aplicación local de patata hervida, compresas de hojas de col o un tomate cortado por la mitad. También son adecuadas las pomadas de celidonia o las de castaño de indias.

Plantas medicinales:
Internamente se tomarán infusiones de brusco y Ginkgo Biloba. Otras hierbas de interés son el diente de león y el cardo mariano (cuando coexistan problemas hepáticos), y el aceite de oliva en ayunas para mejorar el estreñimiento y la función biliar.

Oligoterapia:
Se tomaran suplementos diarios de Magnesio y Cobalto orgánicos.

Nutrientes:
La cebolla y el ajo ayudarán a la curación definitiva, lo mismo que dosis adecuadas de jalea real. Los copos de **centeno** o el propio pan, también parece que dan buenos resultados a largo plazo.

Homeopatía:
Hamamelis CH2, Millefolium CH2, Nux vomica CH4, Lycopodium CH6, Cardo mariano (tintura madre), Calcium fluoratum CH6.

HEPATITIS
Inflamación del hígado por agentes infecciosos o tóxicos.

Descripción:
Tipos de hepatitis:

La *hepatitis tipo A* es una enfermedad que se caracteriza por la inflamación aguda del hígado causada por el virus de la hepatitis A. Su período de incubación (tiempo entre la llegada del virus al cuerpo y el desarrollo de la enfermedad) va desde 15 a 49 días. Este virus se transmite a través de la ingestión de comida contaminada con el virus, frecuentemente mariscos crudos o verduras crudas regadas con aguas servidas. Es muy frecuente en niños, aunque la mayoría de ellos no presentan síntomas al contraer el virus. La hepatitis A es el virus de hepatitis que más frecuentemente ataca el hígado, pero también es el más benigno. Sólo se contrae una vez, ya que el cuerpo genera defensas permanentes contra la enfermedad.

La *hepatitis B* afecta a 300 millones de personas en el mundo y se estima que es responsable de entre 250.000 y 500.000 muertes al año, aunque la mayoría de las personas que adquieren el virus de la hepatitis B se recupera sin consecuencias. Esta forma de infección, que dura menos de 6 meses, se conoce como hepatitis B aguda. Por el contrario, cuando la infección perdura más de 6 meses, se conoce como hepatitis B crónica. Las consecuencias más importantes de esta infección en el largo plazo son la cirrosis hepática y el carcinoma.

El virus de la hepatitis B se transmite a través del contacto con sangre o fluidos corporales contaminados, así como por las relaciones sexuales tanto hetero como homosexuales. También son frecuentes por transfusiones de sangre, parto, uso de jeringas y/o agujas contaminadas, tatuajes, perforaciones o "piercing" realizadas con material no desechable. Finalmente, también se detectan contagios por contacto con ojos, boca, genitales o pequeñas heridas de otra persona. Esto ocurre, por ejemplo, cuando se comparte una hoja de afeitar, un cepillo de dientes o un cortaúñas.

La *hepatitis C* es causada por un virus por compartir agujas para inyectarse drogas, por transfusiones sanguíneas de sangre infectada, tatuajes o perforaciones con instrumentos sucios que se usaron con otras personas. No se contagia por darle la mano a una persona infectada, besarla o abrazarla.

Síntomas:
El comienzo de la hepatitis A es gradual y con menos fiebre que la vírica, pero el resto puede ser igual. Las personas mayores de 30 años suelen ser los más receptivos a ellas, mientras que los niños y jóvenes lo son a las infecciosas. En la medida en que una persona está debilitada, así será el riesgo de fallecimiento.

La mayoría de las hepatitis cursan con anorexia, náuseas y vómitos, malestar general, cansancio extremo, fiebre y dolores difusos en el abdomen. No siempre se percibe el hígado hinchado. Entre cinco y diez días de comenzar los síntomas puede aparecer la ictericia y la fiebre cesa entonces, mejorando sensiblemente el estado general. Suele haber picores intensos en manos y luego en el resto del cuerpo, diarrea con aspecto blanco de las heces, orina coloreada y en ocasiones se palpan los ganglios linfáticos.

En las hepatitis tóxicas producidas por alcohol, medicamentos o metales pesados, también están afectados el riñón, el sistema nervioso y la médula ósea. Los anabolizantes utilizados por los deportistas son uno de los mayores causantes de este tipo de hepatitis. Los síntomas son iguales pero existen más náuseas, diarreas e incluso colapso. La ictericia intensa dura entre 1 y 2 semanas, aunque tardará en desaparecer totalmente hasta 24 semanas más.

Datos de laboratorio:
Tiempo de protrombina. Si éste es menor de un 60%, puede indicar mayor gravedad.

Las transaminasas se elevan sobre valores de 1000 U/mL, pero el nivel de elevación no tiene correlación con la gravedad de la hepatitis. La bilirrubina generalmente está elevada.

Albúmina: Es la principal proteína del plasma y es producida en el hígado. Su disminución habitualmente indica un daño importante del hígado.

Tratamiento:
El tratamiento para todas las hepatitis es el mismo: la persona debe permanecer en cama mientras duren los dolores abdominales, la ictericia y las deposiciones blancuzcas. Cualquier actividad física se realizará lentamente, lo mismo que cuando acuda al servicio o el baño. A los pocos días ya puede abandonar el reposo en cama, ya que no se ha demostrado que acorte el tiempo de curación. Cuando desaparezca la ictericia pueden acudir a su trabajo habitual.

En la fase aguda solamente comerá aquello que le apetezca, suprimiendo naturalmente las carnes de cerdo, los fritos, los picantes, los quesos fuertes y la leche de vaca. Puede tomar todo el pescado cocido que desee, frutas como por ejemplo las fresas, uvas y peras. Comidas de interés son las aceitunas negras, el aceite de oliva, el tomate, los espárragos, la remolacha roja, las zanahorias, el apio, los puerros y la miel de romero. También podrá comer en abundancia acelgas, berenjenas y alcachofas. Para el desayuno utilizará leche de almendras y achicoria. Un zumo de limón o de pomelo diario será norma obligada a seguir, aunque se puede aumentar la dosis si el enfermo le apetece. Los frutos secos no se comerán, salvo los cacahuetes, pero solamente en la convalecencia

Plantas medicinales:
En cuanto a fitoterapia, la planta de elección es el **cardo mariano**, la cual se administrará durante varios meses. Otras de especial utilidad son el diente de león (el cual se puede consumir en ensalada), la alcachofera, el boldo y la fumaria. Algunos naturistas también recomiendan la centaura menor para restablecer el apetito y la bolsa de pastor. El romero se utilizará si la persona está muy decaída o no cede la ictericia.

Para corregir el mal sabor de boca y los trastornos gástricos se tomará todas las mañanas agua de arcilla con unas gotas de limón en ayunas.

Oligoterapia:
Al principio de la enfermedad se tomarán Cobre-oro-plata una vez al día, y en horas distintas zinc-níquel-cobalto. Posteriormente, algunos

autores recomiendan azufre orgánico, molibdeno y dosis homeopáticas de fósforo.

Dieta y nutrientes:
En la fase aguda solamente comerá aquello que le apetezca, suprimiendo naturalmente las carnes de cerdo, los fritos, los picantes, los quesos fuertes y la leche de vaca. Puede tomar todo el pescado cocido que desee, frutas como por ejemplo las fresas, uvas y peras. Comidas de interés son las aceitunas negras, el aceite de oliva, el tomate, los espárragos, la remolacha roja, las zanahorias, el apio, los puerros y la miel de romero. También podrá comer en abundancia acelgas, berenjenas y alcachofas. Para el desayuno utilizará leche de almendras y achicoria. Un zumo de limón o de pomelo diario será norma obligada a seguir, aunque se puede aumentar la dosis si el enfermo le apetece. Los frutos secos no se comerán, salvo los cacahuetes, pero solamente en la convalecencia
Para corregir el mal sabor de boca y los trastornos gástricos se tomará todas las mañanas agua de arcilla con unas gotas de limón en ayunas.

La alimentación de los enfermos del hígado en general debe ser vegetariana, sin excitantes (café, té) ni especialmente bebidas alcohólicas, esto último ni siquiera en pequeñas cantidades. Suele ser también indicación general la supresión de huevos en todas sus formas. También suelen estar prohibidos los dulces y pastelería en general. La leche de vaca no es recomendable.

Alimentos de especia interés:
Aceite de oliva, achicoria, ajo, alcachofas, apio, berros, cebollas, ciruelas, coles, diente de león, espárragos, germen de trigo, higos, lechuga, limón, manzana, miel, plátanos, polen, pomelos, puerros, remolacha, yogurt, zanahorias, zumo de uvas. Aceite de oliva primera prensión en frío y limón (cucharada por la mañana en ayunas).

Zumos:
De uva, limón, zanahoria, remolacha, pepino, lombarda, manzana, apio, rábano negro, piña, alcachofa y col. Se recomienda

especialmente una taza de remolacha finamente rallada, 2 cucharadas de aceite de oliva y el zumo de medio limón. Tomar una cucharadita cada media hora durante tres días.

Nutrientes:
Todas las vitaminas del grupo B, además de C, A, E, y nicotinamida.
Se recomienda el uso continuado de Cúrcuma, pues posee efecto hepatoprotector, antioxidante, antiinflamatorio, colerético y aumenta la solubilidad de la bilis. Mejora la función del hígado en general.
Lecitina de Soja por su efecto en la digestión de las grasas y como protectora en casos de "hígado graso".

Minerales:
Yodo, silicio, azufre, calcio, sodio, fósforo, hierro, molibdeno y potasio.
Aminoácidos: L-Metionina que desintoxica las hepatotoxinas dañinas y protege a la enzima glutation, necesaria para la protección de los tejidos hepáticos.

Oligoterapia:
Al principio de la enfermedad se tomarán Cobre-oro-plata una vez al día, y en horas distintas zinc-níquel-cobalto. Posteriormente, algunos autores recomiendan azufre orgánico y molibdeno.

Homeopatía:
Phosphorus CH6

HERIDAS

Descripción:
Abrasiones en la piel de diferente profundidad, con o sin corte sangrante.

Causas:
Las heridas se pueden dividir en:
Abrasiones, las cuales son causadas por roces en la capa externa de la

piel y con facilidad para infectarse. También es normal que se queden adheridas sustancias extrañas.

Las laceraciones o **desgarros** son causados por objetos de bordes irregulares, tenedores, pinchos, o a causa de una caída sobre algún objeto duro. En estas lesiones los bordes de la piel son irregulares y suele haber hemorragias ligeras e infección.

Las heridas **incisas** son aquellas producidas por navajas, cuchillas o cristales. Suelen ser bastantes limpias y si se actúa con rapidez quizá no se infecten. Los cuerpos externos no es fácil que penetren y la cicatrización se realiza con facilidad.

Las heridas **penetrantes** son las provocadas por hachas, agujas o clavos. Son una puerta fácil para la infección.

Tratamiento:

El tratamiento de todas ellas implica lavarlas y limpiarlas mediante agua con jabón o mejor aún con agua de limón con própolis.

Una vez limpia la herida y con el fin de impedir la proliferación bacteriana, cortar la posible hemorragia y favorecer la cicatrización, se aplicará arcilla en polvo sobre la misma herida. Cuando han cesado los signos más llamativos se lavará otra vez cuidadosamente la herida y se podrá intentar su cicatrización y regeneración rápida. La arcilla, además, posee la interesante propiedad de calmar los dolores superficiales.

Si existe peligro de infección se aplicarán compresas de tomillo, bardana y Equinácea, mezcla que suele ser eficaz contra la mayoría de las bacterias. Tampoco hay que olvidar el Própolis en extracto si existe supuración. Estas hierbas se tomarán por vía oral si tenemos la sospecha de infección en sangre. La caléndula, las hojas de col, y la consuelda, son otras hierbas de merecida fama para el tratamiento local de las heridas.

Para una regeneración total y con el fin de impedir cicatrices o queloides, se utilizará la centella asiática o la crisálida del gusano de seda.

Nutrientes:

Internamente se tomará bardana para impedir la infección, Vitaminas A y C, y posteriormente jalea real.

HERNIA DE DISCO (lumbar)
Cambio o pinzamiento del disco intervertebral.

Descripción:
Suelen estar afectados habitualmente los discos intervertebrales, que son los comprendidos entre la quinta vértebra lumbar y el sacro, y la cuarta y quinta vértebra lumbar, las cuales están sometidas continuamente a fuertes presiones y torsiones. Si los ligamentos que las rodean carecen de la solidez y la elasticidad necesaria, el disco afectado puede presionar algún nervio cercano y causar dolores agudos, edema e inflamación local. A medida en que progresa la anomalía, así aumenta la intensidad del dolor.

La hernia de disco se produce cuando se rompe el anillo fibroso del disco intervertebral hacia atrás y provoca síntomas de compresión mecánica de una raíz nerviosa. En el 95% de los casos se produce en el 4º ó 5º disco y el 5% restante en el 3º. La rotura se hace generalmente hacia atrás en dirección de las raíces nerviosas, ya que en un gran porcentaje son consecuencias de esfuerzos realizados con la columna vertebral flexionada.

En la mayoría de los casos, tratamientos tan simples como el reposo, calor, fisioterapia, ejercicios y analgésicos traen suficiente alivio, pero muchos pacientes no son tan afortunados. Si uno o más discos se rompen y comprimen una raíz, el dolor que se irradia a la zona lumbar puede ser muy severo e incapacitante. Para muchos pacientes el único tratamiento es el quirúrgico, removiendo todo o parte del disco herniado, en una traumática intervención que requiere anestesia general, disección muscular, extracción de algunas partes de hueso y en muchos casos la fusión de dos vértebras.

Causas:
Los casos más leves son de tipo profesional, más que degenerativo. Trabajar y realizar el mismo tipo de movimientos durante docenas de años, sin que exista una compensación mediante la gimnasia, produce un desgaste de los discos intervertebrales. Ese mismo tipo de rutina provoca el acortamiento de los ligamentos que sostienen las vértebras

y el debilitamiento de otros, agudizando aún más el problema.
Otras causas más graves suelen darse en la meningitis crónica, los tumores, abscesos, la diabetes o el herpes zoster.

Síntomas:

La sintomatología comienza como un simple dolor lumbar, el cual se irradia hacia abajo, por la parte posterior del muslo. Se declara con frecuencia escoliosis, limitación en los movimientos, y dolor a lo largo del nervio ciático. Los reflejos están exaltados, hay pérdida de la fuerza muscular y la elevación de la pierna agrava mucho el dolor. Posteriormente, al paciente le resulta imposible lograr la postura erecta y solamente encuentra cierto alivio tumbado en la cama, con el cuerpo en posición fetal o boca abajo.

Tratamiento:

No hay ningún alimento que beneficie especialmente el curso de esta enfermedad, aunque se recomienda muy especialmente no comer pipas de girasol, ni consumir bebidas alcohólicas. Se ha comprobado que más del 70% de los pinzamientos vertebrales se originan en grandes comedores compulsivos de pipas de girasol. La causa pudiera estar en una contracción intensa que se produce en los músculos lumbares, la cual disloca las vértebras de esa zona, ocasionando la enfermedad.

Nutrientes:

La mezcla Manganeso-Cobre, el Selenio y la Dolomita, pueden afianzar la curación definitiva. También se recomiendan dosis altas de la vitamina B-1.

Hierbas:

Por vía oral, el Harpagofito, en dosis de 500 miligramos cada hora, suele aliviar los síntomas.

Homeopatía:

Arnica CH4 cada 30 minutos, y espaciar a medida en que cedan los síntomas.

Medidas físicas:
El tratamiento es difícil y no siempre proporciona resultados satisfactorios. El calor local, el reposo durante unos días y las pomadas calmantes rubefacientes (bálsamo del tigre o de Jengibre) alivian bastante el dolor. Si no cede se aplicarán compresas muy calientes de arcilla, a la que podemos añadir consuelda en extracto o la infusión de su raíz. Este tratamiento aplicado una o dos veces al día suele regenerar bastante las partes afectadas y si lo unimos a tracciones en la columna vertebral y masajes bien aplicados, suele ser suficiente para la curación total. De todas maneras, el mejor tratamiento son los estiramientos diarios, realizados por el mismo enfermo o mediante tracciones con aparatos o un terapeuta.
Como remedio de emergencia se recomienda la inmersión en agua muy caliente.

HERNIAS

INGUINAL

Descripción:
Estrangulamiento de una porción del intestino por encima del diafragma

Causas:
Las causas de la hernia de hiato abarcan una serie de hábitos adquiridos, los cuales unidos entre sí provocan el mal. También puede ser congénita o traumática.

INGUINAL

El coger pesos desde el suelo sin emplear la fuerza de las piernas para elevarlo, trabajar sin descanso en condiciones de debilidad o anemia, comer en demasía comidas flatulentas y la falta de tono en la musculatura abdominal, son las causas que provocan las hernias de hiato. Las fajas abdominales durante la niñez y la adolescencia debilitan sensiblemente la pared abdominal, no existiendo ninguna justificación para llevarlas.

La porción del intestino afectada tiende a salir hacia fuera, torciéndose, lo que provoca agudos dolores que no ceden hasta que se la vuelve a meter hacia dentro. La hernia por deslizamiento, sin embargo, suele ser asintomática.

El enfermo acude con frecuencia al calor local, al uso de fajas o bragueros y es normal su tendencia a sujetarse los intestinos con las manos. Por supuesto, estas medidas no curan la enfermedad, la cual sigue su curso haciéndose más dolorosa cada vez. Las posibilidades de un estrangulamiento del asa abdominal son grandes si no se ponen las medidas adecuadas correctoras. En estos casos son frecuentes las hemorragias.

Una variante es la *invaginación intestinal*, durante la cual una porción del intestino delgado entra sobre si misma. Se da preferentemente en niños varones menores de un año y suele tener una aparición brusca, con dolores abdominales intensos que desaparecen bruscamente para reanudarse a los pocos minutos. El tratamiento hospitalario es urgente, aunque en ocasiones una adecuada manipulación externa del intestino o un enema a presión, pueden evitar la cirugía.

Descripción:

Una hernia ocurre cuando parte de un órgano (generalmente los intestinos) sobresale a través de un punto débil o de un desgarre en la pared muscular delgada que mantiene a los órganos abdominales en su lugar.

Hay varios tipos de hernias, con base en el lugar en donde ocurren:

Hernia inguinal: aparece como un abultamiento en la ingle o en el escroto. Este tipo es más común en los hombres que en las mujeres.

Hernia femoral: aparece como un abultamiento en la parte superior del muslo. Este tipo es más común en las mujeres que en los hombres.

Hernia quirúrgica o eventración: puede darse a través de una cicatriz si la persona ha tenido una cirugía abdominal.

Hernia umbilical: aparece como un abultamiento alrededor del ombligo. Sucede cuando el músculo alrededor del ombligo no se cierra completamente.

Causas:

Usualmente, no hay causa aparente para el desarrollo de una hernia, aunque algunas veces están asociadas con el hecho de levantar objetos pesados.

Las hernias se pueden observar en bebés y niños, y pueden ocurrir cuando el revestimiento alrededor de los órganos en el abdomen no se cierra apropiadamente antes del nacimiento. Aproximadamente 5 de cada 100 niños presentan hernias inguinales, y son más frecuentes en los niños que en las niñas. Algunas hernias pueden ser asintomáticas hasta la vida adulta.

Las personas que presentan cualquiera de los siguientes síntomas son más propensas a desarrollar una hernia:

Historia familiar de hernias

Fibrosis quística

Criptorquidia

Sobrepeso

Tos crónica

Estreñimiento crónico, esfuerzo en las evacuaciones

Agrandamiento de la próstata, esfuerzo para orinar

Síntomas

Molestia o dolor en la ingle agravada al agacharse o levantar algo.

Protuberancia en la ingle (no siempre) o en el escroto con sensibilidad.

Protuberancia o masa insensible en los niños.

Tratamiento:

Hasta ahora, la única solución para las hernias es la cirugía durante la cual se instala una malla contenedora. Si el origen del mal no se corrige a los pocos años la persona volverá a padecer una nueva hernia. Las hernias por deslizamiento no se suelen operar.

El tratamiento natural que mejor resultado proporciona es la aplicación de aceite de consuelda, en suaves masajes en la zona afectada. Este sencillo remedio tonifica y robustece la pared abdominal exterior y corrige la flaccidez de los intestinos afectados. Una vez pasada la crisis aguda, se hace necesario un ligero ejercicio físico que proporcione solidez a los músculos abdominales.

Si el dolor es intenso, hay que acudir inmediatamente a un centro de urgencia.

El tratamiento quirúrgico no siempre soluciona de forma definitiva y suele ser frecuentes los trastornos posoperatorios y las recidivas en otra parte del intestino.

Una hernia entrangulada puede llevar a causar gangrena, una afección potencialmente mortal que requiere cirugía inmediata. En ocasiones la cirugía de una hernia ocasiona daño a los nervios, que puede llevar a que se presente insensibilidad en el área de la ingle.

Oligoterapia:
La mezcla zinc-níquel-cobalto.

Nutrientes:
También son de gran ayuda las dosis continuadas de jalea real.

Homeopatía:
Calcarea fluorica Dh6, Lycopodium clavatun

HERNIA DE HIATO

Cada vez que una parte interna del cuerpo empuja en una zona donde no pertenece, se denomina una hernia.

Cada vez que una parte interna del cuerpo empuja en una zona donde no pertenece, se denomina una hernia. La hernia hiatal es una anormalidad anatómica en la cual una parte del estómago sobresale a través del diafragma y en el tórax. Aunque las hernias de hiato están presentes en aproximadamente el 15% de la población, solamente producen síntomas en sólo una minoría

El hiato es una abertura en el diafragma (el músculo que separa el abdomen y el pecho) por donde pasa el esófago para llegar al estómago. Normalmente, el esófago pasa por el hiato y se une con el estómago. Si el hiato se debilita y se extiende, una parte del estómago y / o el esófago, puede meterse en la cavidad torácica, ocasionando la producción de una hernia de hiato. En estos casos el estómago sobresale por el pecho a través de esa abertura.

El alimento pasa a través del esófago, atraviesa el diafragma, y entra en el abdomen a través de un agujero en el diafragma llamado el hiato esofágico. En los individuos con hernia hiatal, la apertura del hiato esofágico (apertura hiatal) es más grande de lo normal, y una porción de la parte superior del estómago se desliza hacia arriba o pasa (hernia) a través del hiato y en el pecho. Aunque las hernias de hiato son vistas ocasionalmente en niños en los que probablemente han estado presentes desde el nacimiento, se cree que la mayoría de las hernias de hiato en adultos se han desarrollado durante muchos años.

Síntomas:
La gran mayoría de las hernias de hiato son del tipo deslizante, y no suelen ocasionar síntomas molestos, pero cuanto más grande sea la hernia, más probable es que cause síntomas. Cuando producen molestias, casi siempre son debidas al reflujo gastrogástrico (ERGE) o sus complicaciones. Esto se produce debido a que la formación de la hernia a menudo interfiere con la barrera (el esfínter esofágico inferior) que impide el reflujo de ácido desde el estómago hacia el esófago. Además, se sabe que los pacientes con ERGE son mucho más propensos a tener una hernia hiatal que los individuos no afectados por el ERGE. Por lo tanto, es evidente que las hernias de hiato contribuyen a la ERGE. Sin embargo, no está claro si las hernias de hiato por sí solo pueden ocasionar ERGE y hay factores distintos a tener en cuenta.

Los síntomas de la ERGE (GERD) sin complicaciones incluyen:
Acidez
Regurgitación
Náuseas.
Los siguientes síntomas se han mencionado en la hernia de hiato.

Problemas digestivos:

Eructos
Hinchazón
Ardor de estómago
Dificultad para digerir la carne y alimentos ricos en proteínas
Tensión o presión en el plexo solar
Sensibilidad en la cintura
Gases intestinales
Regurgitación
Hipo
Falta o disminución del apetito
Náuseas
Vómitos
Diarrea
Estreñimiento
Cólicos en los niños
Dificultad para aumentar de peso o exceso de peso
Úlceras.

Señales de alerta para acudir al médico:
Si usted ha sido diagnosticado con una hernia hiatal y se presenta un fuerte dolor en el pecho o el abdomen, tiene náuseas, vómitos, no es capaz de tener una evacuación intestinal o padece gases con frecuencia, puede tener una hernia estrangulada o una obstrucción, que son emergencias médicas. Llame a un médico de inmediato.

Tratamiento:
Técnica de auto-ajuste
Lo siguiente es una técnica de ajuste personal y aunque no es tan eficaz como cuando lo realiza otra persona, puede ayudar.
Esta es la técnica:
Beber medio litro de agua caliente a primera hora de la mañana, y luego ponerse de puntillas y bajar repentinamente los talones varias veces. El agua caliente ayuda a relajar el estómago y el diafragma y pone algo de peso en el estómago.
Al caer de repente, el peso del agua ayuda a sacar el estómago hacia abajo. En un caso leve, esto podría ser suficiente para llevar la hernia

hacia abajo. En un caso más severo, puede aflojar el estómago y hacer que sea más fácil para otra persona bajarla. También le ayudará a mantener el estómago hacia abajo una vez se han realizado las correcciones mecánicas.

En ocasiones, para hacer que el agua momentáneamente sea más pesada, hay que doblar las rodillas rápidamente para que el cuerpo descienda unos centímetros.

Luego incorporarse de nuevo y detener el movimiento hacia abajo.

Si no se logran resultados notorios, hay que saltar un par de veces. Así repetir la operación unas 5 ó 10 veces. El dolor se suele detener inmediatamente.

Con el tiempo y repitiendo estos simples ejercicios, se puede evitar la cirugía.

Reducción con acupresión

Este es el procedimiento:
Suavemente se palpa el punto de acupresión que está situado en la parte interior del brazo, en la articulación del codo, justo arriba del pliegue del codo y a la derecha de la parte inferior del músculo bíceps. Esto ayudará a aliviar el malestar estomacal y digestivo y las sensaciones molestas en el pecho, así como la ansiedad. Hay que presionar alrededor del área hasta que se perciba el punto sensible y continuar presionando hasta que desaparezca la sensibilidad.

Buscar el meridiano de la vesícula biliar en el punto más alto del hombro siguiendo una línea recta del pezón hacia arriba. Se mueven los dedos a lo largo de la parte superior del músculo del hombro, hasta que se encuentra otro punto sensible cerca del lugar de unión del cuello y el hombro. Se ejercerá presión hasta que la sensibilidad desaparezca y los síntomas de la hernia hiatal disminuyan.

Presionar a lo largo del lado interno de la muñeca a cada lado de los tendones centrales alrededor de dos dedos por debajo de donde la mano se une con el brazo. Esta área relaja los músculos del tracto digestivo superior y del pecho.

Localizar el punto donde las costillas se encuentran con el esternón justo por debajo del hueso del pecho. Hay que recostarse y ejercer presión masajeando el área y moviendo las puntas de tus dedos lentamente hacia abajo a lo largo del vientre llegando a mitad del camino hacia el ombligo. Repetir este masaje varias veces por lo menos dos veces al día.

Después, beber un vaso de agua templada. Saltar hacia abajo desde una escalera o desde un taburete bajo, para aliviar la presión hacia arriba de la hernia y desalojarla de adentro del diafragma. El agua agrega peso al estómago y ayuda a que caiga hacia su posición correcta.

HERPES

Descripción:
Erupciones cutáneas víricas que forman vesículas y descamaciones.

Causas:
Se piensa que el agente causante es el virus Herpesvirus hominis, el cual se desarrolla cuando encuentra un terreno apropiado, como ocurre en caso de infección bacteriana o problemas emocionales. La exposición al sol excesiva, la fiebre, así como algunos medicamentos, son otros causantes del desencadenamiento de la enfermedad. Los herpes de labios son normales después de un trabajo de ortodoncia o dental. Esta afección se suele confundir con el Herpes Zoster, pero éste produce dolores mucho más intensos y se distribuye a lo largo de algún nervio. También hay que diferenciarlo de la varicela, la viruela, dermatosis con vesículas, erupciones por medicamentos y vulvovaginitis.

Si la infección es generalizada puede causar una viremia mortal, sobre todo en los lactantes. Si es producto de una complicación de un eccema, incluso puede ser grave también en los adultos.

Al ser una enfermedad contagiosa debe evitarse el contagio. Una complicación habitual es la declaración de un eritema generalizado.

Síntomas:
Las lesiones suelen picar y en pocos días aparecen las vesículas, las cuales al secarse forman costras amarillentas. Se manifiestan en la

boca, dentro o fuera, en los ojos y en los genitales. Al principio se nota solamente un ligero escozor o picor, apareciendo a continuación las pústulas de un tamaño entre 0,5 y 1,5 cm.

El herpes suele ser doloroso y permanece bastantes días en la piel, secándose por si solo. La curación empieza a los 7 días y se completa a los 21, aunque las recidivas son muy frecuentes. Las complicaciones cursan con anorexia, fiebre, irritabilidad y úlceras dolorosas.

Tratamiento:

El tratamiento incluye el evitar la acción del sol, el uso de jabones o geles y practicar ejercicios de relajación emocional. La humedad perjudica las lesiones.

Localmente han dado buenos resultados las compresas de jugo de berro, fumaria, borraja, zarzaparrilla o cardo santo. También se puede hacer una mezcla de las más interesantes. Los baños templados de algas son especialmente válidos cuando el mal está muy generalizado. De manera muy local se pueden dar toques con extracto de Própolis o caléndula, ambos con muy buenos resultados. Internamente se tomarán infusiones de damiana, ulmaria, avena y melisa.

El apio y el ajo crudo son buenos remedios para evitar recidivas.

HERPES labial

El herpes labial, que son pequeñas ampollas dolorosas que aparecen en o alrededor de los labios de una persona, y que están causadas por virus del herpes simple 1 (HSV-1). Pero no sólo aparecen en los labios y a veces pueden estar dentro de la boca, en la cara, o incluso en el interior o en la nariz.

Estos lugares son los más comunes, pero las llagas pueden aparecer en cualquier parte del cuerpo, incluyendo el área genital, aunque en este caso en causado por el virus del herpes simple-2 (HSV-2) y se transmite por contacto sexual. Pero a pesar de que el HSV-1 suele causar llagas alrededor de la boca y el HSV-2 causa úlceras genitales, estos virus pueden causar llagas en cualquier lugar.

Causas

Si se padece, es probable que se contagiara cuando era niño, muy probablemente por el contacto directo con alguien que lo tenía o al ser besado por un adulto con el virus.

Aunque una persona que tiene el HSV-1 no siempre tiene llagas, el virus permanece en el cuerpo y no hay cura permanente.

Cuando alguien se infecta con el virus HSV-1, el virus hace su camino a través de la piel y en un grupo de células nerviosas llamado ganglio. Los virus se mueven ahí, se replican y cada uno decide cuándo despertarse, lo que origina un dolor frío. En algunas personas el virus permanece latente (dormido) de forma permanente.

¿Qué causa el virus a "despertar" o reactivación? Nadie lo sabe a ciencia cierta y una persona no necesita tener un resfriado para obtener un herpes labial. El herpes labial puede ser provocado por otras infecciones, fiebre, estrés, la luz del sol, el frío, los cambios hormonales en la menstruación o el embarazo, extracciones dentales y ciertos alimentos y medicamentos. En muchas personas, la causa es impredecible.

He aquí cómo se desarrolla:

El virus del herpes simple-1, que se ha quedado latente en el cuerpo, se reactiva o "despierta".

El virus viaja hacia el área que estaba infectado originalmente (como los labios de una persona) a través de las terminaciones nerviosas.

El área por debajo de la superficie de la piel, comienza a sentir un hormigueo, picazón, o quemazón.

Una protuberancia roja aparece en el área alrededor de un día o dos después de la sensación de hormigueo.

El sarpullido se convierte en una ampolla.

La ampolla se seca y una corteza de color amarillo aparece en su lugar.

La corteza de color amarillo posee una costra que se cae y deja tras de sí una zona de color rosado.

El virus del herpes simple viaja de nuevo al ganglio (células nerviosas), donde vuelve a "dormir".

Tratamiento natural

Hacer una infusión de **té negro** y aplicar frío.
Limpiar con pulpa de un tomate y después aplicar **aloe vera**.
2 gotas de aceite del **árbol del té** cada 15 minutos.
Mezclar 1 cucharadita de **miel con vinagre** y luego aplicar, con una bolita de algodón, sobre el área afectada.
Hacer una infusión de **malvavisco** y aplicar fría, junto con unas gotas de **propóleo**.
Internamente se tomarán infusiones de **Uña de gato** y **Ortiga verde**.

Las denominadas **"calenturas"** no son más que herpes benignos, los cuales constituyen manifestaciones de conflictos emocionales bruscos, fiebre alta, dormir poco después de un día especialmente agitado o también con mucha frecuencia por contagio directo con una persona afectada o por beber en lugares públicos con poca higiene. La sabiduría popular recomienda quemarlos con alcohol, mientras que los médicos utilizan las pomadas con antibióticos y en medicina natural se emplea los extractos glicéricos de Própolis. Al ser muy contagiosos hay que evitar el contacto directo con las personas.

Las **grietas** en las comisuras de los labios (médicamente se denominan queilosis), son también frecuentes y suelen ser bastante dolorosas, impidiendo abrir la boca para comer. Las causas pueden ser por carencias de vitaminas del grupo B (especialmente la B-2) o infecciones de boca por bacterias, hongos o virus. Lo mismo que en el herpes hay que procurar no manipularlas, desinfectarse previamente las manos si vamos a aplicar pomadas y emplear aceite de oliva para suavizarlas, aunque también da buenos resultados el aceite de Jojoba.

Oligoterapia:
Se ha de utilizar Germanio orgánico.

Nutrientes:
Suplemento imprescindible es la vitamina B-12. El Própolis por vía oral y la jalea real, son otras buenas terapias de fondo igualmente necesarias.

Homeopatía:
Natrum muriaticum CH6, Kalium phosphoricum CH6, Silicea CH12.

HERPES ZOSTER

Descripción:
Infección aguda del sistema nervioso central que afecta a los ganglios de la raíz dorsal.

Causas:
El virus causante es el de la varicela zoster y suele declararse en el transcurso de una tuberculosis, neumonía, ingestión de bismuto, monóxido de carbono o enfermedad de Hopgkin. También las fracturas o luxación de la columna vertebral, los carcinomas, las enfermedades venéreas y las hemorragias, son agentes desencadenantes. Es más frecuente a partir de los 50 años y aparece al final del verano.
La sintomatología consiste en escalofríos, fiebre, malestar y trastornos gástricos, apareciendo a los cuatro días los primeros signos de la enfermedad en forma de brotes de vesículas dolorosas. La región torácica es la más afectada y se declaran normalmente en un solo lado, siendo especialmente sensible al contacto. Al quinto día las vesículas comienzan a secarse, aunque pueden persistir neuralgias y dolores durante varios años, generalizándose el mal. Una vez superada la enfermedad queda una inmunidad de por vida y no suele dejar secuelas.
Hay que tener especial cuidado si se declara en los genitales o en los ojos, ya que pueden producir parálisis y ulceraciones de la córnea.
Hay que distinguirlo de la neuralgia del trigémino, la varicela, apendicitis o colitis.

Tratamiento:
Si se declara en los ojos o genitales, la bardana en cataplasmas, enriquecida con Própolis, será de uso obligado.

Oligoterapia:
El tratamiento es similar al del herpes simple, aunque hay que insistir en las dosis adecuadas de germanio orgánico.

Nutrientes:
Suplemento imprescindible es la vitamina B-12.

Homeopatía:
Apis CH4, Rhus toxicodendron CH6, Mercurius solubilis CH4.

HIPERACTIVIDAD

A diferencia de un hueso roto o un cáncer, el Trastorno de Hiperactividad con Déficit de Atención (TDAH o ADD) no muestra signos físicos que puedan ser detectados por un análisis de sangre u otras pruebas de laboratorio, aunque pueden darse simultáneamente otros trastornos físicos y psicológicos.

Los estudios de neuroimagen han revelado que, en los jóvenes con TDAH, el cerebro madura según un patrón normal, pero se demora, en promedio, alrededor de 3 años, siendo el retraso más pronunciado en las regiones del cerebro involucradas en el pensamiento, prestar atención y planificación. Estudios más recientes han encontrado que la capa más externa del cerebro, la corteza, muestra una demora en general, y la estructura del cerebro más importante para las comunicaciones situada entre las dos mitades del cerebro, muestra un patrón de crecimiento anormal.

Los tratamientos pueden aliviar muchos de los síntomas del TDAH, pero actualmente no existe cura radical para el trastorno. Con tratamiento mixto, medicina tradicional y alternativa, la mayoría de las personas con TDAH pueden tener éxito en la escuela y llevar una vida productiva. Las nuevas herramientas como imágenes del cerebro, para entender mejor el TDAH, están logrando encontrar formas más eficaces de tratar la enfermedad.

Según apuntábamos, se trata de uno de los trastornos cerebrales más comunes en la infancia y que puede continuar hasta la adolescencia y la edad adulta.

El TDAH, también llamado trastorno de déficit de atención (TDA) o trastorno hipercinético, ha existido desde hace mucho más tiempo del que la mayoría de la gente piensa. De hecho, una alteración similar al TDAH fue descrita por Hipócrates, quien vivió 460 a 370 antes de Cristo. El nombre de Síndrome de Atención Deficiente se introdujo por primera vez en 1980 en la tercera edición del Manual de Diagnóstico y Estadística de los Trastornos Mentales y en 1994 la definición fue alterada para incluir tres grupos de TDAH: el tipo predominantemente hiperactivo-impulsivo, el tipo predominantemente inatento, y el tipo combinado.

Causas

Las causas se desconocen, pero el TDAH (siglas en español) puede ser diagnosticado y tratado eficazmente y hay muchos recursos disponibles para apoyar a las familias en el manejo del comportamiento de los afectados.

Al igual que muchas otras enfermedades, el TDAH probablemente es el resultado de una combinación de factores. Además de la genética, los investigadores están estudiando los posibles factores ambientales, y están estudiando cómo las lesiones cerebrales, la nutrición y el entorno social pueden contribuir al TDAH.

Hasta ahora, los científicos no están seguros de qué causa la enfermedad, aunque muchos estudios sugieren que quizá sean los medicamentos empleados por la madre o el niño en edades tempranas.

Síntomas diagnósticos específicos de la hiperactividad-impulsividad

A menudo mueven en exceso las manos o los pies, o se remueven en su asiento.

A menudo abandonan su asiento en situaciones en las que se espera que permanezcan sentados (por ejemplo, levantarse del asiento en la clase o en su lugar de trabajo).

Correr o saltar en situaciones en las que es inapropiado.

Soltar las respuestas antes de escuchar toda la cuestión.

Hablar excesivamente.

Interrumpir o entrometerse en los demás.

Tener dificultad para esperar en fila o esperar su turno.

No pueden reproducir o realizar actividades de ocio en silencio.

Se sienten muy inquietos, como si "tuvieran un motor", y hablan en exceso.

Una persona debe cumplir con 5 o más (6 o más para niños y adolescentes) de los síntomas anteriores durante al menos 6 meses para admitir el diagnóstico de TDAH. Al igual que con todos los diagnósticos, estos comportamientos también deben tener un impacto directo y negativo en el funcionamiento social y académico / laboral de la persona.

Los niños que tienen síntomas de falta de atención pueden:

Distraerse con facilidad, perder información, olvidar las cosas, y cambiar con frecuencia de una actividad a otra.

Tener dificultad para concentrarse en una cosa.

Aburrirse de una tarea después de sólo unos minutos, a menos que estén haciendo algo agradable.

Tener dificultad para centrar la atención en la organización y realización de una tarea o aprender algo nuevo.

Tener problemas para completar o entregar las tareas, a menudo perdiendo cosas (por ejemplo, lápices, juguetes, tareas) necesarias para completar las tareas o actividades.

No parecen escuchar cuando se les habla.

Sueñan despiertos, se confunden con facilidad, y se mueven lentamente.

Tienen dificultad para procesar información tan rápida y precisa como otros.

Tienen dificultad para seguir las instrucciones.

Los niños que tienen síntomas de hiperactividad pueden:

Son inquietos y se retuercen en sus asientos

Hablan sin parar
Tocan los objetos o juegan con cualquier cosa y todo a la vista.
Tiene problemas permanecer sentado durante la cena, la escuela y la hora del cuento.
Están en constante movimiento.
Tienen dificultad para hacer tareas o actividades tranquilas.

Los niños con síntomas de impulsividad pueden:
Ser muy impacientes.
Dejar escapar comentarios inapropiados, mostrar sus emociones sin freno, y actuar sin tener en cuenta las consecuencias.
Tienen dificultad para esperar las cosas que quieren o esperar su turno en los juegos.
A menudo interrumpen conversaciones o actividades de los demás.

Tratamiento:

Psicoterapia
Tenemos varias décadas de investigaciones que demuestran la eficacia de una amplia gama de las psicoterapias en el tratamiento del TDAH en niños y adultos. Nuestra recomendación es acudir preferentemente a la psicoterapia en lugar de la medicación, y sustituir los medicamentos por productos naturales. El empleo de sustancias naturales puede solucionar definitivamente el problema, aunque en un principio se requiere la ayuda de las técnicas psicológicas.

Con la psicoterapia cognitiva-conductual se logra:
Evitar hablar de pensamientos perturbadores y sentimientos.
Explorar los patrones de comportamiento autodestructivo
Aprender formas alternativas para manejar las emociones
Sentirse mejor acerca de sí mismo a pesar del trastorno
Identificar y desarrollar sus puntos fuertes
Responder ante pensamientos malsanos o irracionales
Afrontar los problemas diarios
Controlar la atención y la agresión.

Productos naturales
Glicina
Ácido glutámico
Taurina
Colina
L-acetil carnitina

HIPERHIDROSIS

Descripción:
Sudación excesiva.

Causas:
El sudor excesivo se puede limitar a zonas muy concretas, como es el caso de las axilas, pies y manos, o extenderse a todo el cuerpo. Si persiste, la piel estará rosada y en ocasiones macerada y con fisuras. Normalmente, el sudor de las manos es a causa de un factor emocional lo mismo que el de los pies, pero cuando es en la cabeza hay que pensar en alguna anomalía de tipo orgánico. Las personas muy introvertidas y con graves problemas de adaptación social, suelen ver acompañadas su hiperhidrosis por cutis grasiento, pelo apelmazado e inclusive con mal olor de pies.
El olor axilar rebelde al tratamiento puede obedecer a causas de tipo hepático, ingestión de medicamentos o intoxicaciones.
Un exceso de sudor generalizado acompaña normalmente a enfermedades infecciosas que cursan con fiebre y a personas afectadas de obesidad, hipertiroidismo, diabetes y anemia.
El olor repulsivo se produce por el enranciamiento de los ácidos grasos de la piel, así como a la proliferación posterior de ciertas bacterias y levaduras.

Tratamiento:
Una vez descartadas las enfermedades de tipo general o infeccioso, la manera local de tratar el olor de pies es mediante los baños en infusión de Laurel y Abedul. Otros tratamientos locales para los pies y las axilas se preparan con camomila, avena, borraja, eucalipto, yemas de

pino, saúco, tilo, manzanilla o vinagre de manzana. Unas gotas de esencia de Própolis, e incluso un poco de lejía, corregirán los casos más rebeldes. Localmente, una solución de cloruro de aluminio con vitamina E hidrosoluble, suele proporcionar efectos correctores muy sólidos. Localmente y por vía interna también da buen resultado la arcilla.

Un alimento especialmente adecuado son las fresas y la clorofila en pastillas o jarabe.
Para el sudor de las manos es útil sumergirlas en agua con salvado o simplemente frotarlas con el salvado pulverizado. Para el de pies se emplea el aceite de ciprés o el de lavanda, así como la bergamota y la salvia. También se recomienda el jugo de rábanos rojos.

Plantas medicinales:
Oralmente se utilizará el diente de león, cola de caballo y romero, cuando se necesite un tratamiento depurativo. En los sudores de tipo nervioso da buen resultado la melisa y la mejorana, y en los de naturaleza endocrina la hierba por elección es la **salvia**, la cual se puede incluso utilizar en cualquier otro caso. La esencia de ciprés es útil si sospechamos un factor de tipo circulatorio.

Oligoterapia:
Suplemento necesario es el manganeso y el magnesio.

Nutrientes:
Ingerida la vitamina B-1, y la vitamina E aplicada directamente en la axila, suelen corregir fácilmente la descomposición de la grasa cutánea.

Homeopatía:
Natrum muriaticum CH7, Sílice 6Dh, Sulphur 4Ch.

Flores de Bach:
Heliantemo

Para el pánico irracional, el miedo a lo desconocido, para las reacciones de terror en situaciones que no son trágicas. Para los hipocondríacos.

Mímulo

Para quienes les asusta lo desconocido y no quieren cambiar nada ni arriesgarse en la vida. También para quienes se sonrojan con facilidad, tienen miedo a ser el centro de la atención, aunque en realidad se consideran astutos.

Alerce (Larix decidua)

Para el sentimiento de inferioridad. Falta de confianza en uno mismo, pobre autoestima, pasividad ante las desgracias, complejo de inferioridad. Sensación de no servir para nada, de ser el peor de la clase o trabajo, y para quienes se dejan avasallar y abusar.

HIPERMENORREA

Descripción:

Duración excesiva de la menstruación.

Causas:

La menstruación de duración excesiva puede tener su origen en causas endocrinas, como es el caso de una excesiva producción de estrógenos, a causa de un desequilibrio entre las hormonas hipofisarias FSH o ICSH, declarándose en los primeros años reproductivos.

También ocurre por causas orgánicas en el 25% de las mujeres, en este caso por neoplasias del aparato genital que aumentan con la edad.

Otras causas se deben al uso de anticonceptivos intrauterinos, ligaduras de trompas, píldora anticonceptiva y quistes ováricos.

Tratamiento:

El tratamiento en las mujeres jóvenes, implica una regulación sencilla mediante la salvia. Si hay hemorragias, la bolsa de pastor y el hidrastis, son las hierbas de elección. Otras también buenas para regular el período son la milenrama, la caléndula y la salicaria.

Oligoterapia:
Los oligoelementos manganeso-cobalto y el zinc, son un buen tratamiento de fondo.

Nutrientes:
Se recomienda la vitamina E.

HIPERTENSIÓN

Descripción
Elevación de la tensión arterial sistólica y diastólica.

Causas:
La tensión arterial puede elevarse momentáneamente por una estimulación del sistema nervioso, ejercicio intenso, enfermedades renales o exceso de comida. En estos casos no se puede hablar de enfermos, sino solamente de alteración de la tensión arterial.

Las causas de la hipertensión crónica no se saben con certeza y se piensa en la herencia, el exceso de sal común, la mala función renal o suprarrenal, así como el endurecimiento de las arterias. Lógicamente, la ingestión de una gran cantidad de fármacos, entre ellos las cortisonas, así como de café, alcohol, alimentación muy rica en grasas y proteínas animales y estados crónicos de estrés e irritabilidad, son causantes bien claros de hipertensión crónica.

La hipertensión puede manifestarse sin apenas síntomas, salvo que aparezcan complicaciones. De cualquier manera, la obsesión por mantener la tensión arterial en unos límites estándar conduce en muchas ocasiones a un estado de ansiedad al paciente tal, que le producen a su vez un aumento de la tensión arterial. Del mismo modo, hay que tener en cuenta que en ocasiones el organismo se ve en la necesidad de subir la presión sanguínea para cubrir algún déficit circulatorio o carencia de oxígeno. Por tanto, la presión arterial deberá ajustarse a cada individuo en particular y nunca de manera generalizada. Una persona que no acuse ningún síntoma aunque tenga la tensión alta, posiblemente no deba ponerse en tratamiento farmacológico, aunque deberá vigilar su modo de vida.

Las complicaciones de una hipertensión muy prolongada van dirigidas esencialmente a la pared arterial, la cual se hipertrofia y esclerosa. La hipertrofia cardiaca a causa de la hipertensión acabará a la larga minando la resistencia del corazón, lo mismo que la función renal. También es normal que aumente la viscosidad sanguínea, la frecuencia del pulso y la presión venosa.

Síntomas:
Al principio, las personas hipertensas se quejan de fatiga, nerviosismo, vértigos, mareos, palpitaciones, dolores de cabeza e insomnio. Con el tiempo pueden declararse vértigos, epistaxis y rubefacción. La angina de pecho de repetición y el infarto de miocardio son dos de las enfermedades que se dan con más frecuencia en los hipertensos, lo mismo que los accidentes cerebrales. Si la enfermedad progresa pueden declararse, trombosis, edemas, vértigos, vómitos, trastornos mentales y convulsiones.
Causas que hay que tener en cuenta para que se declare una hipertensión, tenemos a las enfermedades renales como la glomerulonefritis, pielonefritis y riñón poliquístico, a la toxemia del embarazo, al exceso de aldosterona, la poliarteritis, hipertiroidismo y trastornos del sistema nervioso central.
Los fallecimientos se producen por insuficiencia congestiva, infarto o hemorragia cerebral.

Tratamiento:
Los tratamientos naturales se han demostrado muy eficaces, ya que además de no dañar otras partes del organismo suelen corregir las hipertensiones recientes. En las hipertensiones primarias, sin complicaciones, las hojas de **olivo** son el mejor tratamiento, ya que además de bajar las cifras altas corrigen el exceso de colesterol, la hiperglucemia y limpian poco a poco la arteria, dándola nueva elasticidad. Otras hierbas también muy eficaces son el muérdago, Noni y el espino blanco, éste último imprescindible si existe riesgo de cardiopatías. Se deberán tener en cuenta la zarzaparrilla, y las hojas de abedul, que se darán cuando se sospeche alteración renal.

Oligoterapia:
Los oligoelementos que mejor resultado dan son el manganeso, el yodo, el potasio y el selenio.

Nutrientes:
Suplemento dietético adecuado es la lecitina y la onagra.
Alimentos recomendados son, en primer lugar, el arroz integral, el ajo crudo, el perejil y el limón. También son recomendables las peras, legumbres, ciruelas pasas, patatas, miel, plátanos, manzanas, soja, germen de trigo, alcachofas y puerros. Un régimen exento de carnes es imprescindible en la fase aguda. La sal común estará prohibida totalmente, aunque se puede sustituir por cantidades pequeñas de sal marina, sal de apio o sal de ajo.
No es recomendable comer avellanas, ni coles o derivados.

Flores de Bach:
Olivo (Olea europea)
Para desconectar durante algún tiempo con los problemas importantes, restaurando la vitalidad.
Cuando se llega al límite del cansancio y agotamiento psíquico y físico. Útil en situaciones de desgaste moral y anímico. En la fatiga intensa, tanto de cuerpo como de mente, en la tristeza aguda y el cansancio por los problemas repetidos.

HIPERTIROIDISMO

Descripción:
Aumento en la secreción de las hormonas tiroideas, y aumento de la glándula. La podemos encontrar bajo el nombre de enfermedad de Basedow y tirotoxicosis.

La glándula tiroidea cambia de tamaño, se hipertrofia, aumenta el metabolismo basal, al mismo tiempo que se declaran exoftalmos. El aumento en la producción de hormona provoca un almacenamiento muy pobre de tiroglobulina, aumentando el yodo ligado a proteínas. En algunos enfermos se produce una disminución del colesterol en sangre, un aumento del calcio y de la glucosa, y manifiesta pérdida de sustancia muscular.

Síntomas:
El hipertiroideo es un individuo nervioso, con los ojos saltones, muy sensible al calor y muy activo aunque muscularmente sea débil. Suele padecer con frecuencia dolores de cabeza, de abdomen, náuseas y diarrea. Con el paso de los años el corazón aumenta de tamaño, lo mismo que el pulso y la tensión arterial. El sudor excesivo de las manos es típico en ellos. Hay taquicardias, temblores en las manos, hiperactividad, adelgazamiento, debilidad muscular y e insomnio. En caso de problemas emocionales se puede desencadenar una crisis tiroidea, en la que aparece fiebre, taquicardia y nerviosismo extremo.

Tratamiento:
El tratamiento consiste en administrar los primeros días unas dosis de yodo orgánico muy bajas, con el fin de notar si los síntomas externos remiten. No soluciona la enfermedad, pero mitiga los síntomas. Si es así, se continuará con la administración de yodo catalítico, teniendo en cuenta que es posible que los primeros días la glándula aumente de tamaño.
Se comerán alimentos ricos en calorías y en vitaminas, en especial la vitamina A, y se cuidará la función hepática, ya que suele estar también afectada. El fucus y la espirulina serán el tratamiento básico, ya que suministran yodo en dosis fisiológicas y no suelen provocar reacciones indeseables. La ortiga mayor y la agripalma son dos buenas hierbas, de las que se tomarán tres infusiones diarias.
Para las crisis, la valeriana sigue siendo la hierba más adecuada.

Oligoterapia:
Tratamiento complementario imprescindible es la toma tres veces al día del manganeso y posteriormente del manganeso-cobalto. El litio se utilizará si el sistema emocional acusa grandes problemas.

Plantas medicinales:
La ortiga mayor y la agripalma son dos buenas hierbas, de las que se

tomarán tres infusiones diarias.
También Celidonia, Diente de León, Eucalipto, Ulmaria y Salvia.
Para las crisis, la valeriana sigue siendo la hierba más adecuada.

Nutrientes:
Como alimentos de especial interés están la avena y los rábanos.
Las vitaminas A y B-1, así como el aceite de prímula, también se utilizarán diariamente.
Se comerán alimentos ricos en calorías y en vitaminas.
El aminoácido L-Carnitina posee un efecto significativo para mitigar los síntomas, especialmente el cansancio.

Homeopatía:
Convalaria CH2, yodo CH4.

Flores de Bach:
Remedio rescate

HIPERTROFIA DE PRÓSTATA

Denominada también como HIPERPLASIA PROSTÁTICA BENIGNA (HPB) o HIPERTROFIA BENIGNA DE PRÓSTATA, se trata de una hiperplasia (aumento del tamaño) adenomatosa (aumento de tejido) benigna de la glándula prostática periuretral, frecuente en varones mayores de 50 años, que produce grados variables de obstrucción de la expulsión de orina. Aunque se la relaciona con el envejecimiento, las causas son desconocidas, quizá ocasionada por los radicales libres o desequilibrios hormonales.
La enfermedad cursa con la aparición de nódulos fibroadenomatosos múltiples en la región periuretral de la glándula prostática, aunque probablemente la próstata no sea la responsable sino la víctima, siendo desplazada periféricamente por el crecimiento progresivo de los nódulos aumentados (hiperplásicos).
Este proceso suele afectar a las paredes laterales de la próstata (lo que se denomina como hiperplasia del lóbulo lateral), aunque en ocasiones incluye tejido a nivel del margen inferior del cuello vesical

(hiperplasia del lóbulo medio). El tejido formado es glandular, con cantidades variables de estroma (matriz intercelular) fibroso interpuesto. De declararse una infección secundaria ocasionará una prostatitis crónica o al menos más difícil de reducir.

Al estar reducida la luz (el espacio del conducto) de la uretra prostática, el flujo de orina queda progresivamente ocluido, con hipertrofia del músculo de la vejiga por los sobreesfuerzos para evacuar, y formación de células y divertículos. El vaciamiento incompleto de la vejiga produce estancamiento y predispone a la infección, con alteraciones inflamatorias secundarias de la vejiga y del tracto urinario superior. Una obstrucción prolongada, aunque sea incompleta, puede producir hidronefrosis (inflamación del riñón por acumulación de líquido) y comprometer la función renal, aumentando la formación de cálculos.

Una gran cantidad de varones mayores de 40 años experimentan un crecimiento de benigno de la próstata debido a que los niveles de una hormona llamada prolactina aumentan, ocasionando el aumento de la producción de la enzima 5-alfa reductosa y el aumento en el metabolismo de testosterona. La consecuencia de ello es una sustancia metabólica llamada dihidro-testosterona o DHT, la cual estimula la división y multiplicación exagerada de las células que es lo que causa el crecimiento de la próstata.

No obstante, y aunque las noticias suelen ser alarmistas, debemos advertir que hay al menos un 50% de los varones entre los 60 y los 80 años que no sufren ese crecimiento de la próstata y que no manifestarán alteraciones ni desarrollarán cáncer.

Sintomatología

Los síntomas de la obstrucción a la salida de la orina incluyen polaquiuria (aumento de las micciones) progresiva con urgencia por orinar, y nicturia, lo mismo pero ahora cuando el enfermo está en la cama. Ambas patologías son debidas al incompleto vaciamiento y a la rapidez con que se vuelve a llenar la vejiga. El chorro de orina, además, suele ser vacilante y con intermitencias, con disminución de la fuerza y del volumen del flujo urinario, lo que ocasiona habitualmente una sensación de vaciamiento incompleto. Hay también un pequeño goteo terminal, incontinencia casi continua por rebosamiento y con menos frecuencia retención urinaria completa.

Al tacto rectal la próstata suele estar aumentada de tamaño, con una consistencia gomosa y frecuentemente pérdida del surco mediano. Sin embargo, el tamaño puede ser engañoso, pues incluso una próstata pequeña al tacto rectal puede estar suficientemente dilatada como para producir una obstrucción uretral. Además, la congestión de las venas superficiales de la uretra prostática puede producir hematuria (sangre en orina) secundaria a la rotura mientras el paciente se esfuerza en evacuar. El escozor en la micción, y los escalofríos y la fiebre indican una insuficiencia urinaria, llegando a producirse episodios de retención urinaria aguda completa consecutivamente a los intentos prolongados por retener la orina. La inmovilización, exposición al frío, los anestésicos, fármacos anticolinérgicos (en especial los broncodilatadores), el bromuro de hioscina (buscapina) y simpaticomiméticos (adrenalina y derivados) o la ingestión de alcohol, agudizan estos problemas.

Pipas de calabaza
Isoflavonas de soja
Zinc
Polen
SABAL (Sabal serrulatum)
Vara de oro (Solidago virgaurea)

Otras medidas

Para los síntomas leves son de especial utilidad:
Orinar cuando se presenta la necesidad inicial; no esperar. También, hacerlo cuando el momento y el lugar lo permitan aunque no se sienta la necesidad de orinar.
Evitar el alcohol y la cafeína, especialmente después de la cena para evitar que su efecto diurético se declare durante el sueño.

No beber cantidades excesivas de líquidos de una sola vez. Distribuir el consumo de líquidos durante el día y evitar su ingesta dos horas antes de acostarse.

Tratar de NO tomar medicamentos para el catarro, gripe o sinusitis que contengan descongestionantes o antihistamínicos, ya que estos fármacos (entre otros muchos) pueden incrementar los síntomas de HPB.

Mantenerse caliente y hacer ejercicios regularmente, ya que el clima frío y la falta de actividad física pueden empeorar los síntomas.

Aprender y practicar el siguiente ejercicio: Sentarse en el sanitario y comenzar a orinar. En ese momento hay que tratar de retener el flujo de orina contrayendo los músculos de la pelvis. Este ejercicio se repite varias veces hasta que la persona reconoce la sensación de estar contrayendo el grupo correcto de músculos, y no los del abdomen o nalgas.

Reducir el estrés. El nerviosismo y la tensión pueden llevar a orinar más frecuentemente.

HIPO

Descripción:
Consecuencia de un espasmo involuntario del diafragma.

Causas:
Las causas más comunes suelen ser el beber agua muy deprisa, comer en abundancia o deprisa alimentos calientes, así como irritaciones crónicas del diafragma. Se produce en estos casos una irritación de los nervios eferentes que controlan los músculos de la respiración. Son frecuentes en la pleuritis, neumonía, uremia, alcoholismo, embarazo, pancreatitis, irritación urinaria y hepatitis.

Tratamiento:
Entre los remedios más recomendados, aunque todos pueden fallar, están:
Presionar la zona podal correspondiente al plexo solar, esto es, la zona situada en medio de la parte carnosa de la planta del pie.

Comer un poco de pan seco.

Beber un vaso de agua poco a poco.

Inspirar profundamente, retener el aire lo más posible y expulsarlo poco a poco.

Respirar en un medio rico en CO_2, como una bolsa de papel.

Presionar los globos oculares al mismo tiempo.

Tragar un poco de hielo picado.

Poner ambas manos a los lados del cuello.

Masajear la columna vertebral.

Sonarse la nariz.

Presionar con la mano la boca del estómago.

Homeopatía:
Acidum sulfuricum CH1, Belladonna CH4, Magnesium phosphoricum CH6.

HIPOGONADISMO

Descripción:
Hipofunción de las glándulas genitales.

Causas:
Este trastorno, que se produce por igual en hombre que en mujer, se cree está originado por una mala función de la hipófisis, la cual afecta al tiroides, suprarrenales y gónadas. En el hombre se debe principalmente a una deficiencia de testosterona. Algunas enfermedades, como la gripe, hepatopatías, lesiones destructivas o las paperas, también pueden producir la enfermedad. El poco desarrollo testicular se debe, en ocasiones, al uso de calzoncillos minúsculos en los niños, muy apretados, que impiden el adecuado desarrollo de los genitales externos y, en ocasiones, esterilidad. Si esta causa se acentúa en la juventud con el uso de pantalones vaqueros, igualmente ajustados, el mal será más difícil de corregir.

Los enfermos afectados suelen acusar hipotensión, astenia, esterilidad, pérdida del deseo sexual, impotencia, y si se declara en la niñez estatura baja, poco desarrollo óseo y muscular, e infantilismo.

Normalmente hay una disminución del metabolismo basal y un aumento a la tolerancia a la glucosa. En la orina es posible que se detecte un aumento en la eliminación de gonadotropinas.
La frecuencia en las relaciones sexuales puede ayudar a corregir el problema.

Tratamiento:
Zarzaparrilla, ginkgo biloba y damiana.

Oligoterapia:
En cualquier caso, el selenio y la asociación zinc-níquel-cobalto, también se tendrán en cuenta.

Nutrientes:
El tratamiento consiste en estimular la función de la hipófisis mediante suplementos de vitamina E. El polen, la jalea real, el ginseng, la alfalfa y el germen de trigo, también se darán de forma continuada.

HIPOGLUCEMIA

Descripción:
Disminución de la glucosa en sangre.

Causas:
Dejando aparte la hipoglucemia inducida por efectos secundarios de medicamentos, en especial la insulina, la orgánica puede estar ocasionada por insuficiencia hepática, enfermedad de Adisson, infecciones, hemorragias o tumores. También es frecuente encontrarla en el hipotiroidismo, atrofias, esfuerzos musculares repetidos, embarazo y lactancia, así como en la anorexia nerviosa.

Entre los medicamentos que pueden originar hipoglucemia transitoria están: Oxitetraciclina, fenilbutazona, quinina, salicitatos, haloperidol, hormonas del crecimiento, cortisonas, adrenalina y betabloqueadores. Entre las causas espontáneas están: borracheras, hepatopatías, consumo anterior de glucosa, ejercicio físico intenso, embarazo, fiebre y crisis de acetona en niños.

Síntomas:
La sintomatología consiste en sudores, palidez, escalofríos, dolor de cabeza, hambre, palpitaciones, ansiedad y desfallecimiento. Al estar disminuida la actividad del sistema nervioso se produce desorientación, torpeza en el hablar, inquietud, negativismo, e incluso convulsiones. La caída de la tensión arterial también es muy frecuente y si aparecen convulsiones hay que diferenciarla de la epilepsia, hemorragias cerebrales, uremia o trombosis. En las mujeres sometidas a regímenes pobres en calorías estos cuadros son muy frecuentes, lo mismo que en deportistas que entrenan hasta el agotamiento.

Tratamiento:
El tratamiento de la hipoglucemia simple es muy sencillo, y se soluciona con la toma de miel, fructosa o azúcar moreno. En su defecto, también pueden servir los dátiles, las uvas, higos secos o remolacha.

Nutrientes:
El polen también es un buen suplemento en estos casos.

HIPOTENSIÓN

Descripción:
Disminución crónica o circunstancial de la presión sanguínea al adoptar la posición vertical.

Causas:
La hipotensión brusca se declara cuando recuperamos la posición erecta por un trasvase de la sangre hacia las extremidades inferiores. De igual modo, la interrupción del retorno venoso por estar en cuclillas y sentado con las piernas flexionadas, también produce caídas bruscas de la tensión arterial.
Entre los medicamentos que bajan la tensión están: los diuréticos, los antidepresivos y los barbitúricos.

Los síntomas incluyen vértigos, lipotimias, desfallecimientos, torpeza física y mental, sudores y palidez.

Tratamiento:
Al no ser una enfermedad propiamente dicha, sino la consecuencia de alguna anomalía, no es posible dar un tratamiento único. De cualquier manera, ante una hipotensión paroxística o en aquellos pacientes que la padecen desde su nacimiento, sin causa orgánica clara, se dará el siguiente tratamiento:
Las hierbas hipertensoras por excelencia son el romero y el cardo mariano. Para reforzar el sistema circulatorio se tomarán infusiones de espino blanco, ginkgo biloba y brusco, administrándose en forma de extracto en los casos serios. Si el paciente no se recupera rápidamente, el árnica, la artemisa y la ajedrea en forma de extracto o esencia -cinco gotas debajo de la lengua-, suelen ser suficientes para que se recupere rápidamente.
Realizar un ejercicio moderado y no permanecer mucho tiempo tumbado.

Oligoterapia:
Suplementos necesarios son el hierro y el cobalto.

Nutrientes:
El Ginseng y el Eleuterococo son también de gran ayuda y sustituirán al café o al té. Como alimentos útiles tenemos a los berros, las ciruelas, la alfalfa y la avena. Tomar una alimentación con suficiente cantidad de sal marina.

HIPOTIROIDISMO

Descripción:
Hipofunción de la glándula tiroidea en el adulto.
La glándula tiroides necesita el yodo para la producción de las hormonas tiroxina y triyodo-tironina, las cuales se almacenan en forma de tiroglobulina. El hipotiroidismo es la poca producción de hormonas tiroideas. Se clasifica en **primario** cuando es producido por

enfermedad autoinmune, posterapeútico después de una intervención quirúrgica o excesiva dosis de Rayos X, y **secundario** cuando es por insuficiente producción de hormonas TSH y TRH.

Causas:

El consumo inadecuado de yodo, bien sea porque aumenten las necesidades a causa de ingerir sustancias que bloquean la síntesis del yodo, por un error congénito en el metabolismo o una insuficiente ingesta alimentaria, puede producir la baja producción de hormonas. Si la enfermedad se declara en la niñez o durante el crecimiento fetal, se produce cretinismo y si es posteriormente mixedema.

Con el fin de no confundir esta enfermedad con la deficiencia de yodo o el bocio endémico, he aquí los síntomas más importantes del hipotiroideo:

Poca sudación, sensibilidad al frío, piel seca, anorexia, y ligero retraso mental. También aparece bradicardia, debilidad, ronquera, nerviosismo, estreñimiento, poca actividad física, mala memoria y oído poco sensible. Es habitual que se declaren edemas, trastornos en el metabolismo de las proteínas, mala tolerancia a los medicamentos, albuminuria, exceso de colesterol, poca actividad sexual, amenorrea y poco desarrollo genital.

Tratamiento:

Solamente se pueden esperar resultados con la terapia natural en los casos leves y especialmente en el bocio endémico. Los berros, ajos, avena y cualquier otra alga, son unos buenos auxiliares.

El aminoácido Tirosina, unido al yodo orgánico, pudiera ser una manera adecuada de mejorar la enfermedad, ya que la unión de ambos forma la tiroxina. De todas maneras, hay que empezar por dosis muy pequeñas e ir aumentando hasta que notemos nerviosismo, momento en el cual reduciremos algo la dosis.

La maca (*Lepidium peruvianum*), una planta utilizada tradicionalmente para la fertilidad, tiene un efecto tiroestimulante en pacientes con deficiencia tiroidea, en especial si deben dejar progresivamente el tratamiento de reemplazo con levotiroxina. La dosis es difícil de establecer por falta de estandarización de los extractos brutos, pero es de unos 600 a 900 mg diarios.

Oligoterapia:
La asociación zinc-cobre y manganeso-cobre, se darán diariamente en horas alternas.

Nutrientes:
El tratamiento debe ir encaminado en principio a la correcta ingestión de yodo y para ello lo mejor es el alga fucus y posteriormente el yodo orgánico. La sal yodada o marina, también son de gran ayuda.

HIRSUTISMO

Descripción:
Se trata de la abundancia de vello en zonas en las que habitualmente no tiene que salir, bien sea por su localización o por razones de sexo. Las mujeres son especialmente sensibles a ello y se impone una corrección inmediata, ya que puede causar serios trastornos emocionales y sociales.

Causas:
Suele tener una causa hereditaria y lo encontramos en los países mediterráneos, aunque es muy frecuente en la menopausia o en una enfermedad que se llama porfiria. Es una consecuencia de algunos tratamientos hormonales o por alteración de las glándulas endocrinas suprarrenales, hipófisis o por un trastorno de los ovarios.

Tratamiento:
No existe un tratamiento interno eficaz, por lo que se debe tratar de curar la enfermedad que ha causado el mal. Localmente se emplean los depiladores químicos, el arrancamiento, el afeitado y la cera, así como la decoloración del vello. El jugo de limón puro restregado disminuye la velocidad en el crecimiento del vello. Las mujeres pueden responder a un medicamento como la espironolactona, aunque

debe utilizarse exclusivamente mediante tratamiento médico y por tiempo muy corto.

Se recomienda especialmente el empleo de la planta Sabal serrulata, empleada para problemas prostáticos y que tiene un efecto secundario que puede mitigar el hirsutismo femenino de origen hormonal.

Localmente se emplea con éxito el jugo de Jacinto fresco.

HODGKIN (Enfermedad de)

Descripción:
Enfermedad grave, en ocasiones mortal, de naturaleza desconocida, aunque se especula con agentes infecciosos o virus.

La enfermedad se desarrolla normalmente a partir de los 30 años, siendo muy rara antes de los 10. El sistema reticuloendotelial está afectado y con él los ganglios linfáticos, el bazo, el hígado y la médula ósea, aunque es normal que el mal se extienda a los tejidos próximos.

Síntomas:
Los primeros síntomas son el aumento de tamaño de los ganglios linfáticos superficiales, picor intenso y persistente, sudores nocturnos y anemia. Todos estos síntomas se agudizan sensiblemente al ingerir alcohol. A medida en que la enfermedad progresa se declara un cuadro de intoxicación general, hay fiebre que puede ser continuada de hasta 40 grados o más y es normal una hiperpigmentación cutánea. Se declara herpes zoster y el enfermo no tolera en absoluto el alcohol.

Algunos enfermos viven apenas cinco años desde el comienzo de los síntomas, pero muchos de ellos se recuperan casi totalmente con un tratamiento adecuado.

Tratamiento:
El tratamiento natural no interfiere la acción de los fármacos empleados, por lo que puede ser un adecuado complemento. El ácido fólico asimilado en levaduras constituye el tratamiento de fondo y se dará cada tres horas. No existe inconveniente en unirlo al hierro, vitamina C y el jugo de berros.

Alimentos interesantes son los quesos frescos, el arroz integral y los

rábanos. La única hierba que tiene algún efecto es la ortiga blanca, aunque también se recomiendan la Equinácea, tomillo y própolis.
Para más información léase **linfadenitis** y **linfoma**.

Oligoterapia:
La asociación cobre-oro-plata se dará de forma continuada, salvo reacción en contra, lo mismo que el selenio unido a las vitaminas A, C, E.

Nutrientes:
La avena y la alfalfa

ICTERICIA
Alteración en el color de la piel y tejidos a causa del pigmento biliar.

Descripción:
La sintomatología es bien clara y lo más aparente es el color amarillento de la piel, ojos y mucosas. No suelen faltar tampoco los picores en las manos, sarpullidos, anemia, depresiones y cansancio extremo.

Causas:
La ictericia puede ser producida por una obstrucción o retención de la bilis, aunque también con mucha frecuencia, a causa de medicamentos o intervenciones quirúrgicas. En las ictericias por retención el hígado es incapaz de eliminar los pigmentos biliares, aumentados por una destrucción excesiva de eritrocitos durante el curso de anemias, malaria o infecciones. Otras causas son de tipo genético por carencia de un enzima y también a causa de una producción insuficiente de bilirrubina.
En las ictericias por obstrucción biliar por excesiva presión de la bilis, ésta se extravasa por los capilares hepáticos. Normalmente es a causa de cálculos, neoplasmas, hepatitis o cirrosis.

Síntomas:
La primera manifestación suele ser la orina oscura, aunque también se dan náuseas, vómitos, anorexia y malestar general. Todo ello antes de

que la piel se coloree.

Tratamiento:
El tratamiento incluye la toma en ayunas de una cucharada de aceite de oliva con zumo de limón, al que podemos añadir esencia de romero y manzanilla. Normalmente, la mejoría es bastante rápida, mucho más si se complementa con infusiones de diente de león, boldo y fumaria. Otras hierbas recomendadas son la vara de oro, la celidonia, la fumaria y la cola de caballo. En caso de falta de apetito, el ajenjo es la más indicada.

Las compresas calientes de arcilla en la zona hepática, el zumo de zanahorias y la alfalfa, son buenos complementos curativos.

Oligoterapia:
La asociación cobre-oro-plata se dará en los casos serios, el zinc-níquel-cobalto en todos y el manganeso en los casos leves.

Nutrientes:
Todos los amargos, como las alcachofas o las endibias. La leche de almendras sustituirá a la de vaca.

IMPOTENCIA (Disfunción eréctil)

Descripción:
Podemos hablar de impotencia o disfunción eréctil, cuando existe una incapacidad de alcanzar o mantener una erección satisfactoria para realizar el coito sexual. Esta puede ser primaria (causada por motivos orgánicos), o secundaria, motivada por problemas psíquicos.

Las causas orgánicas pueden deberse a problemas de falta de hormonas, testosterona en especial, motivada casi siempre por una alteración de alguna glándula endocrina, esencialmente hipófisis o gónadas.

Esta es una relación de aquellas enfermedades o causas que pueden generar una impotencia en el hombre:

- Diabetes.
- Sífilis.
- Alcoholismo.
- Drogodependencias.
- Anomalías congénitas.
- Hipofunción glandular.
- Inflamaciones de los genitales.
- Trastornos neurógenos como la esclerosis múltiple, las lesiones de la médula espinal y los accidentes cardiovasculares.
- Aneurisma aórtico.
- Medicamentos hipotensores, sedantes, tranquilizantes y anfetamínicos.
- Problemas quirúrgicos accidentales en el sistema nervioso.
- Castración quirúrgica o extirpación perineal de la próstata.

En cuanto a las causas de **impotencia psíquica**, hay que distinguir en primer lugar entre impotencia real o falta de deseo sexual; dos términos que se confunden con tanta frecuencia que llevan a catalogar como impotente a un hombre totalmente normal que solamente acusa una falta de estímulo para realizar el amor. Si no desea hacer el amor lógicamente no podrá alcanzar la erección. Un diagnóstico precipitado puede condenar a un hombre a padecer un cuadro depresivo y a ser rechazado por su pareja (y en demasiadas ocasiones objeto de burla), cuando un estudio más sereno aconsejaría en primer lugar otras alternativas para satisfacer sus deseos sexuales.

Si un hombre tiene capacidad de erección voluntaria con la masturbación, la visión de personas desnudas o mediante otro tipo de estímulos que se pueda inventar, no se le puede diagnosticar como impotente, del mismo modo que tampoco lo es aquél que tiene erecciones involuntarias durante el sueño. Tampoco se puede hablar de impotencia cuando su problema se manifiesta con una determinada persona, o en determinadas circunstancias. Con demasiada frecuencia la causa está en una falta de aliciente para hacer el amor, con esa o cualquier pareja.

La impotencia psíquica se puede considerar como tal solamente en aquellos casos en los cuales el paciente desee sexualmente a su pareja y reúna todas las condiciones físicas necesarias para tener una erección. Cuando ni siquiera durante el sueño se produzcan erecciones involuntarias habrá que pensar en una causa orgánica, aunque para averiguarlo con certeza no basta con la opinión del paciente, sino que se hace imprescindible saber con certeza si hay erecciones, de qué calibre y cuánto duran.

Tratamiento:
Cualquiera de los muchos afrodisíacos reconocidos, entre ellos el **Ginkgo Biloba**, sándalo, ginseng, canela, jengibre, cilantro, damiana, maca, yohimbina. Aceites esenciales de sándalo y alangilán. Otras plantas medicinales son la Hierba de cabra arrecha y la Muira puama.

Nutrientes:
Polen, hojas de berro o apio, semillas de sésamo, de calabaza, aguacates. De especial interés es el aminoácido L-Arginina (1.000 o 3.000 mg).

Oligoterapia:
Zinc y molibdeno.

Homeopatía:
Caladium: Ausencia de erección con pene relajado aún excitándolo Erecciones incompletas o dolorosas, sin deseos. Erecciones cuando está semidespierto, desaparecen cuando está totalmente despierto. Impotencia con depresíon mental.

Agnus cactus: Impotencia completa, no hay erecciones o son muy incompletas, con deseos sexuales ausentes o muy disminuidos, con pene y testículos fríos y fláccidos; pene pequeño, frío, relajado.
Lycopodium: Hay una aversión al coito, con pene chico, frío y relajado; las erecciones son incompletas o están ausentes, especialmente durante el coito. Impotencia crónica.

Nuphar luteum: Es uno de los medicamentos importantes en la impotencia sexual masculina, con total ausencia de deseos sexuales y de erecciones, a pesar de las fantasías eróticas que llenan su imaginación; con pene retraído y escroto relajado. Espermatorrea o pérdidas senlinales durmiendo o al defecar u orinar, con total ausencia de erecciones, debilidad y palidez.

Selenium: Impotencia con pensamientos eróticos y ausencia de erecciones; deseos sexuales sin erecciones, o hay erecciones sin deseos, a veces víolentas.

Erecciones incompletas durante el coito, con eyaculación rápida y orgasmo muy prolongado. Semen sin olor, acuoso. Poluciones nocturnas con sueños eróticos, sin erección.

Baryta carbónica: Disminución del deseo sexual. Se duerme durante el coito. Erecciones solo de mañana, antes de levantarse.

Kalium phosphoricum: Intensos deseos sexuales, con priapismo a la mañana. Impotencia, sin deseos, con poluciones nocturnas dolorosas, sin erección. Gran postración después del coito, con visión débil.

Staphisagria: Ideas sexuales obsesivas. Neurastenia sexual; impotencia. Ninfomanía. Siempre pensando en temas o placeres sexuales.

Flores de Bach:

Cetaura (Centaurium umbellatu)
Fuerza, liberación. Le otorga fuerza de voluntad y le inculca el aprecio a uno mismo.
Voluntad débil. Afán por agradar, tendencia a la generosidad. Su disposición hacia los demás es excesiva y le perjudica, llegando a ser serviles y trabajando más de lo que le piden. La poca gratitud de los demás le hace perder la autoestima y le impulsa a volcarse aún más, pues cree que no ha sido suficiente.

Hojarazo (Carpinus betulus)
Vitalidad. En las personas con cansancio continuo, cuando el origen de éste es psicológico. En la fatiga mental.

Rosa silvestre (Rosa canina)

Motivación. Alegría por vivir, deseos de acción y placer por poder hacer. Ayuda a la transformación interna ante los cambios importantes de la vida. Útil cuando otros remedios no actúan. En la resignación y apatía, en el fatalismo, pasividad y falta de motivación o expectación. Pérdida del impulso vital.

INCONTINENCIA FECAL

Descripción:
Incapacidad para controlar el momento de la defecación.

Causas:
En niños no es una anomalía, sino solamente un proceso de adaptación muscular que se aprende con el paso de los años.

En ancianos el problema es similar, pero ahora el músculo no responde a las demandas por falta de tono. También puede aparecer a causa de una afección neurológica, enfermedades de la médula espinal, diabetes, tumores, traumatismos o motivada por intervenciones quirúrgicas mal realizadas.

Tratamiento:
Resulta útil que las heces no estén líquidas, lo que se consigue con zumo de zanahorias, arcilla y levadura de cerveza. Después hay que reeducar el esfínter mediante contracciones voluntarias en el momento de sentir ganas de defecar. El propósito es potenciar ese músculo rectal como se hace con cualquier otro.

Oligoterapia:
En los ancianos el cobre-oro-plata suele dar algunos resultados positivos.

Nutrientes:
El tratamiento de fondo consiste en la administración de vitamina B-12 (especialmente recomendable en ancianos), octacosanol, vitamina E y Selenio, además de suplementos de proteínas.

INFARTO DE MIOCARDIO

Descripción:
Lesión parcial del músculo cardiaco con necrosis.

Causas:
Normalmente se produce como consecuencia de la presencia de un trombo que obstruye la arteria coronaria, aunque se dan casos de personas con arterias en perfecto estado que también sufren infartos por espasmo arterial. Obviamente, es una enfermedad en el cual la rapidez en el ingreso en un centro hospitalario decidirá la curación o no de las secuelas.
El infarto se produce normalmente a causa de la oclusión de una de las grandes ramas de las arterias coronarias, lo que provoca una isquemia. Trombos o coágulos formados son los causantes de ella, aunque en ocasiones el riego sanguíneo se sigue realizando por otras arterias colaterales, dando lugar a alteraciones coronarias sin infarto. En presencia de infarto las fibras musculares afectadas se tiñen con facilidad, hay hemorragias, fragmentación de las fibras y crece tejido granulado. Después de tres meses hay un tejido cicatrizal muy denso.

Muchos enfermos curan rápidamente y sin complicaciones, aunque otros no sobreviven o caen en un estado de suma gravedad. Si pasan la crisis en tres días, la recuperación es posible, aunque a veces se complica todo a las dos o tres semanas a causa de una insuficiencia congestiva, embolias o trombos. La permanencia excesiva en la cama después del primer ataque dificulta la curación. Las molestias persistentes en el hombro y brazo izquierdo, obligarán a tomar precauciones más tiempo.
El electrocardiograma aleja muchas dudas, lo mismo que el aumento en la velocidad de sedimentación y la leucocitosis.

Síntomas:
Hay que distinguir el infarto de la **angina de pecho**, ya que ésta

aparece después de un esfuerzo, crisis nerviosa o comida rica en grasas animales; mejora con el reposo y la sensación de muerte no es tan intensa. De cualquier manera, una crisis de angina es un aviso a tener en cuenta, ya que muchas veces es un estado de pre-infarto. Otras enfermedades como la astenia circulatoria, las hernias, gastritis, pleuresías, neumotórax, neuralgias o neuritis, pueden dar lugar a confusiones.

La sintomatología primaria que nos debe poner en alerta suele ser similar a la angina de pecho, aunque a veces no da síntomas. La crisis se puede declarar incluso en estado de reposo, durmiendo o después de un esfuerzo violento. El enfermo describe una opresión como algo que aprieta o empuja y localizado en la espalda, quizá con ligera disnea. Si la enfermedad progresa la opresión le impide respirar y se agrava el dolor cada vez que respira fuerte. Entonces ya hay debilidad, sudores, distensión estomacal, vómitos, y creencia de que va a morir, además de palidez, piel fría, en ocasiones cianótica, presión arterial elevada, arritmias, fiebre moderada y estado de shock.

Siempre que un varón mayor de 35 años o una mujer mayor de 50, sienta algunos de los síntomas descritos, especialmente el dolor torácico, hay que llevarle a un centro de urgencia. Los fallecimientos se producen después de 3 ó 4 horas del comienzo de los síntomas y con frecuencia es el propio enfermo el que menosprecia los síntomas y no quiere ser ingresado.

Tratamiento:
No hay tratamiento natural de urgencia que de garantía de efectividad. En aquellos casos en los cuales no haya posibilidad de contar con un médico o si la crisis se considera pasada, se realizará al menos un reposo parcial en cama. Las personas jóvenes y bien cuidadas podrán pasar la enfermedad entre la cama y la silla. La cabeza ligeramente levantada, la dieta ligera y rica en grasas vegetales o de pescado (preferentemente salmón), nada de sal y pocas calorías.

El extracto de **espino blanco**, 30 gotas, por vía sublingual puede ayudar mucho hasta que se llegue a un centro especializado y si hay hipertensión, muérdago. Las infusiones en esta fase no proceden y se emplearán posteriormente, junto con el tratamiento médico, para evitar recaídas.

Oligoterapia:
El potasio y el calcio son dos minerales necesarios en la convalecencia, lo mismo que el germanio, el cual ahorra oxígeno y contribuye a corregir la falta producida por la isquemia. Posteriormente el cromo afianzará los resultados.

Nutrientes:
El primer alimento serán los copos de Avena en sopa con algo de ajo y zumos de frutas y verduras. Posteriormente, la Vitamina B-15.

INSOLACIÓN (y golpe de calor)
Fiebre por excesiva exposición al sol.

Descripción:
No por ser un problema frecuente hay que menospreciarlo, ya que es la causa de muchos fallecimientos, especialmente en niños y ancianos.

Síntomas:
Ante una exposición prolongada al sol y además del eritema que se produce en la piel, hay una insuficiencia circulatoria periférica y una vasodilatación profunda. La transpiración está disminuida, la piel seca, y son frecuentes los dolores de cabeza, la irritabilidad, los calambres y la tensión arterial baja. Cualquier niño que después de un día de playa o de campo se muestre irritable, cansado y con la cara enrojecida, puede haber acusado un golpe de calor que hace necesaria la asistencia médica de urgencia. Es importante no olvidar que incluso permaneciendo debajo de una sombrilla un día soleado los rayos ultravioletas llegan hasta nosotros, siendo mucho más intensos en la alta montaña nevada. Los bebés, de modo especial, nunca deberían permanecer desnudos en ambientes soleados, debiendo llevar siempre tejidos blancos amplios para crear un adecuado microclima en la piel.
Si la persona se halla angustiada, aturdida e incluso en estado de coma, es posible que las quemaduras producidas por el sol sean importantes aunque no se manifiesten en toda su intensidad hasta unas

horas después, cuando la deshidratación sea más intensa. Puede existir fiebre de hasta 41°.

Tratamiento:
Hay que evitar cualquier tipo de esfuerzo por parte del enfermo, darle cantidad abundante de electrolitos orales y mantenerle a la sombra en lugar fresco y ventilado. No administrar bicarbonato sódico. Si no hay posibilidad de ingresarle en un hospital se le envolverá en sábanas mojadas o se le sumergirá en agua primero templada y posteriormente enfriada, hasta que la fiebre se estabilice en 38°. No hay que hacerla descender más a base de agua muy fría o inmersión prolongada. Posteriormente reposo en cama en habitación ventilada y fresca. No administrar ningún medicamento y solamente darle toda el agua que necesite.

En insolaciones locales la patata cruda rallada, la pulpa del higo o la zanahoria rallada, son excelentes auxiliares. Para bajar la temperatura sin riesgo se darán infusiones frías de flor de saúco o cardo santo. Si existe peligro de colapso circulatorio se administrarán 10 gotas de árnica y 30 de hipericón.

Acudir al médico en la primera oportunidad para valorar las posibles secuelas.

Homeopatía:
Belladonna CH9 cada diez minutos.

INSOMNIO

Descripción:
Se trata de la incapacidad total o parcial para conciliar el sueño habitual. Puede considerarse insomnio igualmente despertarse a media noche y tardar mucho tiempo en poderse dormir al acostarse.

Causas:
Son muy amplias y pueden ser de origen emocional, por agotamiento, envejecimiento (en este caso no es tan perjudicial), por enfermedades, medicamentos o drogas, alergias, carencia de intimidad, ruidos o

luces, temor a la oscuridad, o ambientes sofocantes o fríos. También hay insomnios rebeldes a causa del café, coca-cola, té, chocolate o batidos con cacao.

Se cree que más del 15% de la población padece insomnio habitualmente y que la mayoría de las personas que emplean medicamentos para dormir no consiguen mejorar la calidad del sueño y sufren adicción a los medicamentos rápidamente.

No existe un número de horas normal, pues los niños necesitan más horas de sueño, mientras que los ancianos menos. Del mismo modo, dependiendo de la estación del año, del trabajo efectuado y hasta de la alimentación, necesitaremos más o menos horas de sueño. Un sueño reparador depende esencialmente de las dos primeras horas; si son profundas el despertar será óptimo. Sin embargo, no siempre después de un día agotador es posible dormir profundamente, pues con frecuencia el cansancio extremo impide conciliar el sueño si no ha existido una fase de adaptación previa. Hay personas que nunca se acostarían, mientras que otras nunca se levantarían.

Tratamiento:
Es tan sencillo como difícil: relajarse

La falta de sueño puede volver a una persona malhumorada, pero no le va a matar. Como se dijo anteriormente, es la preocupación por no dormir probablemente la causa más importante del insomnio en la mayoría de la gente. Si está sometido a una gran presión y se encuentra por la noche con los músculos agarrotados y la mente inquieta, hay varias técnicas que se pueden usar para ayudar a calmarte.

La **respiración** está integralmente relacionada con todas las demás funciones corporales, incluso el ritmo cardíaco y la tensión muscular. Esta es la razón por la que los métodos de relajación influyen en el modo de respirar correctamente, por ejemplo respirar lentamente y desde el abdomen, no con el pecho.

La **imaginación** implica el uso de imágenes positivas específicas como ayuda para relajarse. La imagen que utilice puede ser cualquiera que funcione, sea un cuadro mental de si mismo tumbado en una playa solitaria, soleada y con palmeras ondulantes, una suave brisa soplando con el sonido del océano de fondo, o una escena que le haga sentirse particularmente seguro, como verse a si mismo rodeado por su familia. Simplemente, concéntrese en hacer la imagen más vívida y detallada posible.

Librarse de la **tensión** es un método de relajación progresiva de todos los músculos, uno a uno. Según estás tumbado en la cama, hay que tensar cada parte del cuerpo y mantener la tensión durante unos segundos, para relajarlos a continuación totalmente. Comience con los pies, sigua después con las piernas, el torso, el pecho, los hombros, brazos, cuello, etc., hasta que todo el cuerpo quede relajado.

Sugestiones tales como "noto mi cuerpo pesado, relajado y confortable", suelen tener un gran efecto calmante. Di para ti que notas tus manos y pies cada vez más pesados, como si te aplastaras en la cama, notando al mismo tiempo una sensación de calor en ellos, lo que estará ocurriendo en realidad en la medida en que te relajes.

La **relajación** es una habilidad y estas técnicas requieren práctica antes de que empiecen a funcionar. No se puede esperar caer dormido la primera vez que lo intente, pero si practica continuamente durante al menos unas semanas, funcionarán.

Otras medidas:

Un remedio sencillo es tomar un baño caliente de pies, aunque otros lo preferirán completo. De todas maneras, los pies calientes son imprescindibles para asegurar una buena calidad del sueño. Hacer al amor, leer, ver la televisión, dormir en un lugar tranquilo y conocido, así como escuchar música clásica, son remedios universales contra el insomnio que casi siempre funcionan.

También ayuda la cerveza.

Plantas medicinales:

El lúpulo, el espino blanco, el azahar y la pasiflora.

Nutrientes:

La lechuga induce al sueño, lo mismo que la cebolla y el yogurt. Especialmente recomendables es el aminoácido Triptófano (5-HTP), el calcio, las vitaminas del grupo B y la Melatonina.

Homeopatía:
Nux vómica, Pulsatilla, Árnica, Arsenicum o Rhux toxicodendron.

Flores de Bach:
Castaño blanco (Aesculus hippocastanum)
Tranquilidad. Paz en los pensamientos y claridad mental.
Para el exceso de actividad mental o ideas repetitivas u obsesivas.
Angustia y desorientación extremas. Cuando la mente está llena de malos presagios y pensamientos y es imposible apartarlos de ella. Dan vueltas mil veces a asuntos de imposible solución, llegando a cansar su mente y espíritu hasta el punto en que padecen insomnio.

INSUFICIENCIA CARDIACA
Desfallecimiento cardiaco.

Descripción:
El problema general es que el corazón no vacía adecuadamente durante la sístole una o más de sus cavidades y la cantidad de sangre que queda en el ventrículo al final de la sístole es mayor que la normal. Esto dará origen a una dilatación progresiva que se extenderá con frecuencia a las cavidades cardiacas.

Causas:
Muchas son las causas que provocan una insuficiencia cardiaca y entre ellas están la hipertensión, las anomalías congénitas, la arteriosclerosis, la insuficiencia coronaria, la insuficiencia renal, las estenosis, lesiones de las válvulas, la sífilis, las infecciones del endocardio, la artritis reumatoide, el mixedema, la esclerosis, la ataxia, la triquinosis, así como las anemias, beriberi o enfermedad de Paget. Según sea a causa de una congestión vascular pulmonar o capilar, así será la parte del corazón afectada.

Síntomas:
De una manera general, los síntomas pueden comenzar después de un embarazo, enfermedad pulmonar, anemia, esfuerzos prolongados o

estrés, siendo el síntoma más notorio la disnea, así como la dificultad respiratoria cuando el enfermo duerme boca abajo o con almohadas muy bajas.

Suele darse disnea, taquicardia, fatiga a cualquier esfuerzo, intolerancia al frío, trastornos gástricos y aumento del tamaño del hígado. Estos síntomas pueden ser aislados o ir unidos a edemas en los párpados, insomnio, tos nocturna, broncoespasmo y quizá pérdida de memoria o trastornos del carácter.

Tratamiento:
El reposo es esencial y la amplitud dependerá del estado del enfermo. Debe elevarse la cabecera de la cama y permitirle que se siente, ya que así se mejora la respiración. Hay que vigilar especialmente aquellas patologías que agravan la enfermedad, como fiebre, anemia, hipertensión o alcoholismo. El tratamiento incluye el aporte disminuido de sal, suprimiéndola totalmente si hay edemas y quizá dar algún diurético como la vara de oro o la cola de caballo.

El tratamiento fitoterápico proporciona resultados muy buenos y consiste en la toma regular de extracto de espino blanco, reforzado con vincapervinca y ginkgo biloba. La agripalma también es de gran utilidad.

Nutrientes:
La vitamina B-l5, la **L-carnitina** y el aceite de germen de trigo serán el tratamiento de fondo imprescindible, lo mismo que dosis adecuadas de selenio orgánico.

INSUFICIENCIA CEREBROVASCULAR (Síndrome isquémico)
Disminución del riego sanguíneo cerebral.

Descripción:
La circulación sanguínea cerebral está asegurada a través de un sistema sumamente eficaz a través de las carótidas, las arterias vertebrales y otros elementos secundarios. La insuficiencia cerebral circulatoria suele ocurrir a causa de algún accidente vascular cerebral, bien sea por una embolia, hemorragia o trombosis cerebral. Sin

embargo, una disminución súbita de la presión sanguínea general, un cambio rápido en la postura o a causa simplemente de la edad avanzada, puede provocar una disminución crónica o transitoria del riego cerebral.

Causas:
La isquemia cerebral se puede producir por un ateroma procedente de una arteria con arteriosclerosis, con frecuencia de origen no cerebral, y provocar una obstrucción parcial o completa. También puede producirse por una inflamación vascular. Estos accidentes normalmente son transitorios y la circulación se restablece inmediatamente sin dejar secuelas, lo mismo que desaparecen los síntomas. Si la falta de riego dura algunos minutos es cuando se producen las lesiones neurológicas.

Síntomas:
En la insuficiencia circulatoria del anciano el enfermo se queja de pérdida de memoria intensa, vértigos, zumbidos de oído, visión de puntos, debilidad, hormigueo en las extremidades, angustia y depresiones intensas. Puede darse también una ceguera lateral momentánea, dolores en las extremidades, ictus y hasta provocar la caída al suelo. Hay que poner especial cuidado si aparecen convulsiones, vómitos o dolor de cabeza intenso, así como pérdida de la sensibilidad en una de las extremidades o lado de la cara. Si es así, habrá que ingresarle en un centro especializado con la máxima urgencia.
Cuando el problema es transitorio suele durar entre 2 y 3 minutos, aunque en casos excepcionales se extenderá hasta 1 hora.

Tratamiento:
El ingreso en centro hospitalario debe hacerse cuando la persona no se restablece totalmente en pocos minutos. Si el problema es menor suelen recomendar la toma diaria de una cantidad variable de aspirina, aunque estudios posteriores no han demostrado una supervivencia mejor que sin ella.
Una vez pasada la crisis, la insuficiencia cerebral se mitiga mediante

la vincapervinca, la cual se dará por tiempo indefinido. También deberemos simultanearla con el espino blanco y el ginkgo biloba. El Harpagofito restaurará la integridad de los vasos afectados y el sauce evitará la formación de nuevos trombos. Las esencias de lavanda y melisa son buenos auxiliares en presencia de angustia o alteraciones emocionales y se pueden administrar frotándolas en la piel, por vía sublingual o, simplemente, aspirándolas poniéndose un pañuelo en la nariz.

Otras ayudas interesantes son la reflexoterapia y las cataplasmas derivativas de mostaza y lino aplicadas en pies y piernas.

Oligoterapia:
El Magnesio como preventivo y el Cobre-oro-plata, en la fase aguda, se darán inexcusablemente.

Nutrientes:
En algunas personas han sido de gran ayuda las infusiones de ginseng y la vitamina B-15 para corregir la falta de aporte de oxígeno.

INSUFICIENCIA RENAL
Disminución o cese de las funciones renales.

Descripción:
Aunque es muy raro que se produzca la obstrucción total en la emisión de orina, las carencias parciales son bastante frecuentes.

Causas:
Las causas no renales son la prostatitis, los tumores de vejiga, la deshidratación intensa, las quemaduras graves, los cálculos y las intoxicaciones. Como causas renales están la glomerulonefrosis, la necrosis tubular, los aplastamientos por traumatismo, administración de contrastes radiológicos, y coágulos.

El exceso de sal en las comidas también puede provocar el cese parcial en la emisión de orina.

Síntomas:
En los casos leves, la persona nota una disminución en el volumen de orina, así como en la frecuencia, y dolor a la palpación en la región lumbar. Suele darse con más frecuencia en niños y ancianos y basta palpar la vejiga o la zona renal para apreciar el aumento del volumen por retención. La poca orina emitida está muy concentrada y puede contener albúmina e incluso sangre. En las insuficiencias leves se hinchan los tobillos, los párpados y aparecen numerosos granos en la espalda. Estos síntomas deben alertarnos rápidamente, ya que son indicativos del esfuerzo del organismo por eliminar la orina.

Tratamiento:
Cualquier disminución de la orina que dure más de cinco días es un proceso grave. En estos casos y aun cuando el enfermo demande agua, deberemos tener cuidado con la hiperhidratación y no dársela antes de que comience a evacuar, ya que es muy peligroso. La producción de orina podremos intentarla solamente antes de las 24 horas del cese total de la emisión, mediante la administración de agua, con más motivo si existen vómitos o diarrea.

La insuficiencia renal leve, con diuresis moderada diaria, se tratará mediante infusiones de cualquiera de estas hierbas: cola de caballo, diente de león, bardana, abedul, estigmas de maíz, rabos de cereza, gayuba o grama. La consuelda mayor, el brezo, ruscus y flavonoides, también se utilizan a menudo. El extracto de árnica se puede dar con precaución en las primeras horas del cese total de la función renal, ya que puede corregir una parálisis incipiente. Otro tratamiento efectivo es la reflexoterapia y los chorros de agua fría en las rodillas.

Alimentos que estimulan la diuresis son los espárragos, el apio, las alcachofas, las patatas y el perejil.

El Harpagofito y la Equinácea ayudarán a mantener la integridad de los riñones.

Oligoterapia:
El oligoelemento Litio ha sido nombrado como necesario para estos casos. Los suplementos de potasio catalítico se pueden dar en la fase inicial y especialmente si se administran diuréticos.

Nutrientes:
Dar una dieta pobre en proteínas y en sal. No administrar suplementos que contengan fósforo. Pueden ser útiles dosis extras de vitaminas A y E. Respecto a la ingestión de agua, no deberá limitarse en casos de insuficiencia leve.

JAQUECA (También, cefalea y migraña)

Dolor penetrante de cabeza que se presenta de forma periódica.
Descripción:
Aunque se prefiere diferenciar el dolor de cabeza según la sintomatología u origen del mal, en medicina natural se tratará de igual modo.

Síntomas:
La sintomatología incluye por supuesto el dolor en la cabeza (unilateral, frontal o general), el cual suele ir precedido por depresión nerviosa, irritabilidad a los ruidos o la luz, inquietud y pérdida del apetito. No son raros los trastornos visuales descritos como luces o ráfagas de luz, así como dolor en el ojo. El dolor de la cabeza se suele declarar sólo en uno de los lados de la frente. Son frecuentes las náuseas, vómitos, las extremidades frías, la piel sudorosa y pálida, la taquicardia y el deseo de aislamiento en lugar oscuro. Otros síntomas frecuentes son: edema de papila, parálisis, ligera fiebre, pulso lento, excitación, somnolencia, dolor a la presión, rubor facial, tensión intraocular, obstrucción nasal, intolerancia el agua fría, palmas húmedas, y/o taquicardia.

Causas:
Numerosas son las causas que pueden producir una jaqueca y entre ellas están la alergia, problemas gástricos, trastornos endocrinos, intoxicaciones crónicas, alcoholismo, mala alimentación o carencias nutritivas. La tensión nerviosa, los estudios, las luces intensas, los cambios bruscos de temperatura, los disgustos, el exceso de trabajo, y el estrés, son otras causas habituales que no indican ninguna

enfermedad concreta. Se puede declarar a cualquier edad y la mujer la padece con más frecuencia.

Un buen modo de diferenciar la jaqueca de otras enfermedades, es que pasada la crisis el enfermo no acusa ningún mal. En la meningitis, por ejemplo, el dolor desciende al cuello y suele ir después de una infección; en las lesiones craneales o tumores hay alteraciones mentales, convulsiones y dificultad en el lenguaje; en el herpes se irradia el dolor a lo largo del nervio; en la alergia hay lagrimeo y secreción nasal, y en la traumática el dolor está localizado en el lugar de la lesión.

Tratamiento:

La toma diaria de melisa, mejorana y espliego, así la esencia de limón puesta debajo de la lengua, suelen ser un remedio rápido y sumamente eficaz en las crisis. Otras hierbas utilizadas son el romero, sauce, tila, valeriana, fumaria, trébol de agua, ulmaria, espino blanco, hierba Luisa y milenrama. Lo mismo que la aplicación de compresas frías de salvia, procurando un ambiente libre de ruidos y luces.

El hisopo en las jaquecas de origen alérgico y la vincapervinca en las cerebrales, se darán junto a las dos primeras y a los oligoelementos, sin los cuales el tratamiento seguramente fracasará. La hierba más utilizada actualmente es el **Tanaceto** o Matricaria, así como el Tusílago, de efectos rápidos y decisivos.

Remedios locales:

Aceite de mostaza caliente, masticar raíz de jengibre, baño de pies caliente con mostaza. Aplicar esencia de lavanda en los orificios de la nariz, inhalar vahos de menta, darse un baño caliente con manzanilla.

Oligoterapia:

La jaqueca simple requiere la administración de Manganeso-cobalto, o Manganeso sólo. El Litio en presencia de alteraciones nerviosas y el azufre cuando sospechemos problemas hepáticos, serán el tratamiento complementario.

Nutrientes:

La vitamina A, la B-1 y las alcachofas, son buenas ayudas de fondo. También el calcio y el magnesio, la vitamina B6 y la niacina.

El jugo del Noni ha demostrado también ser una gran ayuda en la resolución de las jaquecas y migrañas.

L-5-HTP, un precursor de la serotonina y forma activa del aminoácido triptófano, actúa de forma similar al medicamento metisergida, mejorando significativamente las migrañas.

Homeopatía:
Iris CH4, Digitalis CH1, Nux vomica CH6, Belladonna CH6, Aconitum CH4, Gelsemium CH4, Spigelia CH4, Pulsatilla CH4.

JUANETE

Descripción:
Desviación lateral de la primera articulación del dedo gordo del pie.

Causas:
La presión prolongada sobre este ángulo, casi siempre producida por llevar zapato estrecho o con tacón alto durante años, conduce a esta dislocación. La cirugía corrige el mal momentáneamente, pero puede derivar el problema con posterioridad a otra articulación e incluso a la cadera. Con frecuencia se produce una bolsa sinovial inflamada, la cual puede infectarse. A la larga, los dolores van en aumento hasta hacerse insoportables.

Tratamiento:
En las primeras fases el tratamiento debe ser conservador, especialmente poniendo un separador de dedos muy flexible. No obstante, ninguna terapia será eficaz si el enfermo calza zapatos inadecuados, con tacones altos o puntiagudos. El zapato debe ser bajo aunque al principio noten molestias de adaptación y es recomendable andar descalzo por la hierba, o la arena de playa. El enfermo puede acusar nuevos y fuertes dolores en esta fase, porque lo que se pretende es que el dedo vuelva a su posición inicial y esto provoca dolor, pero es algo imprescindible.

Para mitigar las molestias e impedir la deformación, se tomarán cuatro dosis diarias de Harpagofito y se frotará la parte afectada con consuelda e incluso Equinácea si hay infección. Los baños de pies calientes con agua arcillosa producirán un gran alivio y ayudarán a la curación.

Oligoterapia:
El selenio y el manganeso-cobre, impedirán que el mal siga prosperando y restaurarán en parte la lesión.

Homeopatía:
Arnica CH5

LACTANCIA (Disminución de la)
Incapacidad de producir suficiente leche.

Descripción:
Esta incapacidad llamada agalactia es bastante infrecuente, siendo más habitual la insuficiencia parcial que no logra proporcionar al niño la cantidad que requiere.

Causas:
La poca secreción de leche puede ser el resultado de desnutrición, anemia, trastornos emocionales, nuevo embarazo, edad de la madre muy avanzada o joven, así como problemas endocrinos. También suele ocurrir cuando el bebé no succiona con vigor o cuando se interrumpe la lactancia durante algunos días.

Tratamiento:
Una cantidad insuficiente de leche se puede estimular mediante cualquiera de éstas hierbas: anís verde, saúco, verbena, liquen de Islandia, hinojo, albahaca o lúpulo. La alfalfa y la zanahoria, también tienen buena reputación para estos casos. Los siguientes medicamentos pueden suprimir la lactancia: estrógenos, anticonceptivos, bromocriptina, antidepresivos y levodopa. Son útiles los paseos al aire libre, la ingestión de líquidos, así como el vaciar completamente la mama mediante un sacaleches. Hay que tomar abundancia de calorías

y vitaminas.

La secreción excesiva de leche -poligalactia- se puede detener mediante la aplicación de compresas de perejil en la mama.

No se deben administrar ningún tipo de medicamento durante la lactancia, salvo enfermedad grave. Entre los fármacos que pasan a la leche materna con facilidad están: barbitúricos, penicilinas, diuréticos, sulfamidas, antihistamínicos, alcaloides, litio, quinina, analgésicos, aspirina, efedrina, corticoides (incluso las pomadas) y las hormonas en general. Tampoco se deben comer puerros, cebollas y ajos, puesto que el sabor pasa a la leche y el niño la rechazará.

Nutrientes:
La madre debe alimentarse suficientemente y no hacer régimen hasta que termine la lactancia.

LARINGITIS
Inflamación de la laringe aguda o crónica.

Descripción:
El síntoma es claro, ya que la afonía implica una disminución del tono de voz. La necesidad de aclararse la garganta, el cosquilleo, la inflamación aguda y en ocasiones la falta de aire, son síntomas muy normales. Es casos más intensos puede haber fiebre, malestar general, edema de la garganta y fuerte dolor al tragar. La complicación más grave es la difteria.

Causas:
Lo normal es que una laringitis sea la consecuencia de una infección bacteriana o vírica localizada en la faringe o amígdalas, aunque también se dan con frecuencia a causa de beber bebidas frías, quitarse ropa estando sudando o en personas que tienen la necesidad de hablar mucho. También, una fuerte emoción o un grito espontáneo pueden desencadenar una laringitis.

Tratamiento:
El tratamiento no siempre proporciona resultados inmediatos y se hará

necesario que el enfermo hable lo menos posible. Las laringitis víricas tienen peor solución y suelen durar días o meses.

La hierba por excelencia es el erísimo (también conocida como jaramago), al que deberemos añadir otras balsámicas que fluidifiquen las cuerdas vocales, como es el caso del eucalipto y la menta. Otras hierbas que ayudan bastante son el gordolobo, la malva, la agrimonia, el malvavisco, el tusílago y la flor de saúco.

Para gargarismos se utilizará una solución diluida de vinagre de manzana, sal y limón, al que podemos añadir 10 gotas de extracto de Própolis. Las cataplasmas calientes de arcilla en la zona laríngea alivian bastante.

Nutrientes:
Hay que tomar abundancia de zumo de berros, rábanos y zanahorias.

Homeopatía:
Árnica 4CH, Aconitum CH4, Belladonna CH4, Mercurius solubilis CH4.

LEUCEMIA
Enfermedad grave en la formación sanguínea.

Descripción:
No se sabe ciertamente la causa de la leucemia, aunque se han encontrado dos tipos de virus asociados. La edad más común en que puede declararse es entre los 50 a 70 años, preferiblemente en los varones y la cifra de leucocitos llega incluso a los 600.000. Los niveles de gamma globulina están disminuidos y la hemoglobina es normal. La leucemia aguda, sin embargo, se declara con preferencia en niños entre 3 a 5 años, aunque también se dan casos en jóvenes.

Síntomas:
La sintomatología comienza como una infección repentina, fiebre, dolores reumáticos y hemorragias en mucosas, equimosis, cefaleas, vómitos e irritabilidad. También pueden doler los huesos y articulaciones. Las formas crónicas no suelen detectarse externamente

y se nota palidez, lesiones cutáneas, hipertrofia del hígado o bazo y linfadenopatías.

El diagnóstico se confirma mediante examen de la médula ósea.

Causas:

Se piensa en causas como la exposición excesiva a radiaciones ionizantes, dos tipos de virus asociados, sustancias químicas profesionales como el benceno y defectos genéticos.

En las leucemias agudas las células blancas de la médula ósea aumentan rápidamente e invaden el hígado, bazo, riñones, gónadas y ganglios linfáticos. En las formas crónicas la médula ósea puede estar completamente sustituida por linfocitos.

Tratamiento:

El tratamiento químico logra muy buenos resultados, aunque puede simultanearse con productos naturales. Se recomiendan la Equinácea, Própolis y tomillo durante la fase aguda. Posteriormente parecen especialmente útiles el muérdago, la vincapervinca, la caléndula, agrimonia y la esparraguera.

Las esencias de niaolí y bergamota son adecuadas para los baños o en vaporizador. Se recomienda especialmente el Tanacetum Parthenium o Matricaria.

Nutrientes:

Un alimento de especial interés es la ensalada de remolacha, así como suplementos de ácido fólico.

También resulta muy eficaz mezclar selenocisteína con vitamina A, así como el uso de la enzima L-asparaginasa.

Últimas investigaciones afirman que las antocianidinas, presentes en las moras, arándanos y otras frutas rojas, consiguen provocar la apoptosis de las células cancerosas.

Oligoterapia:

Cobre-oro-plata.

LINFADENITIS

Descripción:
Inflamación de los ganglios linfáticos.
Un ganglio inflamado se detecta con facilidad, sobre todo cuando se descubre el foco infeccioso de origen. Aunque normalmente no son graves, pueden ser indicativos de procesos más serios, como pueden ser la enfermedad de Hodgkin, sífilis, artritis reumatoide, sarampión, poliomielitis, sarna o carcinomas.
Se puede confundir con parotiditis.

Causas:
Cualquier microorganismo patógeno puede causar linfadenitis y la infección ser general o estar limitada a la zona donde drena el ganglio correspondiente, pudiendo estar afectados uno o varios ganglios. Si es uno solamente habrá que pensar en una infección por estreptococos, venérea o causada por animales domésticos como el gato. Si son varios puede sugerir mononucleosis, viriasis, toxoplasmosis o brucelosis.

Lo normal es que no aparezcan signos de generalizarse la infección, ya que los ganglios se encargan de retenerla. Estos aumentan de tamaño, se hacen dolorosos al tacto y puede formarse algún absceso frío que trata de realizar un drenaje al exterior.

Tratamiento:
Para el tratamiento, lo importante es suprimir primeramente el foco infeccioso. Posteriormente, infusiones de encina, cola de caballo, caléndula, meliloto y hojas de nogal, resolverán los casos más simples. Como apoyo, hay que utilizar dosis continuadas de Equinácea y Própolis. Las compresas de alholva y bardana, así como la frambuesa como postre, también son de gran ayuda. En casos más graves se recomienda Astrágalo y Uña de gato.

Homeopatía:
Belladonna CH4, Mercurius solubilis CH 3, Hepar sulfuris CH4.

LINFOMA
Cáncer del sistema linfático.

Descripción:
El sistema linfático, que se encuentra distribuido por todo el cuerpo, posee como función principal la defensa del organismo frente a las infecciones, integrándose en este sistema los vasos linfáticos, ganglios linfáticos, timo, bazo, medula ósea, y otros órganos.
Las células más importantes del sistema linfático son los linfocitos. Hay linfocitos de 2 tipos fundamentalmente: por un lado, los linfocitos T y células NK que atacan directamente a las células malignas o infectadas por virus, y por otro lado, los linfocitos B que fabrican anticuerpos, un tipo de proteína que se une a los agentes infecciosos (virus y bacterias) facilitando su eliminación.

Causas:
Los linfomas afectan a adultos y niños, aunque en los niños entre 15 y 19 años es el cáncer más frecuente.   Hay dos tipos de linfoma principales:
a) *Enfermedad de Hodgkin*, formado por células reactivas que afecta infrecuentemente a adolescentes y adultos jóvenes, y que se extiende de forma ordenada.
b) *Linfoma no Hodgkin*, término muy variado que incluye el resto de los linfomas y que afecta a personas de cualquier edad. Su diseminación se produce generalmente de forma poco ordenada, comenzando frecuentemente con la formación de un ganglio en el cuello, posiblemente a causa de una infección no resuelta. Ello no suele degenerar en malignidad, salvo que coincida con épocas de estrés intenso, frío y poco descanso. En el aspecto psíquico, se dan con mayor frecuencia en enfermos con situaciones irresolutas en su vida que causan tensión, rencores y agresividad contenida. Todo ello ocasiona un debilitamiento paulatino del sistema inmunológico, agudizado por infecciones víricas o fármacos inmunodepresores, benceno o pesticidas. La leche y sus derivados también parecen tener una incidencia negativa en el desarrollo de esta enfermedad.

Sintomatología:
En su inicio solamente se percibe un abultamiento palpable en el cuello, aunque no suele ser doloroso. Si se extienden a ambos lados y se reproducen a otras zonas, la sintomatología se hace más intensa. Aparecen entonces picores generalizados, fiebre, sudores, cansancio extremo, pérdida del apetito con náuseas frecuentes, y asfixia por afectación del diafragma. El hígado puede estar agrandado y no afectado, pero el bazo claramente aumentado de tamaño suele indicar una patología.

La prueba diagnóstica definitiva involucra punción lumbar, análisis de sangre para localizar células tumorales, así como lactatodeshidrogenasa, LDH, proteínas, lo mismo que la extirpación de los ganglios afectados con su posterior biopsia.

Tratamiento:
Se recomiendan encarecidamente la toma continuada de equinácea, própolis, tomillo y cola de caballo. Son de suma importancia los ejercicios de relajación, visualizar la curación definitiva de la enfermedad, y tranquilizar el espíritu, haciendo las paces con las personas conflictivas. Hay que insistir en que este tipo de enfermedad solamente se puede resolver si el problema emocional ha quedado resuelto, por eso la ayuda de un psicólogo o filósofo es imprescindible. Hierbas de especial interés son el Astrágalo, la Uña de gato y el Tanaceto (matricaria).

Supresión de productos lácteos, grasas saturadas y cafeína.

Nutrientes:
Ácido fólico para aumentar el número de los hematíes disponibles. También sílice, selenio y cobre. Vitamina C a altas dosis, alternándola con A y E.

Homeopatía:
Baryta carbónica, Calcium iodatum, Sulphur iodatum, Tuya.

LOMBRICES (y otros parásitos intestinales como el Anisaki)

Descripción:
Las infecciones parasitarias intestinales más comunes son las producidas por: ácaros, oxiuros y las solitarias (tenias) Con el fin de diferenciarlas, he aquí alguno de los aspectos más importantes de cada una.

Ácaros
Se da con frecuencia en lugares cálidos y húmedos. Se contagia por la boca y se puede detectar en las heces, aunque en raras ocasiones también se expulsa mediante el vómito. Puede haber fiebre y obstrucción intestinal, así como cólicos, diarrea y síntomas de apendicitis falsos. Las complicaciones producen obstrucción del intestino y conductos biliares.

Oxiuros
Se centra principalmente en los niños de cualquier clima. Se contagia por la boca y se detecta en la piel perianal. Los síntomas son de picores anales e incluso convulsiones, pudiendo extenderse a toda la familia.

Solitaria
Se contagian por boca y se detectan mediante la presencia de los huevos en las heces. Las carnes de cerdo, oveja o pescado de aguas frías, son las mayores portadoras de ella. También se pude dar por consumo de huevos infectados. Los síntomas son diversos, según el gusano, y abarcan desde diarreas, mareos, debilidad, anemia y dolores abdominales, aunque puede ser también asintomática.

Anisaki
Parásito cuya larva causa una infección llamada anisakiasis. La enfermedad se produce por ingestión de pescados o crustáceos crudos, ahumados, salados, marinados, en vinagre o con escasa cocción, que son huéspedes intermedios de dichas larvas, siendo los mamíferos acuáticos y otros anfibios, reptiles o aves, los huéspedes definitivos de las formas adultas, en su aparato digestivo. La larva en el humano ulcera la mucosa digestiva. Los síntomas varían en función del lugar

en el que el parásito asiente, pudiendo simular úlcera péptica, obstrucción intestinal, apendicitis, perforación u otros cuadros.

Tratamiento:
El tratamiento natural de los parásitos intestinales consiste en infusiones de tomillo, hipericón y eucalipto. Las comidas se pueden aromatizar con estragón. Una vez la enfermedad resuelta se puede utilizar infusiones de frángula para expulsar cualquier resto. Se recomienda especialmente los extractos de nogal y clavo.

Nutrientes:
El ajo crudo o en perlas, es el mejor tratamiento. Se puede complementar con zanahorias, pipas de calabaza, sandía, cerezas y papaya.
Las solitarias se pueden expulsar mediante cebollas, rábanos, nueces, fresas, ajo, pipas de calabaza y coco.

LUMBAGO

Descripción:
El dolor lumbar es el precio que los seres humanos debemos pagar por caminar en dos pies, permanecer sentados por tiempo prolongado, ser obesos, hacer esfuerzos con la columna vertebral flexionada, y por accidentes diversos. Esto ocasiona que aproximadamente un 70 a un 80 % de los habitantes del mundo occidental sufran en cierta medida dolor lumbar en algún momento de sus vidas. También sabemos que del 15 al 30 % de la población ha estado incapacitada por esta dolencia de dos semanas a tres meses, y solamente en los Estados Unidos hay un millón de discapacitados por esta patología. De cada tres pacientes, dos se recuperan en un período de tiempo inferior a un mes y el resto sufre molestias persistentes por más de 6 meses. Afortunadamente, la mitad de los pacientes con dolor lumbar crónico pueden reanudar su trabajo.

El lumbago familiarmente es conocido como "dolor de riñones", esto es, el dolor en la zona lumbar causado por alteraciones de las diferentes estructuras que forman la columna vertebral a ese nivel, como ligamentos, músculos, discos vertebrales y vértebras. Por lo tanto, no llamamos lumbago al dolor que localizándose en esa zona tiene otro origen, como por ejemplo el dolor que se debe a una alteración del riñón. El ejemplo más ilustrativo es el cólico nefrítico, el cual también acusa con fuerte dolor lumbar, que no llamaremos lumbago. Es curioso hacer notar que el lumbago, ese dolor que la gente menciona como "dolor de riñones", nunca se debe a alteraciones de estas vísceras.

Causas:
La fatiga psicológica, los bajos niveles de actividad física, el tabaquismo y la insatisfacción laboral, son factores relacionados con episodios de dolor lumbar.

La persistencia de los síntomas está asociada con "factores premórbidos" (factores que aumentan la posibilidad de enfermar, como: altos niveles de fatiga psicológica, salud auto-calificada como mala, bajos niveles de actividad física, tabaquismo, insatisfacción laboral) y factores relacionados con episodios de dolor lumbar (duración de los síntomas, dolor irradiado a la pierna, dolor ampliamente extendido, y restricción de la movilidad espinal).

Síntomas:
Si se observa un enfermo aquejado de dolor lumbar, encontraremos siempre a una persona quebrantada, ligeramente pálida y sudorosa, con una o dos manos apoyadas en la espalda, justo en la zona dolorida. Parecería que tratase de mantenerse erecto, quizá para aliviar su dolor, quizá para lograr inconscientemente estirar la espalda.

Tratamiento:
Aunque la dieta parece no tener una utilidad especial, lo cierto es que beber agua en abundancia, tomar poca sal y nada de alcohol, siempre ayudan.

Nutrientes:
El magnesio es el mineral imprescindible para la curación, recomendándose al aspartato de magnesio o la Levadura de cerveza enriquecida en Magnesio.

Hierbas:
Nuevamente es el Harpagofito la hierba de elección, aunque en este caso su eficacia es moderada. También resulta útil emplear algunas de las muchas mezclas de hierbas que existen para el reumatismo.

Homeopatía:
Arnica 4Ch, Sulfur, Nux vomica, Rhus toxicondendron, Magnesium phosphoricum, Magnesium fluoratum.

Medidas físicas:
Si hay una enfermedad en la cual se agradecen especialmente los masajes suaves, ésta es el lumbago. Hay que procurar no darlos circularmente, sino solamente en la misma dirección del músculo. Cualquier masaje con una pomada que genere calor contribuirá a la curación, o al menos a un alivio significativo. Los lavados con agua caliente con vinagre, las compresas de vapor, y el medio baño en agua muy caliente, son otros de los remedios más universales.

Ejercicios de Mckenzie en extensión
1. Decúbito prono, la cabeza girada hacia un lado y los brazos a lo largo del cuerpo. Se mantiene la posición durante 5 minutos. Se repite una vez, con una frecuencia de 3 ó 4 veces por semana, durante 6 semanas.
2. Decúbito prono, colocar los codos y antebrazos tocando el suelo, la espalda relajada. Se mantiene la posición durante 5 minutos, reposar 1 minuto.
3. Decúbito prono. Apoyarse sobre el estómago con las palmas de las manos cerca de los hombros. Empuje lentamente los hombros hacia arriba manteniendo las caderas en el suelo y permitiendo que la espalda y estomago se doblen. Baje lentamente los hombros. 5 repeticiones, 3 ó 4 veces por semana, durante 6 semanas.
4. Extensión progresiva con almohadas. Apoyarse sobre el estómago y colocar una almohada bajo el pecho. Permanecer 2 minutos en esta posición. Agregar una segunda almohada y aguantar la posición otros 2 ó 5 minutos. Repetir una vez, 3 ó 4 veces por semana, durante 6 semanas.

5.   Colocar ambas manos en la región lumbar. Doblar la espalda y permanecer 20 segundos en esta posición. Hacer este ejercicio después de actividades de la vida diaria. 5 repeticiones, 3 ó 4 veces por semana, durante 6 semanas.

Lo importante es que los ejercicios se efectúen bajo control y con un fortalecimiento progresivo. Las formas alternativas de fortalecimiento mediante ejercicio incluye Pilates, Yoga y Tai chi en sus diferentes modalidades.

LUPUS ERITEMATOSO SISTÉMICO

Descripción:
El Lupus Eritematoso Sistémico, también llamado Lupus o LES, origina un amplio espectro de problemas y puede simular diversos procesos en el transcurso del tiempo. Son frecuentes las erupciones cutáneas, artritis, anemia, convulsiones o problemas psiquiátricos y, a menudo, afecta también a otros órganos internos entre los que se incluyen el riñón, los pulmones y el corazón.
La prevalencia del LES varía en los distintos grupos de población, oscilando entre 300 y 400 pacientes por cada 100.000 habitantes, aunque es más común en ciertos grupos étnicos, especialmente los negros, y más del 90% de los pacientes son mujeres.

Causas:
El LES es un desorden del sistema inmunitario el cual, normalmente, funciona protegiendo el organismo contra infecciones y cánceres. En el LES, dicho sistema inmunitario es hiperactivo y se producen importantes cantidades de anticuerpos anormales que reaccionan con los tejidos del propio paciente. La causa exacta del Lupus es desconocida, pero la herencia, el entorno y los cambios hormonales juegan un papel importante.

Síntomas:
En la piel de la cara se declara una alteración roja y ligeramente escamosa, la cual se desarrolla simétricamente en las mejillas a ambos

lados de la nariz, e incluso puede quedar afectada la propia nariz. Existe erupción cutánea en las zonas expuestas al sol; úlceras en el paladar y en las fosas nasales; artritis de una o más articulaciones; inflamación de riñón, e incluso suele estar afectado el sistema nervioso y declararse convulsiones, desordenes mentales o accidentes vasculares

A menudo pueden verse fiebre, adelgazamiento, dolor abdominal, pérdida del cabello, problemas circulatorios en los dedos de las manos y de los pies, así como dolor en el pecho al caminar o con la inspiración profunda.

Tratamiento:
La investigación ha mostrado que comiendo muchas grasas saturadas puede empeorar la enfermedad y, sin embargo, comiendo alimentos ricos en grasas insaturadas mejoran los síntomas.

Nutrientes:
Zumo de patata crudo: es suficiente una cucharada al día en ayunas.
Aceite de semilla de lino: 2 cucharas diariamente.
Aceite de Onagra: seis perlas al día.
Ajo: dos perlas de aceite en cada comida o, mejor el ajo crudo. No sirve cuando está frito o cocido.

Complementos:
Cobre: un estudio a doble ciego mostró los beneficios significativos empleando una dosis de 4-10 mg/día.
Vitamina K: 100 mg tres veces por día reducen la inflamación.
Betaína (HCl) con pepsina: muchos pacientes afectados están bajos en este componente digestivo. Se emplearán 2 píldoras con las comidas ligeras, 4 con las comidas mayores.
Selenio: evita la pérdida de la fuerza muscular.
DHEA.

Hierbas:
El Jengibre (cápsulas o fresco), así como empleado en condimento, suele dar buenos resultados. De especial interés es el uso de la Uña de gato, Astrágalus y Anamú.

Homeopatía:
Arsenicum iodatum, Aurum.

Medidas físicas:
Varias veces al día abluciones de agua templada en la cara. Apósitos de arcilla en la zona dolorida. Duchas calientes seguidas de una ducha fría de corta duración.

MALARIA (Paludismo)
Enfermedad caracterizada por la aparición de fiebre intermitente.

Descripción:
Al comienzo de la enfermedad se siente dolor de cabeza, malestar, fiebre y síntomas similares a una gripe; cuando ésta desaparece el enfermo parece encontrarse perfectamente bien. Otros tipos de malaria (paludismo) provocan anorexia, fatiga, indiferencia y malestar profundo. La enfermedad suele ser leve, salvo complicaciones bacterianas coincidentes y remitir en menos de 30 días.

Causas:
Se produce por la picadura de cuatro tipos diferentes de mosquito o a causa de jeringas o transfusiones de sangre de donantes infectados. Nunca se debería donar sangre después de volver de un país tropical, ya que normalmente se contraen allí y pueden transmitir la enfermedad incluso durante 15 años después de haber sido contagiados, aunque no tengan síntomas.
Una vez que el mosquito ha depositado sus larvas en la piel de la persona el parénquima hepático es la primera parte afectada, al que sigue las alteraciones de los hematíes. Dado que esta fase puede desarrollarse en una semana o hasta en 30 años, a causa de la facilidad para hibernar, las recaídas son muy frecuentes.

Tratamiento:
El tratamiento natural debe emplearse únicamente después de solucionada la enfermedad y para evitar recidivas. Se emplea la

artemisa, reforzada con los flósculos del girasol, e infusiones de espino blanco. Se puede complementar con Equinácea, P.A.B.A., eucalipto y cardo santo.

MASTITIS (y mastopatías)

Descripción:
Infección de la glándula mamaria.

Síntomas:
Es fácil de diagnosticar, sobre todo si anteriormente la mama ha sufrido golpes o existen heridas o fisuras que puedan permitir la entrada de gérmenes. Hacia el tercer o quinto día del puerperio es frecuente que se den grietas en el pezón que faciliten la infección. Una vez declarada, se pueden palpar ya los síntomas de la enfermedad en poco más de 24 horas. Existe dolor y quizá hemorragias pequeñas, siendo frecuentes al principio los escalofríos y la fiebre ligera.
El pecho está rojo, sensible al tacto, doloroso y con nódulos. En casos más serios puede existir supuración, escalofríos intensos, fiebre de casi 40 grados y aumento del volumen mamario. Si se forman abscesos, con aumento de los ganglios linfáticos, así como un cambio en el color de la piel (rojo oscuro o azulada) que puede ser indicio de enfermedad bacteriana grave.

Tratamiento:
El tratamiento preventivo se basa en lavados frecuentes del pezón con agua de mar esterilizada o en su defecto con infusión de tomillo o malva. Para prevenir las grietas se utilizará el aceite de almendras dulces con maceración de hipericón.
El tratamiento curativo implica el uso de antibióticos, reforzados con Equinácea, la cual se dará localmente e ingerida.

Mastitis quística

Se trata de un trastorno benigno que afecta el 50% de las mujeres, mayormente en la premenopausia. Hay dolor y molestias en el pecho, especialmente en los días premenstruales y en la ovulación, siendo los quistes aun más dolorosos entonces. Suele afectar a uno solo de los pechos y si se forman quistes estarán localizados muy superficialmente y ser móviles y blandos.

Causas:
Aunque están ligados a la producción hormonal de los ovarios, se dan con más frecuencia en mujeres que han consumido años atrás gran cantidad de grasas saturadas procedentes de animales mamíferos. Se ha comprobado que el consumo de cafeína y leche agudiza la enfermedad. También, la premenopausia suele ser un desencadenante brusco de la enfermedad.

Tratamiento:
Una vez descartada la malignidad, el aceite de Onagra es el remedio mejor de los que disponemos. También se puede emplear aceite de Borraja.
Prohibición absoluta de emplear antitranspirantes locales.

Nutrientes:
Grandes dosis de vitamina E (600 unidades diarias), alivian los síntomas e impiden el desarrollo de los quistes. Hay que consumir aceites vegetales crudos y aceites de pescado.

Homeopatía:
Lechesis mutus CH9, Thuya CH4.

MEMORIA (Trastornos de la)

Descripción:
Se trata de la capacidad mental que permite a los seres vivos registrar, conservar y evocar experiencias, aunque básicamente existen dos zonas o tipos de memoria: la anterógrada que recuerda los hechos y aprendizajes pasados, y la memoria retrógrada que se encarga de recordar los hechos recientes y que sirve igualmente para el aprendizaje.
La memoria puede verse afectada tanto en la cantidad como en la calidad, y no siempre es fácil determinar quién tiene problemas reales de memoria. Posiblemente, los seres humanos tenemos la facilidad para mantener olvidados o escondidos pasajes o elementos de la vida

que no nos interesan, mientras que nos es fácil recordar aquello que nos hace feliz o, paradójicamente, nos proporciona miedo. Los ancianos, por ejemplo, mantienen una memoria pasada extraordinaria y son capaces de recordar hechos que creían olvidados. Los niños, por el contrario, apenas recuerdan los años de su extrema niñez, cuando apenas eran unos bebés, pero pueden recordar multitud de datos que acaban de asimilar.

Como trastornos destacan la hiperamnesia o fuga de ideas, en la que se produce una evocación exagerada de los recuerdos que nos torturan, y los diversos tipos de amnesia que nos produce incapacidad para recordar hechos recientes. También se consideran trastornos los problemas para evocar acontecimientos lejanos relativamente importantes. Las *ausencias* momentáneas, como olvidarnos del nuestro nombre, de la calle donde vivimos y, con más frecuencia, el lugar donde hemos aparcado nuestro vehículo, no son problemas reales de la memoria, pues posiblemente se deban a saturación de información.

Entre los trastornos cualitativos de la memoria cabe citar la paramnesia o los recuerdos extraños, aquellos que la persona manifiesta como ya vividos o, al contrario, nunca vistos, así como la fabulación, en el cual se recuerdan como reales ciertos hechos que posiblemente solamente sean ensoñaciones.

Causas:
Los trastornos de la memoria están originados por causas diversas, entre ellas: envejecimiento, falta de concentración, distracción, trastornos emocionales intensos, desinterés, alegría o tristeza desbordada, mala circulación sanguínea, enfermedades hepáticas, mala alimentación, drogas o falta de sueño.

Tratamiento:
Al margen de la enfermedad causante, existen remedios genéricos que suelen dar buenos resultados como el Ginseng, eleuterococo y la nuez de cola. También el jengibre negro, el romero, la salvia y el Ginkgo Biloba.
De especial interés están la Bacopa, Rhodiola y L- Acetil carnitina.

Nutrientes:
La lecitina y cualquier alimento rico en fosfolípidos, los rabos de pasas y las nueces. También el ácido glutámico, la L-Glutamina, el polen, la jalea real, la colina y las vitaminas del grupo B, así como el café, la cola y el té.

Homeopatía:
Sulphur, Ignatia amara.
Flores de Bach:
Brote de castaño blanco (Aesculus hippocastanum)
Aprendizaje. Mejor objetividad y mente centrada.

MENISCO (Lesiones)

Descripción:
El menisco es un pedazo de cartílago que está en el medio de la rodilla, existiendo un menisco en la parte interna (el menisco medial) y otro en la parte externa (el menisco lateral). Cada uno está fijado a la parte superior del hueso de la pantorrilla (tibia) y también hace contacto con el hueso del muslo (fémur), actuando como amortiguador cuando la rodilla está sosteniendo una carga.
El delicado cartílago articular de la rodilla acomoda al hueso en la articulación y ayuda a promover movimientos libres de fricción, mientras que las almohadillas de cartílago amortiguan los impactos. Los ligamentos, que son tiras fuertes de tejido fibroso, mantienen unida la articulación. Toda la articulación de la rodilla está rodeada por una cubierta o "guante" de material fibroso fuerte llamado cápsula articular. Para mejorar la protección, la envoltura sinovial de la cápsula articular segrega unas cantidades pequeñas de líquido para lubricar la articulación.

Causas:
Un golpe desde un lateral hacia el interior puede desgarrar o estirar el ligamento lateral interno y sacar el menisco medio de su encaje. Esto es frecuente en los deportes de contacto e incluso en el fútbol, aunque

no ocasionaría daños importantes si antes no hubieran ocurrido esguinces leves repetidos que ocasionan una disminución en la estabilidad ligamentosa normal. Otro gran número de lesiones del menisco medio son el resultado de una rotación interna fuerte, repentina, del fémur con la rodilla parcialmente flexionada, mientras el pie está firmemente apoyado. Los desgarros dentro del cartílago no cicatrizan debido a la falta de adecuado suministro de sangre. Sin embargo, algunos desgarros del menisco periférico sí lo hacen, siempre que el aporte de sangre sea el adecuado.

Lo cierto es que, y aunque no existan traumatismos sobre la rodilla, la práctica intensiva de patadas al aire, tal y como se efectúa en las Artes Marciales, o el impacto sobre el duro balón de reglamento en el fútbol, ocasionan, tarde o temprano, un desgaste del menisco. Se estima que aproximadamente un 80 por 100 de los practicantes de kárate padecen o han padecido lesiones en la rodilla; muchas de estas lesiones son crónicas y el final es la operación de menisco, con lo que la vida competitiva del deportista suele acabar definitivamente. El desgarro de menisco se puede producir también en la vida cotidiana, cuando se tuerce la rodilla con fuerza, pero a veces se desgarra sin mucho esfuerzo, como por ejemplo cuando uno está en cuclillas.

Síntomas:
Al principio, solamente se notan ligeras molestias interiores, las cuales desaparecen con el reposo y también durante la fase de calentamiento. Nada más finalizar el esfuerzo, justo cuando nuestro organismo se comienza a enfriar, la molestia será más intensa. Al continuar el entrenamiento, los dolores se harán más fuertes cada vez, llegando a no desaparecer ni siquiera durante el calentamiento, para degenerar en una clara incapacidad. El deportista, sin embargo, no suele dar importancia a estos dolores y tardará bastante en acudir al medico. En los casos más avanzados hay dolor severo, pérdida de movimiento, bloqueo de la rodilla con incapacidad de flexión o de extensión completa, y dolor en la zona del desgarro.

Cuando el cartílago de la rodilla está fracturado, sus bordes rotos se endurecen y puede llegar a atrofiarse. Ocasionalmente, pueden desprenderse partes del menisco y meterse en cuña entre las superficies de la articulación de la tibia y del fémur, imponiendo un bloqueo o haciendo que la articulación ceda. Las lesiones crónicas del menisco también pueden mostrar inflamación reciente y atrofia muscular obvia alrededor de la rodilla. El deportista puede quejarse de incapacidad para ponerse totalmente en cuclillas o para cambiar rápidamente de dirección cuando corre.

Tratamiento:
Se ha notado un agravamiento de las lesiones por comer chocolate, Cola-cao, mariscos, espinacas, vísceras o carnes muy grasas.

Nutrientes:
Tomar varios comprimidos diarios de magnesio y vitamina E, durante un período mínimo de tres meses. También se recomiendan sílice y flúor, así como cartílago de tiburón y cáscara de ostra.

Complementos:
Ponerse diariamente fomentos calientes de arcilla en el lugar afectado, dejándolo durante toda la noche, si es preciso.

Medidas físicas:
Lubricar varias veces al día la rodilla, con movimientos rotatorios al levantarse y, muy especialmente, si se sigue practicando el deporte que ocasionó la lesión. En los casos agudos, colocar hielo sobre la rodilla por 20 ó 30 minutos cada 3 ó 4 horas durante 2 ó 3 días, o hasta que el dolor y la hinchazón desaparezcan. Elevar la rodilla colocándola sobre una almohada (para reducir la inflamación) y colocar una venda elástica alrededor de la rodilla para evitar que la inflamación se agrave.

Además, hay que evitar, si el deportista practica Artes Marciales:
1- Pegar patadas sin girar correctamente la pierna de apoyo, cosa bastante frecuente en los niños, ya que su buena elasticidad les facilita el que puedan patear alto sin girar la cadera.
2- Patear al aire con la máxima potencia, ya que en estos casos son los ligamentos de la rodilla los que se encargan de frenar la energía cinética desarrollada. En la patada lateral la rodilla tiende a seguir el

movimiento de la pierna y se desplaza hacia adelante, mientras que en la patada circular deberá frenar el movimiento que tiende a obligar a la pantorrilla a doblarse.

3- Otra costumbre profundamente arraigada es realizar sentadillas (flexiones de rodilla) una y otra vez, con la pretensión de muscular la porción del muslo próxima a la rodilla; cosa que por supuesto se consigue, pero a costa de un desgaste rápido del menisco. Y es que cualquier flexión profunda de rodilla puede dar lugar a lesiones en la coyuntura de la rodilla debido al movimiento rotatorio de la parte inferior de la pierna, la cual desplaza la rótula hacia dentro. Toda flexión menor de 90 grados debería hacerse tratando de abrir las rodillas hacia afuera, nunca mantenerlas rectas ni mucho menos doblarlas hacia dentro.

MENOPAUSIA
Cese de las funciones ováricas.

Descripción:
Aunque no es una enfermedad si no un cambio o una adaptación hacia la vejez, la sintomatología que la acompaña implica su tratamiento. Se declara habitualmente entre los 48 y los 55 años y se considera tal cuando ha pasado un año desde el último período. Los síntomas pueden durar entre 1 y 5 años.

A partir de los 40 años la mujer puede empezar a sentir los primeros síntomas del cese de la función ovárica, aunque también puede ocurrir entre los 25 a 35 años o posterior a los 50. Un envejecimiento prematuro de los ovarios, lactancia prolongada, enfermedades debilitantes, procesos infecciosos, irradiación por rayos X o falta de vida sexual en pareja, pueden causar la llegada de la menopausia prematuramente.

Cualquier mujer en edad crítica o que sospeche la llegada de la menopausia deberá ponerse a tratamiento, ya que las alteraciones psicológicas la pueden afectar grandemente.

Síntomas:

Los síntomas habituales incluyen: oleadas de calor al rostro, irritabilidad, palpitaciones, insomnio, vértigos, dolores de cabeza, entumecimiento de manos o pies, dolores musculares, artrosis, incontinencia urinaria y aumento de la libido. También pueden darse con normalidad arrugas cutáneas, sequedad de la mucosa vaginal, aumento del vello facial y cambios en la voz. La ausencia de estrógenos será la causante de que estos síntomas aparezcan en mayor o menor medida.

Tratamiento:
Las hierbas que mejor resultado proporcionan son el **agnus cactus** (Vitex), la salvia, Dong Quai y la melisa, seguidas de la ortiga, escaramujo, valeriana, milenrama, mejorana y flor de naranjo. Las hojas de olivo para corregir la hipertensión, el hipericón para las depresiones nerviosas y la Onagra para la sequedad cutánea y vaginal, serán también parte importante del tratamiento. Con el fin de aportar estrógenos se recurrirá al lúpulo, isoflavonas de soja y avena. La alcachofa, la alfalfa y la calaguala, también son útiles en general.
Sobre la osteoporosis, parece demostrado que está ocasionada por la falta de ejercicio y estrógenos, más que por el déficit de calcio, pues no es probable que la ingesta de productos lácteos baje drásticamente. Por ello, se recomienda especialmente realizar ejercicio moderado, pues serán los músculos quienes eviten la descalcificación.

Oligoterapia:
El oligoelemento zinc ayudará a corregir los trastornos endocrinos y el manganeso-cobalto los trastornos vasomotores.

Nutrientes:
Como suplementos dietéticos el mejor de todos es la jalea real, complementada con vitaminas A y E. También son imprescindibles la vitamina D y el ácido fólico.

Homeopatía:
Aconitum CH10, Sulfur CH6, Lachesis CH10, Platinum CH4, Pulsatilla CH6.

Flores de Bach:
Madreselva (Lonicera caprifolium)
Crecimiento positivo y optimismo por estar vivo. Impulso para nuevas empresas.
Para personas que se empeñan en vivir en el pasado. De gran ayuda en problemas propios de la senilidad. Añoranza. Recuerdo y fijación obsesiva en los buenos tiempos pasados, en los amores idílicos, impidiéndole que valore mejor su vida presente. Nostalgia, tristeza por lo perdido e imposibilidad de pensar que todo tiempo pasado no fue mejor.

MIOPÍA (y otras alteraciones del ojo)

Descripción:
Convexidad defectuosa del cristalino del ojo.

Causas:
En la miopía la imagen se forma delante de la retina y se debe principalmente a la atrofia de los músculos encargados de enfocar adecuadamente los objetos, de manera similar a como lo hace el objetivo de una cámara con enfoque automático. Esta atrofia suele ser adquirida o congénita.
Mientras que los marinos y los campesinos suelen gozar de una gran visión de lejos al tener a sus ojos acostumbrados a ello, los estudiantes de las ciudades es frecuente que padezcan miopías. La costumbre de enfocar una y otra vez a lugares muy próximos (libros, televisión, etc.) y no hacerlo con la misma frecuencia a la lejanía, provoca la atrofia muscular anteriormente citada. Bastaría, por tanto, con que los jóvenes salieran frecuentemente al campo, para evitar la mayor parte de las miopías. Por supuesto, las gafas y las lentillas no curan la miopía y solamente permiten que no evolucione rápidamente. Un dato curioso a tener en cuenta, es que basta que se relaje la parte más superficial del ojo, bien sea por la presión de las lentillas, o por cortes superficiales realizados con un láser, para que la persona recupere la visión.

Tratamiento:
El tratamiento preventivo ya está indicado, pero la curación es muy improbable, salvo que la persona ponga mucho tiempo y paciencia para recuperarse. El doctor Capo se hizo famoso con su método de reeducación ocular, pero es tan lento que pocas personas se sienten con fuerza para emprenderlo. En el comercio existen unas gafas opacas aunque agujereadas por cientos de minúsculos agujeros, que se promocionan para curar la miopía. En niños pequeños se recomienda que no duerman con luz, pues existe la creencia de que ello es la causa de algunas miopías tempranas.

La **vista cansada** o presbicia, mejora bebiendo zumo de limón o poniendo pulpa de manzana cruda en los párpados. También se recomiendan compresas frías de eufrasia o caléndula. El arándano es un buen remedio para tomar habitualmente, así como las vitaminas A y E.

En cuanto al **estrabismo**, mejora con el Gelsemium y la alúmina.

El **tic del párpado** ocasionado frecuentemente por falta de sueño, cansancio o nerviosismo, mejora con compresas de manzanilla o lavanda. En homeopatía se emplea la Pulsatilla y el codeinum. También son útiles los suplementos de magnesio, litio y el hipericón.

Nutrientes:
Las semillas de calabaza y el polen también mejoran bastante la visión, mucho más si las reforzamos con vitaminas A, E y B-2. Los frutos del arándano son un remedio extraordinario para mejorar la visión.

Homeopatía:
Gelsemium CH5, Ruda 4CH, Árnica 4CH y Natrum muriaticum 6DH

MUELAS (Dolor de)

Descripción:
Entre las causas posibles que pueden generar dolor en la dentadura, tenemos en un lugar destacado al conocido como dolor de muelas, el cual socava grandemente la resistencia y la paciencia de la persona

más fuerte. Lo que en un principio se nota como un dolor sordo, difuso, acaba por centrarse en un lugar a modo de puñalada, extendiéndose a todos los tejidos periféricos y músculos masticatorios.

El enfermo termina doblegándose ante la continuidad del dolor y prueba toda clase de calmantes a su alcance. Los resultados son parcialmente consoladores, aunque por desgracia de corta duración, quizá en el mejor de los casos seis horas.

Causas:
Las causas habituales son por presencia de caries y si aún no está afectado el nervio dental podrá desencadenarse por frío o ingestión de dulces. Si el dolor aparece con el calor es que la pulpa dental está ya afectada. Cuando hay inflamación en la encía hay sensibilidad incluso a la presión y cuando hay infección suele existir edema de los tejidos próximos, declarándose lo que conocemos como flemón.
En los niños, cuando erupciona un molar puede haber dolor, inflamación e incluso infección.

Tratamiento:
Entre los muchos remedios preconizados por la medicina popular tenemos las aplicaciones locales de zumo de perejil, extracto de ajo y cebolla, así como pulpa de patata aplicada externamente. Sin embargo, la mezcla a partes iguales de extracto de Própolis y clavo, es lo que mejor resultado da ya que poseen un gran poder bactericida y anestésico. Otra esencia muy nombrada es la de ajedrea y la aplicación de alcohol de 60 grados.

Ningún analgésico natural es suficientemente potente, aunque se puede probar con el Harpagofito asociado a la corteza de sauce. Para suavizar las encías y refrescar la boca se utilizará extractos de menta, salvia y malva.

Homeopatía:
Arnica CH4, Belladonna CH7

MUERTE SÚBITA (Prevención de)
Muerte sin causa reconocida.

Descripción:
La muerte súbita se considera dentro de los casos de fallecimiento naturales, aunque lo cierto es que no se sabe ciertamente las causas. Pudiera ser que se declarase en el corto plazo de una hora, dentro de la cual se deben dar todos los pasos de una agonía simple, incluso sin que el enfermo los perciba. Es más, suele ocurrir en personas aparentemente sanas, razón por la cual no se vela el sueño de ellas.

Aunque no existen estadísticas todavía de la frecuencia, sabemos que ocurre con mayor frecuencia entre el nacimiento y los 6 meses de edad y posteriormente, entre los 35-70 años, habiendo un predominio de los varones. Sin embargo, una diferencia marca ambos años, y es que en los adultos suele darse cuando existen enfermedades cardiovasculares previas (incluso sin diagnosticar), y en las cardiopatías arteriosclerósicas. En los niños, en cambio, no hay enfermedades y acontece preferentemente durante el sueño.

Ello nos mueve a una reflexión: Aunque en ambos casos la persona fallece repentinamente, las causas son muy distintas. Numerosos trastornos del ritmo y algunas formas de bloqueo cardíaco cursan con un riesgo elevado de muerte súbita en los adultos, lo mismo que la embolia pulmonar y enfermedades del sistema nervioso central como las hemorragias cerebrales y subaracnoideas.

En los lactantes y niños pequeños es raro que la muerte súbita esté producida por enfermedades infecciosas, especialmente las del aparato respiratorio. Las muertes súbitas en la infancia debidas a enfermedades cardiovasculares no alcanzan el 10%, y por lo general se trata de cardiopatías congénitas. Una proporción importante de tales muertes infantiles no muestra ninguna causa evidente en la autopsia.

La reacción postvacunal, suele ser denunciada como causa de la muerte súbita del lactante.

Sintomatología previa:
Indudablemente, si existieran unos síntomas anteriores seguramente podríamos evitar la mayoría de ellas, aunque hay algunas

consideraciones que podemos hacer. En los niños hay ya una corta casuística que enlaza los casos de muerte súbita con dos circunstancias: Una, posibles reacciones anafilácticas debidas a medicamentos, en especial vacunas y antibióticos, pero de difícil comprobación en las autopsias. Dos, el arropar a los bebés hasta más allá del cuello, generándose así una pobreza en oxígeno que termina por provocar un aumento en el CO_2. Este efecto se verá agudizado en los casos en que la habitación del bebé está siendo ambientada con humidificadores que también desplazan el oxígeno del lugar. De ocurrir esto, y aunque los padres del bebé hubieran acudido a comprobar el sueño de su hijo, nada extraño verían, pues la carencia paulatina de oxígeno proporciona una muerte lenta y dulce, en apariencia un sueño profundo.

Prevención:
En los bebés ya es sabido que se recomienda actualmente la saludable medida de ponerles a dormir de lado, aunque nadie puede evitar que el niño se dé la vuelta varias veces durante la noche. Es también muy recomendable no ajustar las sábanas fuertemente para permitirle cierta movilidad, al mismo tiempo que se procurará evitar que el pañal ajustable le oprima fuertemente las tripita. Como ya sabemos, los bebés respiran con el diafragma, y un pañal sumamente ajustado le impedirá respirar, lo mismo que el taparles más allá del cuello.

NEFRITIS (También, glomerulonefritis y pielonefritis)
Enfermedad inflamatoria renal.

Descripción:
Bajo este nombre se pueden englobar también a enfermedades de los riñones tales como la glomerulonefritis, la nefrosis y la nefroesclerosis.

Causas:
En la primera, se produce inflamación de los glomérulos, quizá como consecuencia a una infección. En la nefrosis hay degeneración de las células epiteliales de los túbulos renales, bien sea causada por

venenos, disminución del riego sanguíneo o procesos infecciosos. La nefroesclerosis es la más grave de las tres, ya que suele ir acompañada de arteriosclerosis generalizada y puede haber destrucción progresiva de las neuronas.

La **glomerulonefritis** estreptocócica es más frecuente en niños mayores de 3 años y adultos jóvenes. La **pielonefritis** es una infección del riñón a causa de un cálculo o por causas urinarias.

Síntomas:

El comienzo de una enfermedad renal suele ser común a cualquier infección, esto es, dolor de cabeza, fiebre, malestar, vómitos y con frecuencia edemas, el cual suele comenzar en la cara y los párpados. En los niños es frecuente el edema cerebral. También suele declararse hipertensión arterial, uremia e insuficiencia cardiaca o renal. En las nefrosis es frecuente encontrar proteinuria y disminución de la albúmina. Puede existir retención urinaria intensa, vómitos y fuerte postración.

Tratamiento:

Puede requerir ingreso hospitalario urgente, especialmente si el paciente está sumamente decaído. Una vez que desaparece la fiebre, la retención de orina y los vómitos, se completará la curación con medidas naturales como los baños de asiento calientes, y las cataplasmas calientes de lino en la zona afectada. Se tomarán infusiones calientes de diente de león, arenaria, y ortosifón. Para evitar una recaída se utilizará Equinácea cada dos horas y el Harpagofito para mejorar el estado general. Si hay vómitos se darán mezclas de electrolitos, pero si son intensos hay que hidratar por vía endovenosa.

Las manzanas y los plátanos serán la base alimentaria durante los procesos agudos.

Oligoterapia:

El cobre y la mezcla cobre-oro-plata, se utilizarán en las infecciones y los casos más graves.

NERVIOSISMO (También, ansiedad, angustia, estrés)
Excitabilidad o debilidad del equilibrio emocional

Descripción:
No existe una manera clara de definir el nerviosismo, ya que cada persona lo siente y lo expresa de manera diferente y ni siquiera está definido como tal en los manuales de psiquiatría. La persona que así se expresa manifiesta no poder permanecer quieto, sentir ligeros temblores en diferentes partes del cuerpo, mover compulsivamente una pierna o mano, así como tener tics molestos. También manifiesta intranquilidad o estados de desasosiego, lo que le conduce a un estado de inquietud incontrolable. Morderse las uñas o mantener y mover un objeto en las manos, son otros síntomas normales.

Causas:
Numerosas son las sustancias utilizadas comúnmente que pueden producir nerviosismo y entre ellas ocupan el primer lugar el café, té, bebidas de cola, alcoholismo crónico, tabaco y multitud de medicamentos. Las enfermedades debilitantes y las carencias de vitaminas del grupo B son algunas de las causas orgánicas que desencadenan nerviosismo, además de la hipoglucemia, el hipertiroidismo, la menopausia, la esquizofrenia, las enfermedades hepáticas, las alergias, encefalitis, sífilis, esclerosis y psiconeurosis.
La euforia es, con frecuencia, un estado de nerviosismo que se puede confundir por alegría incontrolada.

Tratamiento:
Es difícil pedir calma a una persona nerviosa e incluso podemos conseguir que se agudice su mal en cada intento, siendo más recomendable pedirle que nos hable de su problema que tratar de hacerle entrar en razones.
Hay muchas hierbas que se han recomendado para calmar la excitación de las personas nerviosas y entre las más utilizadas están la valeriana, la pasiflora y la tila. Cualquiera de ellas o la mezcla de las tres, pueden servir o fallar rotundamente. De acción más suave, pero más eficaces a largo plazo, están la melisa, el espino blanco y la

avena, las cuales, además, robustecen el sistema nervioso, de la misma manera que lo hace el espliego. En estados más agudos puede ser interesante administrar extractos de azahar, lúpulo o amapola. El baño caliente, con esencias de espliego y melisa, sigue siendo quizá el remedio más popular y de mejores resultados de todos, al cual deberemos recurrir en primer lugar.

Oligoterapia:
Los oligoelementos aluminio y cobalto, son buenas soluciones para los casos crónicos, aunque tardan algo en hacer efecto. La asociación manganeso-cobalto también proporciona buenos resultados.

Nutrientes:
La carencia de Vitaminas del grupo B habrá que corregirla si se sospecha algún déficit. También se administrará el aminoácido Triptófano.

Flores de Bach:
Roble (Quercus robar)
Retroceder a tiempo, renunciar a los imposibles, adaptabilidad y flexibilidad en lugar de oposición.
Es el remedio de los trabajadores, de los obsesos por el trabajo que pierden el sentido de la proporción de sus propias fuerzas y llegan fácilmente al agotamiento. Abatimiento por falta de logros, sensación de tener todo en contra. Personas muy luchadoras, valientes y que no gustan de rendirse, pero que se agotan por ir ciegos por un camino equivocado.

NEUMONÍA (También, bronconeumonía)
Infección de los espacios alveolares y del parénquima.

Descripción:
Esta enfermedad puede afectar a un lóbulo por entero o a un solo segmento, aunque también extenderse a los alvéolos contiguos a los bronquios, en cuyo caso habría que hablar entonces de **bronconeumonía**.

Síntomas:
La sintomatología precede a una infección respiratoria normal o benigna en apariencia, y comienza con un brusco escalofrío. Posteriormente hay fiebre, dolor al respirar en la parte del tórax afectada, y con frecuencia esputos de color rosa, dolor de cabeza, disnea, muchas respiraciones por minuto (hasta 45) y también se dan con frecuencia delirios y convulsiones, sobre todo en niños, en los cuales es frecuente que la fiebre llegue a los 40°. Juntamente con los síntomas respiratorios, se dan alteraciones gastrointestinales como diarrea, náuseas, vómitos y rigidez abdominal. En ancianos o personas debilitadas puede declararse una sepsis fulminante que dará origen a un cuadro letal si no se ingresa al enfermo rápidamente en un hospital adecuado. En otras ocasiones el cuadro se complica con artritis séptica, meningitis o peritonitis.

Hay que pensar en una neumonía en todo enfermo que tenga escalofríos intensos, tos y dolor en el tórax.

Causas:
Dentro de la variedad existente de enfermedades similares, la más común de todas es la neumonía neumocócica, desarrollada por la exposición brusca y prolongada al frío.

Tratamiento:
El tratamiento debe ser inmediato, ya que pasados tres días las posibilidades de curación total son menores, sobre todo en las personas de más de 50 años, e implica el ingreso hospitalario. Se impone el reposo en cama y la ingestión de muchos líquidos, ya que hay peligro de deshidratación. Si no hay complicaciones la enfermedad remite a las 48 horas.

El tratamiento fitoterápico en la fase de convalecencia incluye las cataplasmas de hojas de col en el pecho y el mantenimiento de una atmósfera rica en esencias balsámicas. Por supuesto, habrá que evitar el enfriamiento de los pies y el que suba la fiebre en demasía. Hierbas adecuadas son muchas y entre ellas tenemos a la pulmonaria, malvavisco, yemas de pino, llantén y tusílago. Para evitar una recaída o en caso de resistencia a la antibioterapia, se combatirá la infección con Própolis, que se reforzará con Equinácea, tomillo y capuchina.

Oligoterapia:
En casos crónicos, el cobre y el germanio son los oligoelementos más adecuados.

Nutrientes:
La vitamina A, junto a la C, así como dosis suficientes de calcio, será el tratamiento complementario.

La cocción en vino de higos secos sigue siendo no obstante el remedio popular más inofensivo y efectivo, mucho más si lo reforzamos con miel de eucaliptos. El ajo crudo es otro buen auxiliar.

NEURALGIA

Descripción:
Irritación del nervio conductor o de su cubierta.

Causas:
Diversas son las causas posibles para que se declare una neuralgia o neuritis y entre ellas están los agentes mecánicos tales como golpes, heridas, contusiones, fracturas o luxaciones. También son muy habituales las parálisis que se producen al dormir largo tiempo sobre una zona, o las compresiones producidas por escayolas o muletas. Los traumatismos continuos, aunque sean muy leves, así como las extensiones de las articulaciones o las posturas forzadas, también son causa de neuralgias mecánicas. Diversas bacterias pueden igualmente producir neuralgias del nervio facial o de la raíz dorsal, lo mismo que algunas toxinas que se generan durante las enfermedades febriles intensas. Las causas de origen infeccioso son provocadas por el herpes, tuberculosis, tétanos, tifus, malaria, parotiditis y reacciones vacunales.

Entre las causadas por problemas vasculares tenemos a la arteriosclerosis, hemorragias, frío, radiaciones y la poliarteritis. Entre las neuralgias tóxicas son comunes las causadas por mercurio, zinc, estaño, barbitúricos o sulfamidas. Un último tipo es la metabólica, sobre todo la carencia de vitamina B-1, bastante normal en el síndrome de mala absorción, la diabetes, la anemia, gota, embarazo y cáncer.

Síntomas:
En las neuralgias postraumáticas los síntomas incluyen sudores, anomalías vasomotoras y pérdidas de sustancias ósea o cutánea. En los casos leves hay sensación de hormigueo, pinchazos y quemazón, agravándose por la noche o con sólo tocar la parte afectada. El frío agudiza los síntomas. Los reflejos tendinosos pueden estar disminuidos y con frecuencia se forman ampollas, hay sequedad de la piel, parálisis parciales, etc. El dolor puede ser muy agudo y declararse también atrofia muscular, edema y osteoporosis. Si está afectado el sistema nervioso central se produce confusión, delirio y dolor de cabeza.

Tratamiento:
Tanto las neuralgias como las neuritis se pueden tratar mediante compresas calientes de tomillo, albahaca e hipericón. También son útiles las compresas de arcilla, friccionar con limón, esencia de clavo o menta, así como aplicar compresas de romero.

Nutrientes:
Las vitaminas B-1, B-12 y B-15 se han demostrado como muy eficaces. El magnesio, litio y el Harpagofito han sido recomendados por numerosos naturópatas, igual que el zumo de apio crudo.

Homeopatía:
Arsenicum, Lachesis mutus, aconitum.

NEURALGIA DEL TRIGÉMINO
Trastornos de las terminales nerviosas a lo largo del nervio trigémino.

Descripción:
Es una enfermedad que se puede desarrollar a cualquier edad, aunque

es más frecuente a partir de los 50 años, y cuyos episodios pueden durar desde unos segundos a varios minutos. Se desconocen las causas que la originan.

Síntomas:
La sintomatología es muy dolorosa, intensa y se extiende por los dos maxilares e incluso el ojo. Los ataques suelen desencadenarse al tocar uno de los puntos afectados, al masticar o lavarse los dientes, siendo habitual que entre ellos existan varias semanas de intervalo. El frío o el viento pueden provocar una crisis intensa.

Tratamiento:
El tratamiento natural no es muy eficaz y consiste en la aplicación de compresas calientes de saúco y manzanilla, aunque también da resultado el frotar con ajo detrás de la oreja. Las esencias de clavo, hierbabuena y cajecut pueden ser de gran ayuda externa, aunque hay que aplicarlas en dosis muy pequeñas.
Internamente se tomarán infusiones calientes de espliego, hipericón, romero, sauce, gordolobo, tomillo o albahaca.

Nutrientes:
Comer abundancia de patatas y lechuga parece servir de mucha ayuda, lo mismo que la gimnasia en general. El manganeso y la vitamina B-1, serán los suplementos dietéticos más adecuados.

NEVOS (Lunares, antojos)
Consisten en manchas pigmentadas, ricas en melanocitos.

Descripción:
Su color abarca desde el marrón claro al negro y pueden ser planos, con pelos, verrugosos y de tamaño muy variable, así como de origen genético o adquirido. La mayoría se declara en la niñez o la adolescencia y se agudizan durante el embarazo. Si se les manipula pueden volverse malignos. Un aumento del tamaño o de pigmentación pueden ser síntomas negativos.

Tratamiento:
No conviene manipularlos, salvo aquellos que posean un halo. El tratamiento natural no siempre da resultados óptimos y se puede intentar la toma diaria de vitamina B-2, y los toques locales con Própolis o caléndula. También resulta útil la aplicación continuada de milenrama.

NÓDULOS (Tiroideos, cuerdas bucales)

Descripción:
Los nódulos de los cantantes se producen por condensaciones del tejido conectivo en los bordes libres de las cuerdas bucales.
Los nódulos tiroideos consisten en masas redondeadas con aspecto normal y suelen coexistir con adenomas, lo que dará lugar con bastante frecuencia a cáncer.

Causas:
En los cantantes la causa es el abuso de notas graves, bajas, o por el abuso vocal estridente crónico. Hay ronquera y problemas en la cualidad espiratoria de la voz. En los tiroideos, aunque parece que no existe alteración de la función glandular, se cree que se desarrollan a partir de una alteración del equilibrio hormonal, ya que un tratamiento adecuado para normalizar la función tiroidea puede hacer desaparecer los nódulos. En estos casos, la persona se da cuenta enseguida de la presencia de un abultamiento en el cuello, quizá porque aumenta la presión sobre la garganta. También son frecuentes los ganglios linfáticos abultados, trastornos pulmonares y problemas óseos, lo que indicaría un problema más serio. En la medida en que los nódulos son más duros así aumenta su malignidad, lo mismo que si solamente hay uno. La presencia de varios de ellos, pequeños, suele ser signo benigno, lo mismo que los considerados calientes.

Tratamiento:
Los nódulos de las cuerdas bucales en niños se corrigen simplemente impidiendo que grite o fuerce la voz, mientras que en los adultos requiere más paciencia y tiempo. El tratamiento a largo plazo consiste

en los gargarismos con agua de mar purificada por vía oral, sal marina y largas temporadas en el mar. Suponen una gran ayuda los de Própolis con erísimo.

Oligoterapia:
El yodo orgánico se puede ensayar, pero al principio con dosis muy pequeñas.
La asociación manganeso-cobalto, alternada con zinc-níquel-cobalto y en los casos crónicos también cobre-oro-plata, suele dar buenos resultados, aunque no inmediatos.

OBESIDAD
Acumulación excesiva de grasa en el tejido adiposo.

Descripción:
Alteración muy generalizada en los países desarrollados, se da con mucha frecuencia en las personas mayores de 30 años, aunque ya va siendo normal encontrarla hasta en niños.
El obeso debe definirse en el espejo y nunca en la báscula, ya que si no lo hacemos así consideraremos obeso a un culturista y delgado a un maratoniano. Las tablas relativas a peso/altura no son adecuadas y es la persona afectada quien debe decidir si está obeso o no. Mientras su aspecto sea homogéneo y hasta cierto punto esbelto, no debe considerarse obesa y hay que dejar este término para casos de auténtica desproporción entre las diferentes partes de su cuerpo. Si el abdomen no es prominente, la cintura existe y las nalgas no acusan un volumen desproporcionado, nunca deberemos hablar de obesidad y solamente lo haremos de exceso de peso con respecto a un patrón estético.
Mucho más rebeldes y preocupantes son las obesidades localizadas, ya que la persona puede estar aparentemente delgada y poseer abundante materia grasa en alguna parte de su cuerpo, como suele ocurrir en las nalgas, muslos o vientre. Si a esto añadimos la celulitis, el deterioro estético es enorme y puede amargar la vida a quien lo padece.
El obeso auténtico suele acusar fatiga pronta, cutis grasiento, dolores reumáticos y pesadez de piernas, falta de aire, hipertensión, colesterol

e incluso diabetes. El tórax suele estar comprimido por el exceso de grasa, lo mismo que el diafragma y esa acumulación producen falta de aire al menor esfuerzo. Ese problema genera también somnolencia diurna e incluso apnea durante el sueño. También hay un aumento del sudor después de las comidas y una mayor fricción en los pliegues cutáneos que abrasan la piel y son un caldo de cultivo idóneo para microorganismos.

Causas:
Se ha mencionado la herencia como factor más determinante, aunque lo cierto es que se heredan con mayor frecuencia los malos hábitos alimentarios. Entre las causas más conocidas están:
-Factores sociales, especialmente en mujeres. Se declara por igual en todas las clases económicas.
-Factores endocrinos y metabólicos.
-Factores psicológicos unidos a depresiones y pérdida de la autoestima. Hostilidad y desprecio hacia uno mismo con tendencia hacia la autodestrucción.
-Factores genéticos con un 80% de probabilidades si ambos padres son obesos.
-Factores del desarrollo, debidos al aumento del tamaño y número de adipocitos.
-Actividad física disminuida, especialmente en antiguos deportistas.
-Lesiones cerebrales.
En un principio se vio como culpable la excesiva ingesta de hidratos de carbono y con posterioridad a las grasas, pero si tenemos en cuenta el aumento de los obesos en el total de la población, a pesar de que se creen conocer las causas, el motivo no debe ser tan simple. Incluso se ha demostrado que las proteínas también se transforman en materia grasa y que las grasas de procedencia vegetal no crean obesidad. Es normal conocer personas que engordan con apenas 1.500 calorías por día y otras que consumiendo por encima de las 4.000 no ganan peso en absoluto.

Tratamiento:
El tratamiento la mayoría de las veces es decepcionante, ya que

aunque se consiga bajar de peso suprimiendo la ingesta de calorías, el obeso vuelve a comer al cabo de poco tiempo ya que la desnutrición le persigue. Mantener un régimen pobre en calorías durante algunos meses, es la mejor manera de contraer enfermedades serias a medio plazo. Los regímenes hipocalóricos son buenos durante períodos cortos, quizá solamente de fines de semana, pero nunca son recomendables más allá de un mes. Lo ideal es que la persona en cuestión modifique poco a poco sus hábitos de vida y realice una actividad física diaria y moderada. No hay manera de corregir definitivamente la obesidad con cambios bruscos, ni dietas drásticas. Cuando la obesidad se ha generado durante años, son necesarios bastantes meses para corregirla.

Hay que beber solamente agua o con zumo de limón, no consumir productos refinados y utilizar los integrales; no comer carne de cerdo ni de cordero, y la fruta mejor tomarla entre horas y nunca de postre. También es recomendable realizar al menos un día a la semana basado en ayuno parcial consumiendo solamente piña, fresas, o zumo de limón y pomelo.

Por supuesto, el comer carne a la plancha no adelgaza en absoluto, como tampoco es recomendable suprimir la sal y los hidratos de carbono. Las grasas vegetales deben seguir presentes en la dieta, puesto que son imprescindibles para la salud. Bajo ningún concepto hay que seguir ciertas dietas consistentes en comer solamente carne de cerdo y embutidos (con el fin de provocar una cetosis), puesto que la salud se resentirá en un corto plazo. Nunca se deberán suprimir las frutas y verduras.

Alimentos especialmente recomendables:

1- Casi todas las verduras, especialmente achicoria, endibias, apio, acelgas, escarola, lechuga, pepino, puerros, nabos, espárragos o diente de león. También aptas por su mayor aporte energético: zanahorias, remolacha, tomates, coliflor, coles de Bruselas, brécol o berenjenas.
2- Frutas como las cerezas, las fresas, los limones, pomelos y la piña natural. También son adecuadas, aunque no poseen las propiedades

adelgazantes de las anteriores: naranjas, mandarinas, manzanas, peras, melocotones y ciruelas.

3- Legumbres de vaina verde, como las judías y los guisantes, pero cocinadas sin carne o jamón.

4- Los germinados de soja o alfalfa. Constituyen un alimento completo y no engordan.

5- Los champiñones y setas, especialmente con ajos o cebollas.

Plantas medicinales:
Entre las hierbas de reconocida acción tenemos a la familia de las algas, entre ellas la espirulina, fucus, laminarias y kelp, las cuales se deberán tomar con preferencia una hora antes de las comidas con abundante agua. Suelen producir sensación de saciedad, constituyen un alimento muy completo, aportan yodo que estimula el tiroides y actúan sobre el centro hipotalámico del apetito frenándolo, sobre todo la espirulina. Otras plantas medicinales de buena reputación son: la malva, los estigmas del maíz, el abedul, la cola de caballo, los rabos de cereza, el marrubio, el té de roca, la ulmaria, el hinojo, la ortiga y la albahaca.

Localmente se pueden dar masajes con aceite de Enebro, Geranio y Ciprés, o ponerse compresas de hiedra o fucus.

Nutrientes:
El regaliz y el zumo de zanahoria, así como los guisantes, el perejil y la piña, son alimentos de buena fama como adelgazantes. La vitamina B-2 y los aminoácidos Tirosina y Fenilalanina, son otros buenos auxiliares a largo plazo.

Oligoterapia:
Entre los minerales adelgazantes tenemos al yodo, calcio, magnesio y cromo. Mezcla muy adecuada de oligoelementos es la asociación zinc-níquel-cobalto.

OJO
(Ver conjuntivitis)

ORZUELO

Descripción:
Infección localizada en las glándulas de Zeis o Meibomio del ojo.

Causas:
Generalmente el organismo causante es el estafilococo y son frecuentes las recaídas. Habitualmente el origen está en una pestaña incrustada en el párpado, en una defectuosa higiene del ojo, o el contacto con elementos contaminantes.

Síntomas:
Los orzuelos externos cursan con dolor, enrojecimiento y alta sensibilidad al roce o la presión. Habitualmente se unen a lagrimeos, fotofobia y sensación de tener un cuerpo extraño. Los internos suelen ser más graves al estar afectadas las glándulas de Meibomio y el dolor y el edema son muy intensos.

Tratamiento:
Los fomentos calientes con tomillo y Equinácea, suelen hacer madurar rápidamente los casos más leves. Nunca hay que tratar de presionarlos para expulsar el pus, puesto que el riesgo de infección es muy alto.
Es necesario efectuar lavados en todo el ojo con una solución diluida de eufrasia y Própolis a 36 grados de temperatura.

Nutrientes:
En los orzuelos de repetición habrá que tener muy en cuenta las carencias de vitamina A.

OSTEOPOROSIS
Disminución de la masa ósea.

Definición
Aunque es una enfermedad característica de los ancianos y, especialmente, de las mujeres en la menopausia, también se produce durante el curso de las enfermedades debilitantes y, con mucha

frecuencia, durante el reposo prolongado en cama. Las personas que llevan una vida sedentaria suelen notarla a partir de los 35 años de edad.

La osteoporosis es una enfermedad caracterizada por la disminución de la masa ósea, en la cual el hueso se vuelve más poroso y, por lo tanto, más frágil, existiendo una gran facilidad para desarrollar fracturas. Y es que la densidad de la masa ósea varía a lo largo de la vida de una persona, aumentando durante el período de crecimiento, alcanzando su valor máximo hacia los 30 años, e iniciándose desde entonces la pérdida de masa ósea hasta la edad de 90 años aproximadamente. En la osteoporosis también hay una reducción de la resistencia del esqueleto y aunque la reabsorción del calcio parece normal, la formación del hueso no se realiza. Por ese motivo, la administración preventiva o suplementaria de calcio inorgánico no da resultados positivos.

La sintomatología incluye dolores de espalda, lordosis cervical, así como dolores lumbar y muscular. Son frecuentes las roturas de cadera en los ancianos y los aplastamientos vertebrales.

Causas:

La causa más frecuente es la inactividad física o la monotonía en los movimientos corporales. El sedentarismo, el consumo de alimentos preferentemente cárnicos y la administración de corticoides o el exceso de fósforo, también produce osteoporosis. También es decisiva la carencia de vitamina D. En este sentido, se ha detectado un aumento de esta carencia vitamínica o, mejor dicho, de su metabolización, a causa del uso continuado de los protectores solares, los cuales bloquean la entrada de los rayos ultravioleta que deberían activar el paso del ergosterol hasta convertirlo en vitamina D2 y D3. Ello conduce a que a pesar de exponerse reiteradamente en las playas a la luz del sol, no se consiga generar la suficiente cantidad de vitamina D.

Poco después de haberse alcanzado el valor máximo de masa ósea del esqueleto, hacia los 35 años, comienza una pérdida natural durante el resto de la vida. En muchos casos esta pérdida es muy lenta y gradual, no apareciendo los síntomas hasta que la enfermedad está avanzada.

No obstante, se ha comprobado que las personas que realizan una actividad deportiva racional durante toda su vida no suelen padecen osteoporosis, al menos ni con la misma frecuencia, ni con la misma intensidad, lo que nos lleva a pensar en que los huesos poseen cierta apetencia de calcio que solamente puede activarse mediante el ejercicio. Sería como una memoria interna que se pierde por falta de uso.

Es importante señalar que la osteoporosis no se inicia por falta de calcio en la dieta, puesto que de ser así deberíamos admitir que todas las personas afectadas han dejado de consumir productos lácteos bruscamente, lo que no es cierto. Se inicia por un exceso de ácido en la dieta que causa que el cuerpo utilice el calcio del esqueleto, además de un déficit de vitamina D. Tantos años hablándonos de los peligros de la vitamina D que hemos terminado marginándola. Es verdad que los productos lácteos contienen mucho calcio, pero también es evidente que la gente que tiene una alta ingestión de calcio de productos lácteos también sufre de altas tasas de osteoporosis. Que el mito del calcio haya sobrevivido se debe a un razonamiento superficial.

Unas investigaciones recientes demuestran que las poblaciones que ingieren menos calcio, en realidad tienen esqueletos más fuertes. Sin embargo, esta estadística tiene que completarse con otros datos clarificadores: estas personas llevaban una actividad física continuada y permanecían muchas horas al sol, lo que conlleva un buen aprovechamiento de la vitamina D. Todo ello nos lleva a la conclusión de que, aunque parezca paradójico, la falta de calcio tiene poco que ver con la ingestión real de calcio o con el calcio de los huesos. Lo que también es cierto es que aquellas personas que consumen grandes cantidades de productos lácteos padecen con mayor frecuencia osteoporosis. Y es que existe una inercia irracional para relacionar los huesos y los dientes con el calcio, por aquello que ambos son blancos, cuando realmente se trata de un mineral que apenas tiene importancia en la calidad del hueso ya formado.

Esta enfermedad es la principal causa de fracturas óseas en mujeres después de la menopausia, aunque no todas ellas desarrollarán la osteoporosis. En el caso de los varones, la osteoporosis se puede desarrollar en aquellos individuos de más de 65 años que, habiendo tenido un bajo pico de masa ósea en su juventud, hayan abusado de ciertas sustancias como el alcohol y el tabaco. No se conoce la relación entre el consumo de estas sustancias y la enfermedad, aunque posiblemente se deba a que coinciden también otras formas de vida inadecuadas, como poco ejercicio y consumo de carne en detrimento de las verduras. Además, existen otras causas que pueden producir la enfermedad, como por ejemplo las enfermedades endocrinas, las inflamatorias o las producidas por medicamentos (especialmente corticoides), todas ellas menos frecuentes.

Se pueden determinar una serie de factores de riesgo, que servirán para identificar a los individuos con mayor probabilidad de llegar a padecer la enfermedad. Entre ellos están:

· Sexo femenino. Casi 4 veces más frecuente en mujeres que en hombres, aunque ya se ha indicado que esta frecuencia disminuye si la mujer realiza deporte.

· Constitución física frágil, por delgadez, poca masa muscular, escoliosis, etc. Quizá se deba no tanto a la constitución como a la deficiente nutrición, pues nuevamente los deportistas delgados que practican Tai-chi o Yoga a edades avanzadas no acusan tanto la enfermedad.

· Antecedentes de fases de amenorrea (no fisiológica) de más de un año de duración. La teoría hormonal por carencia de estrógenos parece cobrar fuerza, ya que la enfermedad se declara también en la menopausia precoz, ya sea natural o por extirpación quirúrgica de los ovarios.

· Dieta pobre en calcio durante la adolescencia, que es cuando se necesita más calcio para incrementar la masa ósea y tener buenas reservas en el futuro. Esta dieta carencial suele ir unida a déficit de vitamina D, con lo que aumenta el riesgo de fractura, contribuyendo a este déficit el aumento en la ingesta de proteínas procedentes de la carne.

· Otras enfermedades son el hipertiroidismo, el síndrome de Cushing que se origina por déficit hormonal de las glándulas suprarrenales, hiperparatiroidismo, diabetes, hepatopatías crónicas, artritis reumatoide, o cualquier proceso que bloquee la absorción intestinal del calcio y la vitamina D de la dieta.

Síntomas:

No siempre la enfermedad se manifiesta con intensidad, e incluso puede llegar a pasar desapercibida hasta que una radiografía fortuita la descubre. Lo más habitual, sin embargo, es que los dolores óseos comiencen poco a poco, y cuando el proceso está más avanzado se produzcan con cierta frecuencia roturas óseas espontáneas. Respecto a las radiografías, hay que aclarar que solamente se puede detectar la enfermedad cuando la pérdida de tejido óseo supera el 30%.

Son habituales los dolores producidos por fractura de los huesos o por aplastamientos vertebrales, aunque también por contractura muscular mantenida en los músculos de la zona afectada. Estas anomalías, que al principio el paciente lleva con cierta dignidad, acusando al frío, la edad o la profesión, generan una acumulación de minúsculas fracturas vertebrales que provocan cambios en la disposición normal de la columna vertebral, dando como resultado una pérdida de estatura y la deformidad de la espalda (cifosis). A su vez, y con el fin de evitar el dolor, la persona afectada adopta posiciones extremas, atrofiando unas zonas musculares y poniendo rígidas otras, lo que agudiza lentamente la enfermedad. Con el paso de los años la limitación en el movimiento es muy generalizada, dificultándose la marcha y acrecentando aún más la pérdida del calcio.

Tratamiento:

Para lograr un buen aporte de minerales se recomiendan:
Almendras, higos secos, sardinas en aceite, aceite de hígado de bacalao, algas marinas, almendras, avellanas, cerezas, brécol, champiñones y calamares.

Nutrientes:

El ácido fólico es un tratamiento de fondo imprescindible en la osteoporosis menopáusica. Teniendo en cuenta que aunque el componente mayoritario del hueso es el calcio en forma de sales de carbonato y fosfato cálcico, su eficacia está apoyada por una concentración adecuada de magnesio, fósforo, sodio, potasio, flúor, sulfatos y citratos, además de sílice. La vitamina D3 es otro complemento imprescindible, así como la vitamina K2 (menaquinona-7), la cual activa la proteína osteocalcina, responsable de lograr fijar el calcio en los huesos, en lugar de hacerlo en las arterias.

Complementos:

Son de gran utilidad las aplicaciones externas de consuelda y la toma diaria de comprimidos de dolomita, un mineral de origen marino equilibrado en magnesio, calcio y sílice. También, fitoflavonas procedentes de la soja por su contenido en estrógenos que ayudarán a la mujer en la menopausia. Se desaconsejan, de modo muy especial, los suplementos a base de calcio inorgánico que contribuirían a provocar, paradójicamente, la resorción del poco calcio disponible en los huesos. La hormona DHEA, se origen suprarrenal, supone uno de los mejores soportes preventivos y curativos.

Hierbas:

Caléndula, ginseng, salvia, ortiga verde y blanca, diente de león, **cola de caballo**. Se recomienda también la Onagra, por su papel beneficioso en la síntesis de las prostaglandinas, las cuales estimulan también la reabsorción ósea, regulando el desarrollo, maduración y actividad de osteoclastos y osteoblastos.

Homeopatía

Calcium phosphoricum, Magnesium phosphoricum, Aurum, Fluoricum.

Medidas físicas:

La mejor terapia es el ejercicio físico adecuado a cada persona. Y es que la actividad física moderada, lenta y con ejercicios frecuentes de estiramiento, ejerce una influencia fundamental en la homeostasis ósea. El estímulo mecánico del hueso se traduce en la orientación de las fibras colágenas y en la actividad de los osteoblastos, lo que condiciona el fortalecimiento del hueso. También parece seguro que el hueso pierde la capacidad de seguir formándose en ausencia de ejercicio físico variado y continuado, por lo que no hay posibilidad de evitar esta enfermedad ni de curarla sin un plan de musculación y estiramientos adecuados.

El baño caliente con cepillado y los masajes son también tratamiento necesario, al que deberíamos sumar la acupuntura y la reflexoterapia podal.

OTITIS

Descripción:

Infección bacteriana o vírica que se desarrolla en la parte externa o media del oído, pudiendo ir desde la forma aguda, a la supurada o crónica, empleándose este último término para aquellos casos en los cuales existe una perforación de la membrana timpánica. Es muy frecuente en niños entre los 3 meses y los tres años, habitualmente por la migración de bacterias desde la rinofaringe al oído medio, Las otitis crónicas se deben a traumatismos, sonidos fuertes o fenómenos de descompresión.

La sintomatología es muy dolorosa y persistente, agudizándose con fiebre, náuseas, vómitos y diarreas. Si se declara perforación hay secreción purulenta.

Causas:

La otitis aguda externa es muy común después de nadar en agua dulce fría, o en la época invernal si nos exponemos a corrientes de aire fresco. En los niños pequeños es habitual por la inmersión del oído en el baño o por el mal uso de los bastoncillos de algodón. Por este mismo motivo, la limpieza cotidiana con estos utensilios termina por dañar seriamente la zona externa del oído, privándola, además, de la capa grasa que la protege y da elasticidad. Una mala información sobre higiene produce más casos de otitis en los niños que el frío invernal.

Durante los vuelos a gran altura, el buceo o los descensos bruscos de los puertos de montaña, se puede desarrollar una otitis media de carácter leve y transitorio. También son bastante frecuentes los forúnculos, las infecciones por hongos y los eczemas.

El tratamiento será de acuerdo a cada caso en particular, aunque hay que evitar el uso continuado de gotas óticas.

Otitis externa aguda
Tratamiento:

Aplicación de cataplasmas de arcilla calientes en la parte posterior de la oreja. Irrigaciones calientes de manzanilla y llantén. La reflexoterapia podal puede dar buenos resultados, aunque habrá que practicarla al principio con sumo cuidado, ya que la sensibilidad de la zona refleja es muy alta y puede dar reacciones desagradables.

Otitis media
Tratamiento:

Irrigaciones calientes con llantén, caléndula, manzanilla o melisa. Algunos naturistas recomiendan aplicar ajo machacado en la oreja, aunque da mejor resultado la miel con Própolis o el extracto de Própolis aplicado con un algodón en el conducto auditivo.

En ambos casos, el remedio de elección es el **aceite de oliva** templado, más una gota de extracto de Própolis.

Forunculosis
Tratamiento:

Se aplicarán cataplasmas de bardana, tomillo y salvia, alternándolas con hojas de col, cebolla rallada, patata cruda y lechuga cocida. La Equinácea por vía oral es el tratamiento de fondo imprescindible. En los casos rebeldes se dará cobre-oro-plata por vía oral. Otros autores recomiendan tomar infusiones de milenrama, borraja, bardana, diente de león, salvia, caléndula y tomillo serpol.

Otonicosis (hongos)
Tratamiento:

En las enfermedades por hongos el extracto de bardana es el que mejor resultado proporciona.

Eczemas

Tratamiento:
Suele producir fuerte prurito y aunque rebelde al tratamiento la centella asiática local es muy efectiva.

Impétigo
Tratamiento:
Por vía externa la caléndula y el extracto de Equinácea son los dos mejores tratamientos. Internamente se tomarán suplementos de lecitina y germen de trigo, así como cobre-oro-plata.

Homeopatía:
Belladonna 9CH, Arnica 4CH, Ferrum phosphoricum 4CH

PANCREATITIS
Inflamación del páncreas.

Descripción:
Esta glándula endocrina, ubicada detrás del estómago y enmarcada por el duodeno, segrega enzimas digestivas, así como insulina y glucagón. Aunque anteriormente se consideraba una enfermedad poco común, con el paso de los años su incidencia es ya muy alta, afectando más a hombres que a mujeres. En casos graves puede existir hemorragia dentro de la glándula, importantes daños en los tejidos, infección, abscesos y quistes.

Causas:
El daño en la glándula sobreviene cuando sus enzimas digestivas son activadas reiteradamente a causa de una alimentación copiosa en cantidad y grasas saturadas. En casos graves puede existir hemorragia dentro de la glándula, importantes daños en los tejidos, infección, abscesos y quistes. La presencia en su interior de cálculos, las enfermedades biliares y el consumo de alcohol, además de infecciones virales (paperas, neumonía), traumatismos, procedimientos quirúrgicos, y ciertos medicamentos (especialmente estrógenos, corticosteroides y diuréticos), son las causas más habituales. Sin embargo, será la alimentación errónea la desencadenante de la

enfermedad, pues las enzimas secretadas cuando el páncreas está inactivo comienzan a digerir el tejido pancreático, en un proceso similar a la autodigestión.

Síntomas:

Un ataque puede durar 48 horas, siendo el más grave el que se declara de forma repentina, aunque con un buen tratamiento el paciente se recupera totalmente. Solamente cuando el enfermo reitera su inadecuada vida anterior, tanto en la alimentación como en el consumo de alcohol, la enfermedad se cronifica y el dolor es persistente y severo, quedando afectada ya seriamente la digestión y provocando pérdida de peso. La pancreatitis aguda comienza habitualmente con dolor en el abdomen superior que puede durar algunos días, con dolor intenso y constante, localizado en el abdomen, o bien irradiarse al dorso u otras áreas. El dolor puede ser súbito e intenso, o puede comenzar en forma moderada y agravarse con la ingesta de alimentos. El abdomen está distendido, muy tenso, con náuseas, vómitos, fiebre y taquicardia.

Tratamiento:

Reposo y ayuno total durante los síntomas agudos, hidratando con abundantes líquidos isotónicos. Si hay fiebre se podría administrar infusiones de tomillo e incluso própolis. En el caso de que se sospechase afección biliar, se podrían dar infusiones de boldo, manzanilla y diente de león. Posteriormente, la alimentación debe consistir en la eliminación absoluta de grasas saturadas, hidratos de carbono refinados, leche y huevos, aumentando las raciones de cardo, endibias, lechuga, berenjenas, acelgas, manzanas, peras y leche de almendras y soja.

Nutrientes:

La piña sería el primer alimento a introducir en la dieta, lo mismo que los germinados de alfalfa. Estos dos alimentos deberán ser de consumo cotidiano. En ayunas se tomarán una cucharadita de aceite de oliva con unas gotas de zumo de limón.

Oligoterapia:
Zinc-níquel-cobalto.

Homeopatía:
Gladiolo, garnierita 4CH, páncreas 1DH

PAPERAS (Parotiditis)
Enfermedad vírica muy contagiosa, que se desarrolla en las parótidas.

Causas:
Está causada por un paramixovirus y se propaga por la saliva desde uno a seis días antes de que se declaren los primeros síntomas, siendo habitual en niños entre 5 y 15 años, mientras que los lactantes son inmunes. En los casos graves el sistema nervioso central puede quedar afectado y declararse una meningoencefalitis, pancreatitis, nefritis, miocarditis, o mastitis.

Síntomas:
Se manifiesta como cualquier enfermedad infecciosa, esto es, con fiebre, malestar y escalofríos. El dolor al tragar es un malestar común, lo mismo que el abultamiento del cuello el cual está muy sensible al tacto. La hinchazón llega al máximo al segundo día y se nota mucho alrededor de la oreja. Hay fiebre entre 39 y 40 grados, siendo especialmente importante hacia el segundo día. Una vez padecida hay inmunidad para toda la vida, siendo las complicaciones más frecuentes la orquitis unilateral en los varones, aunque no suele producir esterilidad permanente.

Tratamiento:
El enfermo deberá guardar cama ligeramente y permanecer aislado mientras le duren los síntomas, evitando contagiar sobre todo a los varones. El período de contagio abarca especialmente desde el día 14 al 28.
Los alimentos deben ser lo suficientemente blandos como para que no se provoque dolor con su ingestión, y se evitarán los líquidos ácidos como el vinagre o el limón. Si se declara orquitis se pondrán bolsas de

hielo en los testículos y se utilizará una venda para sujetarlos y eliminar así la tensión. Localmente, en el mismo lugar de las parótidas, se pondrán cataplasmas de arcilla con extracto de caléndula y después aceite de hipericón. Por vía oral se administrará Própolis. Si el dolor es muy intenso es de gran utilidad el extracto de sauce.

Oligoterapia:
El más indicado es el cobre orgánico.

Homeopatía:
Aconitum CH4, Mercurius solubilis CH4, Kalium phosphoricum CH6, Ferrum phosphoricum CH6.

PARÁLISIS CEREBRAL INFANTIL

Descripción:
Lesiones en el período prenatal o perinatal del SNC que ocasionan trastornos de la motilidad.

Causas:
Muchos de estos enfermos lo son a causa de partos traumáticos, infecciones y anormalidades metabólicas. Algunos niños acusan la enfermedad dentro del útero materno y otros por ictericia neonatal o asfixia.

Síntomas:
Es una enfermedad que se declara en el 0,2% de los niños de bajo peso al nacer. Enseguida se desarrollan vómitos, irritabilidad y dificultad para lactar, además de ser muy sensibles a las infecciones. El hecho de que el niño no se siente con prontitud o no hable al cumplir el año, son síntomas alertadores, mucho más si aparecen convulsiones. Si al comenzar a andar la marcha es difícil, incluso puede haber cierto grado de retraso mental.

Tratamiento:
Es necesaria la fisioterapia, la terapia ocupacional, y técnicas de

logopedia y foniatría. El tratamiento natural incluye el uso continuado de la angélica. Tampoco hay que olvidar que en cualquier afección del sistema nervioso son útiles los ácidos grasos poliinsaturados, así como el apio y el romero.

Oligoterapia:
El oligoelemento litio, sin olvidar el magnesio o el germanio.

Nutrientes:
Ginseng y vitamina B-1 y B-15.

PARKINSONISMO
Trastorno degenerativo del sistema nervioso central

Descripción:
El enfermo afectado apenas gesticula con la cara, tiene escasez de movimientos corporales, camina con pasos cortos, arrastra los pies y en ocasiones parece dar traspiés hacia delante. Hay temblores involuntarios, los cuales comienzan en las extremidades superiores y suelen aumentar en estado de reposo, aunque desaparecen durante el sueño. También hay calambres, tortícolis y aumento de los tics.
La enfermedad suele iniciarse a los 40 años y comienza simplemente con un ligero temblor en reposo en una mano que disminuye con el movimiento y está ausente durante el sueño. Posteriormente se manifiesta también en la mandíbula, la lengua, los párpados y la frente, aunque en otros casos solamente hay rigidez, pero falta de temblor. El comienzo del andar es laborioso y en ocasiones hay una gran aceleración difícil de controlar. Aproximadamente un 30% de los enfermos desarrollan demencia, aunque esto es posible que sea consecuencia de la medicación.

Causas:
Varias son las causas contempladas para explicar esta enfermedad y entre ellas tenemos los accidentes cardiovasculares, las intoxicaciones y las encefalitis. Mucho más habituales son las generadas por medicamentos como los neurolépticos, la reserpina, y los derivados de

la cinarizina. También ocurre como consecuencia de una intoxicación por CO2, exceso de manganeso, consumo de heroína, hidrocefalia o tumores.

Tratamiento:
El tratamiento aconsejado incluye el uso continuado del Própolis (no sabemos la acción clara en esta enfermedad), y Onagra. Entre las plantas medicinales se recomiendan Ginseng, Damiana, Anamú y avena.

Oligoterapia:
El cobre orgánico es también de gran ayuda.

Nutrientes:
La lecitina, el polen, las vitaminas B-6, B-15 y el ácido pantoténico.

Homeopatía:
Manganum aceticum CH6, Magnesium phosphoricum CH6, Kalium phosphoricum CH6, Silicea CH12. También, gelsemiun, Rhux toxicodendron o Mercurius.

PEDICULOSIS (También, piojos, ladillas…)
Parásitos externos.

Descripción:
El agente causante es el Pediculus humanus que se desarrolla en el cuero cabelludo, o el Phthirius pubis (ladillas) en el pubis de ambos sexos. Algunas ocasiones se pueden extender a la barba, pestañas o cejas.
Los frecuentes y violentos rascados, el hecho de que varias personas lo padezcan o hayan padecido y la inspección del pelo, no deja lugar a dudas para el diagnóstico. Los huevos de las larvas se pegan al pelo y no es fácil desprenderlos, madurando en poco menos de dos semanas. El picor es fuerte y con frecuencia se desarrolla infección bacteriana a causa del rascado. Al ser una enfermedad muy contagiosa hay que tener en cuenta que ningún miembro de la familia debe utilizar la

misma toalla del enfermo.

Causas:
Es frecuente en colegios, cuarteles y otras aglomeraciones humanas y no depende esencialmente del grado de higiene. Se transmite por contacto personal, por objetos, peines o ropa. Los huevos suelen estar fuertemente unidos al pelo, aunque también se encuentran detrás de las orejas. Suele declararse igualmente dermatitis por rascado y declararse una infección superficial.

Las **ladillas** son poco frecuentes si hay una buena higiene personal, puesto que los huevos permanecen en la ropa interior y en las costuras de la ropa. No obstante, una persona limpia puede verse contagiada en pocos minutos por una infectada.

Tratamiento:
El aceite de ajo y el tomillo, siguen siendo los dos remedios más eficaces para combatirlos. Otras soluciones son la aplicación local de esencia de canela y orégano, y en el caso de ladillas, el perejil machacado y mezclado con aceite de oliva suele dar buenos resultados.

PICADURAS (Insectos y serpientes)

Descripción:
Numerosos son los insectos y animales que pueden causar la muerte al hombre con sus mordeduras, por lo que resulta difícil establecer unas pautas generales.

Tratamiento:
De una manera genérica, ante cualquier mordedura o picadura es necesario primero limpiar bien la herida, permanecer lo más quieto posible y llevarle a un centro hospitalario adecuado. Si ello no es posible la Equinácea ha sido utilizada durante cientos de años por las tribus americanas para curar estas afecciones y a ella deberemos recurrir, tanto de manera local, como por vía oral.

Por poner unos ejemplos más concretos, la mordedura de **serpiente** se puede tratar con esencia de espliego y fresno. Las picaduras de **insectos** se pueden aliviar poniendo un ajo machacado en la herida. La de los **mosquitos** con hojas de helecho a modo de compresa y si han picado la garganta con agua salada. Las de **abejas** o **avispas** con esencia de canela. Los tábanos, pulgas, ladillas o chinches con esencia de ajedrea.

Como repeledor de insectos tenemos la albahaca, el geranio y la esencia de menta, así como dosis altas de vitaminas B1 y B6 que proporcionan un olor a la piel que repele a los insectos. La arcilla (tanto local como ingerida), así como la siempreviva, el llantén, el zumo de perejil y los puerros machacados, son buenas ayudas para casos de urgencia.

De una manera genérica, recomendamos muy especialmente el remedio APIS CH5, poniendo cinco gránulos debajo de la lengua y repitiendo cada cinco minutos si es necesario, hasta que cesen los síntomas. Cualquier persona que pueda estar en contacto con insectos, debería tener siempre a mano este extraordinario remedio homeopático.

Serpientes

De las 120 especies de serpiente que pueden existir habitualmente cercanas al hombre, solamente 20 son venenosas, entre ellas la serpiente cascabel, la serpiente coral, las colúbridas y las víboras. Se calcula que solamente un 20% de las personas mordidas por serpientes necesitan ayuda médica urgente, especialmente si son niños o ancianos.

El veneno de serpiente debe su aspecto letal a la presencia de polipéptidos, más importante que el veneno puro, ya que son capaces de provocar reacciones difíciles de controlar. Los efectos pueden ser neurotóxicos, vasculares o sanguíneos.

Síntomas:

Cuando se sospeche una picadura de serpiente hay que procurar averiguar la especie causante para poder aplicar el tratamiento adecuado. No obstante, algunas serpientes venenosas pueden morder sin inyectar veneno. Un médico experto puede reconocer el tipo de serpiente mirando la forma de la mordedura y ello le puede servir si no cuenta con la descripción exacta del reptil. Ante la duda, el tratamiento deberá ser sintomático y generalizado.

Tratamiento médico básico:
A nivel local, en la mordedura, hay que limpiarla con agua oxigenada al 3% y poner una pomada con antibióticos. Al accidentado hay que mantenerle en reposo, caliente y tranquilo. Si no hay un hospital cercano se hará una incisión a través de cada marca de colmillo. La succión (con la boca debidamente protegida), es útil si se realiza con un tiempo no superior a los 30 minutos desde que se produjo la mordedura. Hay que vigilar el shock y las constantes sanguíneas, así como la respiración. El médico deberá ponerse en contacto con un centro de toxicología.

Arañas
Forman parte de nuestras viviendas y salvo dos especies todas son venenosas, aunque por fortuna sus colmillos son demasiado cortos para que atraviesen nuestra piel, salvo la de los niños pequeños.

Síntomas:
El dolor puede ser inmediato, con sensación de entumecimiento, o manifestarse al cabo de una hora. El área de la mordedura puede adoptar forma de diana, con sangre y ulcerarse posteriormente. Los trastornos pueden producir inquietud, ansiedad, sudores, mareos, edema en los ojos, picores, náuseas, aumento de la temperatura y quizá insuficiencia renal.

Tratamiento médico:
Colocar un trozo de hielo sobre la mordedura. Los niños pueden necesitar respiración asistida y los ancianos tratar la hipertensión. El gluconato cálcico y las pomadas de antibióticos, son los únicos tratamientos que se emplean.

Abejas, avispas
Aunque para la mayoría de las personas la picadura de un solo insecto es inocua, salvo el dolor local, en personas muy sensibles puede bastar para generar una reacción anafiláctica mortal. En una persona normal serían necesarias al menos 100 picaduras para producirse la muerte, algo que solamente un enjambre puede provocar.

Tratamiento:
Hay que extraer el aguijón empleando el simple rascado, mejor que tirando de ellos. Después se aplicará un trozo de hielo y quizá una pomada o esencia antihistamínica. El remedio homeopático *Apis 5CH* puede dar resultados rápidos, pero debe administrarse cada 5 minutos. También son útiles localmente las esencias de Menta, Espliego, Hisopo o Albahaca.

Ciempiés y escorpiones
No son tan peligrosos como se dice y la mayoría de las veces solamente dan lugar a trastornos locales. Los ciempiés pueden producir hinchazón y eritema localizado en el lugar de la mordedura en un tiempo no superior a las 48 horas. Los escorpiones producen un aumento de la temperatura y sensibilidad en la mordedura.
Tratamiento:
Salvo complicaciones especiales lo mejor es aplicar un trozo de hielo en la mordedura y lavar abundantemente la herida con agua y jabón. Si hay complicaciones se tratarán en un centro hospitalario mediante un antisuero específico.

Homeopatía:
En cualquier picadura o mordedura: Apis mellifica 5CH, Natrum muriaticum CH4, Kalium phosphoricum CH6.

PIORREA

Descripción:
Enfermedad degenerativa que cursa con inflamación de todos los tejidos que cubren los dientes, incluidos el hueso alveolar y el cemento. Comienza con una gingivitis y progresa con una tumefacción característica de las encías, destrucción del hueso, mientras que los dientes se aflojan y retroceden las encías. El olor dental suele ser desagradable y es frecuente la pérdida de sangre.

Tratamiento:
El tratamiento local se basa en la utilización continuada de arcilla enri-

quecida con esencia de espliego. Una vez que la curación se ha iniciado, los colutorios de Equinácea y Própolis reforzarán los tejidos.

Nutrientes:
Internamente se hace imprescindible un tratamiento conjunto de vitaminas A, C, E y todo el complejo B. Las pipas de girasol crudas y la alfalfa servirán para evitar recidivas, ya que la mayoría de las veces la piorrea se produce a causa de una mala nutrición.

Homeopatía:
Mercurius solubilis 5CH

PIERNAS PESADAS (Síndrome)

Esta patología está tan extendida, que se calcula que al menos una de cada cuatro mujeres la padece de forma crónica, mientras que en los varones la proporción es mucho menor. La edad agudiza los problemas y el enfermo se ve obligado a evitar situaciones físicas que le aumenten el dolor y las molestias, al mismo tiempo que se ve privado de ponerse determinadas prendas que muestren sin lugar a dudas su mal.

Las enfermedades venosas, además, no se limitan al sistema vascular de la circulación de retorno, ya que el sistema linfático termina quedando afectado y sobrecargado, lo mismo que la función hepática. Por eso, el tratamiento debe ser intenso y continuado ante las primeras manifestaciones.

Examen y diagnóstico

Al estancarse la sangre en las venas y aumentar su volumen, los vasos sanguíneos se dilatan y ello ocasiona que las pantorrillas y los tobillos se hinchen, además de una sensación de cansancio y pesadez en las piernas que llega a impedir el deambular habitual, más acusado al subir escaleras. Sin tratamiento, el mal empeora con el tiempo, y es especialmente doloroso antes de la menstruación y en personas que deben permanecer en pie largo tiempo. El calor, los rayos del sol incidiendo directamente en las partes afectadas, largos períodos en pie, el embarazo, la obesidad, una dieta rica en grasas saturadas y algunas píldoras anticonceptivas, aumentarán la gravedad de la enfermedad.

Aunque hay soluciones temporales para aliviar la incomodidad de los síntomas, como los masajes, cremas para la circulación y medias, se hace necesario un tratamiento más completo y eficaz para resolver el problema.

Síntomas habituales

Hinchazón de las piernas
Piernas cansadas o pesadas
Constantemente dolor de las piernas
Sentirse tenso
Incomodidad general al andar

Todos los síntomas anteriores se pueden agudizar con la actividad física de larga duración, pues las piernas necesitan mayor aporte sanguíneo para ello. Los adecuados ejercicios de estiramiento, enfriamiento de las pantorrillas y musculación tonificante, serán de gran ayuda.

Causas

El estilo de vida será el detonante de la enfermedad, más aún que la predisposición genética. Los largos períodos permaneciendo sentados con las piernas recogidas (síndrome de la clase económica en los aviones), los zapatos de tacón alto que provocan la estrangulación de las venas por los músculos gemelos, permanecer en pie sin apenas moverse, la falta de ejercicio adecuado y saludable (el exceso también será perjudicial), así como una alimentación rica en grasas saturadas y pobre en vegetales y agua, son la suma de factores que ocasionan la enfermedad. No menos importante para su desarrollo son las largas horas al sol en los meses de verano, en situación estática, con el calor dilatando las venas. Las prendas ajustadas en las extremidades inferiores, con pantys y pantalones incompatibles con el retorno venoso, la depilación frecuente a la cera, las duchas y más aún los baños calientes, así como mantener las piernas cruzadas una encima de otra cuando se permanece sentado, son la suma de elementos que ocasionarán la patología venosa. Finalmente, los masajes vigorosos efectuados en las pantorrillas son causa frecuente de aplastamiento de las venas superficiales y del sistema linfático, así como el consumo de alcohol y especialmente tabaco, con la nicotina provocando micro vasoespasmos continuados.

Cuando la excesiva cantidad de sangre estancada en las venas ocasiona igualmente un mal drenaje del sistema linfático, la afección se extiende a otras zonas próximas, como glúteos e hígado, creando una patología de difícil solución. El linfedema es una de las causas de las piernas pesadas, ocasionado por los problemas para drenaje de los líquidos del sistema linfático y que ocasionará posteriormente celulitis.

Pautas generales de tratamiento

Hay medidas generales de tipo físico, como elevar las piernas estando tumbados, ponerse un cojín que eleve los pies al dormir, situar las piernas encima de un taburete cuando vemos la televisión o darse duchas frías en las pantorrillas después de hacer gimnasia, son soluciones sencillas y especialmente gratuitas. La idea es elevar los pies por encima del nivel del corazón, por lo que el líquido tiene más posibilidades de dispersión, pero también relajar los músculos de las pantorrillas que comprimen las venas.

Hay una gran variedad de cremas y geles para piernas pesadas, que pueden ayudar a aliviar la tensión y el malestar.

l ejercicio suave y alternativo también es un buen tratamiento para las piernas pesadas, ya que contribuye con el tono muscular a comprimir y relajar las venas, pero es imprescindible poner las piernas en alto después de una sesión de actividad física intensa. De otro modo, la congestión sanguínea en las piernas perjudicará la enfermedad. Las largas caminatas, por ejemplo, suelen ser perjudiciales ya que mantienen una intensa irrigación sanguínea en las pantorrillas que

476

hinchará las venas. La alternancia entre caminar, estirar y poner las piernas en alto, será una buena solución para quienes gustan de practicar senderismo o footing.

Alimentos de especial interés

Ajo
Perejil
Pimientos
Limón
Cebolla
Col

Plantas medicinales
Ginkgo biloba
Brusco (ruscus)
Castaño de indias
Ciprés (en forma de esencia)
Milenrama
Hipericón
Harpagofito
Cardo mariano
Salvia
Arándano
Hamamelis

PITIRIASIS (Caspa)
Alteración cutánea inflamatoria con descamación.

Descripción:
Aunque es una enfermedad que se puede dar en todo el cuerpo, generalmente se circunscribe al tronco y con más frecuencia al cuero cabelludo, siendo algo habitual en las personas jóvenes. Los lactantes son especialmente sensibles a ella durante el primer mes de vida. El tamaño y cantidad de las escamas es muy variable y aunque los síntomas son poco intensos son bastante molestos, ya que el picor es

continuo, apenas se alivia con el rascado y el aspecto estético crea problemas sociales al individuo que lo padece.

Tratamiento:
Sin un tratamiento adecuado la enfermedad puede subsistir varios meses, mucho más si la persona acusa problemas emocionales o se lava con detergentes o champús abrasivos. En este sentido, lo primero que hay que emplear es un champú muy suave, evitando rascar con las uñas el cuero cabelludo o emplear agua muy caliente. En los niños hay que evitar lavar el pelo más de dos veces en semana.

Localmente dan buenos resultados las fricciones suaves con infusión de abedul, lúpulo, capuchina, ortiga verde u hojas de nogal. La tintura de árnica y la esencia de romero se aplicarán en zonas reducidas. También es bueno aclararse el pelo con zumo de berros.

Internamente se tomaran infusiones diarias de milenrama, tomillo, diente de león, alcachofera y llantén. El aceite de prímula y algunas gotas de extracto de lúpulo, reforzarán los efectos anteriores.

Otras recomendaciones

El tratamiento inicial consiste en **corteza de granada** desecada al sol y pulverizada. El polvo resultante debe combinarse con sal marina fina y utilizarse a modo de dentífrico de forma regular hasta eliminar totalmente la piorrea dental. Esta mezcla tiene la capacidad de fortalecer las encías evitando los sangrados y por lo tanto previniendo la enfermedad dental.

Otro remedio natural es con **lechuga**. Se trata de un eficaz calmante y antiinflamatorio natural, que se recomienda como muy eficaz para tratar la piorrea o enfermedad de las encías. Hay que masticar hojas de lechuga cruda después del lavado de los dientes posterior a cada comida.

Igualmente interesante es el zumo de **espinaca** que, por su riqueza en clorofila es un antiséptico y antiinflamatorio natural muy potente y por lo tanto indicado como remedio para tratar naturalmente la piorrea. Se debe consumir como zumo a razón de medio vaso diario, lejos de las comidas, haciendo buches previos antes de tomarlo, y se puede combinarse con zumo de zanahoria para potenciar sus efectos hemostáticos.

El **limón** es uno de los remedios caseros más versátiles y en el caso de las inflamaciones y sangrados por su gran riqueza en vitamina C resulta muy eficaz, por lo tanto es muy indicado como tratamiento natural de la piorrea. Hay que lavarse los dientes con su zumo combinado con bicarbonato de sodio, para contrarrestar su acidez y no afectar el esmalte. Este tratamiento no debe suspenderse y seguir aplicándolo un tiempo cuando la piorrea esté controlada.

POLIOMIELITIS
Infección vírica aguda.

Descripción:
Está producida por el poliovirus y el ser humano es el único portador natural, siendo el contagio de forma directa y muy activo. Actualmente está en franca regresión, aunque los pocos casos se dan en niños mayores de cinco años durante los meses de verano.
El virus entra por la boca y se desarrolla en la orofaringe y el tracto intestinal, mientras que una pequeña cantidad pasa al torrente sanguíneo. Una vez infectado el enfermo el virus pasa al sistema nervioso central, produciendo lesiones en la médula espinal y el cerebro. Las operaciones recientes de amígdalas, el embarazo y los esfuerzos físicos, pueden agudizar la enfermedad. La sustancia gris de la médula queda afectada, lo mismo que el bulbo raquídeo y la corteza cerebral, existiendo también hiperplasia de ganglios linfáticos y miocarditis.

Causas:
La enfermedad puede contagiarse también por vía fecal. Los niños pequeños son muy susceptibles al contagio y, por tanto, son igualmente buenos portadores del virus. El clima templado favorece la transmisión de la enfermedad y por eso la incidencia es mayor en verano. El peligro es mayor en los menores de cinco años y pasada esta edad se puede desarrollar inmunidad, aunque no son raros los casos de jóvenes y adultos contagiados.

Síntomas:
La sintomatología al principio suele pasar desapercibida, sobre todo en las primeras 72 horas, y puede haber fiebre ligera, malestar, dolor de cabeza y garganta e incluso vómitos. En los casos leves la recuperación es total en dos o tres días. La enfermedad mayor aparece después de varios días, cuando el enfermo parece totalmente recuperado, y suele durar 35 días. Entonces hay fiebre, fuerte dolor de cabeza, dolores musculares y sobre todo rigidez de nuca y espalda. Puede haber parálisis de los músculos de la garganta, faringe y de la cara. Una vez establecida la enfermedad, si la parálisis no progresa la curación es total. Solamente menos de un 25% de las personas afectadas sufren parálisis grave y más del 50% se recuperan totalmente.

Tratamiento:
La profilaxis ya es bien conocida, y se recomienda la vacunación, aunque ahora empieza a no ser incluida entre las vacunaciones obligatorias por su baja incidencia.
El tratamiento en los casos graves implica el ingreso hospitalario. En los casos leves basta con el reposo en cama y el uso continuado de Própolis y Equinácea, quizá en dosis cada una o dos horas, durante quince días. Un dato curioso que hay que recordar es que dosis altas y continuadas de vitamina B-1 desarrollan en las personas una baja resistencia a esta enfermedad, lo mismo que las operaciones repetidas.

Nutrientes:
Otras ayudas muy importantes son la toma diaria de dosis altas de ginseng y jalea real.

PÓLIPOS
Mixomas que se forman en la cavidad nasal.

Descripción:
Suelen generarse a causa de rinitis alérgica o por infecciones repetidas. Ocasionan edemas en la mucosa nasal, hemorragias y

dificultad respiratoria. Normalmente desaparecen cuando están provocados por una infección.

Causas:
Los pólipos muchas veces son generados por el mismo paciente, ya sea por uso excesivo de sprays o inhaladores nasales, y también por deficiencias nutritivas de vitamina A.

Suelen volverse a declarar si no se resuelve el problema causante, bien sea infeccioso o alérgico. Los lavados frecuentes de las fosas nasales con agua salada también son causa frecuente de pólipos.

Tratamiento:
El tratamiento quirúrgico se debe dejar solamente para los casos extremos e intentar primero un tratamiento a base de lavados con cola de caballo, cuya riqueza en sílice se piensa que es útil para eliminarlos. Por vía interna se hará un tratamiento igualmente con cola de caballo La reflexoterapia puede tener efectos benéficos para alivio inmediato de los síntomas y contribuir igualmente a su curación.

Oligoterapia:
La asociación cobre-oro-plata y por supuesto sílice.

Nutrientes:
Suplementos de vitamina A.

Homeopatía:
Sanguinarium nitricum CH1, Calcium carbonicum CH6.

PROSTATITIS (También, hipertrofia de próstata)
Aumento del tamaño de la próstata.

Descripción:
No se conocen las causas exactas, pero el hecho de que se declaren con más frecuencia a partir de los 60 años, e incluso algo antes, puede indicar un proceso degenerativo o cambio hormonal similar a la

menopausia femenina. En la mayoría de los enfermos se desarrolla un aumento del volumen de la próstata, frecuentemente benigno, que da lugar a una compresión del tejido prostático, lo que origina irritabilidad en la vejiga y obstrucción del paso de la orina. En ocasiones se desarrolla un carcinoma de crecimiento lento el cual llega a alterar incluso los huesos próximos. Cuando hay obstrucción prostática es habitual que se produzcan cálculos, infecciones, hematuria, hipertensión y uremia.

El diagnóstico es bastante fácil en todo hombre que acuse síntomas similares a partir de los 50 años de edad. El tacto rectal no siempre es fiable, puesto que una próstata aparentemente pequeña también puede dar lugar a obstrucción uretral si está dilatada. Si la orina no está infectada el pronóstico es mejor, en caso contrario tampoco es raro que se declare una pielonefritis o insuficiencia renal. Pero mientras que el volumen de orina sea adecuado a la ingesta, el diagnóstico es bueno.

Síntomas:

Los primeros síntomas consisten en una necesidad imperiosa de orinar, en ocasiones con escozor, aunque no siempre el volumen emitido corresponde a la necesidad. La vejiga se vacía incompletamente, de manera intermitente y el chorro de orina comienza a ser pequeño aun con esfuerzo y pueden comenzar las hemorragias.

Si aparece aumento de la tensión arterial y confusión mental, será indicativo de que la función renal está obstruida. El tomar alimentos salados o muy condimentados agudizarán los trastornos, lo mismo que retener la orina demasiado tiempo o beber alcohol. El estancamiento cotidiano de la orina y la permanencia excesiva en cama aumentan los problemas, llegando a generar fiebre muy alta e imposibilidad para orinar.

Causas:

Indudablemente una vida insana con alcohol, comidas fuertes y picantes, producirá una hipertrofia más grave y temprana que en otras personas que lleven una vida saludable. Las relaciones sexuales interrumpidas o sin que llegue a efectuarse el coito, suelen ser causa frecuente de prostatitis crónicas que pueden degenerar en el crecimiento de tejido adenomatoso maligno. Por decirlo de otro modo, una vida sexual satisfactoria, con coitos frecuentes y completos, suele ser una salvaguarda para esta enfermedad. Por ello y aunque pueda parecer poco romántico, un hombre sin pareja o a quien la suya le niegue relaciones sexuales, tiene el derecho físico a buscar alguien que le satisfaga sexualmente. Algunos chequeos médicos, como sondas o cistoscopia, e incluso cálculos renales, también pueden ocasionar el daño.

Tratamiento:
Para aliviar los síntomas se utilizará un asiento duro, así como evitar el frío, siendo recomendables los baños de asientos calientes. La reflexoterapia es aquí de gran ayuda, ya que contribuye a quitar el dolor y a bajar la inflamación. Las infusiones de eleuterococo son igualmente buena ayuda
Se tomarán también tres infusiones de sabal serrulata (Saw palmetto), pygeum africanum, ortiga blanca, cola de caballo e hipericón, reforzadas con grama y gayuba en caso de que haya infección. Son de buen resultado también la damiana, milenrama, castaño de indias y esencia de ciprés, ésta última mediante reflexoterapia.
Las comidas se pondrán con abundancia de perejil crudo.

Oligoterapia:
Los oligoelementos zinc-cobre son imprescindibles, así como el selenio y quizá el cobalto. Posteriormente se pueden alternar con manganeso y magnesio.

Nutrientes:
El tratamiento naturista suele dar buenos resultados en los casos simples y consiste en la toma cotidiana de **pipas de calabaza** crudas y **polen**. Se recomiendan especialmente dosis altas de vitamina C y ácido fólico, pues esta unión parece disminuir la agresividad de las células causantes del cáncer de próstata.

Homeopatía:
Pulsatilla CH4, Sepia CH6, Belladonna CH4.

PRURITO (Picor)

Descripción:
Sensaciones intensas que se alivian rascándose.

Causas:
Los picores normalmente ceden con rapidez y suelen ser originados por una enfermedad cutánea leve o como consecuencia a una anomalía interna. Solamente aquel picor que persiste durante varios días se puede considerar patológico y también hay que diferenciarlo del que se produce a causa de ciertas enfermedades cutáneas, como es el caso de la sarna, ladillas, piojos, urticarias, dermatitis, alergias y herpes. Otras enfermedades muy comunes también son causa de prurito y entre ellas destacan la diabetes, hepatopatías, nefritis, leucemia, linfoma, carcinoma, hipertiroidismo, menopausia o embarazo. Por supuesto, multitud de medicamentos pueden ocasionar picores, lo mismo que los metales y tejidos sintéticos.

Tratamiento:
Localmente son muy adecuados los baños templados con harina de avena, así como las compresas frías de malva. Sin embargo, son las esencias, aplicadas de forma externa, las más activas y entre las más eficaces tenemos el hisopo, lavanda, menta y Própolis.
La bardana se aplicará tanto por vía interna como en forma local. Por supuesto estos remedios son para el prurito inespecífico, ya que el causado por una determinada enfermedad requiere el tratamiento de ese mal.

Oligoterapia:
Internamente se harán cuatro tomas de níquel-cobalto o manganeso-cobalto.

Homeopatía:

Apis mellifera CH5, Belladonna CH9, Sulphur CH4, Almunia CH6.

PSORIASIS
Enfermedad cutánea con pápulas y placas descamativas.

Descripción:
Las lesiones consisten en unas placas eritematosas cubiertas de escamas, las cuales apenas producen picor y cuando curan no dejan lesiones. Suele declararse entre los 10 y los 40 años y con frecuencia hay antecedentes familiares. Normalmente se distribuye por el pelo, los codos, las rodillas, la espalda y las nalgas, aunque también se observan casos en las uñas, axilas, ombligo e incluso de forma más generalizada. Pueden formar grandes placas de tipo redondo y confundirse en muchas ocasiones con hongos, dermatitis, lupus, eczemas o liquen.

Causas:
Se piensa en una enfermedad autoinmune, en alteraciones genéticas o trastornos emocionales crónicos. Es más aguda en las personas de raza blanca y en la época invernal, mejorando durante los meses de verano. La enfermedad es fácil de tratar en las primeras fases y no se puede asegurar una curación sólida ya que las recidivas son frecuentes.

Tratamiento:
Los tratamientos naturales recomendados son muy amplios y dependerá más que nada de la constancia del enfermo para insistir, que de la validez de alguno de ellos. La exposición al sol mejora el estado general del enfermo y en ocasiones la enfermedad desaparece durante el verano. Entre las hierbas más eficaces tenemos a la calaguala, Pueraria mirifica, cardencha y Equinácea por vía oral. Localmente se han demostrado muy eficaces las compresas de borraja, perifollo, salvia, caléndula, melisa, milenrama, anís, camomila y esencia de naranjo. También son útiles en forma externa las compresas de fucus y los toques con Própolis.
Para suavizar las lesiones es útil el jabón de enebro y el aceite de al-

mendras dulces, así como aplicación local de infusiones de ortiga verde y regaliz. Los aceites esenciales de lavanda, manzanilla, bergamota o cayeput, en baño, masajes o cremas.

Oligoterapia:
Como tratamiento de apoyo se tomarán dosis diarias de magnesio, azufre y manganeso-cobre.

Nutrientes:
Suplementos de lecitina y jalea real. Entre las vitaminas se utilizarán la A, E, B-6 y PP. Alimento de especial efectividad es la alcachofa.

Homeopatía:
Kalium arsenicosum, Arsenicum, graphites, sulphur, petroleum.

PÚRPURA
Trastorno hemorrágico vascular.

Descripción:
El desarrollo de una equimosis espontánea puede ser debido a una alteración de la fragilidad capilar, ocasionando vasculitis aguda que afecte a la piel, articulaciones y en ocasiones al riñón. Se puede desarrollar en cualquier persona, teniendo una mayor tendencia los niños y las mujeres jóvenes, así como las personas obesas o que han tenido enfermedades infecciosas recientes.
Se declaran hemorragias en las zonas de las mucosas, aunque también son frecuentes en las piernas. El trastorno de las plaquetas puede ser transitorio, lo mismo que la anemia por la pérdida de sangre. Si ocurre en un recién nacido habrá que pensar en un trastorno heredado de la madre y poner a los dos en tratamiento.

Causas:
La púrpura **simple** es solamente una predisposición a la formación de hematomas por el más mínimo roce o golpe, pero no reviste gravedad.
La púrpura **senil** se declara en ancianos que han estado expuestos muchas horas al sol y se declara en brazos y piernas en las capas más

profundas de la piel. Tampoco tiene consecuencias mayores.

La púrpura **alérgica** es frecuente en niños y suele ser consecuencia de una infección de vías respiratorias, por virus o bacterias. Su aparición es brusca en piernas y pies, de larga duración y suele ir unida a fiebre, dolores óseos y articulares, e incluso a edemas en los tobillos y manos. Su duración es de 4 semanas, aunque las recidivas son frecuentes. Tampoco suele producir daños mayores.

Aunque no se conoce la causa inicial, existen ciertas predisposiciones que hacen que sean siempre el mismo tipo de individuos los que la padecen. No obstante, son las manifestaciones alérgicas las que con más frecuencia causas púrpuras en los niños. También se dan púrpuras en la rubéola, después de radiaciones o a causa de medicamentos.

Tratamiento:

El tratamiento suele dar buenos resultados inmediatos y algo menos a largo plazo. Se utilizan preferentemente los bioflavonoides, la bolsa de pastor, hidrastis, esencia de ciprés y el ginkgo biloba. La alfalfa por vía oral o como ensalada, es el mejor remedio para los casos crónicos. En las púrpuras alérgicas da buen resultado el grosellero negro y la fumaria.

Homeopatía:

Arnica CH4, Lachesis CH10, Phosphorus CH5, pulsatilla CH4.

QUEMADURAS

Lesión producida por contacto dérmico, químico o eléctrico.

Causas:

La duración y la intensidad del agente causante son los que van a determinar la gravedad o levedad de la lesión. Al principio de la quemadura se produce un aumento de la permeabilidad capilar y la pérdida del plasma subcutáneo, lo que da lugar al edema, que no es otra cosa que la primera e inmediata maniobra defensiva del organismo. Si la quemadura no es fuerte la curación comienza inmediatamente gracias a las glándulas sudoríficas y la reepitelación de los bordes de la herida. En las heridas graves la curación es lenta y pueden quedar cicatrices enormes.

Las **quemaduras solares** pueden ser debidas a exposición prolongada o por una reacción de fotosensibilidad. La radiación solar varía sensiblemente según sea la época del año, la altitud y la climatología, existiendo de manera continuada una protección ante ellos mediante la misma atmósfera, en primer lugar, y mediante las propias defensas de nuestra piel. La misma contaminación ambiental es capaz de detener la mayoría de las radiaciones solares que pueden quemarnos.

En las playas y las piscinas el efecto de los rayos solares aumenta sensiblemente ya que el agua actúa como potente lupa amplificadora, lo mismo que la arena, por lo que en caso de niños pequeños, ancianos o personas de piel blanca, el peligro está presente aunque permanezcan a la sombra. También son muy sensibles al sol las personas pelirrojas, las rubias, los afectados por vitíligo y los albinos, además de personas que toman fármacos sensibilizantes, como los anticonceptivos.

Las **quemaduras por electricidad** son muy graves, ya que afectan más en profundidad que las otras y las causadas por productos químicos ocasionan necrosis de órganos internos. Una complicación en todo tipo de quemaduras es el shock que puede poner en peligro la vida del enfermo, normalmente a causa de un colapso. Así mismo, las complicaciones infecciosas pueden hacer grave una quemadura que en principio no lo era. Las quemaduras producidas por la electricidad pueden deberse a un aumento de temperatura de casi 5.000° aunque la mayoría de las veces solamente afectan a la parte externa de la piel y tejido subcutáneo. Si se trata de corriente alterna puede ocasionar también parálisis respiratoria y fibrilación ventricular. La mayoría de los hogares e industrias cuentan con diferenciales eléctricos que cortan la corriente cuando existe una derivación, por lo que cada vez son menos frecuentes estos accidentes.

Las quemaduras de **primer grado** afectan a la cara externa de la piel, en las de segundo se forman ampollas y está afectada la dermis y en las de tercer grado hay destrucción de todos los tejidos. En los casos graves baja la tensión sanguínea, el pulso es débil, las extremidades están frías, hay sudor frío y un estado mental de inquietud y delirio. Si esto ocurre, el tratamiento hay que instaurarlo de inmediato, ya que hay peligro de complicaciones graves.

Las de **segundo grado** pueden presentar ya ampollas eritematosas o blancas con exudado interno. También es sensible al tacto y sigue palideciendo cuando se las presiona.

En las de **tercer grado** no suelen darse ampollas y la superficie puede estar carbonizada o negra. En algunos casos la piel puede estar pálida o presentar un rojo fuerte por la presencia de hemoglobina subdérmica. Si está afectado el pelo se desprenderá al menor contacto.

Las que afectan al aparato respiratorio suelen estar ocasionadas por humo caliente, irritantes químicos o vapores. Ello produce una obstrucción del árbol respiratorio, edema bronquial y lesión de los capilares alveolares, lo que degenera en una insuficiencia respiratoria aguda.

Las **quemaduras químicas** se pueden deber a multitud de sustancias, sean de naturaleza ácida, alcalina, gases, fósforo o fenoles. El tratamiento es más complicado que en los casos anteriores y las lesiones pueden incluso progresar con el paso de las horas.

Tratamiento:

Una quemadura cutánea ocasiona edema, pérdida de líquidos, aumento de la permeabilidad capilar y desnaturalización proteica. A nivel general puede haber shock, infecciones y lesiones en el aparato respiratorio, lo que convierte el problema en algo serio.

La gravedad de una quemadura depende esencialmente de la superficie afectada y la profundidad, y se considera que es leve cuando afecta a menos del 15% de la superficie corporal, moderada cuando no supera el 50%, grave cuando abarca hasta el 70% y muy grave si pasa de este porcentaje.

El tratamiento de las **quemaduras leves** consistirá principalmente en aliviar el dolor y evitar la infección. El mejor remedio sigue siendo los chorros de **agua fría**, evitando arrancar la ropa adherida a la piel. Una vez calmado el dolor se puede utilizar cualquiera de los siguientes remedios: aplicaciones de patata cruda rallada, zanahoria rallada o pulpa de higos frescos. Para suavizar la piel se darán aplicaciones suaves de aceite de hipericón. Una vez pasada la fase de dolor se regenerará la piel con compresas de consuelda, malva, o flor de saúco.

Las quemaduras de **segundo grado** se tratarán de manera similar, aunque habrá que tener especial cuidado en la infección consecuente. Para evitarlo, localmente se aplicará junto a las medidas anteriormente citadas Equinácea y Própolis, utilizándose también por vía oral en dosis suficientes cada dos horas.

Las quemaduras de **tercer grado** que no afecten a zonas muy extensas también se pueden tratar en el domicilio del enfermo, pero hay que administrar también cantidad suficiente de electrolitos y vitamina c, así como una dieta rica en proteínas.

Las quemaduras extensas requieren un tratamiento muy especializado y no son válidas para tratamiento en domicilio. En caso de que estemos lejos de un centro hospitalario adecuado procuraremos mantener el enfermo bien hidratado, sobre todo a los niños.

La abundancia de agua, alternada con mezclas de electrolitos bien diluidos en agua, o la toma de zumos de frutas y verduras fríos, es imprescindible. Si la ayuda médica tarda en aparecer, es importante evitar las complicaciones de tipo infeccioso, pulmonar o cardiaco, vigilando especialmente la presión arterial. Para este fin hay que recordar la gran eficacia del espino blanco en las afecciones cardiacas y de la Equinácea en las infecciones.

Localmente, la centella asiática es el mejor regenerador de la piel, seguido de la caléndula y en aloe vera.

Algunos hospitales recomiendan como tratamiento de las quemaduras graves el uso de ventiladores dirigidos al paciente de forma directa. Si el enfermo se siente aliviado con ello, no parece en principio que halla inconveniente en utilizarlos. De cualquier manera, la habitación estará bien ventilada, fresca, humedecida y sin luz directa o sol.

Nutrientes:
Cuando la enfermedad remita, habrá que dar suplementos adecuados de vitaminas, proteínas y jalea real.

Homeopatía:
Belladonna CH8, Arsenicum CH4, Echinacea (tintura madre), Arnica CH4.

QUISTE (Sebáceo, ovárico)
Tumoración o concentración de tejido anómalo.

Descripción:
Los quistes, al igual que otras tumoraciones, podrían considerarse como concentraciones de tejidos potencialmente perjudiciales. El organismo, en su empeño de eliminar aquello que pueda ser inútil para la salud, concentra de forma diversa y en lugares muy distintos, todo aquello que no consigue eliminar o metabolizar. Los papilomas, epiteliomas, verrugas o pólipos, son formas de concentrar sustancias en sí mismas peligrosas, de igual manera que los forúnculos y el acné son mecanismos depurativos a través de la piel.

Los fibroadenomas son los tumores mamarios más frecuentes. Suelen ser benignos y se observan en mujeres jóvenes. Tienen consistencia firme, y se caracterizan porque se mueven con facilidad dentro del tejido mamario.
El cistosarcoma suele ser de gran tamaño y crece con rapidez. Se trata de un tumor maligno que se reproduce con facilidad, aunque no suele producir metástasis.
El **quiste sebáceo** es un tumor benigno de crecimiento lento. Se desarrollan en la piel, es queratinoso y se localiza en el cuero cabelludo, orejas, cara, espalda o escroto.
Los **quistes ováricos** funcionales son muy frecuentes, aunque en las mujeres jóvenes pueden desaparecer espontáneamente. Los de gran tamaño suelen extirparse.

Causas:
Aunque no se conocen las causas exactas, se piensa que el exceso de grasas saturadas daría como resultado una serie de alteraciones, entre ellas la concentración y posterior desecación de altas cantidades de ellas en los conductos de las glándulas sebáceas, lo que daría lugar a

quistes o papilomas. También se le ha encontrado una relación con el consumo de lácteos.

Con independencia del lugar donde se implanten, no suelen dar lugar a problemas, salvo que obstruyan un conducto o proliferen en demasía, bien sea por número o tamaño. También son muy susceptibles de infectarse.

Tratamiento:
Los quistes de ovario requieren igualmente el aceite de Onagra o de Borraja en dosis continuadas. En ambos casos, la utilización continuada de agua de mar purificada es de gran utilidad.

Plantas medicinales:
Diente de león, fucus, agnus cactus (sauzgatillo) y aceites esenciales de albahaca, mejorana y lavanda.

Oligoterapia:
Los oligoelementos zinc-cobre y yodo, así como las infusiones de salvia.

Nutrientes:
El tratamiento de los quistes sebáceos consiste en la ingestión habitual de grasas vegetales crudas, así como en suplementos de vitamina A y PP, y la supresión de grasas animales, incluida la leche de vaca.

Homeopatía:
Apis, Lachesis mutus.

RAQUITISMO

Descripción:
Trastorno del metabolismo óseo y mineral.

Causas:
No siempre el raquitismo es una simple carencia de vitamina D, ya que hay muchos casos refractarios a la curación a pesar de tomar

fuertes cantidades de esta vitamina.

De entre las vitaminas del grupo D, la más activa en forma pura es la D3 (colecalciferol), la cual se forma en la piel humana mediante la exposición a los rayos ultravioletas. Otra forma también activa es el ergocalciferol o vitamina D2, que se encuentra en alimentos vivos como la leche irradiada o las levaduras enriquecidas. Esta es la forma más asimilable de todas y la menos tóxica a largo plazo. La función de la vitamina D parece ser la de regular la absorción y metabolización del fósforo y el calcio, y una deficiencia en esta función provocaría el raquitismo, tetania y osteomalacia, según sea la edad del enfermo.

El hecho de que los pueblos de raza negra muy expuestos al sol también padezcan raquitismo, nos debe hacer pensar en que verdaderamente la deficiencia de vitamina D no es el único factor a tener en cuenta.

Síntomas:

El raquitismo se percibe en los niños como una calcificación defectuosa de los huesos, un aumento en anchura de los cartílagos epifisarios y una reabsorción del tejido óseo en los casos más serios, ya que el calcio disponible se debe utilizar para otras funciones más vitales. A nivel general, el niño enfermo duerme mal, se le cae el pelo, se sienta y anda demasiado tarde, no se le cierran las fontanelas y se le deforman los huesos de las piernas y el tórax, dando lugar también a un abdomen prominente. Este último signo externo le puede hacer pensar a su madre que el niño come lo suficiente, ya que está gordo y le pone a régimen, lo que indudablemente agudizará la enfermedad. Los niños, ya sean gordos o delgados, coman comidas caras o baratas, pueden padecer raquitismo por igual.

En los adultos, la osteomalacia provoca una pérdida del mineral en la columna vertebral, pelvis y extremidades inferiores. Los huesos se reblandecen, se fisuran con facilidad y se curvan los huesos largos.

Tratamiento:

En el tratamiento natural no se dan dosis altas de vitamina D3, ni de calcio, y en su lugar se hará un tratamiento progresivo de ambos nutrientes, en dosis pequeñas pero de gran biodisponibilidad. La alimentación, principal y mejor tratamiento de todos, se hará tomando con preferencia los siguientes alimentos: apio, berros, albaricoques, higos, nueces, almendras, espárragos, espinacas, champiñones, lechugas y puerros, pudiéndose reforzar en periodos cortos con el aceite de hígado de bacalao en forma de perlas. También son útiles las fresas, las avellanas, cacahuetes, cerezas, ciruelas, fresas o piña. La avena en copos será el desayuno a utilizar durante largos períodos.

En cuanto a las hierbas recomendadas están la alholva, el espliego, el romero y la ajedrea. La alfalfa ocupa también un lugar de elección al ser un alimento completo rico en calcio.
La vida al aire libre y el ejercicio que moviliza y fija el calcio en los huesos, serán el tratamiento imprescindible, ya que sin ejercicio físico el problema comenzará posteriormente.
Es importante señalar que los productos lácteos, a pesar de su riqueza en calcio y fósforo, no son adecuados en niños mayores de dos años, aunque se suele admitir el yogur.

Oligoterapia:
Si se quiere reforzar la alimentación los primeros días se dará conjuntamente los minerales calcio, fósforo y sílice, complementados con algo de flúor.

Nutrientes:
Pequeñas dosis orgánicas de vitamina D asimilada en levadura. También se recomiendan la dolomita y las cáscaras de ostra y huevo finamente trituradas.

Homeopatía:
Calcium carbonicum CH4, Calcium phosphoricum CH4, Calcium fluoratum CH6, Sulfur CH6.

RESFRIADO
Infección de las vías respiratorias superiores de naturaleza vírica o bacteriana.

Descripción:
La sintomatología empieza por cosquilleo en la nariz y la garganta, estornudos y abundante secreción nasal que obstruye la nariz. No hay fiebre, aunque es normal la sensación de frío generalizado, quizá escalofríos y en algunos casos cansancio. La mucosa nasal se congestiona, está inflamada, y la respiración se hace difícil por vía nasal. Las complicaciones abarcan la inflamación de los senos nasales, la otitis media y la laringitis o amigdalitis.

Causas:
Esta anomalía típica de los meses invernales es de tipo vírico, estableciéndose que puede ser originada por casi 100 tipos diferentes, lo que hace ineficaces a las vacunas. Es frecuente que se desarrollen posteriormente infecciones bacterianas oportunistas que complican la levedad de la enfermedad. Al revés que otras enfermedades víricas estacionales, su padecimiento no confiere inmunidad y suele desencadenarse en individuos predispuestos o que están expuestos a agentes irritantes, como es el humo de tabaco.

Síntomas:
Los comienzos del resfriado son similares al sarampión, meningitis, tos ferina o gripe, por lo que no habrá que descuidar el tratamiento. La fiebre del heno también produce síntomas similares, aunque la frecuencia de los estornudos -mayor en las alergias- debe darnos el diagnóstico preciso.
En los niños puede haber fiebre de hasta 39 grados, faringitis y traqueitis, con opresión torácica. En los casos complicados hay tos seca sin esputos, y se puede declarar posteriormente una bronquitis purulenta o un brote asmático.

Tratamiento:
El enfermo guardará cama en un ambiente cálido y cómodo, pero no se emplearán ambientadores basados en humidificadores puesto que pueden agravar el mal en pocas horas. Tampoco se emplearán inhaladores nasales, descongestivos ni antibióticos, salvo decisión expresa del médico.   Es imprescindible mantener al enfermo

abrigado, especialmente en los pies. Si la obstrucción nasal es intensa se puede lavar la nariz con agua templada ligeramente salada.

Para cortar rápidamente la secreción da buen resultado la cocción de cebolla en agua y la infusión de flor de saúco. Con el fin de provocar una buena sudación lo mejor es el limón con miel, templados. Los vahos con hierbas balsámicas y los baños de pies con agua caliente enriquecida con esencia de pino o eucaliptos, suele dar resultados muy satisfactorios. Un remedio ancestral consiste en poner una cebolla partida por la mitad cerca de la cabecera de la cama y mantenerla una noche.

El tratamiento interno se puede hacer con cualquiera de las plantas si-guientes o una mezcla de ambas: hidrastis, agrimonia, ajenjo, escaramujo, llantén, tomillo (imprescindible si hay fiebre) o eucalipto, y drosera, gordolobo y tusílago si hay tos. El Própolis se utilizará si hay riesgo de complicación bacteriana o en pacientes debilitados y con pocas defensas.

Son muy útiles los higos secos, los puerros, la alfalfa y las cápsulas de ajo crudo.

Homeopatía:
Pulsatilla CH4, Ferrum phosphoricum CH6, Kalium phosphoricum CH6, Natrum phosphoricum CH6.

REUMATISMO
Grupo de enfermedades que afectan al sistema articular, óseo o muscular.

Descripción:
Se clasifican entre enfermedades del tejido conjuntivo, artritis, artropatías, óseas y cartilaginosas. El enfermo suele confundirlas con flebitis, arteriosclerosis, celulitis, edemas, neuropatías, fracturas y miositis, puesto que la sintomatología es similar.

Tratamiento:
Hay que distinguir primeramente si se trata de una patología inflamatoria o degenerativa, por lo que remitimos a cada enfermedad en concreto. De un modo general, ambas patologías se benefician siempre del Harpagofito y del mejillón de labio verde (perna canaliculus), tratamiento de fondo imprescindible para cualquier alteración reumática.
Otras hierbas de interés son la ulmaria, el sauce y el ortosifón.

Oligoterapia:
El cobre es el oligoelemento imprescindible por su acción antiinflamatoria, mientras que el sílice lo es en las degenerativas y en las musculares.

Nutrientes:
La cáscara de ostra pulverizada y el extracto de cartílago de tiburón, además de la dolomita, mejorarán las alteraciones degenerativas.

Homeopatía:
Rhus toxicodendron CH9

RINITIS
Alteración de la mucosa nasal con edema, vasodilatación y secreción.

Descripción:
En este apartado no vamos a tratar de la enfermedad de tipo invernal, ya que está incluida en el capítulo Resfriado. La rinitis que nos interesa ahora es la de tipo alérgico o la crónica. La rinitis aguda está causada por bacterias, mientras que la crónica puede ser motivada por diferentes gérmenes o enfermedades generales.

También son frecuentes las rinitis atróficas en cuya mucosa interna se forman costras y son frecuentes las epistaxis, así como las vasomotoras que es una variedad de la atrófica pero puede haber secreción y estornudos, y la alérgica.

Tratamiento:

En las rinitis bacterianas el tratamiento más adecuado es la oligoterapia reforzada con Equinácea. Para disminuir las secreciones se tomarán infusiones de flor de saúco.

En las de tipo alérgico, la cual se manifiesta especialmente al levantarse, el tratamiento es a base de manganeso, reforzado con espliego, fumaria, grosellero negro e hisopo. Es conveniente también ingerir polen en gránulos al finalizar la estación invernal.

Para lavados nasales se puede utilizar también la albahaca y si la nariz está demasiado reseca se suavizará con aceite de almendras dulces o en su defecto de oliva. El suero fisiológico puede utilizarse ocasionalmente, pero no de forma continuada pues provoca efecto de rebote.

Oligoterapia:

En las rinitis bacteriana el tratamiento más adecuado es la mezcla manganeso-cobre.

Nutrientes:

La rinitis crónica o la atrófica requieren un tratamiento continuado con vitamina A. Hay que suprimir o al menos disminuir, la ingestión de preparados lácteos.

Se recomienda abundancia de grasas insaturadas en la alimentación e inhalaciones de agua muy salada, quizá reforzada con algunas gotas de Própolis. También son adecuados alimentos como los higos, puerros, cebolla o dátiles.

Homeopatía:

Pulsatilla CH4

RUBÉOLA

Enfermedad eruptiva contagiosa.

Descripción:

Aunque es una enfermedad leve, puede ser mortal para el feto si se contagia una madre embarazada durante los primeros meses de embarazo.

La enfermedad se propaga por gotitas de saliva presentes en el aire y el periodo de contagio abarca desde una semana antes del comienzo del exantema y una después de que desaparezca. No obstante, no se transmite con facilidad y en muchas ocasiones ni siquiera hay manifestaciones que permitan diagnosticarla, por lo que puede pasar desapercibida. Las epidemias aparecen en la primavera, en períodos de 6 a 9 años, y la inmunidad adquirida dura toda la vida.

Causas:
La causa es un virus filtrante ARN que se contagia de manera similar al sarampión y es menos frecuente en niños y más en adolescentes. También puede contagiarse por contacto sexual, por excesivo calor o por exposición a viento intenso.

Síntomas:
Los síntomas leves incluyen dolor de cabeza, catarro, rigidez en las articulaciones y ligera erupción en el tórax, brazos y frente. Suelen estar aumentados también los ganglios linfáticos y son dolorosos al tacto, sobre todo los poscervicales. La erupción comienza en la cara y el cuello, extendiéndose con posterioridad al resto. Al cabo de tres días suele desaparecer sin complicaciones.

Es fácil confundirla con el sarampión y la escarlatina, pero el sarampión dura más días y es más intenso.

Tratamiento:
Una vez declarada la enfermedad no suele ser necesario el tratamiento, aunque conviene aislarse unos días para evitar el contagio de las personas que nos rodean.

Hay que dar a beber muchos líquidos, entre ellos zumo de limón con miel o infusiones de semillas de anís en pequeñas dosis. Se pondrá esencia de lavanda en la almohada.

Plantas medicinales:
Son especialmente útiles las infusiones de bardana y la toma de comprimidos de Equinácea. También se emplean la borraja, la

milenrama, el saúco y la menta.

Homeopatía:
Pulsatilla, belladonna, Aconitum, mercurius solubilis.

SABAÑONES (y enfermedad de Raynaud)

Descripción:
Lesiones causadas por el frío que afectan a la estructura de los vasos sanguíneos, piel y nervios más superficiales.
En los casos leves generados por agua helada, se producen pequeños trombos localizados en los vasos, lo que provoca picores y calor. De continuar la exposición al frío, especialmente con agua, se declara edema, rotura de la pared vascular, dolores musculares e incluso la congelación. La pérdida del calor corporal no se produce instantáneamente, puesto que el organismo envía parte del calor interno a la piel para mantenerla estable, mecanismo que claudica a los pocos minutos puesto que es más necesario el calor interno.
La anemia, el alcoholismo, el agotamiento, la desnutrición, el hipotiroidismo y los trastornos circulatorios, agudizan la enfermedad.

Causas:
Los vestidos muy apretados, la humedad, la falta de ejercicio y el frío, suelen ser la causa que provoca los sabañones. También son habituales por cambios bruscos en la temperatura ambiente, como pasar de un lugar frío a otro muy caliente. Las personas predispuestas deberían llevar guantes en los meses de invierno y no entrar bruscamente en lugares muy calientes, debiendo realizar unos minutos de adaptación en un lugar templado, como puede ser el portal de los edificios.

Tratamiento:
El tratamiento consiste en no someter al calor a las partes afectadas de una manera brusca. Al principio es conveniente ponerlas en agua fría, la cual se irá templando paulatinamente. El resto del cuerpo bien caliente. Prohibido absolutamente el tabaco, ya que provoca

vasoespasmo.

Los baños alternos (de manzanilla y tomillo), un minuto de calor, un segundo de frío, son de gran utilidad como preventivos, pero no se deben utilizar cuando ya hay ampollas o gangrena.

Son muy útiles las fricciones con zumo de limón y posteriormente con aceite de almendras dulces, lo mismo que las fricciones con zumo de cola de caballo. Otros autores recomiendan el uso externo de caléndula, hipericón, hamamelis, albahaca y las compresas de zumo de cebolla y pulpa de manzana. Más modernas son las lociones de muérdago, los toques con esencia de ciprés y los lavados con agua de encina. Los casos más agudos suelen responder a la aplicación de compresas templadas con árnica.

Localmente existen remedios populares como masticar jengibre, aplicar una cataplasma de cebolla asada, ungüentos de ortiga, infusiones de romero con un poco de pimentón y friccionar los sabañones con mostaza o pimienta.

La **enfermedad de Raynaud,** que afecta a mujeres jóvenes, mejora con masajes, efectuados en las zonas afectadas con una mezcla de aceite caliente con mostaza y semillas de sésamo, así como con la toma de canela, pimentón y jengibre. Como remedios homeopáticos están el Lachesis mutus, la Pulsatilla, el Arsenicum y el cactus.

Plantas medicinales:
Internamente se tomarán, tanto como preventivo como curativo, salvia, ortiga verde, milenrama, romero, Ginkgo Biloba, cardo santo, espliego o caléndula.

Oligoterapia:
El oligoelemento cobalto, además del hierro, son terapias de gran ayuda para los casos rebeldes.

Nutrientes:
Son imprescindibles las vitaminas A, D y sobre todo PP (ácido nicotínico)   Es conveniente tomar germen de trigo en escamas, ajo

crudo, pescados grasos y piña natural.

Homeopatía:
Abrotanum (tintura madre), Petroleum CH4, Acidum nitricum CH4, árnica CH4, Petroleum o Pulsatilla.

SARAMPIÓN
Enfermedad aguda muy contagiosa.

Descripción:
Se contagia por gotitas procedentes de la nariz, la garganta y la boca que son transportados por el aire, siendo el momento más propicio en los primeros estados de la enfermedad, especialmente 2 ó 4 días antes del comienzo del exantema. Cuando la erupción desaparece el virus ya no está presente.

Causas:
Está causado por un paramixovirus que se desarrolla especialmente en la primavera, apareciendo sobre todo en ciclos de tres o cuatro años. No suelen estar afectados los niños menores de un año, ya que su madre les confiere cierta inmunidad, pero es muy normal entre los escolares de primaria y párvulos.

Síntomas:
La incubación dura entre siete o catorce días y comienza como un simple resfriado con fiebre, tos y conjuntivitis. Aparecen enseguida unas manchas blancas frente a los molares (manchas de Koplik), lo que es indicio del comienzo serio de la enfermedad. La temperatura sube entonces drásticamente y a los tres días salen las erupciones, empezando en la cara y cuello.

A las 24 horas se extienden por el tronco y las extremidades y desaparecen de la cara. La fiebre puede llegar a los 40 grados, la cara se pone roja, hay intensa fotofobia, mucha tos seca y picor. Hacia el cuarto día la enfermedad suele remitir en su mayor parte, pero es entonces cuando pueden declararse complicaciones si el enfermo no guarda precauciones.

Las complicaciones del sarampión mal tratado son muy serias y entre ellas tenemos la bronconeumonía y la encefalitis.

Tratamiento:
Aunque en la actualidad la mortandad es muy baja, es necesario guardar cama hasta que desaparezca la erupción, protegiendo al enfermo contra el frío y la humedad durante al menos 14 días. No hay que exponerle a la luz fuerte directa y es necesario suavizarle la mucosa bronquial con hierbas tradicionales, como son el tusílago, la malva, malvavisco y pulmonaria, así como con la decocción de higos secos en vino.

Plantas medicinales:
Hierbas especialmente útiles son el boj y la flor de saúco. De cualquier manera, la bardana es el tratamiento totalmente imprescindible en todas las enfermedades eruptivas, ya que hace brotar la enfermedad, baja la fiebre, ejerce un marcado efecto antibiótico y elimina el prurito. Se puede utilizar junto a la eufrasia para lavar los ojos y con la azucena para la piel.
Los baños templados para bajar moderadamente la fiebre son recomendables, evitando que el enfermo se enfríe.

Nutrientes:
Internamente se administrará PABA y Própolis, sin olvidar grandes cantidades de agua o zumos de frutas y verduras. También son útiles el ajo, la miel diluida en agua y localmente las compresas de jengibre.

Oligoterapia:
Cobre.

Homeopatía:
Aconitum CH4, Ferrum phosphoricum CH6, Belladonna CH4, Bryonia CH4, Pulsatilla CH4, Mercurius solubilis CH4, Sulfur CH10.

SARNA

Infección de la piel por el parásito Sarcoptes scabiei.

Descripción:

La hembra pone sus huevos en la capa córnea y cuando nacen las larvas a los pocos días se concentran en los folículos pilosos. Son frecuentes los contagios en toda la familia, especialmente por que se disemina por la ropa o las sábanas.

La sintomatología incluye picores nocturnos, sobre todo en los genitales masculinos y entre los dedos de las manos. También pueden estar infectados la muñeca, codos y cualquier otro lugar en donde existan pliegues cutáneos. Si la enfermedad persiste sin tratamiento es normal que se declaren infecciones o dermatitis a causa del rascado.

Causas:

Esta enfermedad actualmente se da con poca frecuencia, ya que al aumentar la higiene se evita su proliferación. El contagio más habitual es por contacto sexual.

Tratamiento:

El tratamiento consiste en un baño caliente prolongado y con limpieza perfecta, dando a continuación toques con esencias de canela y cominos. También dan buenos resultados los baños prolongados con infusión de caléndula y helenio. Los casos rebeldes tardan al menos 2 semanas en remitir.

SIDA

Enfermedad causada por el virus VIH (Virus de la Inmunodeficiencia Humana) que ocasiona la destrucción del sistema inmunitario.

Descripción:

El Síndrome de Inmunodeficiencia Adquirida suele tener un desarrollo crónico, en el que tras una fase aguda inicial, definida como infección primaria, sigue una larga fase de latencia generalmente asintomática, que normalmente dura años y precede a la aparición del SIDA.

Rápidamente, tras el contagio, el VIH coloniza el sistema linfático antes de entrar en el torrente circulatorio.

Síntomas:

Transcurridas entre 2 y 6 semanas de la infección, del 30 al 70% de los sujetos contagiados por el VIH desarrollan síntomas intensos, con una duración media de 1 a 2 semanas, caracterizados por fiebre, somnolencia, astenia, faringitis, etc. La presencia del virus en sangre es elevada, así como la diseminación en los linfocitos sanguíneos.

El desarrollo de los anticuerpos específicos contra el VIH se produce pasadas entre unas semanas y algunos meses después de la infección, denominándose al paciente como seropositivo. En ese momento hay la desaparición de los síntomas de la fase aguda y aunque algunos enfermos permanecen con pocos síntomas, la mayoría desarrolla un cuadro febril similar a una forma aguda de mononucleosis infecciosa. Los síntomas más comunes son: fiebre, astenia, dolores musculares o articulares, adenopatías, faringitis, diarrea, cefalea, manchas en la piel, pérdida de peso, náuseas o vómitos, ulceraciones cutáneas y de mucosas así como resfriados. La afectación neurológica puede manifestarse con fotofobia, meningoencefalitis, neuropatía periférica, parálisis del nervio facial, alteraciones en las funciones intelectuales y psicosis.

Causas:

El virus se encuentra en el semen y las secreciones vaginales, pudiendo transmitirse por ello en las relaciones anales, vaginales y bucogenitales (sexo-oral), de hombre a mujer, de hombre a hombre, de mujer a hombre, de mujer a mujer.

Al encontrarse en gran cantidad en la sangre de una persona infectada, se puede transmitir a través de sangre o sus derivados, por ejemplo el plasma, bien sea por compartir jeringas, tatuajes, piercing, o transfusiones de sangre sin control médico. También puede transmitirlo a su hijo una madre durante el embarazo o parto. Sin embargo, hay que recordar que no se contagia a través de estornudos, tos, por compartir la vajilla, cubiertos, ropa, baño, teléfonos, por viajar juntos, en las escuelas, piscinas, playas, y tampoco por el contacto de saliva, lágrimas, sudor, ni por estrechar la mano o abrazar.

Tratamiento:
La terapia de fondo la constituye la trilogía Própolis, Equinácea y Tomillo, en 2-3 dosis diarias. La Uña de gato también posee un buen efecto, los mismo que el astrágalo, el té verde, el orégano, el boj, la flor de saúco y el hinojo.

Nutrientes:
Indispensables la vitamina C y el ácido fólico, así como el sílice. Resultan de especial interés las vitaminas A y C, el regaliz, ajo, selenio, zinc y cobre.

Oligoterapia:
Cobre-oro-plata.

Homeopatía:
Baryta carbónica, Calcium iodatum, Sulphur iodatum, Tuya.

Flores de Bach:
Remedio rescate

SÍFILIS
Enfermedad por contagio sexual.

Descripción:
El microorganismo causante es el Treponema pallidum, el cual no puede sobrevivir fuera del organismo humano, penetrando a través de la piel y las mucosas, diseminándose rápidamente por todo el organismo, llegando a los ganglios linfáticos a las pocas horas.
Las lesiones precoces suelen tener un tratamiento fácil y la curación se realiza con prontitud, aunque hasta después de un año no se puede considerar al enfermo libre totalmente de la enfermedad, ya que las reinfecciones son frecuentes. Hay médicos que sostienen que hasta después de 5 ó 10 años no se considera que la enfermedad haya

desaparecido totalmente y de no tenerse en cuenta puede verse afectada la médula espinal.

La sífilis detectada tardíamente provoca con frecuencia parálisis generalizada. Si se produce en una embarazada es probable que se declare un aborto, la muerte a los pocos días del recién nacido, o si sobrevive será portador de la enfermedad.

Tratamiento:

Es una enfermedad de declaración obligatoria y por ello el enfermo debe ponerse en manos de un especialista que le administrará con seguridad dosis adecuadas de penicilina G y le someterá a vigilancia y análisis durante al menos dos años.

El tratamiento natural complementario consiste en dosis prolongadas de Bardana, tanto local como general, unida a la Equinácea y el Própolis. Las hierbas depurativas, como la Zarzaparrilla y la Calaguala, suelen ser de gran ayuda. El Condurango también tiene una reconocida acción antisifilítica tradicional, aunque en la actualidad apenas se emplea.

Oligoterapia

Se darán dosis prolongadas de yodo orgánico y en los casos graves Cobre-oro-plata.

SINOVITIS DE CADERA

Descripción:

La sinovitis de cadera es una de las causas más frecuentes de cojera en el niño. Consiste en una afección inflamatoria de la articulación de la cadera, de causa desconocida y que suele ocurrir una o dos semanas después del padecimiento de un proceso infeccioso en las vías respiratorias superiores.

La **sinovitis transitoria** de la cadera es una inflamación e hinchazón de los tejidos alrededor de la articulación de la cadera en la que habitualmente sólo una de las caderas es afectada. Esta condición tiene el nombre de "transitoria," o pasajera, por lo que solamente dura un corto período de tiempo. La sinovitis transitoria de la cadera es la causa más común del dolor de cadera inesperado en los niños. Ocurre en los niños entre los 3 y los 10 años, más en los varones, y en ocasiones se declara incluso a edades más tempranas.

Causas:
No se conoce la causa, que puede estar originada por un virus o puede ser por una reacción alérgica a una infección en otra parte del cuerpo.

Síntomas:
Se caracteriza porque bruscamente comienzan con cojera y dolor referido a nivel de la cadera, ingle, parte anterior del muslo e incluso rodilla. Aunque el pequeño suele poder andar, la marcha es dolorosa, no existiendo fiebre, salvo unas pocas décimas.
Es frecuente que el niño padezca pronto cierta limitación en todos los posibles movimientos de esa cadera, especialmente en el de separación y rotación interna de la misma. Ello se debe, en parte, a cierto grado de derrame articular y a un aumento en el espacio entre vértebras.
El síntoma principal es dolor en la cadera. En algunos niños, el dolor en la cadera empeora rápidamente y van a ver al médico en 1 a 3 días, aunque en otros el dolor de cadera empeora lentamente. También puede ocurrir que el dolor de la cadera puede ser tan leve que no se dan cuenta que algo no anda bien.
Cuando el dolor se hace más intenso, los niños con sinovitis transitoria tienen dificultad al caminar y sentirán dolor cuando le mueven la cadera, lo mismo que cuando tienen que mover la pierna. Suelen cojear, lo que les ocasiona dificultad al caminar o pararse, y algunos niños pueden sentir dolor en el muslo interno o el área de la rodilla, en vez de alrededor de la cadera. Otros tienen el deseo de echarse de espalda sin moverse, con la rodilla a su lado, doblada y volteada hacia afuera, y la punta del pie apuntando en dirección opuesta al cuerpo, pues en esta posición puede bajar la intensidad del dolor.

Tratamiento:
Se recomienda muy especialmente la toma continuada de flúor, sílice, calcio y magnesio asimilados en levadura, complementados con

dolomita y cáscara de ostra.

Hierbas:
Harpagofito y Mejillón de Labio verde. Si existe fiebre se tomarán 10 gotas de Equinácea tres veces al día.

Homeopatía:
Apis, Bryonia, Árnica y Kalium phosphoricum. Al principio cada hora, espaciando en la medida en que disminuyen los síntomas.

Medidas físicas:
Se pueden aplicar compresas frías de vinagre en caso de que la inflamación sea intensa.
El reposo debe realizarse durante una semana, aunque no implica la permanencia continuada en cama. En algunos casos infrecuentes, puede ser necesaria la tracción sobre la pierna para liberar de carga la articulación afecta.
La presencia de fiebre indica una agudización del problema, aunque la mayoría de los enfermos se curan por completo en 3 ó 4 días.

SINUSITIS
Inflamación de los senos paranasales.

Descripción:
Los agentes causantes pueden ser virus, bacterias o una mezcla de ambos, lo mismo que hongos. En un 25% de los casos es consecuencia de una infección dental.

Causas:
Entre las causas más comunes de sinusitis tenemos a las infecciones respiratorias, la desviación del tabique nasal, los estados debilitantes generales, la rinitis, los pólipos, la humedad prolongada, las alergias y los trastornos emocionales. Los humidificadores en ambientes cerrados pueden producir sinusitis muy severas.

Síntomas:

La sinusitis suele declararse durante el curso de otras enfermedades infecciosas y comienza por dolor de cabeza, secreción nasal e incluso fiebre, siendo habitual una gran sensibilidad a la presión local. Son normales los dolores generalizados, la anorexia, el vértigo e incluso los dolores de muelas. En los casos crónicos o mal curados, la sintomatología es algo menos intensa y se percibe un dolor de cabeza casi continuo en la zona por donde pasan los senos nasales. Los resfriados agudizan el malestar y los casos más serios producen un olor fétido, casi siempre a causa de un absceso alveolar. Si hay fiebre y escalofríos, indicará que la infección se ha extendido.

Tratamiento:
El tratamiento consiste en realizar vahos frecuentes con esencias balsámicas de eucaliptos, tomillo y pino.
Los lavados de ambas fosas nasales se harán en pie, con la cabeza algo inclinada hacia delante para evitar las aspiraciones de la mucosidad. Se utilizará al principio agua con una pizca de sal marina y posteriormente agua arcillosa para secarlo bien. Cuando la curación progrese los lavados se harán con aceite de almendras y unas gotas de zumo de limón. Hay que evitar soplar fuertemente por la nariz, ya que esto agrava la enfermedad.
Internamente se tomarán infusiones de cinabrio e hidrastis, y como complemento llantén con eucalipto, así como miel con Própolis.

Oligoterapia:
El Cobre

Nutrientes:
La Vitamina A se darán en todos los casos.

Homeopatía:
Hydrastis CH2, Silicea CH12, Kalium bicromicum CH6, Hepar sulfuris CH4.

SOPLO CARDIACO
Flujo expulsivo de sangre a través de la válvula pulmonar o aórtica.

Descripción:
Los soplos cardiacos pueden ser *expulsivos* que se intensifican después de una diástole prolongada, *expulsivos inocentes* motivados por una esclerosis valvular aórtica, y *soplo de Still* que se da en pacientes jóvenes y que tiende a desaparecer con la edad. Cuando se intensifica la frecuencia hablamos de un *soplo expulsivo por estenosis* y cuando hay un flujo retrógrado, hablamos de un *soplo sistólico de regurgitación.* Otros soplos se producen como consecuencia de cuerdas tendinosas, prolapso de la válvula mitral, insuficiencia tricúspide, etc.

Causas:
Los soplos cardiacos aparecen durante el curso de muchas enfermedades infecciosas, en casos de anemia, trastornos circulatorios, afecciones pulmonares y con menos frecuencia a causa de auténticas enfermedades cardiacas. Los deportistas suelen padecerlos con frecuencia.

Tratamiento:
Obviamente, el tratamiento corresponde al cardiólogo. En los soplos funcionales pasajeros o esporádicos lo principal es tranquilizar al paciente razonándole que posiblemente no se vuelvan a producir nunca más.
Para evitar recidivas en los soplos funcionales la hierba de elección es el espino blanco y en casos de hipotensión unida al romero.

SUDOR (Hiperhidrosis)
Sudación excesiva.

Descripción:
Los mecanismos de que dispone el cuerpo humano para depurarse son muy variados y entre ellos tenemos los riñones, los pulmones, el intestino y la piel. Cuando estos mecanismos se encuentran parcialmente obstruidos o disminuidos, el cuerpo recurre a una gran multitud de sistemas para asegurarse la eliminación o al menos la

concentración, de aquellas sustancias que no son útiles.

En verano, durante la práctica de algún deporte y en ambientes de gran calor, el cuerpo trata de enfriarse a través del sudor general ya que así refresca los capilares más superficiales. De igual manera, en las enfermedades infecciosas el papel del sudor es esencial para la curación de la enfermedad ya que incluso se eliminan a través de él gran cantidad de bacterias y sus toxinas. Este sudor se elimina también abundantemente por la palma de las manos, planta de los pies, axilas, zona mamaria e ingles.

Causas:

La piel es la parte de nuestro cuerpo que más ayuda proporciona en casos extremos, ya que a través de ella (del sudor) se puede favorecer la función renal y la respiratoria, así como desahogar un sistema nervioso y linfático sobrecargados. El sudor exagerado en la espalda suele ser síntoma de mala función renal, el de las mejillas de afección broncopulmonar, el de las manos de alteraciones endocrinas y nerviosas, el de la frente de mala circulación sanguínea o debilidad, y el de los pies de mala evacuación intestinal. Por ello, el sudor excesivo será siempre un dato a tener en cuenta para diagnosticar las enfermedades. Otras enfermedades que pueden generar sudor excesivo son el hipertiroidismo, las infecciones por hongos en la piel, las dermatitis por contacto, las alergias y las enfermedades del SNC.

Tratamiento:

El tratamiento deberá ir dirigido a curar la enfermedad causante y solamente en aquellos casos no patológicos (por ejemplo, obesidad), se podrá poner un tratamiento contra el sudor que evite problemas sociales a quien lo padezca.

En época veraniega o en ambientes muy calurosos y por supuesto en deportistas, es de gran ayuda tomar soluciones de electrolitos ya que el beber agua pura solamente provoca más sudor al no poderse fijar en el plasma el líquido ingerido. De igual manera, un simple vaso de zumo de limón con una pizca de sal puede mitigar el sudor excesivo.

Para corregir el exceso de sudor la planta por excelencia es la salvia, la cual podemos utilizarla localmente o en forma de infusión. Para el sudor de pies es muy efectivo bañarse los pies en infusión de laurel y para el sudor de las manos lo podremos aliviar momentáneamente restregándolas con zumo de limón o harina de salvado. Para mantener las axilas secas se puede emplear cloruro de aluminio diluido al 20%. Si se añade vitamina E hidrosoluble se eliminará también el mal olor, puesto que impide la putrefacción de las bacterias de la piel.

Homeopatía:
Calcium carbonicum CH6, Lachesis CH8, Mercurius solubilis CH4.

TAQUICARDIA
Aumento súbito de la frecuencia cardiaca

Descripción:
No siempre la persona afectada percibe una taquicardia, a no ser que se declare bruscamente y lo note incluso a través del tórax. Aunque antes se pensaba que eran manifestaciones benignas, en la actualidad se las considera síntomas de deterioro en la salud general. Se pueden prolongar durante varios días y cesar después de manera brusca. La persona que la padece con frecuencia suele percibir el comienzo de ellas, bien sea por movimientos del pecho, debilidad, nerviosismo o náuseas. La presión arterial puede descender e incluso puede haber síntomas parecidos a una angina de pecho o a un shock. Hay disnea, sensación de tirantez en el cuello, deseos de orinar y opresión en el pecho.

Tratamiento:
Habitualmente tranquilizando al paciente se corrigen momentáneamente las taquicardias, aunque hay quienes prefieren simplemente espirar profundamente, ponerse boca abajo con los pies en alto, agacharse hacia delante o dar un masaje a los senos carotídeos.
El tratamiento natural suele dar resultados extraordinarios y se basan en la toma cotidiana de espino blanco. La ingestión de perlas de ajo crudo y aderezar las comidas con hojas de laurel, también servirán para la curación definitiva.

Los casos agudos requieren ingreso hospitalario urgente.

Oligoterapia:
Los oligoelementos manganeso-cobalto, así como los suplementos de potasio.

TENDINITIS y BURSITIS

Definición:
La tendinitis es la inflamación de un tendón (inserción del músculo en el hueso) o de una bursa (pequeñas bolsas que facilitan los movimientos de los músculos y tendones sobre el hueso). Ambas estructuras están junto a las articulaciones y por ello su inflamación aparece con síntomas de dolores de las articulaciones. La función de los tendones es transmitir la fuerza generada por la contracción muscular para el movimiento de los huesos.
La bursitis es la inflamación o irritación de una "bursa", y puesto que tanto   los tendones como las bolsas se sitúan próximos a las articulaciones, la inflamación de estas estructuras es percibida por los pacientes como dolor articular y puede ser engañosamente interpretada como artritis.
Otra afección asociada es la tendosinovitis, la inflamación de la vaina tendinosa, aunque la respuesta inflamatoria puede afectar al tendón contenido dentro de dicha vaina, especialmente como resultado del depósito de calcio. Todos estos términos pueden utilizarse para describir el mismo proceso, dado que las bolsas con frecuencia se encuentran cerca de los tendones.

Causas:
La causa más común de tendinitis y bursitis es el daño o sobreuso de estas estructuras durante el trabajo o el deporte, especialmente en personas desentrenadas, que adquieren malas posturas o sobrecargan una extremidad. Ocasionalmente, una infección de bolsas o tendones puede ser la responsable de la inflamación.
Tanto la bursitis como la tendinitis se pueden asociar con otras enfermedades como Artritis Reumatoide, Gota o Artropatía Psoriásica

si bien, frecuentemente, se desconoce su causa. Aunque se origina con más frecuencia en personas de edad media o avanzada, es también habitual en deportistas de elite, tanto culturistas, como artistas marciales o futbolistas. Los traumatismos repetidos, incluso menores, los esguinces y los ejercicios excesivos, originan afecciones en las vainas tendinosas, siendo las zonas más afectadas la cápsula del hombro y los tendones vecinos, el cubital anterior, el flexor común de los dedos, los músculos posteriores del muslo y el tendón de Aquiles.

La bursitis del trocánter mayor es un dolor a nivel de la zona lateral de la cadera, en la inserción próxima de los músculos glúteos medios. Suele tener como causa una pelvis ancha o un movimiento de flexión de la pelvis anormal debido a diferencias en la longitud de las piernas, o por un estilo de carrera deficiente (cruzando los pies en la línea media), o bien por el hecho de correr por superficies inclinadas o saltando bordillos. La bursitis retrocalcánea es una inflamación de la bolsa serosa localizada entre el tendón de Aquiles y el calcáneo. La palpación del tendón con los dedos pulgar e índice hace aparecer el dolor intenso.

Síntomas:

El síntoma más frecuente de la tendinitis del bíceps (el músculo que nos permite flexionar el brazo), es el dolor local en el sitio de inserción de la porción larga del bíceps a nivel del codo, dolor que se agudiza cuando la persona flexiona el brazo contra una resistencia. Este tipo de tendinitis aparece tras un esfuerzo prolongado (condición conocida como lesión por sobrecarga.) Los síntomas de bursitis y tendinitis son similares: Dolor y rigidez que empeoran con el movimiento, y que puede acompañarse de tumefacción local.

Tanto la Tendinitis como la Bursitis son habitualmente procesos autolimitados, si bien pueden ser recurrentes y, a diferencia de la artritis, no causan deformidad. Suele haber dolor al movimiento, ser visibles las vainas afectadas como consecuencia de la acumulación de líquido, e incluso aparecer dolor brusco simplemente con un roce o presión.

Tratamiento:

El tratamiento dependerá del grado que haya alcanzado la enfermedad, del tendón afectado y el tiempo transcurrido hasta la aplicación de las primeras medidas de curación. El objetivo será la desaparición del dolor y de la inflamación.

Hay distintos tratamientos que tratan de curar la tendinitis:

- Aplicar frío-Calor. La terapia con hielo se aconseja en las primeras fases de la enfermedad, mientras que la terapia con calor produce más beneficios después de varios días de dolor. Simplemente se trata de aplicar compresas frías o calor mediante bolsas de agua o toallas calientes sobre las partes afectadas.

- En determinados casos se optará por inmovilizar el tendón, bien mediante vendajes (vendajes elásticos compresivos) o aparatos ortopédicos. Si la inflamación está producida por uso excesivo de la zona afectada se recurrirá al reposo o a evitar ciertas actividades que agraven el problema. Evitar la actividad durante cierto tiempo y descansar son consejos útiles que le dará su médico.

- Terapia física: El fisioterapeuta podrá ofrecerle terapia a base de ultrasonido, masajes musculares, ejercicios personalizados, hidroterapia.

Nutrientes:

Cartílago de tiburón
L-fenilalanina
Piña
Se recomienda dosis altas de vitamina E, así como sílice y flúor.

Hierbas:

Como en la mayor parte de las enfermedades reumáticas, el Harpagofito es la planta de elección, así como el Sauce y la Valeriana. También resulta de interés la Uña de gato y la Cúrcuma.

Homeopatía:

Rux toxicondendron 15CH
Arnica 7CH
Calcárea fluorica (Schussler)

Bryonia, Kalium phosphoricum

Medidas físicas:
El tratamiento de estos procesos se basa en el de su causa subyacente. Si están ocasionados por sobreuso o daño directo, deben evitarse determinadas actividades, e incluso en la vida diaria hay que limitar los movimientos dolorosos. Esto obliga a modificar los gestos y posturas habituales, pero es algo que el propio enfermo realiza ya inconscientemente. También es de ayuda la inmovilización del área afecta y la aplicación de calor húmedo, y otras modalidades de terapéutica física. Las cataplasmas de arcilla, que podemos mezclar con harpagofito o consuelda, suelen dar un alivio rápido. Una vez retirada, se dará un masaje muy suave con aceite de romero. Compresas calientes de manzanilla y pomada de árnica
Cuando ha quedado resuelto el ataque agudo de tendinitis y bursitis, es crucial la prevención de recurrencias. Adoptar la posición adecuada, puesto de trabajo ergonómicamente correcto y el uso de férulas y protectores de las áreas susceptibles, ayuda a prevenir las recurrencias. Normalmente, la mayoría de los casos de tendinitis y bursitis son autolimitadas y no requieren de la ayuda de un médico.
Las lesiones del tendón de Aquiles se tratan con la realización de masajes con hielo tres o cuatro veces al día durante unos días y con ejercicios ligeros destinados a estirar el tendón afectado.

TORTÍCOLIS

Descripción:
Espasmo intenso de los músculos del cuello.

Causas:
Suele declararse a cualquier edad, aunque es más frecuente entre los 30 y los 60 años. Normalmente la afección es súbita, unilateral, o con mucha más frecuencia, al despertarnos o después de un viaje prolongado. Los músculos afectados son todos los del cuello, en especial el esternocleidomastoideo y en menor medida el trapecio y los músculos que producen rotación de la cabeza. La contracción

fuerte de estos músculos impide los movimientos habituales del cuello y de no corregirse con prontitud puede quedar una limitación permanente, a causa de la hipertrofia muscular.

Una tortícolis rebelde puede ser debido a una encefalitis latente o una enfermedad extrapiramidal.

Tratamiento:
El tratamiento consiste en la aplicación de calor basado en cataplasmas de orégano y en adecuados ejercicios de estiramiento.

La reflexoterapia suele proporcionar alivio pronto. Otros síndromes similares son la **osteoartritis cervical** y el **cuello rígido,** que responden ambos a la aplicación local de aceite de mostaza, de corazoncillo o a las lociones de bayas de enebro, jugo de apio o de rábanos. En el cuello rígido se emplea los suplementos de magnesio y la cimícifuga CH8.

Nutrientes:
Magnesio y vitamina B-1

Homeopatía:
Arnica CH4, bryonia, dulcamara y causticum.

TOS FERINA (y tos en general)
Enfermedad bacteriana infantil contagiosa que cursa con tos aguda.

Descripción:
Aunque se puede declarar a cualquier edad, normalmente están más afectados los niños menores de dos años y una vez pasada la enfermedad suele quedar inmunidad para toda la vida. Si se declara con posterioridad a los cuatro años puede pasar desapercibida o ser confundida con un catarro.

Síntomas:
Después de un período de incubación de dos semanas la bacteria invade el sistema respiratorio y provoca inicialmente estornudos,

lagrimeo, poca fiebre y tos seca nocturna. Después se hace especialmente molesta por las noches en donde los ataques de tos se suceden casi sin interrupción y se expulsa algo de moco viscoso. Los lactantes que se tragan las mucosidades las suelen expulsar posteriormente mediante vómitos. La fase aguda se declara entre los 10 y los 14 días y se caracteriza por 5 ó 15 golpes de tos seguidos de un quejido y una inspiración profunda. Los ataques fuertes ceden al cabo de cuatro semanas y ya entonces mejora mucho el enfermo, aunque no son raras las recaídas pasados algunos meses. La enfermedad dura entre 3 semanas y 3 meses y si no se trata adecuadamente puede haber una recaída.

Causas:
El contagio se produce por aspiración en el aire de la bacteria B. Pertussis durante un proceso catarral, dejando de ser contagiosa a partir de la 3ª semana. Las complicaciones comprenden casos tan graves como la asfixia, convulsiones, bronconeumonía, enfisema o neumotórax. En algunos casos aparecen hemorragias cerebrales, en los ojos o en las mucosas a causa de los ataques de tos, siendo muy frecuente la aparición de una hernia umbilical.

Tratamiento:
El tratamiento debe ser muy serio en niños menores de cuatro años, ya que la incidencia de muerte es bastante alta. Al ser una enfermedad muy contagiosa se impone el aislamiento total del enfermo. El tratamiento comprende el ingreso hospitalario en los casos graves.

Los casos leves requieren un moderado descanso en cama, aire limpio y comidas muy suaves y en poca cantidad. En los niños pequeños será conveniente sujetarles el abdomen con una faja y aspirarles el moco acumulado en la garganta. El aire húmedo con esencias balsámicas es de gran valor.

Son útiles las infusiones cada tres horas de eucalipto, malva, llantén, drosera y gordolobo. La amapola se dará por la noche para mejorar el sueño y disminuir los ataques de tos. No se debe emplear ningún producto que suprima radicalmente la tos.

De modo genérico, la tos responde perfectamente a la **Drosera**. Otros remedios son el vino o jarabe de ajo crudo, la miel, las cataplasmas de mostaza en el pecho, el caldo de cebolla caliente, las infusiones de tusílago, tomillo, regaliz o malvavisco.

Nutrientes:
El Própolis y la jalea real, se darán en todos los casos y mucho más en la convalecencia.

Oligoterapia:
El cobre.

Homeopatía:
Ipeca CH4, Belladonna CH4, Magnesium phosphoricum CH6, Hepar sulfuris CH4, Arnica CH4, Drosera (Tintura madre).

TRASTORNO BIPOLAR (Síndrome maníaco-depresivo)

Esencialmente, el Trastorno Afectivo Bipolar se trata de un trastorno del estado de ánimo alternativo, con episodios que llevan a un aumento energía, cognición y euforia, pero que está acompañado por manías, tics, y obsesiones perfeccionistas. Cuando acaba, la persona experimenta un estado opuesto, en donde predomina la depresión y la apatía; y así, una y otra vez.

A nivel fisiológico se detecta un desequilibrio electroquímico en los neurotransmisores cerebrales, lo que conlleva a un estrés que aumenta el riesgo de mortalidad por enfermedades cardiovasculares.

El Trastorno Bipolar suele durar toda la vida sin un tratamiento correcto, pero con frecuencia los episodios de manía y depresión suelen regresar en el tiempo. Aunque entre los episodios muchas personas con Trastorno Bipolar están libres de síntomas, son frecuentes las recaídas.

Para un tratamiento correcto que solucione de forma definitiva la enfermedad, se hace necesario que el enfermo tome parte activa en el proceso curativo, junto con el terapeuta mental y el físico. Esto le permitirá afrontar las crisis sin temores infundados y utilizar todas las herramientas disponibles para prevenir las recaídas. Aunque inicialmente se recomienda el uso de psicofármacos, la terapia debe centrarse en las técnicas del pensamiento y los remedios naturales.

Causas externas

Aunque se han encontrado en ocasiones anormalidades en la función cerebral como reacción a los sentimientos de ansiedad y una menor tolerancia al estrés, son las circunstancias externas las que parecen desencadenar la enfermedad, aunque no originarla. Cuando la persona encara un acontecimiento vital negativo que le provoca un gran estrés, como puede ser un fracaso en el trabajo, puede sufrir su primer episodio de depresión mayor. Por el contrario, cuando un individuo obtiene un gran logro puede experimentar un episodio maniaco o hipomaníaco. Los individuos con Trastorno Bipolar tienden a experimentar alteraciones en los acontecimientos interpersonales o relacionados con logros personales. Ejemplos de ello son el enamoramiento, la muerte de un ser muy querido, un despido laboral, ser aceptado dentro de un círculo elitista que le obligará a dar más de sí, el nacimiento de un hijo y el postparto en las mujeres. No obstante, no todos los individuos experimentan en estos acontecimientos vitales reacciones intensas.

Las personas que hayan manifestado trastornos al final de la adolescencia o al comienzo de la edad adulta, seguramente habrán experimentado ansiedad y depresión en la infancia, lo que implica poner en tratamiento al sujeto cuanto antes.

Enfermedades que coexisten

Algunas personas con Trastorno Bipolar pueden intentar mitigar sus síntomas con el alcohol o las drogas. Sin embargo, el abuso de estas sustancias puede provocar o prolongar los síntomas bipolares. Los trastornos de ansiedad, como el trastorno de estrés postraumático (TEPT) y la fobia social, también coexisten con frecuencia entre las personas con trastorno bipolar. También lo hacen con el Trastorno de Hiperactividad y Déficit de atención (TDAH), que tiene algunos de los síntomas que se superponen con el trastorno bipolar, tales como inquietud y que se distrae con facilidad.

Las personas con Trastorno Bipolar tienen mayor riesgo de enfermedad del tiroides, dolores de cabeza por migraña, enfermedad cardíaca, diabetes, obesidad y otras enfermedades físicas. Estas enfermedades pueden causar síntomas de manía o depresión, aunque también pueden ser consecuencia de un tratamiento para el trastorno bipolar.

Episodio depresivo mayor

Cinco (o más) de los siguientes síntomas deben estar presentes durante el mismo período de 2 semanas y por lo menos uno de los síntomas debe ser de ánimo deprimido o pérdida de interés o placer.

Nota: No incluir los síntomas que son claramente debidos a una enfermedad médica o ideas delirantes no congruentes con el estado de ánimo o alucinaciones.

1- Estado de ánimo depresivo la mayor parte del día, casi cada día, que lo indica el propio sujeto o la observación realizada por otros. Nota: En los niños, niñas y adolescentes, el estado de ánimo puede ser irritable.

2- Disminución acusada del interés o placer en todas o casi todas las actividades durante la mayor parte del día, casi cada día (según refiere el propio sujeto o que observan los demás).

3- Pérdida de peso significativa, no cuando están a dieta, o aumento de peso (por ejemplo, un cambio de más del 5% del peso corporal en un mes). Pérdida o aumento del apetito casi cada día.

4- Insomnio o hipersomnia (exceso de sueño) casi cada día.

5- Agitación o enlentecimiento en la psicomotricidad casi cada día, observable por los demás, no meras sensaciones de inquietud de estar torpe.

6- Fatiga o pérdida de energía casi cada día.

7- Sentimientos de inutilidad o de culpa excesivos o inapropiados (que pueden ser delirantes) casi cada día (no los simples autorreproches o culpabilidad por estar enfermo).

8- Disminución de la capacidad para pensar o concentrarse, o indecisión, casi cada día (ya sea una atribución subjetiva o una observación ajena).

9- Pensamientos recurrentes de muerte (no sólo temor a la muerte), ideas suicidas recurrentes sin un plan específico, o una tentativa de suicidio o plan específico para suicidarse.

10- Síntomas que provocan un malestar clínicamente significativo o deterioro en importantes áreas sociales, laborales o de otro tipo.

11- Síntomas que no se deben a los efectos fisiológicos directos de una sustancia (por ejemplo, una droga, un medicamento) o una enfermedad médica (por ejemplo, el hipotiroidismo).

12- Síntomas que no son consecuencia de un duelo, es decir, después de la pérdida de un ser querido, y que persisten durante más de 2 meses o que se caracterizan por una acusada incapacidad funcional, preocupaciones mórbidas de inutilidad, ideas suicidas, síntomas psicóticos o enlentecimiento psicomotor.

Diagnóstico diferencial

El Trastorno Bipolar I se distingue de:

1- Un trastorno del estado de ánimo debido a enfermedad médica, por ejemplo, debido a esclerosis múltiple, derrame cerebral, hipotiroidismo, o tumor cerebral.

2- Un trastorno del estado del ánimo inducido por sustancias químicas, por ejemplo, debido al abuso de drogas, medicamentos antidepresivos o terapia electroconvulsiva.

3- Otros trastornos del estado de ánimo como por ejemplo, trastorno depresivo mayor, distimia -melancolía, baja autoestima-, Trastorno Bipolar II o trastorno ciclotímico.

4-Los trastornos psicóticos, por ejemplo, el trastorno esquizoafectivo, esquizofrenia o el trastorno delirante.

5-Dado que este trastorno puede estar asociado con la hiperactividad, imprudencia, impulsividad y conducta antisocial, el diagnóstico de Trastorno Bipolar I deben ser cuidadosamente diferenciado del Déficit de Atención e Hiperactividad, trastorno disocial, trastorno antisocial de la personalidad y trastorno límite de la personalidad.

Tratamiento natural

NUTRIENTES

Triptófano
Tirosina
Litio
Melatonina

FITOTERAPIA

Hipérico
Grifonia simplicifolia
Gingko biloba

HOMEOPATÍA

Apis
Argentum nitricum
Arsenicum album
Ignatia amara
Natrium phosphoricum
Phosphorus
Thuya

TROMBOFLEBITIS
Flebitis o presencia de un trombo en las venas.

Descripción:
En ocasiones, el enfermo no percibe la enfermedad hasta que no está muy avanzada y la confunde simplemente con cansancio. Los primeros síntomas que le alertan consisten en pequeños alfilerazos y una excesiva sensibilidad al tocarse la parte afectada. Más adelante comienza a notar toda la pierna entumecida, gran pesadez en ambas, fiebre ligera y suelen notarse exteriormente las partes afectadas en forma de cordón duro. Otros enfermos padecen dolor intenso en la pierna, la notan fría, carente de pulso e incluso se puede poner cianótica e hinchada.

Causas:
Una sangre muy espesa, quizá por un exceso de proteínas, una inflamación venosa o un aumento de la coagulación, pueden ser las causas de una flebitis. Otros factores desencadenantes son la excesiva permanencia en cama de los enfermos, los traumatismos, las operaciones quirúrgicas, la insuficiencia cardiaca, la obesidad, las varices intensas o algunas infecciones. También se declara por el uso prolongado de anticonceptivos orales, en el posparto y la inmovilización prolongada.
La flebitis se desarrolla cuando se forma un coágulo en algunas de las venas de las pantorrillas, lo que puede provocar la obstrucción de una gran vena. Si no hay complicaciones serias, el trombo queda enclavado allí y la circulación se realiza por otras venas próximas. Si se complica, puede desprenderse y producirse una embolia pulmonar.

Tratamiento:
El alivio inmediato se puede lograr poniendo simplemente las piernas en alto y con duchas de agua fría en las pantorrillas. Cualquier enfermo encamado varios días deberá realizar ejercicios con las piernas y mantenerlas algo más altas que la cabeza, evitando también las sillas con respaldos verticales.

Tanto como preventivo (embarazadas, pacientes con varices, etc.), como curativo, se aplicarán compresas con infusión de hipericón, milenrama y árnica. El agua de arcilla en compresas también ayuda a resolver los casos más avanzados. Los toques locales de extracto de consuelda son también de gran valor. Internamente se tomarán infusiones de castaño de indias, arándano y ginkgo biloba.

Algunos naturópatas recomiendan las infusiones de diente de león, Ruda y meliloto. Por supuesto se prohibirá fumar, ya que la nicotina provoca vasoespasmo.

Oligoterapia:
Cobalto orgánico.

Nutrientes:
Un ayuno pequeño basado en ciruelas, pan integral y pasas, puede solucionar rápidamente los casos más leves, ya que la sangre se hace fluida rápidamente. Hay que beber mucha agua. Como terapia de fondo se pueden tomar jalea real, mijo, borraja y abundantes pimientos.

Homeopatía:
Apis CH4, Belladonna CH4, Hepar sulfuris CH4, Lachesis CH8, Mercurius solubilis CH6.

TROMBOSIS (Ver también: Infarto de miocardio)
Formación de coágulos en la circulación sanguínea.

Descripción:
La sintomatología es confusa según sea la arteria o vaso afectado, abarcando desde mareos, náuseas, vómitos, irritabilidad, pérdida de memoria y vértigos. Si, además, se notan alteraciones del lenguaje y pérdida de sensibilidad en alguna extremidad, pueden ser síntomas de gravedad. La presencia de un coma indica hemorragia cerebral y suele estar asociado a convulsiones, rigidez de nuca y desviación en la mirada.

Causas:
Una **trombosis cerebral** se produce a causa de la oclusión de un vaso, bien sea por arteriosclerosis o por una reacción inflamatoria de la

pared vascular. El desprendimiento de un coágulo produce una embolia cerebral si se aloja en alguna parte del árbol arterial del cerebro. Diversas son las enfermedades que pueden producir alguna de estas alteraciones y entre ellas nos encontramos con la sífilis, encefalitis, meningitis, enfermedades del colágeno, tumores, fracturas de huesos largos, cirugía del corazón, presencia de aire o enfermedades infecciosas. Los dos sexos son afectados por igual y el 25% de las muertes son a causa de una embolia cerebral, siendo más frecuente a partir de los 50 años.

Una hemorragia craneal produce destrucción de tejidos y una trombosis un infarto con necrosis de la parte afectada e incluso un absceso o meningitis.

Tratamiento:
Los casos graves implican el ingreso urgente en un centro hospitalario. Los casos leves mejoran suprimiendo los esfuerzos físicos y el tabaco. Se hace necesario aumentar la diuresis y para ello se utilizarán el arándano, el espino blanco y la vara de oro. Para calmar el nerviosismo va muy bien la melisa o la lavanda y para mejorar la circulación cerebral la hierba de elección es la vincapervinca.

Son de especial utilidad las derivaciones realizadas poniendo cataplasmas calientes de mostaza y linaza en pies y piernas, lo mismo que la reflexoterapia.

Oligoterapia:
El magnesio es el oligoelemento adecuado.

Nutrientes:
Las semillas de Lino tienen una buena acción preventiva.

Homeopatía:
Arnica CH4. Hamamelis CH2, Apis CH4, Arsenicum CH4, Lachesis CH10, Sulfur iodatum CH4, Cardo mariano (tintura madre)

TUBERCULOSIS
Enfermedad infecciosa causada por una micobacteria.

Descripción:

Aunque es una enfermedad que estaba prácticamente extinguida, hay un nuevo brote mundial algo más resistente a los antibióticos que antes. Además, la tuberculosis es una enfermedad que puede permanecer inactiva en los pulmones y reactivarse después de mucho tiempo de latencia. La tuberculosis pulmonar generalmente se localiza cerca de la pleura y se disemina a los ganglios correspondientes.

Síntomas:

En las primeras fases de la enfermedad no siempre se detecta el problema tuberculoso, pero casi siempre hay fiebre moderada y pérdida de peso. También hay somnolencia, fatiga, y quizá algo de tos y dolor en el tórax.

El aumento de tamaño de los ganglios linfáticos siempre es una señal a tener muy en cuenta, siendo muy importante el hecho de que se expulsen esputos con sangre. Si la enfermedad progresa se declara una toxemia con fatiga extrema, sudación nocturna y fiebre, así como tos matutina. Un esputo con sangre siempre es un mal signo.

Aunque menos frecuentes, hay también tuberculosis del sistema nervioso central, pleural, pericarditis tuberculosa, genitourinaria, gastrointestinal, hepática, de las glándulas suprarrenales y ósea.

Causas:

El contagio habitualmente es por inhalación si estamos cerca de una persona enferma que tosa o permanecemos en una habitación que alberga habitualmente al enfermo. También es frecuente la transmisión por beber leche de vaca contaminada o por inoculación del personal sanitario que trata a esos enfermos. La tuberculosis de origen bovino apenas se conoce ya en nuestro país desde que se higienizó la leche y la mayoría de los casos declarados son a causa de contagio humano. Este se puede realizar por inhalación, ingestión o inoculación directa. Lo más frecuente es el contagio a causa de estornudos o expectoraciones de los enfermos afectados, pudiéndose infectar el aparato digestivo si se tragan accidentalmente los esputos.

Tratamiento:
Con un tratamiento adecuado la enfermedad remite fácilmente y solamente se percibirán calcificaciones. Si no hay curación los bacilos pueden penetrar en el bronquio e incluso en algún vaso sanguíneo. No son raras las hemorragias en los casos avanzados, lo mismo que la aspiración de ella cargada de bacilos, los cuales penetran en lugares todavía sanos.

El tratamiento comprende el reposo, aunque éste solamente es necesario en las primeras fases agudas, siendo más importante una alimentación natural bien equilibrada, ya que el bacilo de Kock solamente es activo en organismos debilitados. Al ser la tuberculosis pulmonar una enfermedad contagiosa se impone cierta cuarentena, o al menos que se vacunen los miembros familiares que van a atender al enfermo.

El tratamiento químico tradicional proporciona buenos resultados, aunque el complemento natural es útil en todos los casos y contribuye a acortar la enfermedad y la convalecencia. El Própolis es la mejor medida antibacteriana conocida. En la tuberculosis ósea son de gran ayuda las compresas tibias de consuelda y las de Arcilla.

Plantas medicinales:
Las hierbas que mejor resultado proporcionan son la escorodonia (difícil de encontrar en los herbolarios), la centella asiática y la cola de caballo. También son de gran ayuda la sanguinaria mayor, la zaragatona, la capuchina, Equinácea, ginseng y la flor de saúco. El aceite esencial de romero es un buen tratamiento de fondo.

Oligoterapia:
El sílice será el oligoelemento imprescindible en todo el tratamiento, sobre todo en la tuberculosis ósea. También son eficaces el flúor, calcio, selenio y magnesio.

Nutrientes:
Suplementos dietéticos útiles son la miel, la alfalfa, los berros, ajos, regaliz y el agua de cebada, así como cualquier otro régimen

fortalecedor.

Homeopatía:
Baccillium, arsenicum, calcarea.

ULCERA PÉPTICA

Descripción:
Erosión de la mucosa del esófago, estómago o duodeno.

Causas:
Aunque la úlcera solamente se genera si hay un exceso de ácido clorhídrico, no es esta la causa principal, ya que también se ha encontrado una bacteria causante (*Helicobacter pylori*), motivos emocionales y malos hábitos alimentarios. Podríamos considerar al exceso de ácido clorhídrico como una consecuencia de la enfermedad o quizá una defensa.
La tensión emocional continuada y sobre todo los malos hábitos alimentarios, son las principales causas de las úlceras. Si no suprimimos ambos, la enfermedad continuará su curso una y otra vez. La administración de corticoides, antibióticos, aspirina, antiinflamatorios y una variedad enorme de fármacos, desencadenan úlceras aunque la vida del paciente sea correcta.
Las úlceras de estómago suelen ser mayores que las de duodeno y en ambas los bordes son cortantes, pudiendo ser normal la piel circundante o estar inflamada.

Síntomas:
Las úlceras duodenales suelen causar dolor por hambre, se alivian con los alimentos y tienen periodicidad. En la úlcera gástrica hay menos ácido y se da por igual en hombres que en mujeres. Las úlceras de esófago provocan dolor debajo del esternón y suele provocar exceso de saliva, eructos, diarrea, anemia y hemorragia.

Tratamiento:
El tratamiento debe ir dirigido a eliminar la causa desencadenante y en

este sentido tendrán que suprimirse los fármacos irritantes, el café, las colas, el tabaco y las situaciones de sobre esfuerzo muscular o nervioso. El reposo en cama puede ser necesario en las fases más serias.

La terapia natural suele dar resultados óptimos desde las primeras fases del tratamiento. En este sentido, el zumo de **berza** (col) fresca, y el agua de arcilla en ayunas, suele ser suficiente para calmar las molestias incluso el primer día. Posteriormente y para lograr una cicatrización definitiva se administrará también comprimidos o jugo de alfalfa, jugo de patata cruda y una infusión de manzanilla, orégano, poleo, condurango y arándano. En el caso de úlcera sangrante la terapia será casi exclusiva basada en agua de arcilla y zumo o infusión de alfalfa.

La lista de alimentos especialmente recomendables es muy amplia y entre ellos tenemos a las sémolas, la patata hervida al vapor, el mijo y los cereales integrales. También son útiles, aunque en menor medida, la yema de huevo, la leche templada, las manzanas cocidas, las berenjenas, pepinos, lentejas, escarola, espinacas, albaricoques, cerezas, melón, sandía, ajos y zanahorias. Estarán totalmente prohibidas las carnes de cualquier tipo, el chocolate y el azúcar blanco. La ración extra de proteínas se logrará mediante el pescado, las legumbres y la soja o las algas.

La *helicobacter pylori* se puede eliminar mediante la ingestión de aceite de oliva virgen. También son de gran ayuda la miel, el arándano rojo, el tomillo y el brécol.

Oligoterapia:
Los oligoelementos manganeso-cobalto, níquel-cobalto y cobre-oro-plata en los casos serios.

Nutrientes:
Son muy útiles los suplementos de vitamina A y el Própolis, este último cuando se sospeche una causa infecciosa.

Homeopatía:
Atropicum sulfuricum CH4, Argentum nitricum CH4, Hydrastis

canadensis CH2, Kalium bichromicum CH4.

Flores de Bach:
Impaciencia (Impatiens glandulífera)
Paciencia para el desarrollo normal de los acontecimientos. Ayuda a lograr sacar provecho de los momentos de espera.

Para personas impacientes que no suelen respetar el curso natural de los acontecimientos y odian la rutina. A quienes la lentitud de los acontecimientos les desespera, pues desean hacerlo todo más rápido. Para las personas que no pueden dejar de trabajar y a quienes estar sentados contemplando un paisaje les supone una pérdida de tiempo.

UREMIA
Proceso de toxemia en sangre.

Descripción:
La acumulación de sustancias tóxicas en sangre procedentes del metabolismo proteico produce síntomas graves, unidos a fatiga, exceso de orina, adelgazamiento, insuficiencia renal, dolor de cabeza, náuseas, diarrea, picores, hemorragias nasales y contracciones musculares. Si no se cura puede haber hemorragias retinianas, estupor, piel seca, hipertensión e incluso coma.

Causas:
El motivo más habitual es la insuficiencia renal debida a inflamaciones de los riñones, quistes, quemaduras, transfusiones sanguíneas, intoxicaciones por sulfamidas o mercurio, deshidrataciones, insuficiencia cardiaca o diabetes. Puede declararse pericarditis, convulsiones, tetania y fallos en el crecimiento. Una buena nutrición y una diálisis adecuada, suele solucionar la enfermedad.

Tratamiento:
El tratamiento conservador incluye la administración suficiente de sal si hay exceso de orina y restringida si es normal. Las convulsiones se

tratarán con magnesio, y se evitarán las proteínas. Los casos graves se tratarán en un centro hospitalario y los leves en el domicilio.

La hierba por elección es el Harpagofito y en menor medida la ortiga mayor, la alcachofera, el abedul y el ruscus. Alimentos muy adecuados son el tomate, los puerros, el ajo, el limón, la piña y las manzanas.

Oligoterapia:
La asociación manganeso-cobalto, alternada con litio, es de gran ayuda.

Homeopatía:
Cuprum arsenicosum CH4, Acidum hidrocyanicum CH4.

VAGINISMO
Espasmo de la vagina.

Descripción:
La contracción de los músculos inferiores de la vagina produce un coito doloroso o difícil, el cual puede ser psíquico o físico. El síntoma que no falta es el dolor durante y después del acto sexual, llegando a constituir muchas veces un impedimento para la penetración.

Causas:
Esta alteración suele comenzar a causa de unas relaciones sexuales mal realizadas, bien sea por desgarro doloroso del himen, coito no deseado o contusiones en el meato urinario. La falta de lubricante en los primeros contactos ocasiona un trauma psicológico que desencadena la enfermedad.
También son causa normal las cistitis, los procesos inflamatorios vaginales, los quistes de las glándulas de Banolino o el uso de medios anticonceptivos mal colocados. Así mismo, la menopausia, la sequedad de las mucosas y las inflamaciones de la pelvis, también suelen dar vaginismo.

Tratamiento:
Para la curación es necesario que la paciente relate sus problemas psíquicos si los hubiera y suspenda durante un corto período de tiempo las penetraciones. Cuando se reanuden es interesante lubricar la vagina con aceite de almendras e incluso unos minutos antes un baño de asiento muy caliente con espliego y manzanilla son de gran utilidad. Algunos naturópatas recomiendan como muy útil las irrigaciones de salvia, especialmente útiles en caso de menopausia o sequedad.

Nutrientes:
Internamente se tomarán suplementos de azufre, jalea real y perlas de ajo.

Homeopatía:
Apis CH4, Mercurius solubilis CH4, Acidum nitricum CH4, Hydrastis CH1.

Flores de Bach:
Manzano silvestre (Malus pumila)
Purificación. Para los que se sienten manchados, mancillados por ideas, sentimientos o enfermedades. Sensación de impureza en cuerpo y mente. Aversión por uno mismo.

VARICELA
Enfermedad vírica aguda.

Descripción:
La varicela está causada por el mismo virus que el herpes zoster, aunque la primera es mucho más contagiosa. Las epidemias aparecen a comienzo de la primavera cada tres o cuatro años, estando los lactantes inmunizados parcialmente hasta los seis meses. La incubación dura 15 días y el período de contagio es hasta una semana después. Una vez que se han formado las costras acaba el período de contagio.

Síntomas:
Los síntomas comienzan un día antes de que aparezcan las lesiones y consisten en dolor de cabeza, fiebre moderada y malestar. El enrojecimiento coincide con la erupción y aparece una lesión tipo lágrima, la cual está rodeada de una aureola roja. Si no hay gravedad estarán afectadas la cara y las extremidades o solamente en el tronco. En el curso de 48 horas se forman ya las vesículas, las cuales contienen un líquido claro. Las complicaciones abarcan la erisipela, sepsis generalizada y escarlatina, así como neumonía.

Causas:
Por la gran similitud que guarda similitud con el herpes zoster, una enfermedad inmuniza contra la otra y el contagio puede originarse del mismo modo. El contagio se produce por infección de las gotitas que llegan de las fosas nasales y la boca. Una vez que las lesiones forman costra se cree que ya no hay contagio y el aislamiento comprende seis días después de la aparición de la enfermedad.

Tratamiento:
Los casos leves no requieren tratamiento médico, aunque es conveniente mantener al niño con ropa limpia siempre, lavarle con agua de tomillo o bardana y darle infusiones de flor de saúco con bardana. Al igual que en todas las enfermedades eruptivas infantiles, el PABA es de gran utilidad. Los casos más serios se tratarán con Própolis por vía interna, así como suplementos de Cobre orgánico.

Homeopatía:
Vanadium, Rhus toxicodendron, Aconitum, Belladona.

VARICES
Venas superficiales dilatadas.

Descripción:
De las tres venas con válvulas que se encuentran en las piernas, las profundas, las perforantes y las superficiales, las más afectadas son las superficiales y son las causantes de que las otras dos terminen

igualmente afectadas.

Síntomas:

Muchas personas no notan apenas que padecen de problemas de varices hasta que llega el verano, ya que en esa época los dolores en las piernas y hasta la incapacidad de dar largos paseos es muy importante. Los calambres musculares, la excesiva fatigabilidad de los músculos mal nutridos y los edemas, son algo habitual en los meses de gran calor, aunque la llegada de la noche suele aliviar bastante los síntomas.

Algunas complicaciones comprenden los picores, los eczemas por estancamiento, las úlceras varicosas y la tromboflebitis. También es normal que una mujer que padece de varices acuse también celulitis, fragilidad capilar, hemorragias fáciles, hematomas y sangrado de encías. Los síntomas no siempre guardan relación con el grado de enfermedad, puesto que hay varices asintomáticas que están muy afectadas.

Causas:

Habitualmente las causas son tan sencillas de averiguar que es difícil explicarse porqué se padecen con tanta frecuencia. El motivo principal lo tenemos en los zapatos con un tacón superior a cuatro centímetros de alto, el cual tensa los músculos gemelos impidiéndoles relajarse. Este efecto continuado estrangula a las venas más superficiales, las dilata e impide que sus válvulas puedan trabajar e impulsar la sangre hacia arriba. Otra causa habitual son los baños de sol en las pantorrillas, las medias con liguero, el permanecer sentados con las piernas recogidas o el estar en pie mucho tiempo. Finalmente, la pared venosa puede estar alterada por una mala función hepática, por beber poca agua o por una alimentación rica en grasas animales y pobre en frutas.

Las venas que principalmente están afectadas son las safenas y las tributarias. Las embarazadas, las personas obesas o muy altas, así como las que padecen de ascitis o tumores abdominales, suelen ver agravado grandemente su problema de varices.

Tratamiento:

El tratamiento debe ir unido a ciertas medidas físicas, como es el caso de no permanecer de pie largo tiempo, no apoyar el peso sobre una sola pierna cuando hablamos, no poner una pierna sobre la otra cuando estamos sentados, no flexionar las piernas hacia dentro sentados, evitar llevar zapatos de tacón alto y llevar medias o calcetines que compriman los músculos. Por el contrario, alivia bastante poner las piernas en alto varias veces al día, dormir con los pies algo más altos que la cabeza, caminar descalzo sobre suelo frío o sobre césped (mucho más si hay rocío.) También es conveniente realizar masajes ascendentes en la pantorrilla o darse baños de pies y pantorrillas con agua fría. Por supuesto, los baños de sol están totalmente contraindicados, así como las comidas ricas en grasas animales.

Los alimentos que favorecen la curación son el ajo crudo, el perejil, los pimientos verdes y los cítricos, así como la cebolla y la col.

Entre las hierbas de reconocida validez tenemos al ginkgo biloba, brusco, castaño de indias y ciprés, este último en forma de esencia. También son de gran ayuda la milenrama que ayuda a quitar rápidamente la fatiga muscular y el hipericón en caso de que se agraven por problemas menstruales. Como hierbas complementarias tenemos al Harpagofito si hay inflamación, el cardo mariano en las enfermedades hepáticas, la salvia en las menstruaciones, la cola de caballo si hay edemas y el arándano si existe fragilidad capilar. Localmente son muy útiles el hamamelis, las compresas de bardana, las yemas de pino y los baños fríos de romero.

Oligoterapia:

El manganeso-cobalto, el flúor, el silicio y el litio.

Nutrientes:

Como complemento alimenticio se utilizará la jalea real, el polen, los copos de centeno, y las vitaminas A, B, C y E.

Homeopatía:

Hamamelis CH2, Arnica CH6, Cardo mariano (tintura madre),

Lycopodium CH4, Calcium fluoratum CH12, Silicea CH12, Ferrum phosphoricum CH6.

VERRUGAS
Tumores epiteliales.

Descripción:
Se conocen más de 35 virus causantes, algunos de los cuales pueden convertirse en malignos. Pueden declararse a cualquier edad, aunque son más habituales en niños y raras en ancianos, siendo muy variable su tamaño, localización y aspecto. Si se manipulan pueden diseminarse o modificarse, y en ocasiones es mejor dejarlas puesto que pueden llegar a desaparecer, especialmente en los niños.

Las verrugas se clasifican en:

Vulgares:
Son las más difundidas y las que menos se pueden convertir en malignas. Están bien delimitadas, son rugosas, de forma irregular aunque con cierta frecuencia redondas, de color diverso y con un tamaño que oscila entre los 2 y los 10 mm. Aparecen en zonas sometidas a traumatismos o que tengan un roce continuado y se pueden extender por contagio a cualquier otra zona corporal.

Planas:
Habitualmente son benignas, son lisas, planas, de color amarillo-pardo, y se dan con más frecuencia en niños y jóvenes en lugares en los que ha existido rascado frecuente.

Periungueales:
Son igual que las vulgares pero localizadas en la zona de la ingle.

De carnicero:
Como su nombre indica, son formas benignas que se dan en los manipuladores de carne.

Irregulares:
Pueden adoptar forma de coliflor y aparecen en la cabeza, cuero cabelludo y barba.

En mosaico:
Son verrugas muy pequeñas que se agrupan y que se desarrollan en la planta del pie.

Plantares:
Se trata de formas vulgares, aplanadas por la misma presión del pie y que son muy sensibles y con tendencia a las hemorragias.

Causas:
La naturaleza de las verrugas no ha sido definida todavía, ya que la teoría viral no está admitida por todo el mundo. Es posible que las verrugas no se diferencien de otras acumulaciones de tejidos similares, como es el caso de los quistes, los papilomas o los miomas y por este motivo cuando el organismo no puede eliminar por los canales ordinarios algo que le estorba o perjudica, lo concentra en los lugares más insospechados. El hecho de que se reproduzcan con facilidad o se vuelvan malignos cuando se les manipula, indica solamente que se trata de tejido orgánico independiente.

Tratamiento:
No existe un tratamiento idóneo para curarlas y la mayoría de los médicos aconsejan no tocar las que sean antiguas. Las recientes y pequeñas se podrán eliminar aplicando colodión de ácido salicílico y ácido láctico hasta su total desaparición. Los especialistas suelen utilizar la crionización (congelado) con nitrógeno líquido, la electrocoagulación o la cirugía con láser.

En medicina natural se emplea la esencia de Tuya, de efecto lento aunque con posibilidades de curación. El jugo fresco de la Celidonia es un remedio tradicional que cuenta con bastantes seguidores, aunque para ello hay que tener a mano plantas silvestres, lo que no siempre es posible. Este jugo de color amarillento se encuentra en el tallo hueco de la planta y se debe aplicar una gota sobre la verruga, procurando que no toque la piel sana ya que es ligeramente corrosivo.

El tratamiento natural, aunque quizá curativo, es lento y no siempre da un resultado definitivo. Los más antiguos se refieren a restregar la verruga con ajo o cebolla, varias veces al día. Los más modernos recomiendan la esencia de Própolis y Tuya como muy efectivas, ésta última de resultados bastante buenos. También son eficaces el látex fresco del diente de león y la caléndula. Aceite de oliva con limón o limón puro para mantener la verruga húmeda durante todo el día es un remedio popular, lo mismo que hacer una pasta con aceite de ricino y bicarbonato. La aplicación de arcilla se hace para evitar la proliferación y las recidivas.

Oligoterapia:
Internamente se recomienda el magnesio.

Nutrientes:
La vitamina A.

Homeopatía:
Thuja CH4, Ferrum picrinicum CH4, Antimonium crudum CH4, Acidum nitricum CH4, Mercurius iodatus flavus CH4, Natrum sulfuricum CH6.

VÉRTIGO
Sensación subjetiva de movimiento sobre el espacio.

Descripción:
La sensación de vértigo se debe a una alteración del sistema del equilibrio, el cual está definido por el VIII par craneal, el vestíbulo y en menor medida los ojos y los músculos. La persona manifiesta una incapacidad total de caminar en línea recta e incluso de permanecer vertical. Los episodios intensos obligan al enfermo a cerrar los ojos para mitigar su descontrol y cualquier cambio de postura lo agudiza, llegando a provocarle vómitos, sudores intensos y debilidad.

Causas:
Tipos de vértigo:
Episódico, esto es, sin causa aparente, y que se le relaciona con cambio postural brusco (con una duración inferior a un minuto), los vértigos por **isquemia** transitoria (disminución del aporte sanguíneo) con una duración entre varios minutos y algunas horas, y los ataques

de vértigo relacionados con la enfermedad **de Ménière** que suelen prolongarse varias horas o días.

Si abrir los ojos agudiza los síntomas puede indicar un déficit de riego sanguíneo cerebral, y si es el cambio de postura posiblemente se debe a un problema del laberinto. Si los síntomas disminuyen con la práctica de un deporte quizá se deban a problemas psicológicos, mientras que cuando hay también falta de aire sugiere un trastorno cardiaco.

La hipertensión, diabetes, cardiopatías, afecciones endocrinas, así como el tabaco y la cafeína también puede ser un importante factor en la producción de los síntomas. De igual modo, el estrés y la tensión emocional cumulada, suelen ser causa habitual de vértigos episódicos sin causa orgánica. Otras enfermedades que pueden provocar vértigo están la meningitis, la otitis, los tumores del oído medio y las obstrucciones de los conductos auditivos. También se producen por histeria, mareos ambientales, diplopía ocular, alteraciones circulatorias cerebrales, tensión emocional, esclerosis, fracturas del cráneo, tumores, encefalitis y leucemia, entre otras causas.

Las causas por las cuales una persona puede acusar vértigo son muy diversas, incluyendo el alcoholismo, la nicotina, la mayoría de los medicamentos, las infecciones de oído, la insolación y los cambios en la presión atmosférica. También las acomodaciones lentas de los ojos, la hipertensión, la arteriosclerosis cerebral, la anemia, las infecciones generales, los tumores, las hemorragias, las epilepsias, las alteraciones de la personalidad y la esclerosis múltiple. Una causa muy común son los vértigos al cambiar de postura, afección que afecta bastante a las personas con hipotensión.

El **vértigo de Méniere** va acompañado por pitos (tinnitus) en el oído, sensación de plenitud y disminución de la audición (hipoacusia.) Son de aparición frecuente, tienen siempre una causa orgánica y se declaran de forma tan brusca que la persona afectada cae al suelo.

Tratamiento:
El tratamiento debe ir dirigido a corregir la enfermedad causante, aunque de un modo general se pueden dar alguna de estas hierbas: Espino blanco (trastornos circulatorios y cardíacos), Ginkgo biloba, Artemisa

(vértigo de los epilépticos), melisa (trastornos de la conducta), muérdago (hipertensión), o damiana.

Las infusiones de **jengibre** o mascar las raíces son remedios tradicionales, lo mismo que beber gaseosa con zumo de limón. También son adecuadas la canela, la menta y la sal.

Oligoterapia:
En cualquiera de los casos, son de gran ayuda el manganeso-cobalto.

Nutrientes:
Es necesaria la vitamina B-6.

Homeopatía:
Cocculus CH4, Nux vomica, Gelsemium, Tabacum, Petroleum.

VITÍLIGO
Falta de pigmentación en la piel.

Descripción:
La ausencia de melanocitos o la imposibilidad de que se depositen en determinadas zonas de la piel, produce zonas despigmentadas delimitadas, frecuentemente simétricas, y que suelen tener un curso variable. El pelo puede estar igualmente afectado.

Las lesiones son sumamente sensibles a la luz solar y ocasionarse quemaduras intensas en pocos minutos.

Causas:
Aún hoy en día se desconoce la causa, aunque se piensa que es una enfermedad de las llamadas autoinmunes, quizá relacionada con la función hepática o endocrina. Se puede declarar desde la infancia y extenderse a cualquier parte del cuerpo, siendo más significativas la cara, extremidades, zonas circundantes a los huesos y espalda. Aunque existen melanocitos, hay una dificultad para que depositen melanina. Los intentos por broncearlas localmente conducen casi siempre a una extensión de las marcas, por lo que no se aconsejan tratamientos locales. La enfermedad suele ser crónica y extenderse poco a poco,

sobre todo cuando existen traumatismos o trastornos nerviosos.

Tratamiento:
El tratamiento natural no suele dar resultados definitivos en las lesiones antiguas, pero se logran buenos resultados en las recientes y poco amplias. Las infusiones de bardana, unida a la viola y la fumaria, tienen alguna eficacia a largo plazo. Así mismo, localmente se ha recomendado las cataplasmas de hojas de remolacha y tomate, aunque existe poca experiencia en este sentido.

La placenta humana aplicada localmente, según una técnica de médicos cubanos, proporciona mejoría a un 40% de los pacientes. Otra planta igualmente eficaz es la calaguala, la cual se puede aplicar incluso en forma de pomada. Una planta de poca difusión, como es la Biznaga (Ammi viznaga), parece ser un tratamiento válido, tanto tópicamente como por vía interna. Igualmente recomendable es la planta china Dong Quai.

Es importante que el enfermo no se exponga a los rayos del sol directos, pues suele agudizar y diseminar las placas.

Factores de transferencia:
Los factores de transferencia son moléculas diminutas que **transfieren información inmunitaria** de una entidad a otra; por ejemplo, de una madre a su hijo al amamantarlo. Los factores de transferencia **educan al sistema inmunitario** y así promueven la fase de reconocimiento de una infección. Esto brinda el respaldo necesario para que el sistema inmunitario pueda recordar cómo ejercer una función inmunitaria saludable.

Desarrollada exclusivamente por T. F. mediante una tecnología patentada y con patentes pendientes, la combinación exclusiva de Transfer Factor E-XF utilizada en nuestra fórmula avanzada utiliza información de dos fuentes para brindar un efecto combinado y mejorado de factores de transferencia de **calostro bovino y yemas de huevo**. Las investigaciones demuestran que los efectos inmunitarios de esta combinación de factores de transferencia son más potentes que los de fuentes de calostro o huevos por separado. Existen dos tipos de inmunidad que protegen el cuerpo humano: la capacidad innata y la adaptógena. La inmunidad innata está presente en el nacimiento y proporciona la primera barrera contra los microorganismos. La inmunidad adaptógena es la segunda barrera frente a las infecciones. El sistema inmunitario adaptógeno recuerda a todos los invasores con los que se ha enfrentado.

Las dos fuentes más abundantes y seguras de factores de transferencia provienen de calostro y yemas de huevo. Las moléculas de factores de transferencia pueden compartirse con seguridad y eficacia. Sean de vacas a humanos o de pollos a humanos, los factores detransferencia no son específicos a especies.

Nutrientes:
Aminoácidos Fenilalanina y Tirosina. Vitaminas C, A y PABA. Levadura de cerveza y Magnesio. Zanahorias crudas. Se recomiendan especialmente ácido fólico y vitamina B12 durante al menos cuatro meses.

Oligoterapia:
El selenio y el cobre, pueden tener alguna utilidad en tratamientos prolongados.

Homeopatía:
Placenta CH4, piel CH4, melaninum CH4.

CAPÍTULO CUATRO

La sabiduría se encuentra en la naturaleza, no en los laboratorios. (Manuel Lezaeta).

CÓMO UTILIZAR LAS PLANTAS MEDICINALES

En este capítulo se han analizado aquellas plantas medicinales más populares y, sobre todo, se ha suprimido toda acción terapéutica no suficientemente contrastada con el paso de los años.

Con el fin de no cometer errores, estas son algunas de las reglas más importantes para utilizarlas adecuadamente:

1- Si no es un experto en botánica no las coja directamente del campo, ya que los errores de identificación pueden costarle caro. Cómprelas en un herbolario, debidamente envasadas y con la marca del laboratorio.

2- Antes de emplear una planta medicinal consulte a un profesional.

3- La forma más adecuada de consumirlas es en infusión. Deje el manejo de extractos o esencias para los expertos.

4- No emplee esencias en niños ni embarazadas.

5- Antes de tomarlas consulte a su médico para averiguar cuál es su enfermedad, ya que el autodiagnóstico solamente le puede inducir a errores de apreciación.

6- En las enfermedades graves no suprima la medicación y compagínela con las plantas, pero asesórese bien antes.

7- No mezcle plantas entre sí indiscriminadamente.

Cómo utilizar las plantas medicinales

Lejos quedan ya las infusiones como la mejor manera de utilizar las plantas medicinales, ya que los experimentos realizados por - prestigiosos herbólogos han descubierto nuevas maneras de extraer todas las propiedades curativas de las plantas.

Merced a éstos descubrimientos, encontramos ya una explicación al hecho de que una planta tenga efectos extraordinarios en unas personas y apenas nada en otras. También ahora sabemos con certeza cómo conseguir que una planta provoque una acción inmediata, sin necesidad de esperar largas semanas para la mejoría del enfermo. El secreto está simplemente en conocerlas y lograr extraer sus principios medicinales adecuadamente.

La manipulación

Para que podamos extraer de las plantas o alimentos sus propiedades curativas debemos someterlas a ciertas manipulaciones, ya que no siempre comerlas crudas, tal cual, es la manera idónea de ingerir todas las especies. Algunas necesitan transformaciones verdaderamente complejas y, por tanto, imposibles de realizar en un hogar normal, mientras que otras lo más sensato es que las comamos crudas

Las formas más simples para extraer los principios curativos son la decocción, maceración, infusión y extracción de jugos. Estas manipulaciones, si están bien realizadas, pueden ser de tanta eficacia como otros métodos más complejos de laboratorio y la única diferencia estaría en la valoración de los componentes activos. Mientras que lo que se prepara en casa fluctúa en efectividad y concentración, aquellas preparaciones profesionales suelen tener una concentración y eficacia muy uniforme. De cualquier manera, el factor más decisivo es la buena calidad de la planta, en el sentido que crezca en tierra adecuada, con suficiente lluvia y sol, así como en realizar su recolección en la época y hora del día adecuada.

Decocción

Se utiliza para extraer los principios activos de plantas muy leñosas, duras o de las raíces. Solamente de esta manera se puede asegurar que los principios activos pasen al agua. Por desgracia, si la cocción no está bien realizada se pueden deteriorar muchos componentes, bien sea por calor o tiempo excesivo.

Una buena decocción consiste en someter a la planta a ebullición durante un tiempo variable (dependiendo de la dureza de la parte utilizada), hasta que la cantidad de agua sea menor que al principio. Posteriormente, el preparado se complementa con una maceración de algunas horas o días, antes de que procedamos al filtrado. Este debe realizarse con mucha precaución y cuidado, ya que mediante él eliminamos todos los restos coriáceos de la planta, así como las sustancias amorfas que quedan en solución. Aun así, antes de beber el líquido hay que dejarlo reposar y mejor aún filtrarlo con un papel adecuado. Para lograr mejores efectos, es recomendable sumergir la planta en agua fría algunos minutos antes de someterla al calor. De esta manera, parte de los principios activos pasarían sin modificarse, siendo especialmente útil en las plantas ricas en mucílagos.

Como es fácil de comprender, la decocción no es el mejor método para realizar infusiones en casa, ya que a causa del calor prolongado se eliminan muchos principios activos y se generan algunos nuevos, los cuales no siempre tienen porqué ser benéficos. La ebullición prolongada, además, si bien logra extraer sustancias especialmente difíciles, también provoca la pérdida de los principios activos volátiles a bajas temperaturas. Por todo ello, se deduce que nunca podremos aprovechar al máximo todas las propiedades curativas de ciertas raíces (bastante más activas que las hojas o flores), salvo que las consumamos masticadas directamente o mediante preparaciones comerciales.

Infusión

Es el método más utilizado y quizá el más práctico, sobre todo cuando la planta es blanda, frágil, como ocurre con las flores, hojas o yemas. En estos casos, el que las partes a utilizar estén ligeramente secas facilita la concentración de los principios activos y, por tanto, es más fácil que pasen al agua.

La infusión permite que la mayoría de las sustancias volátiles se filtren al agua y lo hagan de manera rápida. Para una buena utilización se deberá trocear al máximo la planta medicinal, ya que es así como lograremos poner en contacto con el agua la mayoría de sus jugos o esencias. Lo ideal sería adquirir la planta entera y trocearla en el momento de preparar la infusión, ya que si viene troceada del laboratorio muchas sustancias volátiles se pueden haber evaporado durante el proceso de envasado.

La verdadera infusión se logra vertiendo agua hirviendo sobre una cantidad reducida de planta, preferiblemente en recipientes de vidrio, cerámica o arcilla, pero nunca en nada que contenga metales, los cuales podrían absorberse parcialmente.

Una vez bien mezcladas las dos partes se deberá tapar inmediatamente, ya que los principios volátiles se comienzan a desprender rápidamente en forma de vapor. Una espera prudencial de 5 a 10 minutos es suficiente para lograr una buena infusión. El filtrado posterior facilitará la eliminación de ciertas partes duras o de polvo residual.

Una manera también bastante extendida es poner primeramente la planta en el agua fría y esperar a que hierba el agua, momento en el cual se retira del fuego y se la somete al reposo. Este método permite que se disuelvan más sustancias en el agua fría y el calor posterior completará la acción.

Una **tisana** sería la disolución del producto resultante de una infusión en una cantidad considerable de agua. Por ejemplo, un vaso de infusión lo mezclaríamos con dos litros de agua. De esta manera, una persona podría beber agua medicinal durante todo el día.

Extractos

Se dividen en secos, blandos y fluidos, y dependiendo del vehículo portador se clasifican en acuosos, hidroalcohólicos y etéreos. Esencialmente, un extracto es la concentración del jugo de la planta. Para lograr esto se le somete a un proceso de evaporación, aunque también se puede lograr mediante el liofilizado.

Para conseguir un extracto se procede a evaporar la parte del jugo en unos recipientes adecuados, generalmente porcelana, durante un tiempo variable, según queramos sea la concentración del extracto. A medida en que aumenta el tiempo de evaporación, así disminuirá la cantidad de agua. Si la evaporamos toda, el extracto se considerará seco, y si conserva parcialmente el agua, blando. La liofilización se podría considerar un extracto seco, y el blando tendría la consistencia de la miel. Las pastillas de regaliz es un ejemplo de extracto seco.

Existen otras formas de obtener extractos, usando una solución de agua, alcohol o éter, que también tienen grandes aplicaciones. Si utilizamos el éter se denomina extracto etéreo y si es alcohol, hidroalcohólicos, aunque ninguno de los dos son bien acogidos por los buenos médicos naturistas.

Una de las ventajas de los extractos es que se pueden valorar, y, por tanto, dosificar perfectamente la cantidad de dosis y de principios activos a utilizar. Cada gota de extracto será igual al resto, del principio al fin, aunque pueden existir diferencias cuando la elaboración y el envasado se efectúan en épocas diferentes. Otra gran ventaja es su conservación, la cual al ser tan dilatada nos permite el almacenamiento durante muchos años de sustancias medicinales que se dan en épocas cortas y, lo más importante, poder utilizar perfectamente plantas medicinales de otros países. La forma de administración es muy cómoda, fácil de ingerir y el organismo los absorbe con rapidez y eficacia.

Para lograr un extracto en el ámbito casero se utilizará la siguiente técnica:

Se sumergen 100 partes de planta seca triturada, y se deja macerar en alcohol de 60 grados, durante algunas horas o incluso días. Se recoge después este alcohol y se le vierte de nuevo en la planta. Al cabo de 24 horas se le recoge de nuevo y así sucesivamente hasta que agotemos totalmente la planta. Posteriormente sería necesaria una destilación para eliminar toda el agua, pero esto es algo difícil de realizar en el hogar. El líquido resultante se puede conservar así durante mucho tiempo, incluso más de cinco años si lo guardamos en botellas de cristal oscuro.

Un **elixir** sería una solución alcohólica mezclada con una solución azucarada.

Vino medicinal

Quizá la mejor solución para preparar un extracto en casa es el llamado Vino Medicinal, el cual consiste en sumergir la planta troceada en vino (blanco, preferentemente) durante un tiempo variable, entre uno a quince días. El resultado es un buen vino con propiedades curativas y normalmente de agradable sabor. Para que no se deteriore es muy importante conservarlo alejado del aire y la luz, y no preparar cantidades demasiado grandes de una sola vez.

Alcoholatos

Se utilizan alcoholes de 70 o más grados para la maceración y se aparta solamente una pequeña cantidad del líquido destilado para su consumo. Estas mezclas se hicieron muy populares gracias al Agua de Melisa o el Espíritu de Romero.

Jarabes

Para lograrlos se puede partir de la solución anterior rebajada de alcohol y añadiendo azúcar. Otra manera se realiza elaborando previamente el líquido azucarado mediante la disolución en agua del azúcar hasta que se evapora el agua. Una vez lograda la concentración deseada, se le añaden las mezclas medicinales. Si queremos que la preparación dure bastante tiempo, habría que someter nuevamente la mezcla formada a otra ebullición para que aumente su densidad. Por supuesto, en lugar de azúcar se puede utilizar miel o melazas.

Otros jarabes se elaboran libres de alcohol y para ello se mezclan jugos de frutas con miel o azúcar moreno, y se añaden infusiones concentradas de plantas medicinales o extracto seco.

Maceración

La técnica consiste en sumergir la planta en agua fría -o también en aceite- durante un tiempo variable que va desde pocas horas para las flores y partes blandas, a varios días para las raíces. Todos aquellos principios que no sean termolábiles pasarán al líquido; en especial, pasan con facilidad los mucílagos.

Este método es el más adecuado para raíces tan fuertes como el Harpagofito o la Bardana, así como para cuando queramos elaborar un aceite de masajes o de belleza. El medio oleoso conserva muy bien los principios activos durante largo tiempo y podremos así fabricarnos un pequeño botiquín casero rico en aceite de Hipericón o Consuelda, por ejemplo.

Jugos

Este es un método que está en la actualidad en pleno auge, ya que responde más a la idea de suplemento dietético que a la de preparación medicinal. Además, es la mejor manera de que las autoridades sanitarias dejen el campo libre a los herbólogos, sin que piensen que hay injerencias con el mercado farmacéutico. Para los verdaderos naturistas, es la manera idónea de aprovechar las virtudes de las plantas medicinales.

Para lograr un buen zumo hay que partir de una planta fresca y con abundante contenido líquido. Este líquido contendrá, además de los principios medicinales, numerosas sales minerales, vitaminas y enzimas, por lo que su eficacia será mayor que con el resto de las preparaciones. La técnica más empleada es el prensado en frío, ya que así no se modifica la estructura de los componentes y conservan todas sus propiedades. En el ámbito familiar es más difícil de realizar un prensado y quizá lo más práctico es la licuadora o una buena exprimidera mecánica.

Aceite medicinal

Se puede lograr de manera sencilla mezclando una parte del extracto de la planta a utilizar con una cantidad mayor de aceite, el cual puede ser de oliva o de almendras dulces. Otra manera, si no disponemos del extracto, es someter a lenta ebullición la planta troceada en el aceite, aunque procurando que no se caliente en demasía. Se utiliza mucho para masajes y también para lograr que se absorban las sustancias medicinales a través de la piel, ya que el frotado facilita su absorción.

Ungüentos

Aunque es una forma de utilización ya en declive, es bastante útil para cremas de belleza, ya que el principio activo permanece largo tiempo actuando sobre la piel. Mezclando manteca de cacao, lanolina o vaselina con aceites esenciales o liofilizados (por ejemplo con jalea real), obtendremos una estupenda crema de belleza.

Esencias

Las plantas elaboran su propia esencia para protegerse de los rayos solares y quizá para favorecer la fecundación atrayendo a los insectos con su perfume. Además de esto, los aceites esenciales son extraordinariamente ricos en principios medicinales, mucho más que el resto de la planta.

Para extraer la parte olorosa de una planta deberemos someterla a un proceso de estrujado, lo que se logra mediante el aplastamiento casero o industrial. Así podremos recoger el líquido resultante, pero aún contendrá agua. Sucesivas decantaciones irán purificando cada vez más la esencia y dejándola bien pura.

A escala industrial se prefiere el método denominado esfumado, el cual consiste en raspar la superficie de los agrios mediante cuchillas especiales.

Otra manera de obtener esencias es mediante el método de florecimiento en caliente. Las plantas se dejan macerar en recipientes adecuados en un disolvente graso (aceite de oliva o manteca), el cual se lava a una temperatura de 40 grados Se realizan varias cargas de plantas hasta que la grasa se satura. Posteriormente habrá que separar la grasa de la esencia.

En último lugar tendríamos la destilación, pero este método es casi patrimonio industrial y no merece la pena comentarlo, aun siendo uno de los mejores.

Conclusión

A la vista de todo lo expuesto, el lector ya podrá dedicarse poco a poco a realizar sus propias preparaciones naturales partiendo con preferencia de la planta fresca. Cuando acuda al campo a recogerlas recuerde que son un bien muy preciado para todos y evite, por tanto, mutilarlas innecesariamente o arrancarlas de raíz.

www.ingramcontent.com/pod-product-compliance
Lightning Source LLC
Chambersburg PA
CBHW070218190526
45169CB00001B/6